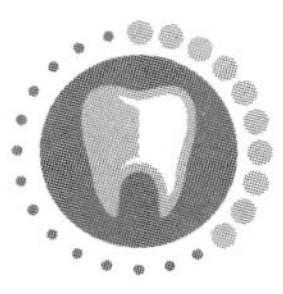

高等卫生职业教育口腔医学、口腔医学技术专业
实用技能型系列教材

供口腔医学、口腔医学技术专业使用

口腔内科学

KOUQIANG NEIKEXUE

主　编　刘连英　杜凤芝

副主编　张少姬　黎秋兰　李咏　武竞业

编　委（按姓氏笔画排序）

王家霞　山东医学高等专科学校
史会萍　曲靖医学高等专科学校
冯桂芝　聊城职业技术学院
刘艺萍　安阳职业技术学院
刘连英　菏泽家政职业学院
刘洪利　沧州医学高等专科学校
杜凤芝　沧州医学高等专科学校
李　咏　湖南医药学院
吴甘茶　漳州卫生职业学院
何　勇　深圳职业技术学院
张少姬　肇庆医学高等专科学校
武竞业　辽宁医药职业学院
尚　书　上海健康医学院
单长丽　菏泽家政职业学院
谭　健　长沙医学院
黎秋兰　江西卫生职业学院

编写秘书　单长丽

華中科技大學出版社
http://www.hustp.com
中国·武汉

内 容 简 介

本书是高等卫生职业教育口腔医学、口腔医学技术专业实用技能型系列教材。

本书主要内容包括口腔内科检查及病历书写，口腔内科疾病(如牙体牙髓病、牙周病、口腔黏膜病、儿童牙病和老年牙病等)的病因、病理、临床表现、诊断及鉴别诊断、治疗和预防等，同时还添加了口腔内科常用药物内容。

本书可供口腔医学专业及口腔医学技术专业使用。

图书在版编目(CIP)数据

口腔内科学/刘连英，杜凤芝主编. —武汉：华中科技大学出版社，2020.8(2025.2 重印)
ISBN 978-7-5680-6514-6

Ⅰ.①口… Ⅱ.①刘… ②杜… Ⅲ.①口腔内科学-高等职业教育-教材 Ⅳ.①R781

中国版本图书馆 CIP 数据核字(2020)第 151135 号

口腔内科学 刘连英 杜凤芝 主编
Kouqiang Neikexue

策划编辑：蔡秀芳
责任编辑：毛晶晶 余 琼
封面设计：原色设计
责任校对：刘 竣
责任监印：周治超
出版发行：华中科技大学出版社(中国·武汉) 电话：(027)81321913
武汉市东湖新技术开发区华工科技园 邮编：430223
录 排：华中科技大学惠友文印中心
印 刷：武汉市洪林印务有限公司
开 本：889mm×1194mm 1/16
印 张：25.75
字 数：720 千字
版 次：2025 年 2 月第 1 版第 2 次印刷
定 价：78.00 元

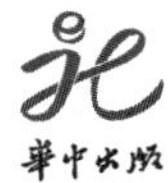

高等卫生职业教育口腔医学、口腔医学技术专业实用技能型系列教材

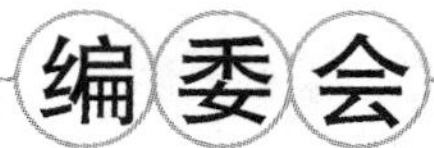

网络增值服务使用说明

欢迎使用华中科技大学出版社医学资源网yixue.hustp.com

1.教师使用流程

（1）登录网址：http://yixue.hustp.com（注册时请选择教师用户）

注册 → 登录 → 完善个人信息 → 等待审核

（2）审核通过后，您可以在网站使用以下功能：

2.学员使用流程

建议学员在PC端完成注册、登录、完善个人信息的操作。

（1） PC端学员操作步骤

①登录网址：http://yixue.hustp.com（注册时请选择普通用户）

注册 → 登录 → 完善个人信息

② 查看课程资源

如有学习码，请在个人中心-学习码验证中先验证，再进行操作。

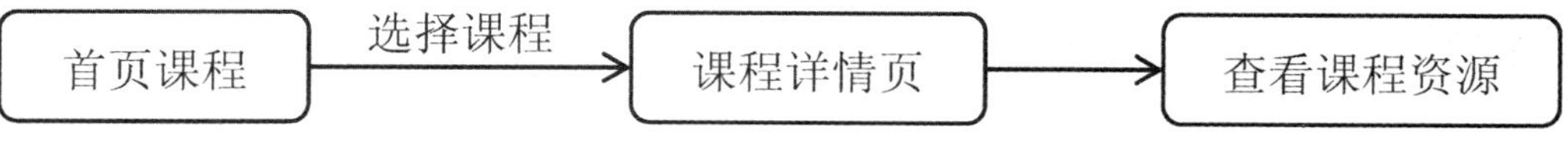

（2） 手机端扫码操作步骤

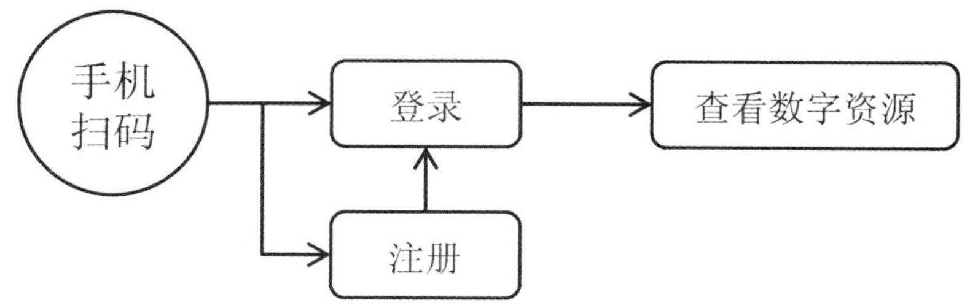

Introduction 总 序

长期以来，口腔医学、口腔医学技术专业职业教育基本是本科教育的压缩版，以学科系统化课程模式为主，强调知识的完整性和系统性，各门课程虽各有关联但又都自成体系。职业教育在学制短的情况下，很难达到培养目标的要求，学生往往需要毕业后再教育才能胜任岗位要求。

在国家大力发展职业教育的新形势下，高职教育的指导思想不断成熟，培养目标逐渐明确。

为了在“十三五”期间进一步贯彻落实《国务院关于加快发展现代职业教育的决定》和《教育部关于深化职业教育教学改革全面提高人才培养质量的若干意见》等系列配套文件精神，满足“健康中国”对高素质口腔人才培养的需求，进一步强化高职口腔医学、口腔医学技术专业学生的职业技能培养，我们有必要进行教材建设，使专业教学符合当前高职教育发展的需要，以实现“以服务为宗旨，以就业为导向，以能力为本位”的课程改革目标。

在教育部高等学校高职高专相关医学类专业教学指导委员会专家和部分高职高专示范院校领导的指导下，华中科技大学出版社组织了全国近 40 所高职高专医药院校的近 200 位老师编写了这套高等卫生职业教育口腔医学、口腔医学技术专业实用技能型系列教材。

本套教材积极贯彻教育部《教育信息化“十三五”规划》要求，推进“互联网＋”行动，全面实施教育信息化 2.0 行动计划，打造具有时代特色的“立体化教材”。此外，本套教材充分反映了各院校的教学改革成果和研究成果，教材编写体系和内容均有所创新，在编写过程中重点突出以下特点：

(1) 紧跟医学教育改革的发展趋势和“十三五”教材建设工作，具有鲜明的高等卫生职业教育特色。

(2) 以基础知识点作为主体内容，适度增加新进展、新方向，并与劳动部门颁发的职业资格证书或技能鉴定标准和国家口腔执业医师资格考试有效衔接，使知识点、创新点、执业点三点结合。

(3) 突出体现“校企合作”、“医教协同”的人才培养体系，以及教育教学改革的最新成果。

(4) 增设技能教材、实验实训内容及相关栏目，适当增加实践教学学时数，培养学生综合运用所学知识的能力和动手能力。

(5) 以纸质教材为载体和服务入口，综合利用数字化技术，打造纸质教材与数字服务相融合的新型立体化教材。

本套教材得到了专家和领导的大力支持与高度关注，我们衷心希望这套教材能在相关课程的教学中发挥积极作用，并得到读者的青睐。我们也相信这套教材在使用过程中，通过教学实践的检验和实际问题的解决，能不断得到改进、完善和提高。

高等卫生职业教育口腔医学、口腔医学技术专业实用技能型系列教材编写委员会

Preface 前言

本教材是高等卫生职业院校规划教材之一，供口腔医学专业及口腔医学技术专业使用。本教材以高职学生为读者对象，在内容选择上力求与口腔专业岗位工作及国家口腔执业助理医师资格考试接轨。在编写上深入浅出，阐述口腔疾病的基础知识和基本技能，坚持体现科学性、实用性、创新性和可读性。

根据口腔内科疾病及内容特点，本教材设置为六篇，每篇又分为若干章节。教材主要内容包括口腔内科检查及病历书写，口腔内科疾病（如牙体牙髓病、牙周病、口腔黏膜病、儿童牙病和老年牙病等）的病因、病理、临床表现、诊断及鉴别诊断、治疗和预防等，同时还添加了口腔内科常用药物内容。

本教材在章节的编写上设置了学习目标、案例导入、本章小结、目标检测等内容；同时，在教材内容的编写中配插了大量图片和部分表格，力求增加直观性，便于学习者学习和记忆；为了便于同学们课前预习及课后复习，在每章插入了相关数字资源内容。

本教材的编者均为从事教学、临床一线工作的教师，有丰富的教学和临床工作经验。本教材在编写过程中得到了各编写单位的大力支持，在此表示衷心的感谢。

由于编者的编写水平有限，编写时间较短，本教材难免有错误、疏漏之处，恳请广大读者批评指正。

编　者

目　录

MULU

第三篇　牙　周　病

第四篇　口腔黏膜病

第五篇　儿童牙病和老年牙病

第六篇　口腔内科常用药物

·第一篇·

口腔内科检查及病历书写

第一章　口腔检查

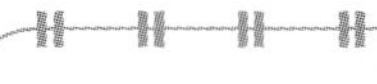

学习目标

1. 掌握　口腔检查的基本内容。
2. 熟悉　牙髓活力测试和 X 线检查在口腔疾病诊疗中的意义。
3. 了解　实验室检查内容。

本章 PPT

第一节　口腔检查前的准备

口腔检查是诊治疾病的前提和基础，内容包括病史采集和各种口腔检查方法。口腔医师通过病史采集，根据患者的具体病情，有针对性地对牙体、牙周组织、口腔黏膜、口腔颌面部组织等进行检查，然后综合分析患者的病史和检查结果，做出正确诊断并制订出合理的治疗计划。

可靠的病史记录和真实的口腔检查结果，不仅有助于患者的诊断和治疗，还可以预防健康人口腔疾病的发生。这就要求口腔医师必须掌握丰富的专业知识，并且具有良好的医德医风和熟练的专业技术。

口腔检查前的准备包括诊室环境的准备、检查器械的准备及医护准备等。

一、诊室环境的准备

诊室环境应宽敞明亮，清洁有序，物品摆放整齐，还必须严格区分无菌区、清洁区、污染区；诊室要有良好的通风，必要时安装空气过滤装置；诊室环境应安静、舒适，以利于缓解患者的紧张或焦虑情绪。诊室内每天工作结束时应该用紫外线灯照射消毒，以防出现医师与患者、患者与患者之间的交叉感染。

二、检查器械的准备

（一）口腔检查的基本器械

口腔检查的基本器械有口镜、探针和镊子（图 1-1）。这些器械在使用前都要求经过消毒，消毒器械与未消毒器械必须分开放置。为避免出现交叉感染，也可使用一次性口腔检查器械。

1. 口镜　由口镜头与柄组成。镜面有平面和凹面两种，平面镜可反映真实影像，临床上常用；凹面镜可以放大影像，医师可以根据自己的需要选用。医师检查时，可用口镜牵引或推压患者的唇、颊、舌等软组织，以利于口腔的检查和治疗；或用口镜反射并聚集光线于被检查部位，增加局部亮度；对于不能直视的部位（如磨牙远中面），可借助口镜反射来观察；有些治疗也

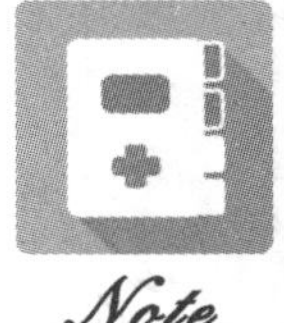

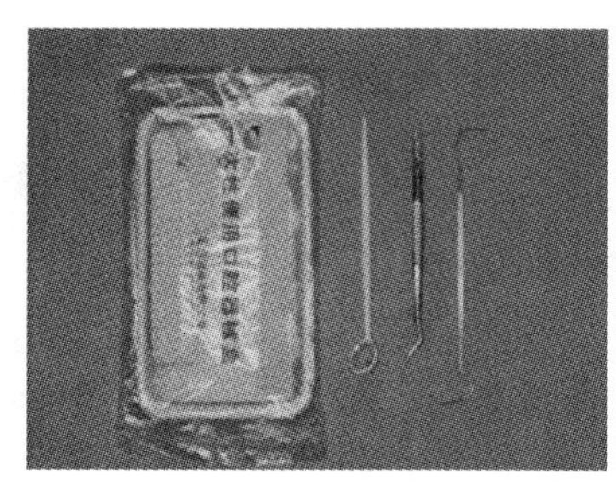

图 1-1　口腔检查的基本器械

需要利用口镜反射来协助操作；口镜柄端还可用于叩诊。

2. 探针　有尖头和钝头两种。尖头探针弯曲的形状可不同，但均有锐利的尖端，用于检查牙面点隙、裂沟及邻面有无龋坏；检查牙本质暴露区的敏感性；探查牙周袋位置及袋内牙石的数量和分布；也可检查充填体有无悬突及其与牙体组织的密合度。钝头探针为牙周探针，探针末端呈球状，探针颈部有刻度，用于探测牙周袋深度。

3. 镊子　口腔专用镊子的尖端闭合严密，可用于夹持棉球、敷料等物品，拭净窝洞或手术区；夹持药物，涂擦患处；夹取腐败组织和异物，清洁患处和手术区；根管治疗时夹持根管内小型器械和牙胶尖等；也可用于牙齿松动度的检查；镊子柄端还可用于叩诊。

此外，口腔检查时，还需要一些辅助器材，如挖匙，用于除去龋洞食物残渣和龋坏组织；三用枪，用于冲洗窝洞、吹干牙面；蜡片和咬合纸用于检查咬合关系；牙线用于检查牙齿邻接关系和清除嵌塞的食物等。

（二）口腔特殊检查用器械

用于牙髓活力测试的器械及物品有牙髓活力电测仪、冰棒、冷热水、牙胶棒等；用于根管长度测量的器械有根管长度测量仪；用于口腔 X 线检查的器械有口腔全景 X 线机等。

三、医护准备

口腔检查时，医师可以坐在治疗椅的右前方或右后方。目前医院多使用综合治疗台，卧式手术椅为电动开关，口腔检查前需先调节椅位。检查上颌牙时，升高椅位，调节至患者背部与头部稍向后仰，使上颌𬌗平面与地平面成 45°角，患者头部与医师肩部平齐。检查下颌牙时，降低椅位，使患者头部与医师的肘部相齐，患者的头颈长轴与躯干一致，张口位时下颌𬌗平面与地平面平行。医师操作时常有护士配合，即采用四手操作法（图 1-2）。

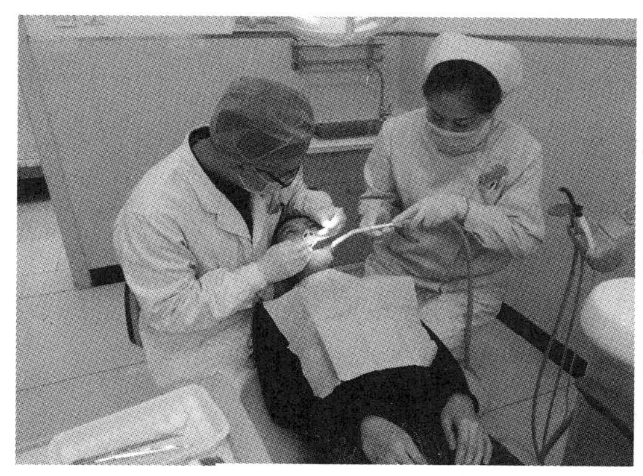

图 1-2　四手操作法

口腔检查需要充足的光线，最好采用自然光。若自然光不足可用灯光辅助，宜用冷光源。检查时将光线集中投射至患者口腔，避免直射患者眼睛。有条件者可用带灯口镜、光导纤维照明器来增加照明。

口腔检查前除做好上述准备外，还需嘱咐患者用氯己定溶液含漱。医师及护士需穿工作服，戴工作帽和口罩，修剪指甲，洗手、消毒并戴消毒手套。

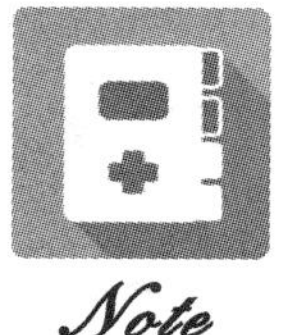

Note

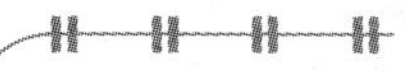

第二节 口腔检查的内容

口腔检查包括一般检查和特殊检查。一般检查是用常规器械即可完成的检查，特殊检查是需要借助特殊器械、设备和方法才能完成的检查。

口腔医师在病史采集时要思想集中，细心热情，耐心地做好解释工作。口腔检查时应有爱伤观念、无菌观念和整体观念，认真细致，客观有序，操作要轻柔，避免给患者增加痛苦和造成医源性损伤。

一、一般检查

一般检查是医师通过询问、观察及借助常规器械进行的检查，包括问诊、视诊、探诊、叩诊、扪诊、咬诊和牙齿松动度检查等。检查时应首先检查患者的主诉部位，然后按一定顺序依次进行检查以免遗漏。

（一）问诊

问诊的方式、方法和内容都要围绕口腔疾病诊疗进行。不询问与患者口腔疾病无关的个人隐私，涉及与口腔疾病相关的个人隐私时必须明确告知患者，所有的询问只是为了诊疗口腔疾病，医师有责任和义务为患者保守秘密。

问诊时，医师态度要真诚和蔼、条理清楚。用通俗易懂、简明扼要的语言与患者进行沟通。以严谨、仔细的态度取得患者和家属的信任。问诊过程中，医师的态度及言行反映出自身的道德理念和价值观念，同时也会直接影响患者对医师本人及整个医院的印象和评价。医师应站在患者和家属的角度，分析问题，注意观察患者和家属的情绪状态，了解其获知欲、期望值、预后承受力等。切忌对患者或家属进行暗示或诱导，以免影响获取病情资料的真实性。

通过问诊可了解口腔疾病发生的原因、时间和部位及主要症状特征；可了解口腔疾病的发展和治疗经过；可了解患者的主要临床症状、一般临床症状及症状的特性等，为口腔疾病的鉴别诊断与诊断提供依据；可了解患者的需求，尤其是患者的主要需求，为治疗手段的选择提供依据。

问诊内容包括主诉、现病史、既往史、家族史及患者需求等。

1. 主诉 主诉是患者就诊的主要原因和迫切要求解决的主要问题。

主诉常常是患者最痛苦的主观感觉，如疼痛、肿胀等；口腔功能障碍，如咀嚼障碍；影响社交活动和美观，如牙形态异常、牙变色、口臭等。主诉的询问内容包括口腔疾病的主要症状、部位及患病时间。因特殊需求而就诊者，更要仔细询问其就诊目的及最终需求标准。

2. 现病史 现病史问诊时应围绕患者的主诉进行，应仔细询问症状发生的部位、发病时间，诱发、加重及缓解因素，治疗经过及目前情况等。牙痛是患者就诊最常见的原因，问诊时可围绕疼痛部位、疼痛性质（自发痛或刺激痛）、疼痛程度、疼痛时间、有无放射痛等内容进行。

3. 既往史 重点询问与主诉有关疾病的既往史。例如，对多发性牙周脓肿患者，应询问有无糖尿病病史。使用药物之前了解患者有无药物过敏史。

4. 家族史 询问家族中有无类似疾病的患者。有些遗传性疾病可有明显的家族史。牙周炎、口腔溃疡等也可有明显的家族高患病率倾向。对氟牙症患者要询问幼年时的居住地及当地氟牙症流行情况。

5. 患者需求 耐心询问和听取患者诊治需求，如解除病痛、恢复功能、美容及服务需

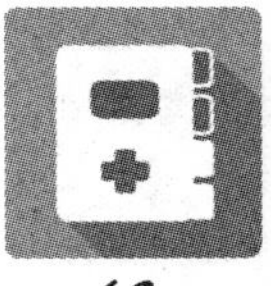

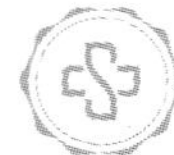

求等。

现代医学的发展可以满足患者更多的个性化需求。随着医学技术水平的提高，同一疾病可以选择多种治疗手段及技术服务，但是其医疗效果及服务价格差异也较大。医师不能代替患者做决定，必须听取患者的意见，征得患者的同意，以免引起医疗纠纷。

（二）视诊

视诊是医师用视觉对患者进行观察的一项既简便又不增加患者痛苦的系统检查方法。检查应按一定顺序进行，先检查主诉部位，再全面检查其他部位。

1. 颌面部 观察患者神志（清醒或昏迷）、表情（自然、痛苦或呆滞）及颌面部发育是否正常；观察患者双侧颌面部是否对称，有无肿胀、肿物及窦道。必要时，嘱患者做闭目、皱眉、吹口哨等动作，观察眼睑能否闭合，鼻唇沟是否消失，口角有无歪斜，以检查面神经功能是否正常。嘱患者做开闭口运动、下颌前伸及侧向运动，观察开口度及开口型是否正常。

2. 牙齿

(1) 牙的色泽和排列 首先应检查与主诉有关的牙齿。重点观察牙体的色泽，有无龋洞，排列是否拥挤，咬合关系是否正常等。

通常情况下，正常恒牙呈乳白色或微黄，有光泽，半透明。初期平滑面浅龋呈白垩色或有黄褐色龋斑，死髓牙呈暗黑色，斑釉牙为白垩色或黄褐色，四环素牙呈黄色或灰褐色，牙内吸收牙呈粉红色。因此，观察牙体颜色的改变，对诊断结果有重要的意义。牙排列不齐和咬合关系异常，与口腔疾病也有一定的关系。

(2) 牙齿数目和形态 有无额外牙、缺额牙、巨牙症、小牙症、畸形舌侧窝、畸形中央尖等。

3. 牙周组织 观察牙龈的色、形、质有无改变。

正常牙龈呈粉红色，边缘薄如刀刃，沿牙颈部呈连续弧形，龈乳头恰位于两牙间隙处，质地坚韧而有弹性，牙龈表面有点彩。当牙龈发生炎症时，牙龈颜色变为鲜红色或暗红色，龈缘及龈乳头肿胀变圆钝，点彩消失。贫血时牙龈色苍白。慢性汞、铅、铋中毒时，龈缘组织内有色素沉着线。必要时应让患者做血液检查以确诊。临床上，有时可见少数人前牙附着龈变黑，是由黑色素沉着所致，无病理意义。

此外，还应观察附着龈宽度，唇、颊系带情况；观察牙龈有无增生或萎缩，有无溃疡、坏死、溢脓、窦道；有无牙周袋及袋内分泌物情况；有无龈上结石等。

4. 口腔黏膜 重点观察口腔黏膜色泽、外形、完整性和功能改变。

应观察口腔黏膜有无伤口、溃疡、糜烂、疱疹、瘢痕、肿物，有无特殊的白色斑块或线纹状损害等。某些人在颊黏膜后部及下唇内侧，有许多针尖大小的黄色斑点或小颗粒，称为迷脂症。口腔黏膜病变可能与全身疾病有关，如白血病或血小板减少性紫癜患者的口腔黏膜可见出血点、淤斑。麻疹患儿颊黏膜处出现 Koplik 斑。猩红热患儿可出现口周苍白圈和杨梅舌。对于口腔黏膜溃疡的患者，视诊时应注意观察溃疡部位、大小、形态、数目、边缘和基底。

5. 舌 应注意舌质和舌苔的颜色、厚薄，舌面有无裂纹、溃疡；舌乳头有无消失、肿胀；舌体有无畸形，舌缘有无齿痕；运动和感觉功能是否正常等。舌的异常也跟许多疾病有关联，如核黄素缺乏、贫血可引起舌乳头萎缩。

（三）探诊

探诊是利用探查器械进行检查和协助诊断的方法。探诊时应有支点，动作轻柔，注意探针的力量大小和方向，保护口腔黏膜和牙周软组织，避免触及牙髓产生剧痛。探诊着重探查龋齿、牙周袋、窦道等病变的部位、范围，并密切观察患者探诊时的反应情况。

1. 龋齿 探查龋洞时，选用尖锐探针，通过探查确定其范围、深度、敏感性、洞底软硬度及有无露髓；对于牙邻面颈部龋需用探针尖端仔细探查，以防遗漏。龋洞已行充填者，应检查充

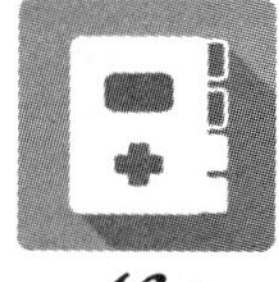

Note

填物边缘密合度、有无悬突和继发龋。

2. 牙周袋 牙周袋深度是指龈缘至袋底的距离，附着水平是指釉牙骨质界至袋底的距离。牙周探诊的主要目的是了解有无牙周袋或附着丧失，并探测其深度和附着水平。应按牙的颊(唇)、舌(腭)面牙颈部近中、中、远中三点做测量记录，在探诊过程中应沿着牙周袋底提插式行走，以便探明同一牙面上不同深度的牙周袋，并准确记录牙周袋深度和牙龈出血情况等。

3. 窦道 用圆钝质软的窦道探针探查窦道的方向、深度及来源，以确定患牙。探查时应缓慢顺势推进，切忌猛插，避免穿破窦道壁。必要时可结合X线检查。

(四) 叩诊

用镊子或口镜柄端叩击牙冠，根据患者的反应和叩击声音来判断患牙根尖部及牙根侧牙周膜的反应。叩诊方法有垂直叩诊和侧向叩诊两种。垂直叩诊的叩击方向与牙长轴一致，主要检查根尖周牙周膜反应；侧向叩诊的叩击方向与牙长轴垂直，用于检查牙根侧牙周膜的反应。

叩诊时应以健康的对侧同名牙或邻牙作为对照牙，先叩对照牙，后叩患牙。先轻轻叩击，如无反应再逐渐加力。叩诊力度要适中，以对照牙叩诊不痛的最大力度为上限。正常牙叩诊时无疼痛反应，根尖周及牙周膜有炎症时叩诊可诱发不同程度的疼痛；如急性根尖周炎患牙，轻叩即可引起疼痛，叩诊时应避免重叩，以免增加患者痛苦。根据叩诊时有无疼痛及疼痛的轻重程度分别记录为：叩痛(－)代表叩诊无痛；叩痛(±)代表叩诊有可疑疼痛或不适感；叩痛(＋)代表叩诊有轻度疼痛；叩痛(＋＋)代表叩诊有中度疼痛；叩痛(＋＋＋)代表叩诊有重度的疼痛。

(五) 扪诊

扪诊也称触诊，是利用医师手指的触觉和患者对触压的反应来进行诊断的。借助扪诊可了解病变的部位、大小、范围、形状、活动度、有无扪痛、有无波动感等。扪诊时，动作应轻柔，以免给患者增加不必要的痛苦，口腔内的扪诊应戴手套或指套。

1. 牙周病和根尖周检查 用镊子夹棉球触压唇(颊)、舌(腭)处牙龈，观察牙周袋有无溢脓；用示指扪压可疑患牙根尖部，如有疼痛或波动则提示根尖周组织有炎症存在。

2. 咬合创伤检查 嘱患者做叩齿和咬合运动，医师将手指置于可疑患牙龈缘处，手感震动较大表示有创伤性咬合关系存在。

3. 淋巴结检查 应检查下颌下、颏下和颈部的浅表淋巴结，注意其大小、数目、硬度、压痛、有无粘连。检查时，嘱患者头部略向下低，使组织松弛以利于检查。正常淋巴结体积小、左右对称、质软、无压痛、可移动。口腔颌面部炎症时，下颌下、颏下淋巴结明显肿大、有触痛、质地中等。肿瘤转移的淋巴结为渐近性增大、质硬、固定、无压痛。淋巴结结核时，淋巴结肿大、有粘连、呈串珠状。

4. 口内、外联合扪诊 可了解肿物或肿胀的大小、范围、硬度，有无触痛、波动感，以及松动度。此方法多用于唇、颊、舌及口底检查。

5. 颞下颌关节检查 医师站在患者前方，用双手示指和中指置患者耳屏前，嘱患者做开闭口、前伸和侧向运动，观察髁突运动是否对称，注意患者有无疼痛反应、疼痛的部位、疼痛的性质等，注意有无关节运动受限，同时要观察患者开口度和开口型是否正常。

(六) 牙齿松动度检查

用镊子夹住前牙切端或用闭合的镊尖抵住后牙𬌗面窝沟，轻轻向颊(唇)舌(腭)方向或近远中方向摇动，判断牙齿的松动度。常用的牙齿松动度记录方法如下。

1. 以牙冠松动方向计算

(1) Ⅰ度松动 只有颊(唇)舌(腭)方向松动。

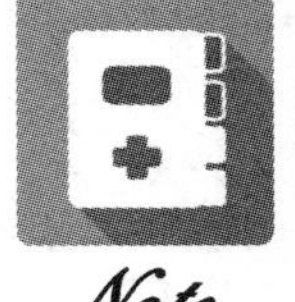

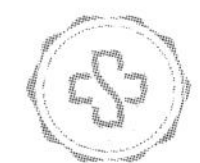

(2) Ⅱ度松动　颊(唇)舌(腭)方向松动,伴有近远中方向松动。

(3) Ⅲ度松动　颊(唇)舌(腭)方向松动,伴有近远中方向松动和垂直向松动。

2. 以松动幅度计算

(1) Ⅰ度松动　松动幅度在 1 mm 以内。

(2) Ⅱ度松动　松动幅度为 1～2 mm。

(3) Ⅲ度松动　松动幅度大于 2 mm。

(七) 咬诊

咬诊用于检查患牙有无早接触和咬合创伤。常用的方法有以下几种。

1. 空咬法　嘱患者咬紧上下牙或做前伸、侧向咀嚼运动,询问患者有无疼痛,同时观察牙齿松动度和牙龈颜色的改变。

2. 咬实物法　嘱患者咬棉签或其他实物,询问有无疼痛。如发生疼痛,表明根尖周组织或牙周组织有病变或存在牙隐裂。有时牙本质敏感者咬实物时也可有酸痛感。

3. 咬脱色纸法　将脱色纸置于上、下牙之间,嘱患者做正中、前伸和侧向咬合运动,从牙面上所染色痕迹确定早接触部位。

4. 咬蜡片法　将蜡片烤软置于患牙咬合面,嘱患者做正中咬合,待蜡片冷却后取出蜡片,最薄或穿孔处即为早接触部位。

(八) 嗅诊

通过嗅诊协助诊断。牙髓坏疽和坏死性龈口炎者均有腐败性恶臭;根管感染者有时亦有恶臭;牙周溢脓及多龋者口臭较明显;糖尿病酮症酸中毒患者,口腔有丙酮味;某些消化道和呼吸道疾病患者,口腔内均可发出异样臭味。嗅诊仅作为辅助诊断方法。

(九) 染色法

染色法可用于检查牙隐裂。吹干牙面,将碘酊涂于可疑牙隐裂处,片刻后再用 75%酒精棉球擦洗脱碘,牙隐裂可因染料渗入而显色。

二、特殊检查

(一) 牙髓活力测试

此种检查方法在临床上常用于需了解牙髓状况的各种牙体牙髓病。正常牙髓组织对温度和电流刺激有一定的耐受性,当牙髓有病变时刺激阈会发生改变,此时牙髓对外界刺激可产生不同程度的感觉反应。所以,利用温度或电流刺激检查牙髓的反应状态可辅助诊断牙髓病变的性质和确定患牙的部位。

1. 温度测试法　根据患牙对冷或热刺激的反应来诊断牙髓状态的一种方法。正常牙髓对 20～50 ℃的温度刺激有一定的耐受性,不会出现牙痛。而 10～20 ℃冷水和 50～60 ℃热水的刺激一般也不引起牙痛。因此,临床上常用低于 10 ℃的冷刺激和高于 60 ℃的热刺激测试牙体反应情况,以判断牙髓的状态。当牙髓发生炎症时,患牙对温度的耐受性降低,较为敏感;当牙髓发生退变或坏死时,患牙对温度刺激反应迟钝或消失。由于存在个体差异,测试时需与对照牙(对侧 1～2 颗正常的同名牙或邻牙)进行对比测试。温度测试法诱导患牙出现激发痛且延续时,才有明确的诊断意义。

(1) 冷诊法　选用低于 10 ℃的冷水或小冰棒、无水酒精、氯乙烷为冷刺激源,作用于牙面观察患者的反应。刺激源为小冰棒、无水酒精、氯乙烷时,测试时应吹干被测试牙并隔湿,将冷刺激物放置在被测试牙的唇颊面颈 1/3 处。刺激源为冷水时,测试前应先调节椅位,使患者张口时后牙处于最低位。冷水喷注时,由低位牙开始缓慢向高位牙喷注,同时密切观察患者

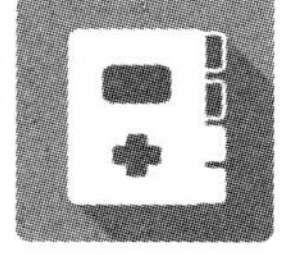

反应。

(2) 热诊法　刺激源可选用热牙胶、热水或热金属器械等，作用于牙面，进行牙髓活力测试。热诊测试时，先隔离唾液，擦干被测试牙面后涂一薄层凡士林，将牙胶条的一端在酒精灯上加热，使其变软，以不冒烟为准(约 60 ℃)，立即置于被测试牙的唇颊面颈 1/3 处并注意观察患者反应。测试区的牙体组织要完整。

(3) 冷热诊测试结果和临床意义

①正常：冷热诊测试时有反应，反应程度同对照牙，表示牙髓活力正常。

②敏感：比对照牙反应强烈。冷热诊测试时出现疼痛反应，刺激去除后疼痛即刻消失表示患牙存在牙髓充血；冷刺激引起剧痛，刺激去除后疼痛仍持续一段时间，表示患牙处于牙髓炎浆液期；而对于化脓性牙髓炎患者，则热刺激引起疼痛，冷刺激反可缓解疼痛。

③迟钝：有反应，但比对照牙反应弱。冷、热刺激需持续一段时间，患牙才会出现弱于对照牙的反应。

④无反应：冷热诊测试时患牙无反应，表示牙髓已坏死。

⑤迟缓性痛：在刺激去除后一会儿，患牙才逐渐出现疼痛反应，并持续一段时间。对牙髓坏疽的患牙进行热诊测试时，患牙可出现迟缓性痛。临床记录应写明测试的具体情况。根据测试结果分别记录为“冷热诊反应正常”“冷热诊激发痛”“冷热诊无反应”或“冷热诊反应迟钝”“冷诊疼痛缓解，热诊激发痛”等。

2. 牙髓活力电测试法　通过观察牙齿对不同强度电流刺激的耐受程度，从而对牙髓状态进行判断的方法。原理与温度测试法相似，只是测试的刺激源不同。检查时，若牙髓有活力，在不同强度电流刺激下，患者可感觉到牙齿有刺麻感。不同个体的牙齿对电流刺激的耐受程度存在一定差异，为防止这种差异的干扰，应先测试健康的对照牙，后测试可疑牙。将测试结果进行比较，推断患牙牙髓的活力。牙髓活力电测仪的种类很多，使用时应先阅读产品说明书，熟悉仪器性能及具体操作方法。

操作前向患者说明检查目的，嘱患者有“刺麻感”时举手示意。操作时先隔离唾液，擦干被测试牙面。在探头上涂以薄层牙膏或用小棉球蘸生理盐水，放置于被测试牙面上作为电流导体，将牙髓活力电测仪的工作端放于被测试牙齿唇颊面颈 1/3 处，逐渐加大电流强度，当患者有感觉时，将工作端移离牙面并记录读数。一般重复 2～3 次，取平均值。测试结果判读如下。

(1) 测试电流强度与对照牙相同，表示牙髓活力正常。

(2) 测试电流强度低于对照牙，表示牙髓敏感，牙髓耐受性减弱。

(3) 测试电流强度高于对照牙，表示牙髓反应迟钝，牙髓有变性改变。

(4) 测试电流强度达最高读数仍无反应，表示牙髓无感觉，牙髓已经坏死。

临床记录分别为“电测试反应正常”“电测试反应敏感”“电测试反应迟钝”“电测试无反应”。

一般认为，牙髓活力电测试法在判断牙髓是死髓还是活髓时，较为可靠。因牙髓活力电测仪会干扰心脏起搏器的工作而诱发心律失常，故安装心脏起搏器者禁用。

3. 注意事项　在临床上进行牙髓活力测试时要注意以下几点。

(1) 患者在检查前不能使用麻醉剂、止痛剂或喝酒精饮料。

(2) 伤后的牙在 6 周以内或更长时间(12 周以内)，牙髓神经可呈暂时休克状态，出现假阴性结果。

(3) 对于根尖未发育完全的年轻恒牙，牙髓活力测试无意义。

(4) 温度测试刺激源及牙髓活力电测仪探头或电极不能接触到大面积的金属修复体和牙龈。

(5) 热测试时要避免损伤牙周和黏膜组织。

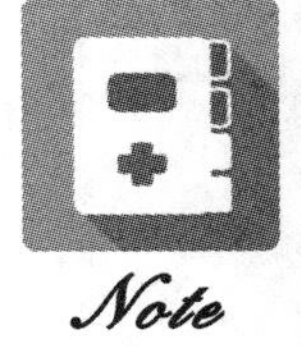

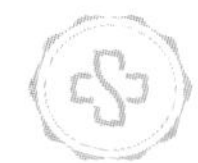

牙髓活力测试不能作为诊断的唯一依据,因为牙髓活力测试可能会出现假阳性或假阴性结果,诊断时还需结合病史和其他检查结果进行全面分析。

(二)诊断性备洞

当临床上难以准确判断牙髓状况时可采用此诊断方法,但是因为此方法是不可逆的,所以应慎用。若牙髓有活力,备洞时钻磨牙本质的刺激会使机体产生酸痛感,越接近牙髓腔,疼痛越明显。牙髓坏死时,则无反应。此方法还应结合其他检查方法进行进一步诊断。

(三)局部麻醉法

急性牙髓炎患者出现放散性剧烈疼痛,无法确定患牙是上颌牙还是下颌牙时可行三叉神经某一支的阻滞麻醉。若疼痛停止则可确定患牙位置。对于临床上难以定位的三叉神经痛,也可用三叉神经分支麻醉法加以鉴别。

(四)X线检查

X线检查是口腔疾病的一种重要的常规检查方法,能为临床诊断提供非常重要的信息。口腔内科常用口内片、全口曲面体层片及锥形束CT进行检查。

口内片分为根尖片、咬合翼片和咬合片。根尖片可同时检查牙冠和牙根,应用最广。咬合翼片可同时观察上、下颌牙冠,用于检查邻面龋和修复物,但不能检查牙根。咬合片有上颌前部𬌗片、上颌后部𬌗片及口底片。可用于检查上颌骨、下颌骨病变,定位埋伏牙,诊断下颌下腺导管结石等。

全口曲面体层片可观察和了解全口牙和牙槽骨的状况。锥形束CT可用于牙体、牙根、根管系统、根尖周、牙槽骨及颌骨等组织的结构检查。锥形束CT解决了影像重叠的问题,提高了清晰度。必要时可作为进一步检查的选择手段。

使用X线检查的应用范围如下。

1. 辅助诊断 X线片存在影像重叠、变形、失真的问题。骨质破坏到一定程度才能在X线片上反映出来,因此,必须结合其他临床检查才能得出确切诊断。

(1)龋病 发现龋病病变和确定其部位及范围,如邻面龋、根面龋、继发龋、潜行龋、隐匿龋等在临床上难以发现的龋病。

(2)牙髓病和根尖周病 有助于髓石、牙内吸收、畸形中央尖、畸形舌侧窝所致牙髓炎或根尖周炎的诊断。有助于确定病变的范围和性质,了解髓腔的大小,根管的数目、形态和弯曲情况及进行根管长度测定。辅助诊断有无髓腔穿通和根管内器械的折断。检查根管充填的效果及根尖周病的恢复情况。

(3)牙周病 了解牙槽骨破坏的程度和类型。

(4)颌面外科疾病 辅助诊断阻生牙、埋伏牙、先天性额外牙或缺牙、牙萌出状态,检查颌骨结构及病变等。

2. 指导治疗 治疗前后及时复查X线片,有助于指导治疗、评估治疗质量、疗效追踪等。

X线资料是患者病历资料的重要组成部分之一,也是涉及治疗依据的重要法律凭证。如果患者或监护人拒绝拍摄X线片,应在病历上说明。

目前临床上已使用X线直视摄影机(RVG)进行检查。RVG拍摄后能将信号传入计算机内进行图像转换处理,在荧光屏上显示牙体和牙周组织的影像,可根据需要对检查区进行放大、伪彩色等处理,以便清楚地了解病变并可将影像打印出来。RVG成像速度快,无须使用胶片和化学冲洗,减少了环境污染,同时也拓宽了诊断范围,减少了患者所吸收的X线剂量。

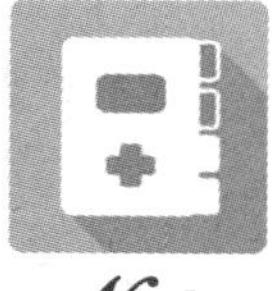
Note

(五)实验室检查

实验室检查包括血液检查、脱落细胞学检查、活体组织检查、细菌学检查等,但对一般门诊患者，这些检查不列入常规检查项目，在临床上可根据病情选择相关项目进行检查，以协助诊断和治疗。

1. 血液检查 需了解机体对某些口腔疾病的反应、确定某些口腔病变性质时，可做血液检查。

急性化脓性炎症和较严重的口腔黏膜溃疡应做血常规检查，包括白细胞计数及分类计数，以了解炎症状态及机体对炎症的反应，并指导全身用药。

牙龈出血者，口腔黏膜或皮肤上有出血点、淤斑者应做血常规、出凝血时间、血小板计数检查，以排除血液系统疾病。

根尖外科手术前常需进行血常规及凝血功能检查，出现不宜手术的指标，如中性粒细胞计数和百分比增高、血小板减少、凝血时间异常等，则不能或暂缓手术治疗。

2. 脱落细胞学检查 从病损表面刮下少许组织做涂片，固定染色后观察表面脱落细胞的形态。此法简便，损伤小，能在短时间内初步确定疾病为良性还是恶性。如未发现癌细胞也不能排除肿瘤的存在，仍需进行活体组织检查。

3. 活体组织检查 从病变部位取具有代表性的一小块组织制成切片，镜下观察细胞形态及结构，做出组织病理学诊断，必要时手术中也可采用冷冻切片检查。

1）适应证

(1) 判断肿瘤性质、浸润情况。

(2) 判断口腔黏膜病是否为癌前病变，有无癌变倾向。

(3) 确定是否为特殊感染，如梅毒、结核病等。

(4) 术后对手术切除标本检查，以进一步明确诊断，指导治疗。

2）取材方法 用75%酒精消毒病损表面，局部麻醉(简称局麻)下在病损最典型处或可疑恶变处做梭形切除，注意必须避开已坏死组织和重要的组织结构，注意术中出血情况。切下的组织立即固定在10%甲醛液中，并填写病理学检查申请表送病理科检验。病变小、有蒂和包膜完整的病变应全部切除。

4. 细菌学检查 包括涂片、细菌培养、药物敏感试验(简称药敏试验)等。

有些口腔黏膜病变需做细菌学检查以确定诊断。例如，口腔黏膜和牙龈出现糜烂、溃疡、假膜者，可做细菌涂片和培养检查，以明确诊断；同时做药敏试验，以便选用有效药物提高疗效。在治疗难治性根尖周炎时，可以根据感染根管细菌学检查结果指导用药。

(六) 光纤透照检查法

此检查方法是用光导纤维透明光源透照牙齿，对牙隐裂、直视不易发现的龋坏及牙髓坏死引起的髓腔着色有较高的诊断意义。检查应在暗室内进行，透照前牙时光源置于牙的舌侧，透照后牙时光源置于牙的颊侧。此法有助于牙隐裂和早期龋的诊断。牙隐裂患牙因强光不能透过，故光源侧牙组织发亮，远离光源侧牙组织发暗。

(七) 穿刺检查法

穿刺可了解肿块或肿胀组织内容物的性质，是诊断和鉴别诊断的一种方法，可判断囊肿液、脓液和血液。具体穿刺方法步骤如下。

(1) 向患者解释，消除其顾虑，取得患者合作。

(2) 常规消毒皮肤和黏膜，铺无菌巾。

(3) 局麻下，用左手示指和中指固定穿刺部位，右手持针管(8～9 号注射针)刺入肿胀部位一定深度，回抽液体。

(4) 拔出针头，压迫止血，包扎纱布。

(5) 肉眼观察，含血囊液为暗红色或棕红色。

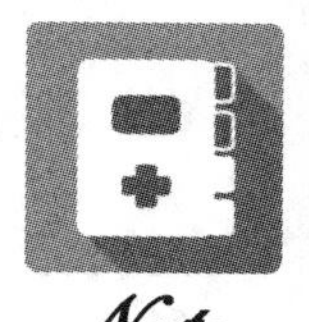

(6) 镜下观察囊液有无胆固醇结晶和炎症细胞。如为脓液,急性炎症者以中性粒细胞为主,慢性炎症者以淋巴细胞为主。如为血液,则主要是红细胞。

(八) 口腔内镜检查

口腔内镜又称口腔内摄像系统,是用于口腔科的视频影像系统。其通过逼真的影像显示口腔内牙体、牙周组织及口腔黏膜的病变。多数口腔内镜可与 X 线数字图像系统配套使用,将图像在荧光屏上显示出来。主要用于医患间的交流和沟通,以及口腔健康教育和临床教学。

本章小结

随着现代医学技术水平的快速提高,口腔检查手段越来越多、越来越先进,有些检查结果从原来的定性指标逐渐发展为定量指标,使检查结果越来越准确。但是,任何检查都要由人来操作、任何检查结果都要由人来判读。因此,只有掌握好各种口腔检查方法,并熟悉各类口腔疾病的相关知识,才能对相关疾病进行正确的诊治。

目标检测

在线答题

简答题

口腔内科使用 X 线检查的应用范围有哪些?

(刘连英)

参考答案

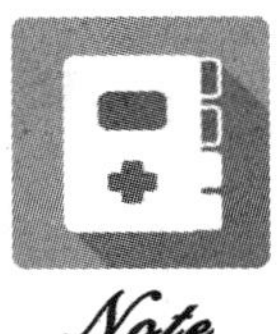

第二章　病历书写

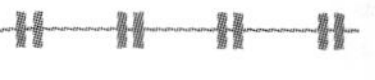

学习目标

1. 掌握　口腔内科病历的基本内容和正确书写；牙位记录的符号法和国际牙科联合会记录法。
2. 熟悉　知情同意书应包括的主要内容及签署程序和重要性。
3. 了解　牙记录的其他方法。

本章 PPT

第一节　病历记录项目

病历是医务人员对临床医疗工作过程所做的全部工作，其内容主要包括患者发病、病情演变、转归及诊治情况。医务人员为患者建立一套完整科学的病历记录，除了方便工作管理，有利于全面掌握患者的病情资料，确定正确的治疗计划外，还能为可能出现的法律纠纷和医疗鉴定提供证据。根据国家相关法律规定，公民享有生命健康权、知情权和隐私权，在医疗活动中，医疗机构及医务人员应当将患者的病情、医疗措施、医疗风险等如实告知患者并注意保护患者的隐私，并及时解答其咨询，但是应当避免对患者产生不利的后果。医务人员在履行告知义务时，要注意说话态度和方式，避免恶性刺激。因此，医师必须严肃认真地书写病历，记录内容务求真实、完整、简明、扼要、重点突出，格式要规范统一，禁止涂改、伪造。

口腔内科的门诊工作在临床工作中的占比较大，所以口腔内科的门诊患者病历更为常用。住院患者的病历，按住院病历书写规范要求书写。口腔内科病历的基本内容和书写要求如下。

一、一般项目

一般项目包括患者姓名、性别、年龄、民族、职业、工作单位、婚否、住址和电话号码、门诊号、就诊时间及药物过敏史等。这些项目与疾病的发病率，职业病、流行病的发生有一定的关系，要准确记录在病历首页上。

二、主诉

主诉指促使患者就诊并迫切要求解决的主要问题。包括患病的主要症状、发生部位及发生的时间，要简明扼要记录。例如，左下后牙疼痛两天。如有两种以上主诉的患者，先记录其最主要的主诉，然后再选择性记录其次要主诉。

三、现病史

现病史的记录应根据主诉，按症状发生的时间顺序记录本次疾病的发病情况、发展过程、

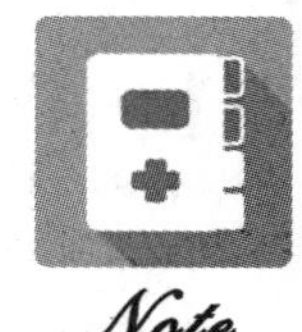

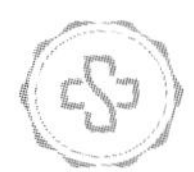

目前状况、曾做过的治疗及疗效、全身健康情况等，有意义的阴性结果也应记录。要求文字简洁，有逻辑性。

四、既往史和家族史

既往史和家族史记录内容，是指与患者现有口腔疾病的诊断和治疗有关的既往史和家族史。如个别前牙变色要了解有无外伤史，氟斑牙要记录生活史，牙颌畸形要记录家族史等。此外，还应记录有无药物过敏史。

五、口腔检查记录

首先重点记录主诉和现病史所反映的体征，按顺序记录口腔检查的结果，注意常见病和多发病。记录顺序为先颌面，后口腔；先牙体，后牙周、黏膜。记录主诉牙时应先记录牙位，再记录一般检查结果如视诊、探诊、叩诊、扪诊及咬诊、松动度的情况，然后再描述所选择的特殊检查（如牙髓活力测试及 X 线片）的结果。结合病史记录有意义的阴性结果。检查结果记录应该内容全面、重点突出、简明扼要、书写规范。

六、诊断

根据病史和检查结果综合分析做出诊断，将主诉牙的牙位和疾病名称记录在病历右下方。疾病名称要以全国科学技术名词审定委员会公布的医学名词为准，不可将患者的主诉或症状如牙痛、龋洞、出血等作为诊断名称记录。

如果患者存在多种口腔疾病，要把与主诉相关的疾病列为第一诊断写在最前面；其他诊断根据严重程度顺序排列写在其后。如第一次不能确诊时，可暂写初步诊断或印象，并根据需要做进一步检查、观察或会诊，确定诊断后重新记录。

七、治疗计划

明确诊断后，根据病情及患者需求制订治疗计划。先解决主诉问题，再解决功能、美容问题。初步治疗计划是依据现有病情及患者需求而制订的，但病情是发展变化的，患者的需求也可能发生变化，因此，在整个治疗过程中，还应对治疗计划适时进行修改。

八、知情同意书

随着社会生产力的发展与生活水平的提高，人们的健康需求日益多样化。人们已不再仅仅满足于对疾病的防治，还要求提高身体健康水平和生活质量，追求和谐的人际关系和社会心理氛围。

现代医学模式为生物-心理-社会医学模式，其将医患关系定位为平等的医疗服务与被服务的关系。患者在医疗过程中的主体平等地位和知情同意权已被许多立法所确认。医疗服务的合同关系形成了医患关系的法律化，双方约定权利义务，共同参与医疗全过程。医方要保证患方的知情同意权、自主选择权、个人隐私权等权利不受侵犯，此外，医疗过程中也存在各种风险，这种风险也应该由医患双方来共同承担。为保障医患双方权利，由此催生了医疗活动的知情同意书来约束双方履行约定的或法定的义务。需要明确的是，在发生医疗意外、医疗差错或医疗事故时，知情同意书的签署并不能使医疗机构或医务人员完全免责。在知情同意书签署前，医患双方要进行充分的医患交流。医患关系是平等的，医师有责任和义务让患者及家属了解患者病情现状、治疗需求、可选择的治疗方案、价格、预期治疗效果等，以得到患者的配合。针对不同情况、不同治疗方法的知情同意书内容各异。知情同意书除包括患者一般资料外，还应包括以下主要内容。

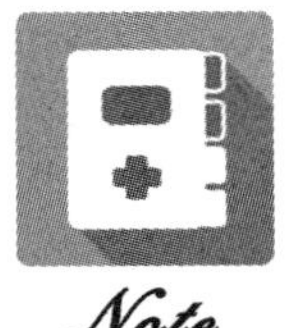

Note

1. 病情状况 明白告知患者本人或家属关于疾病的基本信息(什么病、严重程度、治疗方法及程序、预后情况等)。表述语言要科学、规范、不夸大、不轻描淡写。说明事实,及时进行沟通(因为病情是随时变化的)。

2. 检查 需要做哪些检查、为什么检查、有何风险等,所做的一切让患者知道、感觉到、看到、得到。

3. 治疗 现代医学的发展为疾病的治疗提供了多个方面的选择。包括治疗手段、服务、材料等。向患者提供可供选择的治疗方案,并说明其利弊与风险。

4. 预后 要客观、科学地向患者交代预后。尤其是治疗后对功能、美容等方面的影响是患者最关心的问题,要向患者或家属客观、科学地解释清楚。

5. 费用 医疗费用包括多个方面。除了直接费用如手术费用、消耗材料、加工费外,还包括选择性特殊医疗及服务费用等。

6. 可能出现的非意愿状况 治疗开始前,向患者或家属交代清楚治疗过程中及治疗后可能发生的一些非意愿状况。一旦出现非意愿状况,可采用的挽救措施及可能发生的后续费用等。表述一定要客观、准确。轻描淡写,不能引起患者重视;说得过于严重,会增加患者心理负担和恐惧,导致患者失去治疗信心。过于强调或被患者认为医师推卸责任,会引起患者不满而导致不能很好地配合治疗。

7. 特殊需求 有些患者会有某些特殊医疗需求,如医师的选择、特殊材料的选择、特殊医疗环境的选择、时间的选择等,还有功能、美容、保健等方面的特殊需求。如有特殊需求,应在知情同意书中写明。以往口腔门诊多采用口头告知形式,一旦发生医疗纠纷则很难说清楚。所以现在多采用书面告知形式,签署知情同意书。对知情同意书的内容,医师都要逐条解释,尽量语言通俗、表达清楚。不要误导患者或家属。知情同意书填写要完善,要有"以上内容本人已全部理解"的字句。最后,患者或家属要在"同意配合治疗"或"不同意继续治疗"一栏签字。

附示例:

根管治疗同意书

姓名:* * 性别:* 年龄:*

诊断:* * * * * * * * *

1. 对于牙髓炎或牙髓已坏死导致根尖周病变的牙齿,目前国际上普遍采用的治疗方法是根管治疗,其过程较为复杂、费用较高。( )

2. 根管治疗是一种较为复杂的牙髓治疗方法,需要经过根管预备、封药、充填和拍摄多张X线片(一般两到三张)才能完成整个疗程。( )

3. 由于牙埋在颌骨中,术前医生只能根据X线片或根尖定位仪对根管系统进行大致了解,遇复杂根管如弯曲、细窄、钙化阻塞或其他特殊情况,如偶尔可能发生器械折断在根管内的情况;对于取不出器械而无症状的患牙,不要求强行取出器械,其可以作为根管充填材料的一部分留在根管中,不会对机体健康产生影响。( )

4. 根管预备或根管充填后一周内可能会出现疼痛反应,多数是正常反应。如果疼痛严重、伴有局部肿胀和全身反应应及时复诊,进一步治疗。( )

5. 根管治疗完成后,机体有一个修复过程,在相当一段时间内(少则数周,多则数月),有些患者会感到患牙不适。如果情况不是逐渐加重可采取观察的方法。但应遵医嘱及时复查。( )

6. 对常规根管治疗术无法治疗或治疗失败的病例,可采用根尖手术的方法继续治疗。( )

7. 根管治疗后的牙齿抗折断能力降低,其易劈裂,治疗后请避免使用患牙咀嚼硬物或遵医嘱及时行全冠或桩核冠修复。( )

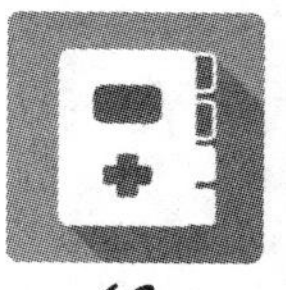

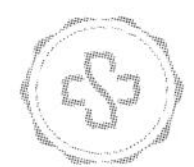

8. 医学学科在相当程度上是一个实践的学科，治疗的成功率有很大差异。对于治疗效果不佳的病例，医患双方应认真分析原因共同面对。（ ）

9. 上述内容医生已向我详细解释我已完全理解。（ ）

(1) 我愿意承担治疗可能出现的风险并遵从医嘱，配合医生完成全部治疗并同意支付所需全部费用。（ ）

(2) 我不同意继续治疗。（ ）

患者签字：＊＊＊　　　　医生签字：＊＊＊

受委托人法定监护人签字：

受委托人与患者关系：

年　月　日

九、治疗记录

治疗记录是重要的病历资料，应记录诊治过程中的关键步骤及其所见、下次复诊时间及拟行治疗方法等。

龋病治疗时应记录去除腐质情况（腐质的量、干湿状况，达到深度、敏感程度、有无露髓），所用材料及所做治疗等；牙髓疾病应记录是否麻醉、开髓情况、出血情况（有无出血、出血量及颜色）、取出牙髓外观、根管情况（数目、通畅度、根管预备情况）等。

牙周病治疗时应记录治疗方法、操作过程中的出血情况及患者反应、治疗中所见的其他情况等。

口腔黏膜病治疗时应记录治疗方法或药物、注意事项等。

复诊治疗记录项目应包括日期、牙位、前次治疗的反应、病情变化及检查结果，本次治疗的措施、所用药物和剂量、下次复诊的时间和拟采用的治疗方法。记录要完整清楚，内容应简明扼要。

十、医师签名

医师应字迹清楚地签署全名，实习和进修医师病历记录必须有指导医师签名以示负责。

第二节　牙位记录法

在病历中，牙位记录必须使用统一符号。常用的牙位记录法有符号法、通用法及国际牙科联合会记录法等。现推荐使用国际牙科联合会记录法。

一、符号法

符号法也称 Palmer 符号法或 Palmer-Zsigmondy 记录法，是我国在临床上常用的牙位记录法之一。

将全口牙齿用符号“＋”按象限分成四组，1、2、3、4 象限区分别代表右上、左上、左下、右下。

1. 恒牙式　象限区内的各个恒牙用阿拉伯数字 1 到 8 表示，1 代表中切牙；2 代表侧切牙；3 代表尖牙；4、5 分别代表第一、第二前磨牙；6 代表第一恒磨牙；7 代表第二恒磨牙；8 代表第三恒磨牙。记录时需要先写出符号“＋”，再在相应的象限区写上相应的阿拉伯数字。

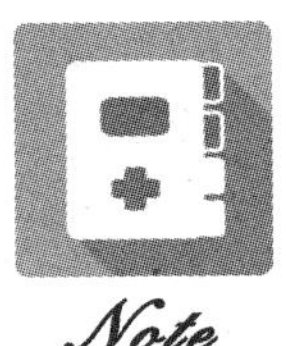

(右上) 8 7 6 5 4 3 2 1	1 2 3 4 5 6 7 8 (左上)
(右下) 8 7 6 5 4 3 2 1	1 2 3 4 5 6 7 8 (左下)

2. 乳牙式 象限区内的各个乳牙用罗马数字Ⅰ到Ⅴ或英文A到E表示，Ⅰ或A代表乳中切牙，Ⅱ或B代表乳侧切牙，Ⅲ或C代表乳尖牙，Ⅳ或D代表第一乳磨牙，Ⅴ或E代表第二乳磨牙。记录时需要先写出符号"＋"，再在相应的象限区写上相应的罗马数字或英文字母。

(右上) Ⅴ Ⅳ Ⅲ Ⅱ Ⅰ	Ⅰ Ⅱ Ⅲ Ⅳ Ⅴ (左上)
(右下) Ⅴ Ⅳ Ⅲ Ⅱ Ⅰ	Ⅰ Ⅱ Ⅲ Ⅳ Ⅴ (左下)

或

(右上) E D C B A	A B C D E (左上)
(右下) E D C B A	A B C D E (左下)

3. 优缺点 优点是数字和字母数目少，一目了然，尤其是同名牙的相似性较好。缺点是打字和排版不方便。

二、通用法

通用法也称通用数字法。在美国等国家应用较普遍。也是以符号"＋"将全口牙按象限分为四组。

1. 恒牙式 象限区内各牙从右上第三恒磨牙起，顺时针方向旋转至右下第三恒磨牙为止，分别用阿拉伯数字1～32表示。

1	2	3	4	5	6	7	8	9	10	11	12	13	14	15	16
32	31	30	29	28	27	26	25	24	23	22	21	20	19	18	17

牙位记录时不再书写符号"＋"，直接用阿拉伯数字表示。如右上侧切牙记录为"7"；左下颌第二恒磨牙记录为"18"。

2. 乳牙式 象限区内各牙从右上第二乳磨牙起，顺时针方向旋转至右下颌第二乳磨牙为止，分别用大写英文字母表示。

A B C D E	F G H I J
T S R Q P	O N M L K

牙位记录时直接用英文字母表示。如右上颌乳中切牙记录为"E"；左下颌第二乳磨牙记录为"K"。

3. 优缺点 优点是记录时取消了"＋"，方便书写与排版，各颗牙齿均用特定数字或字母表示，不易混淆。但未能够显示同名牙的相似性特点。

三、国际牙科联合会记录法

国际牙科联合会记录法不仅获国际标准化组织(ISO)的认可，而且也得到了世界卫生组织(WHO)批准，是目前世界卫生组织推荐的牙位记录方法。

该方法采用的是两位数牙位标志法，即每颗牙齿都用两位数表示，第一位数字表示象限区，第二位数字表示牙齿的名称。

1. 恒牙式 恒牙的象限区编号为1到4，从右上象限区为1开始，按顺时针方向依次为2、3、4象限区。恒牙的每颗牙，由中切牙依次向后编号为1至8，从中线向后排序。

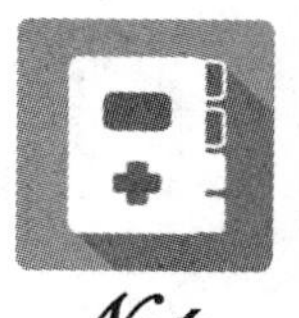

（右上）	18 17 16 15 14 13 12 11	21 22 23 24 25 26 27 28	（左上）
（右下）	48 47 46 45 44 43 42 41	31 32 33 34 35 36 37 38	（左下）

2. 乳牙式 乳牙的象限区编号为5到8，从右上象限区为5开始，按顺时针方向依次为6、7、8象限区。乳牙的每颗牙，由中切牙依次向后编号为1至5，从中线向后排序。

（右上）	55	54	53	52	51	61	62	63	64	65	（左上）
（右下）	85	84	83	82	81	71	72	73	74	75	（左下）

如左上第二乳磨牙为65，右下乳中切牙为81。

本章小结

口腔内科的病历书写以门诊病历为主。注意初诊病历项目要填齐全，各种检查结果记录要简明扼要。诊断结果要与记录的检查结果相符合，诊断用词要规范。

知情同意书的签署必须在充分的医患交流基础之上，于开始治疗前完成。

目标检测

在线答题

简答题

口腔内科病历的基本内容和书写要求有哪些？

（单长丽）

参考答案

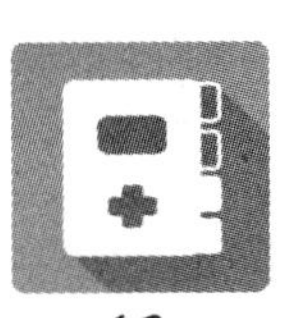

Note

·第二篇·

牙体牙髓病

第三章 龋 病

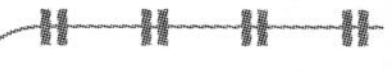

本章 PPT

学习目标

1. 掌握 龋病的定义及特征；龋病的发病因素；龋病的分类及临床表现；龋病的诊断；龋病的鉴别诊断；窝洞的分类、结构和各部分名称；窝洞制备的基本原则和步骤；银汞合金、树脂黏结修复的方法、玻璃离子水门汀修复方法；深龋治疗的特点和方法选择。

2. 熟悉 龋病的好发部位；龋病的危害；龋病的非手术治疗；龋病的并发症及处理；常用的垫底材料和修复材料。

3. 了解 龋病的流行病学；龋病的病因学说；牙体修复的生物学基础。

案例导入

某患者，女，45 岁，因左上后牙喝凉、热水时疼痛而就诊。询问病史后发现，患者吃凉、热食物时疼痛 2～3 个月，疼痛为一过性，刺激停止疼痛也随即消失。有时咬硬东西也痛，近几日一吸凉气就痛，无自发痛，无夜间痛。有时牙龈出血。

检查：26 近中邻面接触点近龈侧可探及一龋坏，质软，洞较深，有酸痛，冷水入洞时酸痛，去除刺激，疼痛消失。有轻微叩痛，25、26 间龈乳头红肿，探易出血，可见少量嵌塞物。26 牙髓活力测试与 16 基本相似。松动度(—)。

思考：

1. 26 的诊断是什么？诊断依据是什么？
2. 需要与哪些疾病进行鉴别？
3. 治疗原则是什么？

第一节 概 述

一、龋病的定义和特征

龋病(dental caries)是在以细菌为主的多种因素影响下，发生在牙体硬组织上的慢性、进行性破坏的一种疾病。

致龋的多种因素主要包括细菌和牙菌斑、食物、牙所处的环境及唾液情况等。最主要的因素是细菌因素，因此龋病也可称为发生在牙体硬组织的慢性、细菌感染性疾病。

龋病是人类的常见病、多发病之一，在各种疾病的发病率中，龋病位居前列。在古代，人群患龋情况并不严重；随着人类的进化及经济水平的增长，特别是随着精细食物摄入量的增加，

Note

龋病发病率在逐渐增高。19 世纪时，许多国家居民的患龋率竟高达 95%以上。

牙齿发生龋病时，其硬组织的病理改变涉及牙釉质、牙本质及牙骨质，基本变化是微生物在牙面将蔗糖转化为酸，从而造成无机物脱矿、有机物分解。

龋病的临床特征主要表现为牙体硬组织在色、形、质三个方面均发生变化。初期，牙齿龋坏部位的硬组织发生脱矿，微晶结构改变，牙齿透明度下降，致使牙釉质呈白垩色。继之病变部位有色素沉着，局部可呈黄褐色或棕褐色。随着无机物脱矿和有机物被破坏分解的不断进行，牙釉质、牙本质和牙骨质疏松软化，最终发生牙体缺损，形成龋洞。龋洞一旦形成，则缺乏自我修复能力。

龋病是可以治疗的疾病。古代中医采用苦参汤治疗龋病，"日漱三升，可止痛也"。司马迁的著作《史记》中有关于用针刺和苦参汤含漱治疗龋齿疼痛的记载。唐朝和宋朝医书中记载了用银膏填补龋洞的方法，这与我们当今采用银汞合金充填龋洞极为相似。龋病的治疗方法、所用设备和材料迅速发展，不仅提高了龋病的治疗速度，而且也减轻了对牙髓的损伤程度。同时，性能优良的牙科材料不断问世，使龋病的治疗变得更容易，效果更好。

知识拓展 3-1

龋病是可以预防的疾病。人类早期就有用茶水含漱，咀嚼核桃仁、大蒜等预防龋病的记载。龋病的现代预防方法始于 20 世纪 30 年代，氟化物的发现及各种氟制剂的应用为龋病的预防提供了有效的原材料和方法。

二、龋病的危害

龋病的病程进展缓慢，一般情况下，不会危及患者生命，因此，其不易受到人们重视，但实际上龋病给人类造成的危害甚大。

患者在龋病发生后的较长一段时间内没有明显的不适或疼痛，故龋病容易被患者忽视而得不到早期治疗，直到产生疼痛或有其他不适感时，才到医院就诊，此时疾病已经发展到相当严重的程度。这时病变侵犯的不仅是牙体硬组织，有些甚至已伤及牙髓，引起牙髓疾病，病变进一步发展还会引起根尖周炎、蜂窝织炎、颌骨骨髓炎等，给患者带来更大的痛苦。随着牙体硬组织不断被破坏，龋病可逐渐造成牙冠缺损，牙齿成为残根，终致牙齿缺失，破坏了咀嚼器官的完整性，导致咀嚼功能下降，妨碍消化功能，进而影响机体对营养物质的吸收和全身健康。

在儿童时期龋病还可影响牙颌系统的生长发育，严重的造成颌面的后天畸形。龋病及其并发症造成的牙齿缺失占首位，牙齿脱落引起邻牙倾斜移位、食物嵌塞，进而引起牙龈炎和牙周炎，并促进这些部位龋病的形成和发展。上、下前牙缺失还会造成发音不清，某些唇齿音如"吹""吃""齿"等字发音不准确。上、下前牙缺失可影响人们的心理和社会交往，甚至影响人们对职业的选择。

继发于龋病的根尖周炎若治疗不及时，可引起病灶感染。病变区的有害代谢产物或细菌毒素可随血液侵犯其他器官，造成这些器官发生病变，导致常见的风湿性心脏病、风湿性关节炎、慢性肾炎等疾病。

综上所述，龋病及其继发病带给人们的危害甚大，因此，应引起人们的高度重视。

三、龋病的流行病学和好发部位

龋病是人类常见的口腔疾病之一，已成为世界性问题。20 世纪 60 年代初，世界卫生组织(WHO)将龋病列为继癌症、心血管疾病之后危害人类健康的第三大疾病，受到全世界的关注。龋病发病率高、危害范围广，发病不分种族、性别、年龄和地区。

(一) 龋病的流行情况

有史以来，人类就在与龋病进行斗争，古代人患龋病的情况不太严重，据记载，从巴勒斯坦

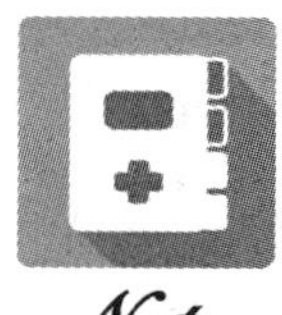

发掘出来的旧石器时代的55个头颅上，仅发现一颗牙发生龋坏。随着人类的进化及经济活动的发展，特别是糖摄入量的增加，龋病的发病率有所上升。在铁器时代前(距今2000—3000年)，龋病发病率不超过4%，有广泛的地理差异；狩猎时期(公元前8000—前7000年)人群龋病发病率为1.3%；混合经济时期(公元前4000—前3000年)为4.84%；农业经济时期(17—19世纪)为10.43%。随着经济的发展，精细食物消耗量的增加，龋病的发病率不断上升。17—18世纪欧洲人的患龋率上升到70%～80%。据记载，20世纪60年代，欧洲人和北美人患龋率达90%。从20世纪80年代开始至90年代，发展中国家开始出现龋病上升的趋势。

现代人患龋情况非常普遍。龋病发病不分年龄、性别、种族和地区，在世界范围内广泛而普遍流行。

通过对我国的龋病流行病学资料进行分析研究发现，20世纪80年代前的近40年间，我国龋病的发展趋势平稳，没有急剧上升的趋势。近年来，我国经济快速发展，人民生活水平不断提高，同时口腔健康教育和促进活动广泛开展，城乡居民口腔健康状况及口腔卫生知识、态度、行为等方面均有明显改变，龋病在我国呈现新的发展趋势。

在岳松龄教授对20世纪80年代以前我国人口不同时期患龋情况统计的基础上，增加部分80年代资料，可以看出我国龋病的流行情况(表3-1)。

表3-1　我国龋病的流行情况

时间	调查地区数			平均患龋率/(%)
1949年前	6			59.3
1950—1959年	18			48.7
1960—1969年	21			40.0
1970—1979年	24			36.0
1983年(1985年公布)	29			
		恒牙	城	40.54
			乡	29.70
		乳牙	城	79.55
			乡	58.8

1983年，我国12岁年龄组龋均为0.67(加权)和0.83(抽样)，与发达国家相比，属很低水平，这与我国饮食习惯有关。

在1995年开展的第二次全国口腔健康流行病学调查，涉及11个省市，共14万人。5岁年龄组乳牙患龋率为76.6%，龋均为4.48；其他各年龄组的龋病流行病学资料见表3-2和表3-3。

表3-2　全国城乡12～74岁年龄组恒牙患龋率(1995年)

年龄/岁	患龋率/(%)	
	城市	乡村
12	48.32	40.82
15	55.70	45.89
18	58.22	49.53

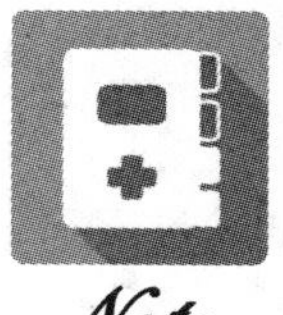

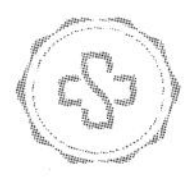

续表

年龄/岁	患龋率/(%)	
	城市	乡村
35～44	64.55	59.92
65～74	65.02	64.20

表 3-3　全国各年龄组龋病患病水平(1995 年)

年龄/岁	龋均(DMFT)
12	1.03
15	1.42
18	1.60
35～44	2.11
65～74	2.49(DFT)

据《第三次全国口腔健康流行病学调查报告》,我国 5 岁儿童的乳牙患龋率为65.1%,龋均为 3.5;12 岁儿童的恒牙患龋率也达到 26.7%,龋均为 0.54;35～44 岁年龄段人群患龋率为 88.1%,龋均为 4.5;65～74 岁老年人患龋率为 98.4%,龋均为 14.65,其中根面龋患龋率为 63.6%。相比 1995 年的调查资料,2005 年调查资料中显示中老年人的龋均有不同程度的提升,因此应加强对中老年人的龋病防治。

据《第四次全国口腔健康流行病学调查报告》,5 岁儿童乳牙患龋率为 70.9%,比十年前上升了 5.8 个百分点;12 岁儿童恒牙患龋率为 34.5%,比十年前上升了 7.8 个百分点;农村高于城市。儿童患龋情况已呈现上升态势,这一发展趋势应引起我国口腔医务工作者的关注,并采取有力措施限制其增长。

通过对龋病进行流行病学调查发现,龋病的流行具有地区差别。不同的地区,水氟含量、经济发展、居民口腔卫生习惯及口腔健康教育水平等不同,人群患龋率则不同。关于性别与龋病的关系,目前尚无明确定论,多数调查显示,乳牙的患龋率男性略高于女性,而恒牙的患龋率则相反,女性略高。另外,我国是一个多民族国家,每个民族有着不同的生活环境和生活习惯,龋病的流行情况也各有其特征。

(二) 龋病的好发部位

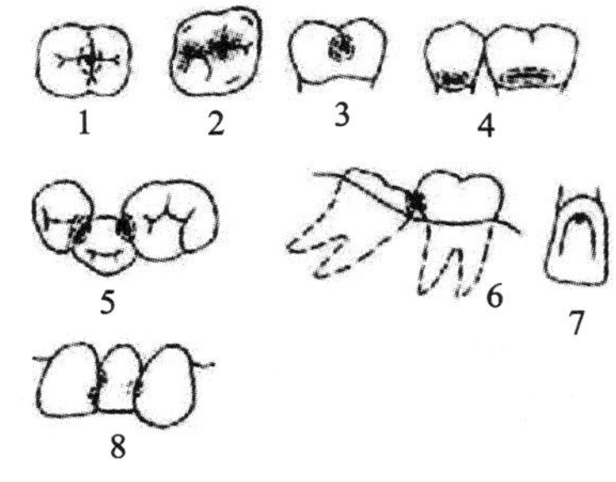

图 3-1　龋病的好发部位

龋病的好发部位与食物是否容易滞留有密切关系,这些部位包括窝沟、邻接面和牙颈部(图 3-1)。

龋病的牙位分布特点如下:左右侧基本对称,下颌多于上颌,后牙多于前牙。这种规律具有普遍性。

恒牙列中各牙齿患龋频率:下颌第一恒磨牙＞下颌第二恒磨牙＞上颌第一、二恒磨牙＞前磨牙＞第三恒磨牙＞上颌恒前牙＞下颌恒前牙(图 3-2)。

乳牙列中各牙齿的患龋频率:下颌第二乳磨牙＞上颌第二乳磨牙＞第一乳磨牙＞上颌乳前牙＞下颌乳前牙(图 3-3)。

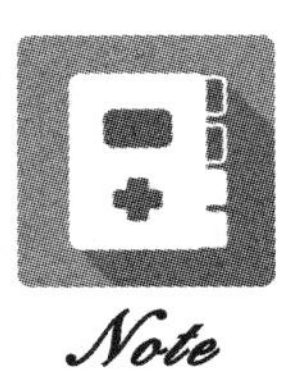

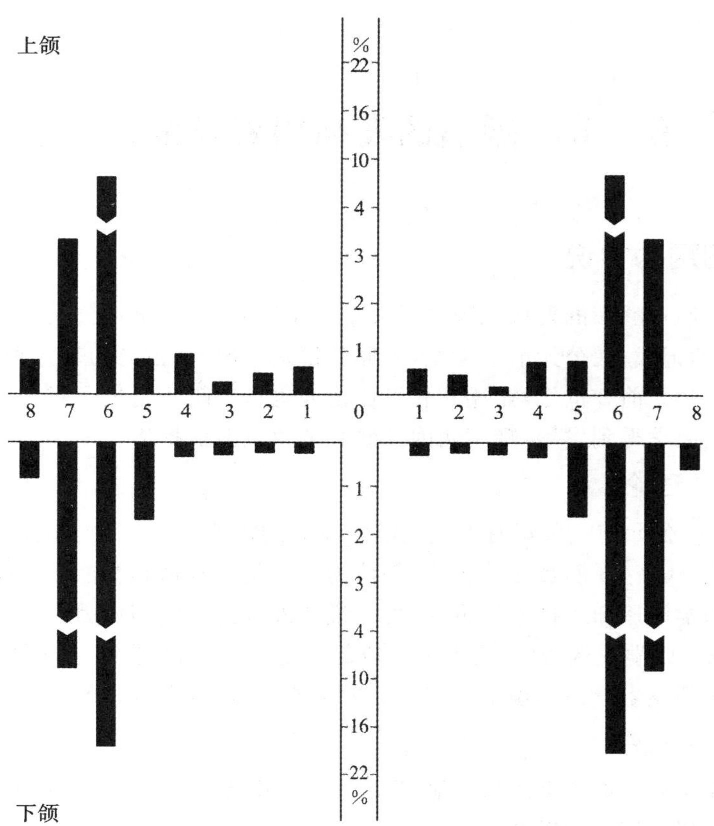

图 3-2　恒牙列各牙患龋频率

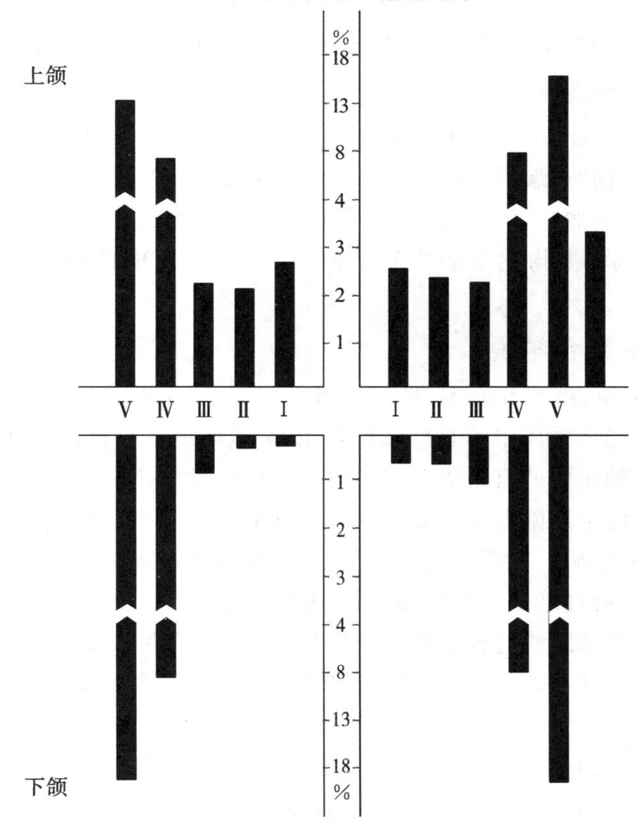

图 3-3　乳牙列各牙患龋频率

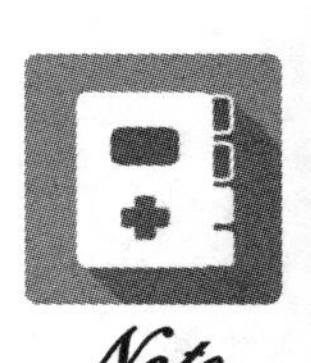

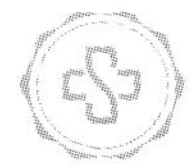

第二节　龋病的发病因素及病因学说

一、龋病的病因学说

自古以来，人们对龋病的发病原因做了大量的研究和探讨，早在公元前5000年左右，人类就有龋病和牙痛的记载；在公元前7世纪，虫原学说被提出，在古老的东方医学中，虫原学说也一直占主导地位；公元前2世纪，亚述人和巴比伦人也认为龋病是虫子将牙腐蚀的结果。直到显微镜发明后，细菌学得到发展，龋病病因学研究才得以向前推进。

（一）内源性理论

1. 体液学说　公元前4世纪有人提出龋病发病的体液学说。此学说认为，人体有四种基本的液体，即血液、痰液、黑胆汁和黄胆汁，并认为龋病是由辛辣和腐蚀性液体的内部作用而引起的。因此，虫原学说逐渐不被人们重视，可以说体液学说是龋病病因学研究的萌芽阶段。

2. 活体学说　此学说认为，牙为人体组成部分之一，其结构受到人体健康的影响，龋病和骨疡一样，由牙内部发生。该学说虽将现象看成本质，但仍具有一定的意义。

（二）外源性学说

1. 化学(酸)学说　此学说认为牙破坏是由口腔中形成的酸造成的，最先提出了酸的作用，推动了龋病研究的进一步发展。

2. 寄生腐败学说　该学说提出牙破坏是由微生物所生成的化学物质造成的，从而推翻了活体学说，并指出龋病的形成过程与微生物有关，初步接触到龋病病因的实质性问题。

（三）蛋白溶解学说

蛋白溶解学说由Gottlieb等（1947年）提出。该学说认为牙面上的细菌产生的蛋白水解酶首先使牙体局部有机物分解，打开细菌侵入牙体组织的通道，致使细菌通过釉质的有机途径侵入，产酸使无机物溶解脱矿，晶体分解，结构崩溃而形成龋损。

此学说缺乏病理学、生物化学的实验依据，至今尚未发现釉质龋是由蛋白溶解开始的证据。

（四）蛋白溶解-螯合学说

蛋白溶解-螯合学说，由Schatz和Martin等（1955年）提出。蛋白溶解-螯合学说的理论：细菌造成的牙破坏首先从釉质中的有机成分开始，被破坏后的有机物具有螯合特性，可溶解釉质中的矿物质。这样釉质中的有机成分和无机结构同时被毁。

他们认为龋病是由早期附着在牙面上的细菌和酶对釉质中有机成分的蛋白溶解作用开始的，而不是釉质初期的脱矿。该学说提出，蛋白溶解释放出各种螯合剂，如氨基酸、聚磷酸盐和有机酸，继之螯合剂溶解羟基磷灰石晶体，形成龋病损害。

虽然此学说似乎包括龋病过程的两个反应机制，但釉质中有机物含量少于1%，这样少的有机物溶解释放出的螯合物要使96%以上的矿物质溶解，目前还缺乏实验证据支持，有待于进一步研究。

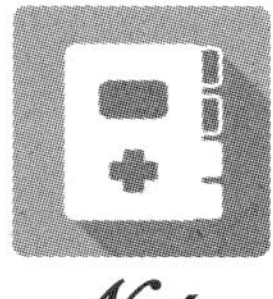

（五）化学细菌学说

化学细菌学说由Miller（1890年）在酸脱矿理论的基础上提出。此学说认为龋病的发生机制如下：寄生在牙面上的细菌与口腔内碳水化合物作用，发酵产酸，使牙釉质遭到破坏，牙釉质被穿透之后，微生物沿牙本质小管进入，造成牙本质溶解；而后由于蛋白溶解酶的分泌，将牙本质有机成分溶解，最终使牙本质崩溃，形成洞腔。

这一学说的意义在于总结了龋病发生过程的 3 项主要因素：口腔微生物在产酸和溶解蛋白质方面的作用，微生物发酵碳水化合物底物，酸导致牙矿物质溶解。这一学说为龋病病因学的现代理论奠定了基础，为进一步研究龋病病因指明了方向。

二、龋病的发病因素

龋病是一种多因素疾病。Keyes(1960 年)提出龋病的三联因素理论：有 3 种相互作用的主要因素在龋病发生过程中起作用，即细菌、食物和宿主，只有 3 种因素并存，龋病才有可能发生。除此之外，有学者认为，时间因素也必须考虑在内。从而将三联因素理论发展成为四联因素理论。目前公认的龋病发病的主要因素包括细菌、食物、宿主和时间四大因素(图 3-4)。

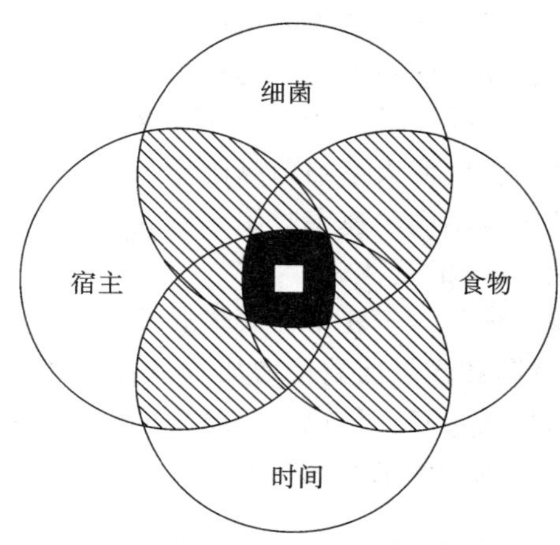

图 3-4　龋病发病的四联因素

(一) 细菌因素

1. 牙菌斑和致龋细菌

1) 牙菌斑　附着在牙齿表面未矿化的细菌沉积物的膜样物质，即牙表面的生物膜，是由细菌、各种有机物、无机物和水组成的斑块状物质。牙菌斑是牙面菌斑的总称，根据其所在部位可分为龈上菌斑、龈下菌斑等。龈上菌斑位于龈缘的上方，在牙周组织正常情况下，G^+ 菌占 61.5%。龈下菌斑位于龈缘下方，以 G^- 菌为主，占 52.5%。目前，人们对龈上菌斑的研究较为广泛，本章中提到的牙菌斑一般指龈上菌斑。

(1) 牙菌斑的结构　牙菌斑结构复杂，随形成的部位、发育形成的时间、饮食和口腔卫生状况不同而有所差异，尤其是有显著的部位差异，平滑面菌斑和窝沟菌斑的结构各具特征。

①平滑面菌斑：为了描述方便，通常人为将平滑面菌斑分为 3 层，即菌斑-牙界面、中间层和菌斑表层。

菌斑-牙界面：最常见的排列是细菌位于获得性膜上方。获得性膜可以是完整的一层，细菌细胞呈扇贝状排列于获得性膜表面；也可以为一菲薄不连续的电子稠密层，微生物与釉质羟基磷灰石晶体直接接触。

中间层：结构较致密，由各种微生物，包括球菌、丝状菌和杆菌组成；为一栅栏式结构，其内有很多与牙面垂直的丝状菌，菌体长而互相平行，丝状菌和杆菌之间散布有球菌、短杆菌等。

菌斑表层：牙菌斑的最外层，由各种细菌、食物残渣和脱落的上皮细胞构成。细菌排列不规则，结构疏松，厚度不均匀。

在电子显微镜下可观察到牙菌斑内的细菌进行着一系列的变化，如分裂、成熟和衰老等。

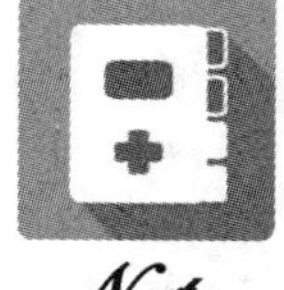

②窝沟菌斑：窝沟菌斑与平滑面菌斑显著不同，窝沟中滞留有微生物和食物因子，微生物类型更为有限。在均质性基质中，以 G^+ 球菌和短杆菌为主，偶尔可见酵母菌。缺少栅栏状排列的中间层，分枝丝状菌罕见，在一些区域仅见细胞躯壳，在细菌细胞内及其周围可能发生矿化。

（2）牙菌斑的组成　牙菌斑由水（约占 80%）和固体物质（约占 20%）组成。固体物质包括碳水化合物、蛋白质、脂肪及无机成分，如钙、磷和氟等。蛋白质是其主要成分，它占细菌干重的 40%～50%，主要为唾液糖蛋白、免疫球蛋白、一些酶及乳铁质。碳水化合物占比为 13%～18%，脂肪占比为 10%～14%。牙菌斑碳水化合物、蛋白质含量有很大变化，这取决于个体饮食。牙菌斑内常见的细菌有链球菌属、放线菌属、乳杆菌属等。

（3）牙菌斑的形成　牙菌斑的形成（图 3-5）是复杂的动态过程，从组织学角度观察，牙菌斑的形成大致分为三个阶段：获得性膜的形成、细菌对牙面的吸附、牙菌斑的成熟。

①获得性膜的形成：获得性膜是唾液中的糖蛋白及其他一些成分选择性黏附在牙表面形成的无细胞、均质状的生物膜。获得性膜形成的速度因人而异，一般在牙面清洁后 1～2 h 形成并达到稳定，其厚度为 1～10 μm。获得性膜的形成为细菌在牙面的定居创造了条件。

②细菌对牙面的吸附：获得性膜使大量细菌黏附于牙面，最初附着于牙面的是球菌，以后是杆菌、丝状菌等。不同的菌种以不同的速率吸附至获得性膜上。细菌的选择性吸附是由于细菌表面成分中有与获得性膜互补的受体。

③牙菌斑的成熟：细菌牢固地附着于获得性膜之后开始生长、繁殖，细菌数量越来越多，细菌密度增大；除链球菌外，丝状菌和厌氧菌数量增加；从最初获得性膜形成到菌斑成熟，一般认为需 5～7 天，此时细菌数量、种类均趋于稳定。成熟牙菌斑结构致密、通透性低，渗透性降低，牙菌斑内部有害物质增加，牙菌斑深处呈厌氧状态。

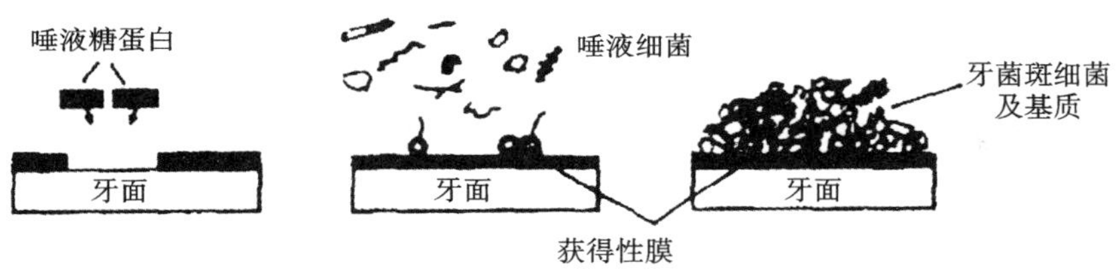

图 3-5　牙菌斑形成的三个阶段

（4）牙菌斑的致龋作用　牙菌斑的致龋作用与牙菌斑内致龋细菌的代谢活动紧密相关。各种糖类（主要是蔗糖）在口腔内水解成为单糖后，进入致龋细菌体内。由于牙菌斑内缺乏氧气，主要进行无氧酵解糖代谢，结果产生大量乳酸、甲酸、乙酸及丁酸等。由于所产生的酸在致密的、凝胶状的牙菌斑中不易扩散和清除，唾液的缓冲作用也难以发挥，酸的局部持续作用可以使 pH 下降至临界值（pH 5.5）以下，使釉质脱矿，形成龋损。除非通过口腔卫生措施将牙菌斑彻底清除，否则它将长期聚集于牙面并导致龋病和（或）牙周病。

临床流行病学调查表明，口腔卫生差、牙菌斑指数高、变形链球菌数量大者，龋病发病率也高。在治疗中，彻底清除牙菌斑就可以有效地预防龋病。因此，可以认为牙菌斑就是龋病发病最重要的因素，没有牙菌斑就不会发生龋病。

2）致龋细菌　口腔中存在着天然菌群，种类繁多，目前已知至少有 700 种。与大多数感染性疾病不同，龋病不是由某一种细菌所致，牙面上存在的多种细菌与龋病发生相关。常见的致龋细菌包括链球菌属、乳杆菌属和放线菌属。这些细菌的致龋特性，是基于其利用蔗糖的产酸能力、耐酸能力以及对坚硬牙表面的附着能力。

（1）链球菌属　目前公认的主要致龋菌是变形链球菌。变形链球菌是口腔天然菌群中占

Note

比最大的链球菌属细菌中的一种。经反复研究证实，变形链球菌可以造成啮齿类动物和灵长类动物实验性龋，同时也有证据表明该菌与人类龋病密切相关。目前可分为血清型8种(a～h)和遗传型5种(Ⅰ～Ⅴ)。在牙菌斑中生存的变形链球菌能迅速发酵多种碳水化合物产生大量酸，可使局部pH下降至5.5以下。变形链球菌耐酸性强，在pH 4.5时仍能继续生活并产酸。

血链球菌是较早在牙面定居的细菌之一。这些细菌对牙菌斑的形成和细菌在硬组织上聚集具有重要作用。目前已证实血链球菌在动物模型中具有致龋性，但尚无充分证据表明血链球菌是人类龋病的致龋细菌。

轻链球菌是牙菌斑中较常分离到的细菌，目前尚无报道证实轻链球菌与龋病有正相关关系。但轻链球菌能储存多糖，这一特征使牙菌斑在缺乏碳水化合物的情况下继续产酸。

(2) 乳杆菌属　乳杆菌是口腔的正常菌群，为G^{+}兼性厌氧或专性厌氧杆菌。该菌能发酵多种糖，产酸能力强，能使牙菌斑pH降至5.5以下，而且有很强的耐酸力。在唾液和龋损中常可发现此菌。但此菌对牙面黏附能力差，在牙菌斑中所占比例不大。乳杆菌对人类的致龋作用较弱，且更多涉及牙本质龋，在牙本质龋损、根面龋损中有较多的乳杆菌存在。故多数学者认为，乳杆菌可能不是龋病发生的初始致病菌，但其参与龋病的发展。乳杆菌数量增加不是导致龋病开始的原因，而是龋病进展的结果。

(3) 放线菌属　放线菌是口腔正常菌丛中常见的G^{+}杆状菌或丝状菌。所有放线菌均能发酵葡萄糖产酸，主要产生乳酸、少量乙酸和琥珀酸等。目前普遍认为，放线菌的生物学性能说明该菌可能与其致龋性有关。黏性放线菌促使变形链球菌定植于根面，对根面牙菌斑的形成及根面龋的发生可能有重要的协同作用。

(二) 食物因素

1. 糖类　在龋病的发病过程中，饮食因素至关重要，尤其是蔗糖与碳水化合物的致龋作用早已为人们所认识。它们作为细菌代谢的底物，在代谢过程中为细菌生存提供营养，其终末产物又可造成牙的破坏。

知识链接

糖的致龋作用机制

糖的致龋作用机制有以下几个方面：①发酵产酸作用；②合成胞外多糖，促进牙菌斑形成；③细菌可利用摄入的糖聚合为胞内多糖(主要是糖原)，它们在细菌缺乏外源糖时可被利用，产生必要的能量，使致龋菌不断生长、繁殖、代谢。

糖的致龋力大小与以下多种因素相关。

(1) 糖消耗量　糖的消耗量与龋病的流行呈正相关，高糖消耗组具有高的龋病发生率。与此相反，糖消耗量小的人群龋病的发病率低。这说明，糖消耗量越大，龋病的情况愈严重，有力地证实了糖有显著致龋作用的观点。

(2) 糖的种类　各种糖由于相对分子质量和化学结构的不同，产酸能力也不同。实验研究发现，在各种碳水化合物中，蔗糖致平滑面龋的能力最强。牙菌斑中很多细菌可以代谢蔗糖，其中变形链球菌代谢蔗糖的能力最强。各种糖致龋性的排序如下：蔗糖>葡萄糖>麦芽糖>乳糖>果糖>山梨醇>木糖醇。山梨醇和木糖醇基本上不能被致龋菌利用产酸，故常作为防龋的甜味替代剂。

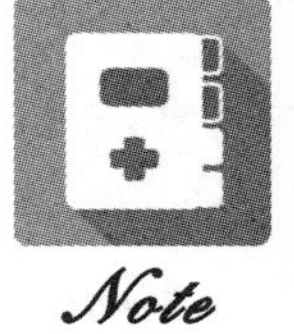

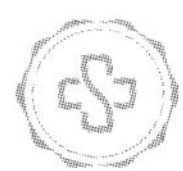

(3) 进食频率　进食糖的频率与龋病的发生有密切关系。摄糖频率高，可以持续地为口腔微生物提供代谢的底物和能量，长时间保持牙菌斑低 pH 的酸性环境。有研究表明，在儿童餐间、睡前加甜食都会显著地增加龋病的发生率。

(4) 含糖食物的物理性状和摄入方式　含糖食物的硬度、精细度、黏稠度等物理性状与其在口腔中的溶解、停留的时间及在牙面上的黏附情况有密切关系。凡是精细的、黏稠的含糖食物致龋力大。经胃管导入含糖食物不引起龋病，食物只有经口摄入才能致龋。

2. 蛋白质　蛋白质对牙的影响，主要体现在牙萌出前的生长发育期。在此期间缺乏蛋白质即可影响到牙的形态和萌出模式，使其对龋病的敏感性增加；同时，在牙齿的生长发育期，蛋白质缺乏可造成唾液腺发育异常，而使牙萌出后失去唾液的保护作用而易患龋病。但牙萌出后对牙面局部的影响，缺乏足够的研究。

3. 脂类　动物实验表明，在动物的饮食中补充脂肪可减少龋病的发生。中链脂肪酸及其盐类在低 pH 条件下具有抗龋性质。

4. 维生素　维生素是生物的生长和代谢所必需的微量有机物。维生素 D 与体内钙化组织和器官的发育、代谢密切相关。在牙齿发育期，维生素 D 缺乏可使牙齿钙化发生障碍；维生素 A 缺乏会影响发育中釉质的角蛋白样物质的代谢；维生素 C 缺乏会影响牙本质中的胶原代谢。以上这些，均会降低牙萌出后的抗龋力。

5. 无机盐

(1) 钙磷盐　无机盐即无机化合物中的盐类，旧称矿物质。对骨和牙齿发育较重要的矿物质是磷与钙，它们是钙化物质的重要组成部分。磷酸盐之所以能控制龋病，一方面，它可以缓冲牙菌斑内 pH；另一方面，它可以促进牙面的再矿化，从而增强牙齿的抗龋能力。

(2) 氟　除了每日膳食需要量在 100 mg 以上的微量元素（如钙、磷、钾、钠）外，在其他重要的微量元素中，与龋病关系最密切的是氟元素。

在世界上的许多城市，人们通过饮用水加氟，使人群患龋率下降。关于氟的使用，包括全身用氟和局部用氟。

①氟的全身作用：在发育期，机体摄入适量氟，氟可进入骨和牙体硬组织，使其形成稳定的氟化磷酸钙晶体，增强釉质抗酸、抗溶解性。

②局部作用的防龋机制：降低釉质羟基磷灰石的溶解性、改善晶体结构，促进脱矿物质的再矿化；抑制细菌酶，从而抑制致龋菌生长；降低表面自由能，减少釉质表面蛋白质和(或)细菌的吸附。

(3) 其他无机物　硒、锂、钡、钒、硼、铁、锶、铝等微量元素也与龋病的发生有关，它们能降低机体对龋病的敏感性；另外一些元素，如锰、镁、铜、铬、钠等，则能增加机体对龋病的敏感性。

知识拓展 3-2

(三) 宿主因素

1. 牙齿　发育良好的牙齿，即使其他致龋因素很强也不易出现龋病；缺陷很少的牙，一般也不易发生龋病。牙齿的形态、排列、结构、化学组成等因素在龋病发病过程中有重要影响。

(1) 牙齿的形态　牙齿的形态与龋病的发生密切相关，具有较多窝、沟、裂、隙的牙易患龋病。因为口腔中的食物残渣和细菌易滞留在这点窝、沟、裂、隙中，易形成牙菌斑。反之，牙面光滑处则患龋率低。

(2) 牙齿的排列　拥挤或排列不齐牙齿的邻接处以及正常牙列中两牙之间的邻面，不易被唾液冲洗或自洁作用所清洁，这些部位容易发生龋损。

(3) 牙齿的结构　釉质结构疏松、表面粗糙，易潴留食物残渣形成牙菌斑，并被牙菌斑中的酸侵蚀。

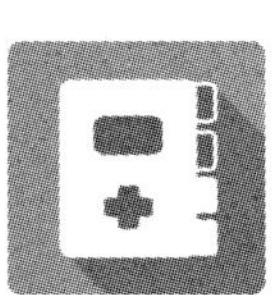

Note

(4) 化学组成　牙齿的矿化程度、蛋白质含量，微量元素含量及牙齿的理化性质等均与龋

病的发生有关。钙化良好，钙、磷比例适当，其他各种微量元素搭配合理的牙齿，既坚固又有很强的韧性，这些牙齿不易被牙菌斑中的酸侵蚀；另外，一些微量元素如氟、镁等还可增强牙齿的抗龋能力。

2. 唾液 唾液是由口腔附近各类大小唾液腺分泌液、龈沟液和混悬其中的食物碎屑、微生物及口腔上皮脱落细胞等构成的混合性液体。唾液的主要成分是水，含量达 99%～99.5%；唾液的无机成分主要是一些电解质，如钠、钾、磷、钙等，此外还含有微量的氟、镁、碘等，约占 0.2%；唾液有机物占 0.3%～0.5%，主要包括各种蛋白质，少量脂肪和痕量碳水化合物。唾液是牙齿的外环境，唾液的分泌量、成分的改变，缓冲能力的大小及抗菌系统的变化都与龋病的发生过程有着密切的关系。临床上能见到唾液腺因各种原因遭到破坏后龋病极易发生的病例。

唾液可以在以下几个方面影响龋病的发生、发展。

(1) 机械清洗作用 唾液分泌量很大，每天可达 1000～1500 mL，唾液在口腔中流动，对牙面有机械清洗作用，可以减少细菌的积聚，清除牙菌斑中细菌的代谢产物。唾液多、稀薄，清洗作用强；反之，唾液少、黏稠，则清洗作用差，有利于龋病的发生。

(2) 缓冲作用 唾液具有很强的缓冲能力，可以中和细菌产生的酸，保持口腔中接近 7 的 pH，防止龋病的发生。

(3) 抗菌作用 唾液中含有很多种抗菌因子，如溶菌酶、免疫球蛋白等，可以杀灭或抑制口腔内的细菌。

(4) 抗溶解作用 牙体硬组织中的矿物质在口腔中不断地溶解和沉积，是一个动态过程。唾液中的钙、磷、氟离子可促进牙齿矿化，抵抗牙体硬组织溶解。因此，唾液可以影响牙体硬组织的溶解和沉积。

3. 机体全身状态 牙齿的生长、发育在很大程度上取决于牙齿发育过程中机体的营养状况。营养不良影响牙齿的正常发育，某些患有全身疾病（内分泌病、代谢病等）的患者，龋病发生的机会也较正常人多。儿童时期全身营养不足，出现钙、磷、维生素、蛋白质的缺乏及代谢紊乱，可以严重地影响牙齿发育和矿化，从而增加机体对龋病的易感性，显著地增加龋病的严重程度。

（四）时间因素

知识拓展 3-3

龋病的发生发展是一个缓慢的过程，从牙菌斑形成到肉眼可见的龋洞形成，一般需要 1～2 年。龋病发病的每一过程都需要一定的时间才能完成。从获得性膜附着到牙菌斑形成，从致龋菌代谢碳水化合物产酸到釉质脱矿等过程均需要一定时间。同时，时间因素还包括牙萌出之后的时间和碳水化合物滞留于牙面的时间。如果能从时间上对龋病发生的各个阶段进行干预，则有助于预防龋病，降低患龋率。

第三节 龋病的分类与临床表现

一、按龋病的发病情况和进展速度分类

可以将龋病分为急性龋、慢性龋和继发龋 3 种类型。

1. 急性龋(acute caries) 多见于儿童、青少年、孕妇或身体健康状况不良者；病变进展速度较快，病变组织颜色较浅，呈浅棕色、浅黄色或黄色，质地较软而且湿润，软化牙本质很容易

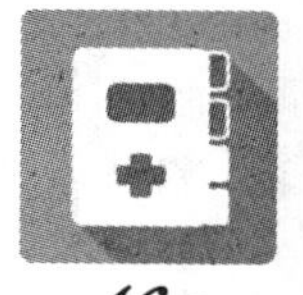

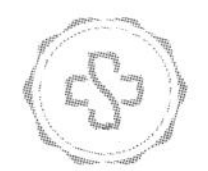

用挖器剔除，因此又叫作湿性龋。由于发展速度快，病理上很难见到在牙髓腔一侧的修复性牙本质形成，临床症状明显，牙髓组织易受感染产生牙髓病变。

猛性龋(rampant caries)，又称猖獗龋，系特殊类型的急性龋。临床表现为口腔在短期内有多颗牙齿、多个牙面发生严重龋坏。可见于儿童初萌牙列，多与牙齿的发育和钙化不良有关；也可见于患者唾液腺被破坏时，如头颈部肿瘤放疗后(放射性龋)或口干燥症患者。

2. 慢性龋(chronic caries) 一般情况下龋坏呈现慢性过程，病变组织着色深，呈棕色、黑褐色，病变部位质地稍硬，不易用手、用器械去除，又称干性龋。多数情况下成年人和老年人龋病属此类。由于病程缓慢，在牙髓腔一侧可有较多的修复性牙本质形成。因此，慢性龋受到外界刺激时，不易引起患者明显的临床症状。

静止龋(arrested caries)：由于局部的致病条件(或环境)发生改变，龋坏进展非常缓慢或完全停止。可见于发生在邻面的早期龋，如果相邻的患牙已拔除，患龋部位可以在口腔咀嚼时发挥自洁作用，病变脱矿部位由于唾液的作用而再矿化。也见于磨牙患急性龋潜行进展时，釉质失去支持，在咀嚼力的作用下碎裂，暴露的牙本质呈浅碟状，牙菌斑不能聚集，病变牙本质在唾液和氟化物的作用下再矿化，病变静止。临床检查时病变部位可以有轻度着色，但质地坚硬同正常组织或更硬，表面光亮，一般无临床症状。

3. 继发龋 由于充填物边缘或窝洞周围牙体组织破裂形成牙菌斑滞留区，或修复材料与牙体组织不密合，留有小缝隙；或治疗时未将病变组织除尽而产生。此种龋坏较隐蔽，单纯临床检查有时难以发现。X 线片可显示充填体与窝洞间有 X 线透射影像。

二、按损害的解剖部位分类

1. 𬌗面(窝沟)龋和平滑面龋

(1) 𬌗面(窝沟)龋 发生于磨牙、前磨牙咬合面窝沟，磨牙颊面沟和上颌前牙舌面的龋损。窝沟龋损呈锥形，底部朝牙本质，尖向釉质表面(图 3-6)。临床上根据窝沟形状分为 5 类(图 3-7)：V 形占 34%，U 形占 14%，I 形占 19%，IK 形占 26%，其他占 7%。窝沟形状与龋病的发生、发展有关，细而深的窝沟比平坦和浅的窝沟更易储留食物残渣，且不易清洁，因而易发生龋病。窝沟龋首先在窝沟侧壁产生损害，最后扩散到基底。龋损沿着釉柱方向发展而加深，到达牙本质，然后沿釉牙本质界扩散。

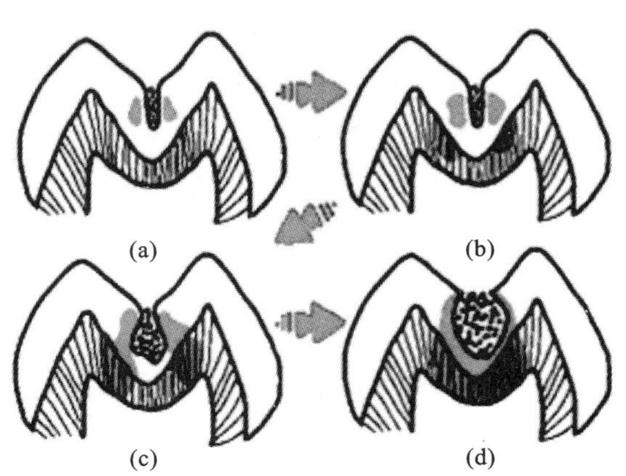

图 3-6 咬合面不同深度的窝沟龋

(a)早期窝沟釉质龋；(b)龋坏累及釉牙本质界；
(c)龋病沿釉牙本质界发展；(d)龋病发展到牙本质深层

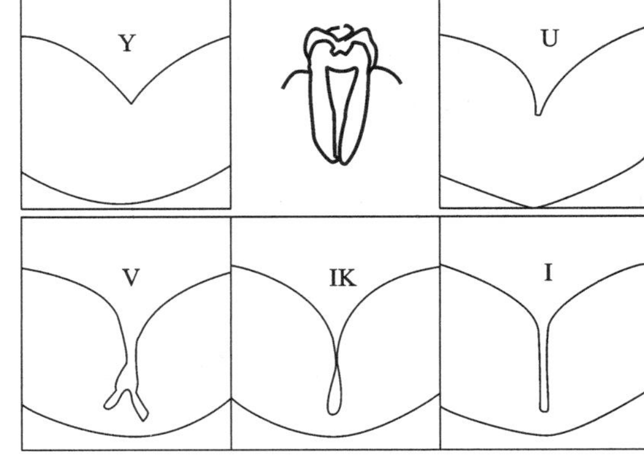

图 3-7 咬合面常见的不同窝沟形态

(2) 平滑面龋 发生在牙面光滑部位的龋损。平滑面龋可分为 2 个亚类：发生于牙齿近、远中面的损害称邻面龋；发生于牙齿颊面或舌面，靠近釉牙骨质界处为颈部龋。龋病损害呈三

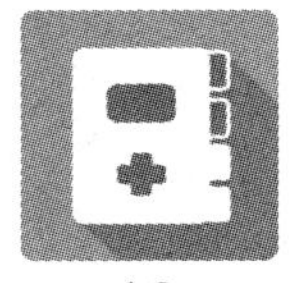
Note

角形，底朝釉质表面，尖向牙本质，当损害达到釉牙本质界时，损害沿釉牙本质界部位向侧方扩散，在正常的釉质下方逐渐发生潜行性破坏。

2. 根面龋 发生于釉牙骨质界以下根面的龋坏。根面龋多发生于中老年人。其常见原因：一部分是患者患牙周病而导致牙根较早暴露，另一部分是牙周组织的生理性退缩。临床上常见到部分患者，牙冠的部分很少有龋坏，但牙根暴露的老年患者则多患龋病，提示根面龋的发病机制有可能不同于冠部的釉质龋。

3. 线性釉质龋 主要发生于上颌前牙唇面的新生线处或新生带的龋坏。新生带代表出生前和出生后釉质的界限，是乳牙具有的组织学特征。

4. 隐匿性龋 好发于磨牙沟裂下方和邻面，病变区域色泽较暗，有时用探针可以探入洞内，X线检查可确诊。

三、按龋病病变的深度分类

根据病变深度可分为浅龋、中龋和深龋。

1. 浅龋 一般指釉质龋、牙骨质龋和（或）牙本质龋；浅龋一般无明显牙体缺损，或仅有牙面局部色泽改变。

2. 中龋 龋病发展到牙本质浅层，而且可见龋洞形成。由于龋坏通常沿着釉牙本质界发展，临床往往出现表面范围小，而实际内部龋损已很广泛的案例，窝沟龋多形成潜行性破坏。

3. 深龋 龋坏到达牙本质的中层或深层，多有明显的龋洞，洞内有软化的牙本质和食物残渣。

这种分类方法，是目前被人们普遍接受的分类方式，临床上最为适用，将在第四节“龋病的诊断”中详细介绍。

第四节　龋病的诊断

一、龋病的诊断方法

1. 问诊 向患者本人或与其密切接触并了解情况的家属，了解患牙遇冷、热、酸、甜刺激后有无不适感，或进食疼痛情况，是否经过牙科治疗及治疗后有何变化。还应了解患者全身状况、既往病史及家族史，有无类似牙病等。

2. 视诊 通过肉眼直视或口镜协助，主要观察牙齿表面有无色泽改变和形态缺损，如牙面上有无白垩色、黄褐色斑块，窝沟有无变黑，窝沟附近牙面及咬合面边缘嵴处有无墨浸状改变，牙面上有无黑褐色龋洞等。

3. 探诊 使用锐利的尖头探针，探查视诊所见的异常牙面或视线不易达到的隐蔽部位，有无粗糙、勾拉或插入的感觉；并了解病损的质地，龋洞深度、范围，有无穿髓孔，患者对探诊的反应如何等。对有充填体的患牙，应检查充填体边缘与洞缘是否密合，充填体周围有无继发龋，邻面洞的充填体有无悬突。

4. 温度刺激试验 当龋洞深达牙本质层时，患者可能述说患牙对冷、热、甜、酸刺激敏感甚至有难忍的酸痛。医师可用冷、热刺激进行检查，以确定患牙所在。如果用其他检查方法已确定患牙的位置，则不必再用温度刺激试验，以免增加患者的痛苦。

5. X线检查 邻面龋、继发龋或隐匿龋不易查出，此时可用X线片进行检查，龋病在X线片上显示透射影像。为了检查龋洞的深度及其与牙髓的关系，也可借助于X线检查。

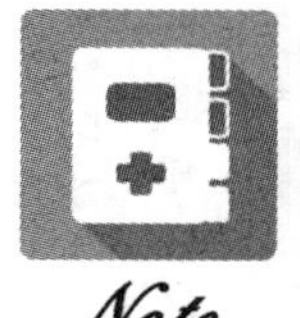

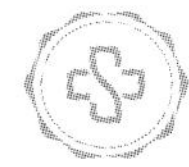

6. 透照检查 用光导纤维装置进行龋损牙的检查，能直接看出龋损的部位、范围及龋洞的深度，对前牙邻面龋甚为有效。

二、龋病的临床表现及诊断

（一）龋病的临床表现

1. 浅龋 牙冠部浅龋病变范围仅限于牙釉质层；牙颈部及根部浅龋病变范围仅限于牙骨质层或牙本质层。

位于牙冠的浅龋可分为窝沟龋和平滑面龋。发生在咬合面窝沟的浅龋，多在探诊时发现。洞口可有明显的脱矿或着色，表面有白垩色或黄褐色斑点，用探针探查时有粗糙感或能钩住探针尖端。平滑面上的早期浅龋一般呈白垩色点或斑，随着时间延长，龋损继续发展，可变为黄褐色或褐色斑点。邻面的平滑面龋早期不易察觉，一般可用探针在探诊时发现，或在拍 X 线片时发现。

发生在牙根面的浅龋，多见于牙根暴露的中老年人，表面可呈棕色，质软，探查时可以感觉表面粗糙。

浅龋时，一般患者很少有自觉症状，遭受外界的物理和化学刺激如冷、热、酸、甜刺激时亦无明显反应，多数是在常规检查时发现。牙颈部牙骨质龋或牙本质浅龋，遇冷、热或酸、甜等化学刺激可有轻微酸软或不适感。发现可疑龋坏时应跟踪检查，或采用 X 线检查等方法。

2. 中龋 已发展至牙本质浅层的龋病。临床检查时可以看到或探到明显的龋洞，或在 X 线照相时发现。临床上可有对冷、热、酸、甜刺激一过性敏感的症状。牙齿平滑面或窝沟中龋在临床检查时容易发现。在接触点𬌗方的邻面龋坏，通过视诊可见咬合面边缘嵴颜色加深，呈黑色或墨浸状；接触点根方的邻面中龋可通过探诊、牙线提拉或 X 线检查发现。

中龋的诊断要结合患者的年龄，考虑牙本质的厚度和致密度，处理时应有所区别。刚萌出的牙齿，牙本质小管粗大，渗透性强，病变发展快，修复性牙本质量少，病变距正常牙髓的距离短，其临床症状会比较明显，处理时应特别注意护髓。而发生在中老年人的中龋，常有较多的修复性牙本质。牙本质形成，牙本质小管矿化程度高，渗透性弱，对刺激的反应也较弱。

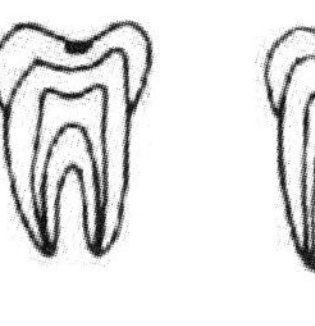
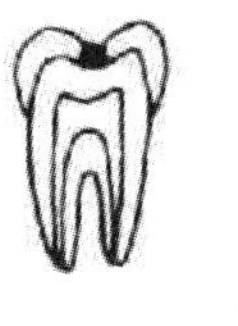
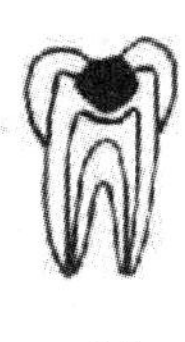

(a) (b) (c)

图 3-8 龋病诊断标准

(a)浅龋；(b)中龋；(c)深龋

3. 深龋 病变进展到牙本质中、深层，临床上可观察到明显的大而深的龋洞，或口小底大的隐匿性龋洞，必要时需在处理过程中去除无基釉质后再诊断。

深龋患者对外界刺激反应较中龋重，有明显遇冷、热、酸、甜的敏感症状，也可有食物嵌塞时的短暂疼痛症状，但刺激源去除后，可立即止痛；无自发性疼痛；探诊时敏感。

深龋时，牙髓受到刺激，相应髓腔面的修复性牙本质形成较中龋多。牙髓有可能有轻度的慢性炎症或血管扩张，临床治疗时应注意这种情况。

深龋的临床检查以判断牙髓健康状况最为重要，必须根据患者的主观症状、体征，认真检查，必要时拍 X 线片和其他辅助检查予以确诊，应注意与可复性牙髓炎和慢性牙髓炎相鉴别。

（二）龋病的诊断要点

1. 浅龋

（1）龋损部位局部色泽变为棕黑色，或者表现为龋白斑，呈白垩色改变。

（2）用探针检查时可有粗糙感或能钩住探针尖端。

（3）浅龋一般无主观症状。

（4）X 线检查，有利于发现隐蔽部位（如邻面）的龋损。

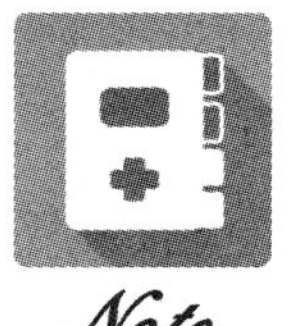

Note

2. 中龋

(1) 龋损局部可有浅棕色、棕色或棕黑色改变。

(2) 有达牙本质浅层的龋洞。

(3) 部分患者可有对冷、热、酸、甜刺激一过性敏感的症状。

(4) 位于邻面的龋损,可通过X线检查发现。

3. 深龋

(1) 龋损局部可有浅棕色、棕色或棕黑色改变。

(2) 有达牙本质中层或深层的龋洞,探诊敏感。

(3) 患者对冷、热、酸、甜刺激有一过性疼痛,无自发痛。

(4) 隐匿性龋,可通过X线检查发现。

三、鉴别诊断

1. 窝沟龋与正常窝沟的鉴别 窝沟龋呈黑色或棕黑色,表面可有粗糙感;探针尖可插入,回拉时有阻滞感。正常窝沟色浅,表面光滑,无卡探针现象。

2. 光滑面龋与釉质发育不全、氟斑牙的鉴别 光滑面龋探诊时表面粗糙,质软,有色素沉着,呈灰黄色或黄褐色斑块状。

釉质发育不全时牙表面可出现带状和蜂窝状缺陷,缺陷呈不规则状,表面有光泽,探诊时损害局部硬而光滑,病变呈对称性。

氟斑牙受损牙面呈白垩色至深褐色,表面光滑,患牙为对称性分布,具有地区流行性。

3. 深龋与慢性牙髓炎的鉴别 龋病发展到达牙本质深层时,临床上可见明显的龋洞,患者有明显的对冷、热、酸、甜敏感的症状。食物嵌塞引起短暂疼痛症状,但没有自发痛。

慢性牙髓炎患者常有自发痛或有急性牙髓炎发作史,疼痛性质多为放射性,患者难以准确指出患牙。对于临床症状不明显的病例,可通过仔细询问病史、温度测试法和牙髓活力电测试法仔细鉴别。如患者有自发痛的经历,温度诊时较正常牙敏感或疼痛,则应诊断为慢性牙髓炎。拍X线片有助于诊断。深龋时根尖周膜应该是正常的,而慢性牙髓炎时,有时可见根周膜轻度增宽。

对于诊断不清或不确定的病例,可先行间接盖髓治疗,随访观察,确诊后再行永久充填。

4. 深龋与可复性牙髓炎的鉴别 患有深龋的牙对温度刺激敏感,但往往是当冷、热刺激进入深龋洞内才出现疼痛反应,而刺激去除后症状并不持续;如测试深龋患牙的正常牙面,其反应与对照牙一样。而可复性牙髓炎患牙,在用温度测试法测试牙面时即出现一过性敏感症状。如深龋与可复性牙髓炎难以区别,可先按可复性牙髓炎的治疗进行处理。

(杜凤芝)

第五节 龋病的治疗

龋病是发生在牙齿的慢性细菌性疾病,又是一种间断进行性破坏的疾病,病变从釉质或牙骨质开始,若不经治疗,其破坏过程绝大部分不会停止,治疗不彻底时其龋损可再次发生。一旦遭到破坏,则不能通过细胞再生来恢复缺损的组织,必须用人工生物材料来修补缺损。若龋病早期未得到及时治疗,龋病会向纵深方向发展,引起牙髓和根尖组织感染。龋病的早期诊断、早期治疗对维护牙齿健康、维护牙齿功能十分重要。

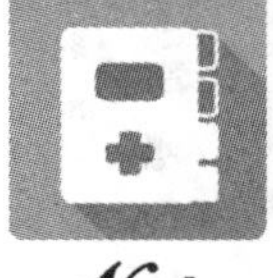

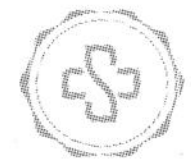

龋病治疗的目的在于终止病变发展，保护牙髓，恢复牙的形态、功能，并维持与邻近软、硬组织的正常生理解剖关系。龋病的治疗原则是针对不同程度的龋损，采取不同的治疗方法。龋病早期未出现牙体组织缺损时可采用非手术治疗，一旦有组织缺损，则应采用修复治疗的方法。深龋近髓时，应先采取保护牙髓的措施，再进行修复治疗。

口腔生物材料（尤其是黏结材料）和治疗技术的快速发展，使牙体修复在实施过程中尽量保存更多的牙体组织，而且将龋病的治疗和预防有机结合，扩大了治疗的适应证。

一、非手术治疗

龋病的非手术治疗，是采用药物治疗或再矿化治疗等终止或消除龋病的治疗方法。

（一）药物治疗

药物治疗是采用化学药物治疗龋损，终止或消除病变的方法。

1. 适应证

(1) 恒牙釉质早期龋，尚未形成龋洞者，特别是平滑面龋，如颊、舌面龋。

(2) 乳前牙邻面浅龋及乳磨牙牙面广泛性浅龋，1 年内将被恒牙替换。

(3) 静止龋。

2. 常用药物及作用机制

(1) 氟化物　常用的氟化物有 75%氟化钠甘油糊剂，8%氟化亚锡，酸性磷酸氟化钠(APF)溶液、含氟凝胶及含氟涂料。

作用机制：牙局部应用氟化物后，氟离子直接进入釉质中，与羟基磷灰石作用形成氟磷灰石，增强釉质的抗酸性。牙面氟浓度的增加可改变唾液-牙面界面脱矿与再矿化过程，促进早期龋损的再矿化。

定期用氟化物处理早期龋损，使脱矿釉质沉积氟化物，促进再矿化，从而使龋病病变停止。氟化物对软组织无刺激性，不使牙齿变色，安全有效，前、后牙均可使用。

(2) 硝酸银　常用制剂为氨硝酸银或 10%硝酸银溶液。

作用机制：硝酸银与人体组织和细菌的蛋白质结合形成蛋白银沉淀，低浓度时有收敛、抑菌作用，高浓度时能杀死细菌，有较强的腐蚀性。

硝酸银应用于龋损区，再使用还原剂，如丁香油酚、10%甲醛、对苯二酚、2.5%碘酊后生成的黑色还原银或灰白色的碘化银可渗入釉质和牙本质中，有凝固有机质、杀灭细菌、堵塞釉质孔隙和牙本质小管的作用，封闭病变区，终止龋病发展。硝酸银对软组织有较强腐蚀性，涂布后可使牙齿变黑，只用于后牙，不可用于牙颈部龋，避免对牙龈造成损伤。

3. 治疗方法

(1) 磨除牙表面浅龋，暴露病变部位，大面积浅碟状龋损可磨除边缘脆弱的釉质，消除食物滞留环境。

(2) 清洁牙面，去除牙石和牙菌斑。

(3) 隔湿、干燥牙面。

(4) 涂布药物。

①氟化物：将氟化物涂于患区，用橡皮杯或棉球反复涂擦牙面 1～2 min。

②硝酸银：用棉球蘸硝酸银溶液涂布患区，热空气吹干后，再涂还原剂，如此重复几次，直至出现黑色或灰白色沉淀。硝酸银腐蚀性大，使用时应严格隔湿，防止与软组织接触。

（二）再矿化治疗

再矿化治疗是采用人工方法使已经脱矿的釉质或牙骨质发生再矿化，恢复其硬度，终止或消除早期龋损的方法。早期釉质龋再矿化多采用人工矿化液来治疗。

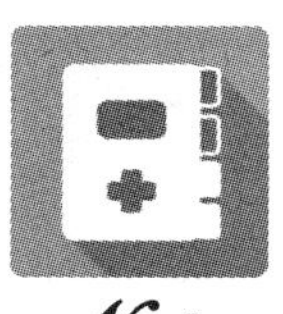

1. 矿化液的组成 主要含有不同比例的钙、磷和氟，加入氟可明显促进釉质再矿化。再矿化液的 pH 一般为 7，矿化液中钙离子浓度不得低于 1 mmol/L，酸性环境可减弱矿化液的再矿化作用。

2. 适应证

(1) 光滑面早期龋，白垩斑或黄褐斑。

(2) 龋易感者可用作预防。

3. 应用方法

(1) 含漱 用再矿化液每日含漱。

(2) 局部应用 清洁、干燥牙面，用浸有再矿化液的棉纸片或棉絮片置于患处，每次放置几分钟，反复 3～4 次。

(三) 预防性树脂充填术

牙齿的殆面在发育过程中形成形态不一、深度各异的窝沟，细菌、代谢产物、食物残渣常堆积其中，是龋病的好发部位。预防性树脂充填术是窝沟龋的有效防治方法。预防性树脂充填术是由窝沟封闭技术衍生而成的，该治疗技术采用窝沟封闭剂。预防性树脂充填术与窝沟封闭技术情况不同，窝沟封闭技术主要应用于未发生龋坏的深点隙窝沟，作为预防点隙窝沟发生龋坏的手段。而预防性树脂充填术适用于已经发生龋坏或可疑有龋坏的患牙。

1. 适应证

(1) 窝沟内的微小龋坏，龋坏未累及牙本质。

(2) 窝沟可疑龋。对于怀疑已经发生龋坏的窝沟，可用小球钻敞开窝沟，探查窝沟底部是否发生龋坏并备洞，然后用窝沟封闭剂进行充填。

2. 封闭剂 窝沟封闭剂主要由树脂、稀释剂、引发剂及一些辅助成分，如填料、氟化物、染料等组成。树脂是封闭剂的主体材料，双酚 A 双甲基丙烯酸缩水甘油酯是目前常用的性能良好的树脂。

3. 治疗方法 临床操作分为清洁牙面、隔湿、酸蚀、冲洗干燥、涂布及固化封闭剂。具体操作方法参考复合树脂充填的内容。

二、牙体充填修复治疗

牙体充填修复治疗是最常用的治疗龋病的方法。它用手术方法去尽龋坏组织，并制备窝洞，选择合适的充填材料修补组织缺损，终止龋病发展，恢复牙齿的形态和功能。

(一) 牙体修复的生物学基础

龋病发展造成牙体组织缺损，只能采取牙体充填修复治疗。牙体充填修复治疗是在具有感觉和代谢功能的活体组织器官上实施的，又称生物治疗技术，进行牙体充填修复治疗时应考虑牙齿及支持组织的生物学特性。

1. 釉质 釉质内没有细胞结构，釉质含有大量的无机物，是全身最硬的组织，在牙体手术中的反应属非细胞性反应，受到牙本质生理活动的影响。切割釉质时产热多，必须用高速、锋利的器械钻磨，用冷水冷却，否则产生的热会使牙体组织焦化并损伤牙髓。

釉质位于牙冠表面，其内无循环系统，靠牙本质支持和获得营养。釉质一旦失去牙本质支持，就成为无基釉，易碎和崩裂。为防止无基釉形成，必须了解牙面釉柱的排列方向。在较平坦的牙面，釉柱垂直于牙面；在殆面点隙裂沟处，釉柱从釉牙本质界向点隙裂沟底部聚合，呈人字形排列；在牙尖和轴角处，釉柱由釉牙本质界向表面呈放射状伸展(图 3-9)。备洞时，洞侧壁的釉质壁必须与釉柱方向平行。

2. 牙髓牙本质复合体 牙髓和牙本质是一个生物整体，对外界刺激的应答有互联效应，

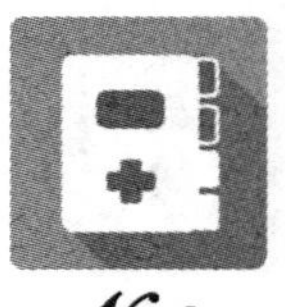

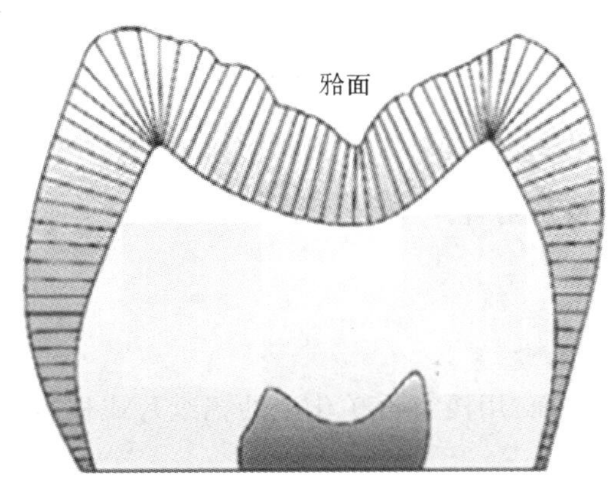

图 3-9　釉柱的排列方向

被称为牙髓牙本质复合体。牙髓组织内有神经、血管和各种细胞，通过成牙本质细胞的细胞突伸入牙本质小管内与牙本质连为一体。当釉质丧失，暴露的牙本质小管就成为牙髓与口腔环境间的通道。牙本质受到外界任何刺激，都会引起牙髓的相应反应。越接近髓腔，牙髓对外界刺激的反应也越强，更容易造成对牙髓的损伤。从洞底到髓腔的牙本质厚度是牙髓免于刺激的最重要因素。研究表明，0.5 mm 厚的牙本质可减少有毒物质对牙髓 75%的影响，1 mm 厚牙本质可减少 90%的影响，2 mm 厚牙本质则使有毒物质对牙髓的影响很小。

当牙本质受到长期较弱的外界刺激时，在相应的牙髓端有修复性牙本质形成，修复性牙本质是牙髓的保护屏障。若牙本质受到急性、强的刺激，则受刺激的成牙本质细胞可发生变性，牙本质小管内的细胞突退变，严重时可致成牙本质细胞死亡，甚至造成牙髓炎症、坏死。窝洞制备过程中切忌对牙髓牙本质复合体造成过大刺激。

机体牙本质和牙髓组织的结构及反应性因年龄不同而有差异。在年轻人，牙本质小管粗大，通透性高，髓腔大，髓角高，神经和血管丰富，细胞多，修复能力强。随着年龄增长，牙本质小管逐渐钙化，通透性降低，髓腔变小，牙髓组织的纤维成分增多，修复能力减弱。实施牙体手术时要考虑到这些变化。

牙萌出后，年龄的增长及外界因素刺激可引起牙齿的增龄性变化和牙髓修复性反应。

(1) 原发性牙本质和继发性牙本质　在牙根发育过程中形成的生理性牙本质为原发性牙本质，此期形成牙本质的速度相对较快。牙根发育完成后，牙本质仍可继续不断地形成，使髓室体积缩小。这种后来形成的牙本质称为继发性牙本质，本质上是一种牙本质增龄性改变。临床应根据患者的具体情况，了解髓室的大小和位置，因为它们往往是洞形预备的决定因素。在年轻恒牙的洞形预备中应避让髓角，避免穿髓。随着年龄的增长，髓室的顶底径变得很小，应避免穿髓底。

(2) 修复性牙本质　釉质表面因龋坏、酸蚀、磨损而使其深部牙本质暴露，或口腔科钻针造成的热损伤等对牙齿的刺激均能造成受累区域的成牙本质细胞被破坏，牙髓中的成纤维细胞或间充质细胞能转变为具有成牙本质细胞功能的细胞，分泌牙本质基质，继而矿化形成牙本质，这种牙本质称为修复性牙本质。修复性牙本质形成的速度、厚度与外界刺激的强度和持续时间有关，修复性牙本质对牙髓的保护十分有效，这是因为修复性牙本质内牙本质小管少，明显弯曲，同时与原有的牙本质小管不连续相通。因此，修复性牙本质能阻挡外界刺激对牙髓的持续损害。但如果损害不能停止或去除，细菌产物能扩散穿过约 0.5 mm 厚的修复性牙本质，造成牙髓的严重炎症，最终将导致牙髓坏死。

(3) 硬化性牙本质　在牙本质受到外界刺激后，牙本质小管内的成牙本质细胞突起发生变性，变性后有矿物盐沉着而矿化封闭牙本质小管，这样可阻止外界刺激传入牙髓。这部分牙

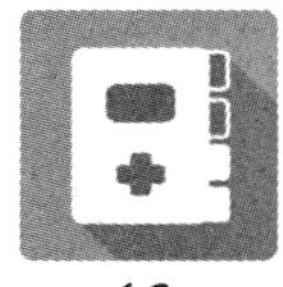
Note

本质称硬化性牙本质。

3. 牙骨质 牙骨质含有50%～55%(重量)的有机物和水,其硬度低于牙本质。牙骨质与釉质在牙颈部连接,形成釉牙骨质界。10%牙齿的颈部釉质与牙本质不相接,被牙龈覆盖,一旦牙龈退缩,则暴露的牙本质易发生过敏反应。由于牙骨质为板层结构,且矿化程度明显较釉质低,酸蚀黏结效果差。

4. 牙周组织 牙周组织是牙齿的支持组织,牙齿的外形和咬合直接影响牙周组织的健康。充填体正常的外形可以使患牙恢复与邻牙的正常接触关系和牙冠突度,有保护牙龈的作用,也能防止牙菌斑的积聚。牙冠突度过小,食物可损伤牙龈;突度过大,牙齿的自洁作用差,易沉积牙菌斑。充填体出现悬突,压迫牙龈,引起牙周组织炎症或继发龋。患牙与邻牙正常接触关系的恢复不当,可引起食物嵌塞和牙移位。

充填体要恢复正常的咬合关系,过高或过低的咬合都会破坏正常咬合关系,造成创伤或使对颌牙移位,也可由于咬合关系的紊乱而引起颞下颌关节疾病。

实施牙体手术时,手术器械对牙周组织造成的直接损伤也不可忽视。钻针、成形片及手用器械等的使用不当均可损伤牙龈组织。

(二)牙体修复的基本原则和步骤

1. 牙体修复的基本原则 牙体修复必须遵循一定的原则,必须恢复牙体的形态与功能,使整个口腔牙颌体系处于生理平衡状态,做到真正意义上恢复牙齿健康的治疗目的。牙体修复的基本原则如下。

(1) 去尽龋坏牙体组织、感染牙本质,消除感染源,终止龋病过程,避免产生继发龋。

(2) 牙体修复是一种生物性治疗技术,在治疗的全过程中必须充分考虑牙体和牙周组织的生物学特性,严格遵守保守治疗的原则,尽可能地保留健康的牙体组织,在保护牙髓牙本质复合体的前提下开展手术治疗。

(3) 在制备窝洞的过程中,应遵循生物力学和机械力学的基本原理,制备抗力形和固位形结构,使充填体获得最好固位,防止因过度磨除牙体组织造成的牙齿折裂。

2. 牙体修复的步骤

(1) 窝洞的制备 开扩洞口,探查龋病范围,在洞深范围内扩展洞形,以尽量保存健康牙体组织为原则,设计和预备洞的外形,同时制备窝洞的抗力形和固位形,根据不同充填材料设计和制备洞缘。

(2) 术区的隔离 防止唾液进入窝洞而影响充填材料与洞壁的密合,要将充填的牙齿与口腔环境隔离开。常采用棉卷、吸唾器、橡皮障隔离及选择性辅助隔离。棉卷常与吸唾器配合使用,临床推荐使用橡皮障隔离,能够完全将术区与口腔完全隔离开,既有很好的隔湿效果,又能确保手术安全,还能防止交叉感染。

(3) 窝洞消毒 对于窝洞消毒存在争议,一种看法是充填前对窝洞消毒,可以很好地消除残余感染,防止继发龋。另一种看法是由于充填后环境改变,细菌逐渐失去生活能力或死亡,防止继发龋的主要方法是去尽龋坏组织,不主张使用消毒剂处理窝洞。

常用的消毒剂有25%麝香草酚乙醇溶液、樟脑苯酚、75%乙醇。目前没有一种理想的窝洞消毒剂。

(4) 窝洞封闭、衬洞及垫底 根据洞深和充填材料的性质对窝洞进行处理,隔绝外界和充填材料的刺激,保护牙髓,垫平窝洞底,有利于后期充填。具体内容参考“银汞合金充填术”相关内容。

(5) 充填 根据窝洞类型、牙体修复功能要求,选择合适的修复材料进行充填修复。

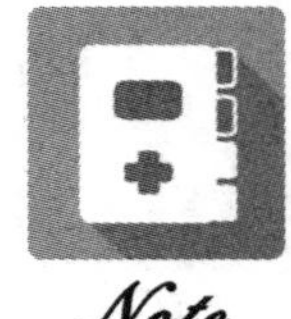

Note

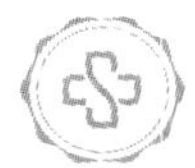

(三)修复材料和垫底材料

1. 常用垫底材料

1)磷酸锌水门汀

(1)组成　磷酸锌水门汀由粉剂和液剂两个部分构成,粉剂由氧化锌(占75%~90%)、氧化镁、二氧化硅、氧化铋组成,液剂由正磷酸(45%~63%)、氧化铝、氧化锌和水组成。

临床上使用该材料作充填和衬层垫底时,通常按每3 g粉剂配1 mL液剂的比例进行调和。磷酸锌水门汀在凝固过程中放热,因此调和时应将粉剂分次加入液剂中进行调和,避免一次加入时产热过多而使凝固时间缩短。

(2)性能　磷酸锌水门汀的固化时间受许多因素的影响,如粉剂组成、烧结温度、粉剂粒度、液剂中含水量、调和时粉液比、调和速度、环境温度等。粉剂粒度较细、液剂中含水量较多、调和时粉多液少、调和速度快、环境温度高等均可使凝固时间缩短。凝固时间一般为2~5 min。在凝固初期有轻微的体积膨胀,2~3 h后发生收缩,7天后的线收缩率为0.04%~0.06%。

磷酸锌水门汀在凝固前为具有一定流动性的糊状物,可渗入牙齿和修复体表面的微小凹坑结构中,凝固后具有一定的机械嵌合力,此嵌合力和磷酸锌水门汀自身的强度可将修复体黏结到牙齿表面,这一作用称为黏固。唾液略带酸性,对磷酸锌水门汀有溶蚀作用,因此磷酸锌水门汀在口腔内只能作为暂时性表面充填修复材料。

磷酸锌水门汀具有较高的压缩强度,用它作为垫底材料时,能有效抵抗咀嚼应力产生的弹性变形。

该材料是热和电的不良导体。磷酸锌水门汀垫底厚度超过1 mm时,能隔绝热、电对牙髓的刺激。

用于垫底的磷酸锌水门汀,刚调和时呈酸性,其充填入牙齿时的酸性可能刺激牙髓发生反应,特别是当保留牙本质厚度很薄时。对于正常健康的牙齿,牙髓反应是完全可逆的,而对于那些因创伤而压力增大的牙髓,则牙髓反应可能是不可逆的,会造成牙髓坏死。因此,在用磷酸锌水门汀垫底时,深洞情况下应实施牙髓保护措施,如应用氧化锌丁香酚水门汀、氢氧化钙水门汀、树脂成膜性洞衬剂等。

(3)应用　磷酸锌水门汀可用于牙体缺损的暂时性和中期充填修复,黏结嵌体、冠、桥和正畸附件,还可用于深龋洞的间接垫底及中龋洞的直接衬层及垫底。

2)氧化锌丁香酚水门汀　氧化锌丁香酚水门汀是临床广泛应用的一种水门汀,大多数以氧化锌和丁香酚为主要成分,也有一些不含丁香酚的氧化锌水门汀。氧化锌丁香酚水门汀凝固时间一般为3~8 min。

凝固时间受下列因素影响。

(1)水分能够加速其凝固,因此口腔潮湿的环境能加快氧化锌丁香酚水门汀的凝固。

(2)粉剂的粒度越细,凝固越快。

(3)粉多液少,凝固时间短。

(4)环境温度越高,凝固越快。

该水门汀可阻止热和电的传导,其导热系数近似于牙本质,一般只需0.25 mm厚即可隔绝热对牙髓的刺激。该水门汀对牙髓的刺激性很小,并具有安抚、抗炎、抑菌作用,接触牙髓可引起局限性慢性炎症反应,但牙髓组织中炎症细胞较少。若炎症扩散或转为急性,则可使牙髓组织纤维化或坏死。

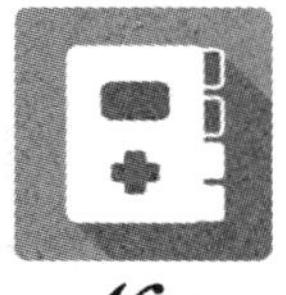

Note

氧化锌丁香油水门汀常用作接近牙髓的深洞洞衬及垫底材料,垫底时不能过厚,厚度应小于0.5 mm。垫底时其上还需垫一层磷酸锌水门汀。该水门汀还可用于窝洞的暂封、根管充填,作为牙周术后的敷料。黏固型水门汀用于黏固固定修复体。

必须注意,当采用复合树脂充填修复窝洞时,以及准备用黏结剂黏结修复或黏固固定修复体时,不宜用含丁香酚的水门汀衬层、垫底或黏固临时冠。

3）聚羧酸锌水门汀　聚羧酸锌水门汀是由含氧化锌的粉剂与含聚丙烯酸的液剂反应而成的水门汀。有粉液型和单粉型。凝固时间为 2～8 min。影响聚羧酸锌水门汀凝固时间的操作方面的因素(粉液比、温度等)与磷酸锌水门汀相同。调节凝固时间的方法也与磷酸锌水门汀相同。

聚羧酸锌水门汀除了能与牙体硬组织和修复体结合而产生机械嵌合力外,还能与牙齿表面的钙离子结合而产生一定的化学结合力。因此,聚羧酸锌水门汀与牙齿的黏结强度高于磷酸锌水门汀。

聚羧酸锌水门汀在固化过程中的溶出物呈较强的酸性,固化 24 h 后,其浸泡液仍呈酸性。但由于聚丙烯酸是大分子羧酸,不易析出,而且容易与牙本质中的钙离子、胶原蛋白发生反应,很难渗入牙本质小管,因此它对牙髓的刺激性较小,与氧化锌丁香酚水门汀相似。

聚羧酸锌水门汀不能促使继发性牙本质的形成,对暴露的牙髓会引起不同程度的炎症,故不能用于直接盖髓。

聚羧酸锌水门汀常用于固定修复体如冠、嵌体、桥的黏结固位,可用于深龋和银汞合金充填时的直接衬层及垫底,衬层及垫底后不必再使用磷酸锌水门汀。还可用于儿童龋洞的充填治疗。

4）玻璃离子水门汀　玻璃离子水门汀是通过玻璃粉与聚丙烯酸反应,生成以离子交联的聚合体为基质的一类水门汀。该类水门汀固化后具有较好的强度、氟释放能力、半透明性及对牙体组织良好的黏结性,是龋洞充填修复治疗中常用的材料之一。

根据组成,玻璃离子水门汀分为传统玻璃离子水门汀、银粉增强玻璃离子水门汀和树脂增强玻璃离子水门汀。树脂增强玻璃离子水门汀是传统玻璃离子水门汀与复合树脂的杂化材料,根据其树脂部分的固化方式又可分为光固化玻璃离子水门汀和化学固化玻璃离子水门汀。

根据用途,临床使用的玻璃离子水门汀又分为黏固用水门汀、充填修复用水门汀、洞衬垫底用水门汀、桩核用水门汀、正畸黏结用水门汀和窝沟封闭用水门汀。

(1) 玻璃离子水门汀的性能

①固化性能:传统玻璃离子水门汀的初步固化时间为 2～6 min,受粉液比影响。在其凝固过程中,材料的稠度先逐渐增加,然后逐步硬化,24 h 后基本固化,7 天后接近完全固化,3 个月后完全固化。

光固化玻璃离子水门汀中的丙烯酸树脂在光照后迅速聚合,从而使水门汀具有较高的早期强度和固化的可控性。光固化玻璃离子水门汀的光固化深度是有限的,通常为 1～2 mm。化学固化玻璃离子水门汀的固化时间为 2～5 min。该水门汀也具有较高的早期强度,水对该类水门汀的凝固影响亦较小。

②色泽:玻璃离子水门汀的色泽与天然牙体接近,具有一定的半透明性,可以用于前牙牙体的缺损修复。树脂增强玻璃离子水门汀的半透明性优于传统玻璃离子水门汀,这是由树脂增强玻璃离子水门汀液剂中单体的折光指数与粉剂相近而导致的。

银粉增强玻璃离子水门汀由于含有银灰色的银粉,影响固化后材料的美观性,因此该水门汀一般用于制作桩核或后牙缺损的充填修复。

③黏结性能:玻璃离子水门汀对釉质和牙本质均具有一定的黏结强度,而且用聚丙烯酸稀溶液或低浓度磷酸溶液预先处理牙齿表面,能够显著增加光固化玻璃离子水门汀的黏结强度。玻璃离子水门汀的黏结力来源于机械嵌合作用、聚丙烯酸分子链上的氨基与牙体硬组织中钙离子的螯合作用、聚丙烯酸分子链上的羧基与牙本质中的胶原蛋白形成氢键的作用。树脂增

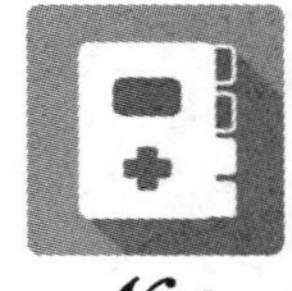

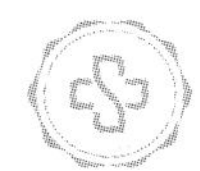

强玻璃离子水门汀对牙体组织及复合树脂的黏结强度高于传统玻璃离子水门汀。

④防龋性能：玻璃离子水门汀在口腔环境中能释放氟，具有一定的防龋能力，这也是该材料的主要优点之一。所释放的氟离子可与紧邻的牙体硬组织中的羟基磷灰石中的羟基进行交换，提高牙体硬组织中的氟含量，从而提高牙齿的抗龋能力。

⑤牙髓刺激性：玻璃离子水门汀调和物具有一定的酸性，但是随着固化反应的进行，其酸性逐渐减弱。因此玻璃离子水门汀对牙髓的刺激性与聚羧酸锌水门汀相近，略大于氧化锌丁香酚水门汀，低于磷酸锌水门汀。

玻璃离子水门汀用作垫底材料时，若牙本质的有效厚度大于 1.5 mm，对牙髓几乎无影响；若牙本质的有效厚度小于 0.5 mm 或与牙髓直接接触，则可造成牙髓的明显炎症反应。树脂增强玻璃离子水门汀光照固化后，材料内部的酸性物质难以迁移出来，而且树脂增强玻璃离子水门汀液剂中聚羧酸的含量较传统玻璃离子水门汀液剂中少，因此它固化后对牙髓的刺激性较传统玻璃离子水门汀轻，但对牙髓仍有一定的刺激性。

(2) 玻璃离子水门汀的应用

①适用范围：主要用于牙缺损的充填修复、固定修复体及正畸附件的黏固、窝洞的垫底及衬层。一些玻璃离子水门汀还可用于封闭窝沟点隙。应当注意的是，不同的用途需要的玻璃离子水门汀的性能不同。

②应用注意事项：粉液型产品应当按照说明书推荐的粉液比准确取量，不当的粉液比将降低材料的性能且容易在口腔环境中发生分解。通常用于充填修复时粉液比为 3∶1(质量比)，用于黏固时粉液比为(1.25～1.5)∶1(质量比)。将粉、液置于清洁、干燥的玻璃板上，用塑料调拌刀进行调和(金属调拌刀会导致调和物颜色变灰)。通常在 45 s 内完成调和，调和后应当立即使用，如果发现调和物表皮变硬，则应弃之。

传统玻璃离子水门汀充填后表面需要涂防护漆或凡士林。若需要进一步的边缘修整和抛光，最好在 24 h 后进行。

2. 常用充填材料

1) 复合树脂

(1) 复合树脂的组成　复合树脂是目前应用最广的牙色修复材料，是由有机树脂基质和经过表面处理的无机填料以及引发体系组合而成的材料。复合树脂由树脂基质、无机填料、硅偶联剂、引发体系、阻聚剂及赋色剂等组成。无机填料均匀分散在树脂基质中，在引发体系的作用下，发生化学聚合作用，固化后形成一种高分子复合物。

树脂基质是复合树脂的主要聚合成分，由可聚合的单体分子构成，最常用的是丙烯酸酯类，其主要作用是将复合树脂的各组分黏结在一起，赋予材料稠度与可塑性、固化特性和强度。

无机填料是决定复合树脂物理性能和临床应用的关键成分。常用的填料包括石英、无定形二氧化硅，含钡、锶、锆的玻璃粉粒和陶瓷粉粒。填料的作用是赋予复合树脂良好的物理机械性能，减少树脂的聚合收缩，降低树脂的热膨胀系数，部分填料还具有遮色和 X 线阻射的作用。因此，无机填料不仅决定了复合树脂的类型，还决定了复合树脂色度、光泽度及抛光度。

硅偶联剂是包被于无机填料表面，将无机填料与有机树脂基质结合在一起的化合物。无机填料和有机树脂基质之间形成强共价结合，赋予树脂良好的机械性能。硅偶联剂还能降低无机填料颗粒的表面能，使无机填料更容易分散于基质中。

引发体系有光敏引发体系和氧化还原引发体系。较常见的光敏引发体系是樟脑醌和叔胺。

(2) 复合树脂固化反应　以甲基丙烯酸酯类为树脂基质的复合材料的固化反应是活性自由基引发的聚合反应。自凝复合树脂的聚合是通过由过氧化物引发剂和促进剂的氧化还原反应产生的自由基引发的聚合反应。光固化复合树脂的聚合是通过可见蓝光引发的。双重固化

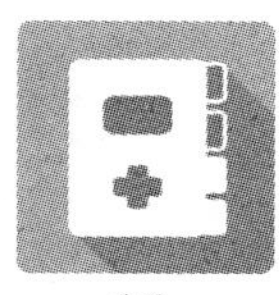

Note

复合树脂使用上述氧化还原反应引发和光引发相结合来实施聚合。

(3) 复合树脂的性能及影响性能的因素　复合树脂的性能包括物理性能(热膨胀系数、热传导性、阻射性)、化学性能(聚合收缩、溶解性、吸水性)、机械性能(弹性模量、硬度、强度、耐磨性)、生物学性能及操作性能等方面。

理想的复合树脂应该具备以下性能:①良好的黏结性;②与自然牙颜色匹配;③与牙和软组织生物相容性好;④易于操作;⑤可长期保持牙的形态和功能。

(4) 聚合收缩　聚合收缩是指复合树脂在聚合过程中,由于集体分子的互相移动并形成长链而导致的材料体积缩小。聚合收缩会导致边缘缝隙形成,产生微渗漏,继而形成继发龋。临床上采用分层充填和固化的操作方法可有效减少聚合收缩应力。

(5) 材料种类　复合树脂可根据填料粒度、固化方式、操作性能等进行分类。

①根据填料粒度分类:根据填料的粒度不同,可将复合树脂分为传统型复合树脂、超微填料型复合树脂、混合型复合树脂、纳米填料型复合树脂。纳米填料型复合树脂可以获得很高的填料比例,具有优秀的物理机械性能,如抛光性、耐磨性,有取代混合型复合树脂的趋势。混合型复合树脂的填料达到纳米级,称为纳米混合型复合树脂。

②根据操作性能分类:根据材料的操作性能和用途,可分为以下几种。

a. 通用型树脂,具有优良和平衡的物理性能和操作性能,可用于前牙和后牙的修复,是主流产品。

b. 流动型树脂,基质含量高,物理机械性能较低,如耐磨性、弹性模量较低,但材料具有良好的流动性,可用于较小窝洞的修复、窝沟封闭。

c. 可压型树脂,流动性和黏稠性较低,易于加压填充和雕刻外形,操作性能较好,但色度和抛光性较差,用于后牙修复。

③根据固化方式分类:光固化复合树脂为目前主流的复合树脂。树脂含光敏引发体系,包括光敏剂和促进剂。

化学固化复合树脂:为早期产品。树脂为双组分剂型,分别含有氧化还原引发体系。将两种组分调和后,氧化还原体系迅速产生自由基,引发聚合反应。化学固化复合树脂因操作时间不易控制,目前很少用于充填修复。

双重固化复合树脂:树脂同时含有光敏引发体系和氧化还原反应体系,可以在有或无光照条件下引发聚合反应。

2) 复合体　复合体是 20 世纪 90 年代早期研发的一种新型复合材料,正式名称应为聚酸改性复合树脂。复合体是复合树脂和玻璃离子水门汀的组合词,表示这种材料既具有复合树脂的美观性能,又具有玻璃离子水门汀释放氟离子的优点。

(1) 组成　复合体在组成上与复合树脂相似,主要由树脂基质、无机填料、引发体系等组成。特殊的是加入了带 2 个羧基基团的二甲基丙烯酸酯单体。这是一种酸性亲水性功能性单体,其羟基可被多价金属阳离子所交联。因此称为聚酸改性复合树脂。

(2) 性能

①释氟性能:复合体具有长期释放氟离子的性能,但其释氟量小于玻璃离子水门汀。在充填牙齿后最初 1～2 周复合体释氟量较大,随后释氟量逐渐减少。

②力学性能:复合体的力学性能介于复合树脂与玻璃离子水门汀之间。

③黏结性能:复合体本身对牙齿的黏结性低于玻璃离子水门汀,因此复合体常需要与黏结剂联合应用。套装复合体产品一般均配有黏结剂。

④吸水性:由于树脂基质分子上有较多的亲水性基团,而且其发生酸碱反应时也需要水分,所以复合体的吸水性较大,复合体吸水后体积有轻微膨胀,可以部分抵消材料聚合引起的体积收缩,所以其修复体的边缘密合性优于复合树脂。

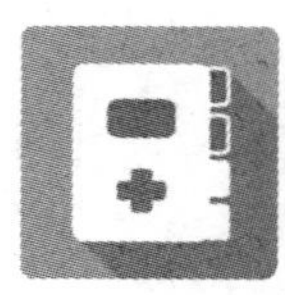

Note

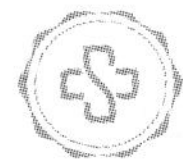

(3) 临床应用　复合体一般用于低应力承受区缺损的修复,适应证包括以下几种。

①牙颈部缺损,包括根面龋和非龋性颈部缺损。

②Ⅲ类洞修复。

③乳牙修复。

④暂时性Ⅰ类洞和Ⅱ类洞修复。

⑤与复合树脂联合应用于三明治修复技术。

(四) 银汞合金充填术

1. 窝洞制备　窝洞是指用牙体外科手术的方法去除龋坏组织,并按要求制备成的洞形。窝洞具备一定形状,以容纳和支持修复材料,达到恢复牙齿外形和功能的目的。

1) 窝洞的分类　窝洞的分类方法较多,常用的是按照龋损发生的部位和窝洞涉及的牙面数进行分类。

(1) 按龋损发生的部位分类　目前国际上普遍采用的窝洞分类法是 G. V. Black(1908 年)分类,将窝洞分 5 类(图 3-10)。

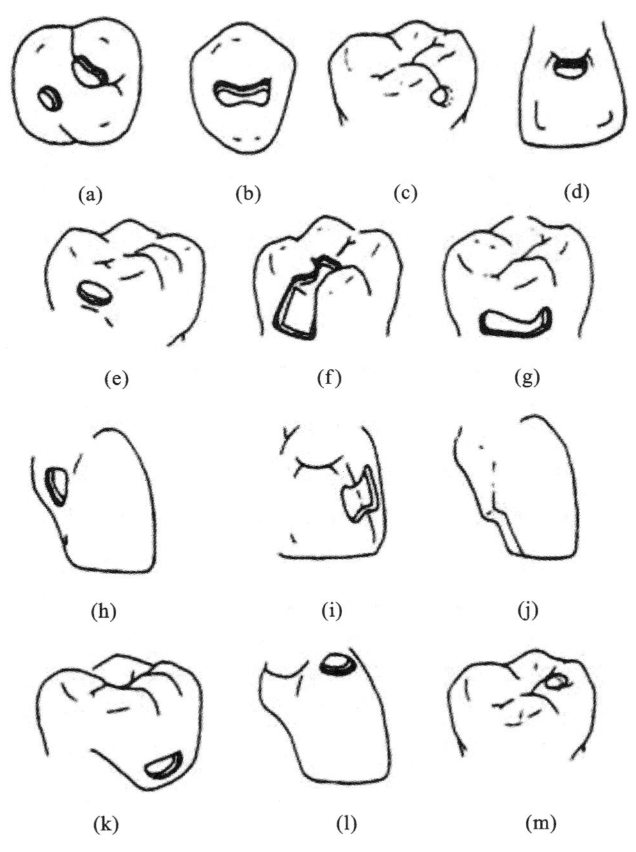

图 3-10　窝洞分类

(a)～(d) Ⅰ类洞;(e)～(g) Ⅱ类洞;(h)～(i) Ⅲ类洞;(j) Ⅳ类洞;(k)～(l) Ⅴ类洞;(m) Ⅵ类洞

①Ⅰ类洞:所有牙面发育点、隙、裂、沟的龋损所制备的窝洞,包括磨牙和前磨牙𬌗面洞、上前牙的腭面洞、下磨牙颊 2/3 的颊𬌗面洞、上颌磨牙腭面𬌗 2/3 的腭面洞和腭𬌗面洞。

②Ⅱ类洞:后牙邻面的龋损所制备的窝洞,包括磨牙和前磨牙的邻面洞、邻𬌗面洞、邻颊(舌)面洞、邻𬌗邻洞。

③Ⅲ类洞:前牙邻面未累及切角的龋损所制备的窝洞,包括切牙、尖牙的邻面洞、邻腭(舌)面洞、邻唇面洞。

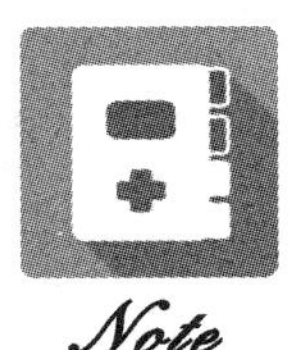

④Ⅳ类洞：前牙邻面累及切角的龋损所制备的窝洞，包括切牙和尖牙邻切洞。

⑤Ⅴ类洞：有牙唇（颊）、舌面颈1/3处的龋损所制备的窝洞。

由于龋损部位的多样化，G. V. Black分类法未能完全包括龋损部位，因此有学者将前牙切嵴或后牙牙尖发生的龋损制备成的窝洞列为Ⅵ类洞。

（2）按窝洞涉及牙面数分类　只涉及一个牙面的窝洞称单面洞，涉及两个牙面的窝洞称双面洞，涉及两个以上牙面的窝洞称复杂洞。

2）窝洞的命名　以所在牙面命名，如位于𬌗面的洞叫𬌗面洞，位于颊面的洞叫颊面洞，位于邻面和𬌗面的复面洞叫邻𬌗面洞，位于近中邻面、𬌗面、远中邻面的复面洞叫邻𬌗邻洞。临床为了便于记录，以牙面的英文第一个字母的大写表示：切缘I（incisal）、唇面La（labial）、舌面L（lingual）、颊面B（buccal）、𬌗面O（occlusal）、近中面M（mesial）、远中面D（distal）、腭面（palatal）。唇面和颊面又可以统一以F（facial）表示。近中𬌗面洞可记录为MO。

3）窝洞的结构　窝洞是由洞壁、洞角和洞缘组成的（图3-11）。

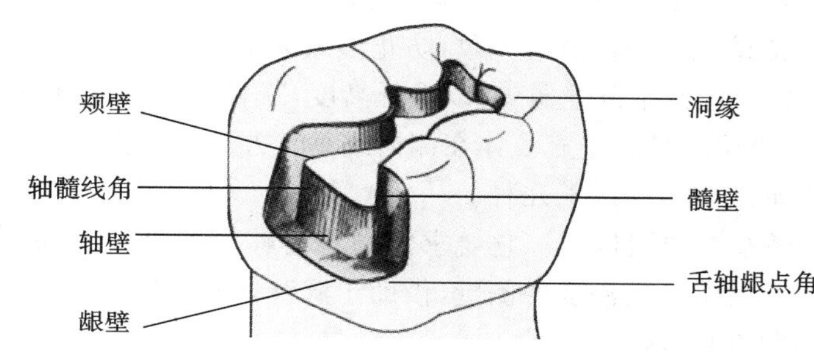

图3-11　窝洞的结构与命名

（1）洞壁　窝洞的洞壁分侧壁和髓壁。侧壁是与牙面垂直的洞壁。包括冠部的釉质壁和牙本质壁、根部的牙骨质壁和牙本质壁。侧壁以所在的牙面命名，位于近中面的壁称近中壁，位于远中面的壁称远中壁，位于颊面的壁称颊壁，近龈缘的壁称龈壁，位于舌面的壁称舌壁等。位于洞底覆盖牙髓的洞壁称髓壁，与洞侧壁垂直。与牙长轴平行的髓壁又称轴壁。

（2）洞角　洞壁相交形成的角，分线角和点角，两壁相交构成线角，三壁相交构成点角。洞角以构成它的各壁联合命名，如颊壁与髓壁相交构成的线角称颊髓线角，由舌壁、轴壁和龈壁三壁相交构成的点角称舌轴龈点角。

（3）洞缘　窝洞的侧壁与牙面相交形成的边缘。由洞侧壁牙面相交形成的线角即洞缘角或洞面角。

4）窝洞制备的基本原则　窝洞制备必须遵循牙体组织的生物学特点，按照生物力学原理进行。遵循的基本原则如下。

（1）去尽龋坏组织　龋坏组织即龋坏的牙体组织，其中含有很多细菌及其代谢产物。为了消除感染，终止龋病发展，使修复体紧贴洞壁，防止发生继发龋，原则上必须去尽腐质，临床上一般根据牙本质的硬度和颜色两个标准来判断龋坏组织是否去除干净。

（2）保护牙髓组织　窝洞制备过程中对牙髓牙本质复合体可产生机械、压力和温度等刺激，应尽可能减少对牙髓的刺激，避免造成不可逆的牙髓损伤。备洞时应做到：①钻磨牙时选用锋利器械，间断操作，并用水冷却。②勿向髓腔方向加压。③对牙体组织结构、髓腔解剖形态及增龄性变化必须有清楚的了解，以防止意外穿髓。

（3）尽量保留健康牙体组织　窝洞做最低程度的扩展，特别是在颊舌径和牙髓方向，窝洞的龈缘只扩展到健康牙体组织，应尽量位于牙龈边缘的𬌗方，尽量不做预防性扩展。

5）制备抗力形　抗力形是使充填体和余留牙体组织能够承受咬合力而不会折裂的形状。

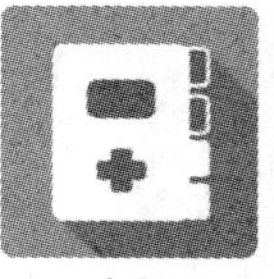

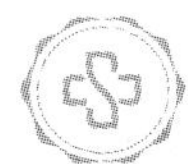

在制备抗力形时，应使力均匀分布于充填体和牙体组织上，尽量减少应力的集中。

窝洞的主要抗力形的结构如下。

(1) 窝洞的深度　窝洞必须达到一定深度，充填体才能获得一定的厚度，从而具有强度。洞底必须建立在健康牙本质上，才能保证一定的深度，同时牙本质具有的弹性可更好地传递应力。一般洞深以到达釉牙本质界下 0.2～0.5 mm 为宜，不同部位的窝洞的深度不同。𬌗面洞釉质厚，承受咬合力大，洞深应为 1.5～2 mm。邻面洞釉质薄，承受咬合力小，洞深 1～1.5 mm。不同充填材料要求的洞深不一样。

(2) 盒状洞形　盒状洞形是窝洞最基本的洞形，要求窝洞底平，侧壁平直且与洞底相垂宜，点线角圆钝。

(3) 阶梯状结构　双面洞的𬌗面洞底与邻面洞的轴壁应形成阶梯。阶梯部仅分担咬合力，也是保护牙髓的必要措施。轴壁与髓壁相交形成的轴线角应圆钝。邻面的龈壁应与牙体长轴垂直，要有一定的深度，不得小于 1 mm，邻面才能承担𬌗力。

(4) 去除无基釉和避免无基釉　无基釉缺乏牙本质支持，在承担咬合力时易折裂，一般情况下应去除无机釉。侧壁应与釉柱方向一致，防止形成无基釉。

(5) 处理薄壁弱尖　应修整薄壁弱尖，以降低高度，减轻咬合力负担，防止破裂和折断。

6) 制备固位形　固位形是防止充填体在侧向或垂直方向力量作用下移位不脱落的形态。

窝洞的基本固位形结构包括以下几种。

(1) 侧壁固位　最基本的固位形。它要求窝洞有足够深度，呈底平壁直的盒状洞形。相互平行，与洞底垂直，并具有一定深度的侧壁，借助于洞壁和充填体的摩擦力而产生固位作用，防止充填体沿洞底向侧方移位。

(2) 倒凹固位　倒凹是一种机械固位，是在洞底的侧髓线角或点角处平洞底向侧壁牙本质做出的潜入小凹，有时也可沿线角做固位沟。充填体突入倒凹或固位沟内，防止充填体从垂直方向脱位(图 3-12)。

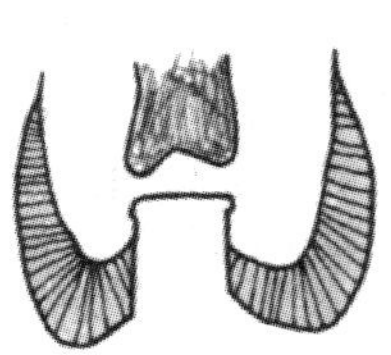

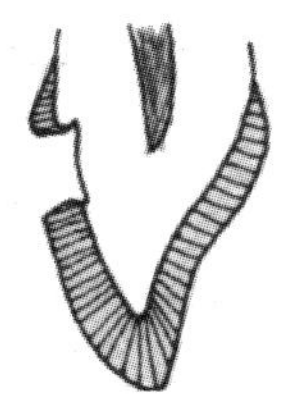

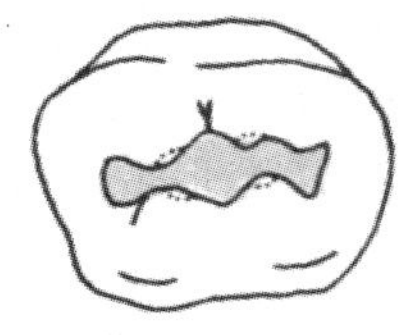

图 3-12　倒凹固位

洞底在釉牙本质界下 0.5 mm 以内者，可直接制备倒凹，洞底超过规定深度后，最好先垫底再制备倒凹。倒凹和固位沟不宜做得太深，以免切割过多的牙本质，一般以 0.2 mm 深为宜。

(3) 鸠尾固位　一种机械固位结构，是用于复面洞的一种固位形。如后牙邻𬌗面洞在𬌗面制备鸠尾，前牙邻舌洞在舌面制备鸠尾。此种固位形的外形似斑鸠的尾部，由鸠尾峡部和膨大的尾部组成，借助鸠尾峡部的扣锁作用，防止充填体从水平方向脱落。

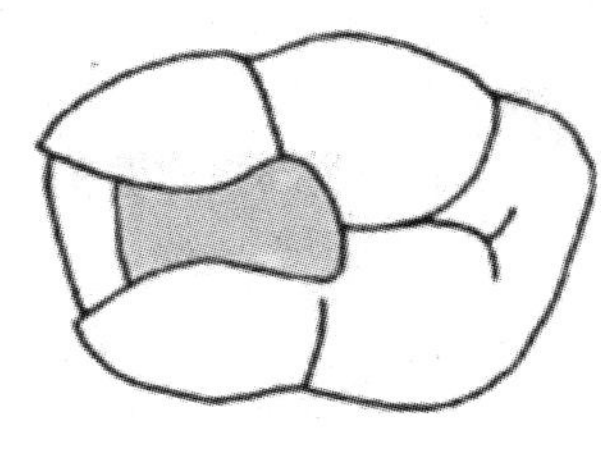

图 3-13　鸠尾固位

制备鸠尾时应注意：鸠尾大小与邻面缺损大小相适应；鸠尾要有一定深度，特别是峡部，以获得足够抗力；鸠尾应顺𬌗面的窝沟扩展，避开牙尖、嵴和髓角；鸠尾峡部的宽度一般在磨牙为颊舌尖间距的 1/4～1/3；鸠尾峡部的位置应在轴髓线角的内侧，𬌗面洞底的𬌗方(图 3-13)。

(4) 梯形固位　邻𬌗面洞的邻面设计应制备成龈方大于𬌗方的梯形，可防止充填体垂直方向脱位。梯形的侧壁应扩

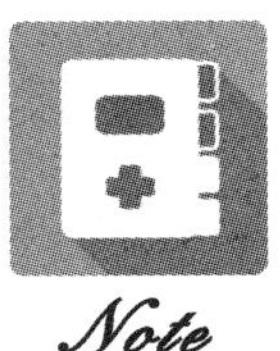

Note

大到接触区外的自洁区，并向中线倾斜。梯形的底为龈壁，平行于龈缘。梯形的深度，居釉牙本质界下 0.2～0.5 mm，龋损过深时应于轴壁垫底。

7）制备窝洞的基本步骤

（1）扩大开口探查病情　为了查清楚病变的范围，使视野清晰，首先应开阔洞口，根据龋洞的位置、形态等不同情况采取不同的方式。如位于殆面或唇（颊）、舌（腭）侧面的龋洞，洞口开放时，器械较易进入。但对窝沟龋、隐匿性龋，则需将洞口扩大，使龋洞充分暴露。当龋洞位于邻面，接触点已被破坏时，应需磨相应的边缘嵴，从殆面进入。如尚未累及接触点，仅局限于牙颈部，可从颊侧或舌侧进入。前牙殆面洞，一般从舌侧进入，保持唇面完整及美观。如龋损靠唇侧，也可以从唇面进入，保留健康的舌侧边缘嵴，有利于承担咀嚼力。

（2）去尽龋坏组织　用球钻或挖匙去尽龋洞内的软化牙本质。

（3）制备洞外形　窝洞的洞缘构成了洞外形。外形的建立，应最大限度地保存牙体组织和减少继发龋的发生。其原则为以病变为基础，洞缘必须扩展到健康的牙体组织，尽量避开牙尖和嵴，外形曲线圆缓，以减少应力集中，邻面洞的外形线应达自洁区，龈缘与邻牙之间至少应有 0.5 mm 的间隙，不必扩展到龈下。

（4）制备固位形和抗力形　在洞外形基本形成侧壁和洞底后，经修整，制备具有抗力形和固位形的盒状洞形，并用球钻或裂钻制备清晰圆钝的线角和洞底的倒凹。

8）各类窝洞的制备方法及要点　以下介绍Ⅰ、Ⅱ、Ⅲ、Ⅴ类洞的制备方法。在临床上，Ⅳ类洞充填治疗方法已经被黏结修复或全冠修复等治疗方法取代。

（1）Ⅰ类洞（图 3-14）

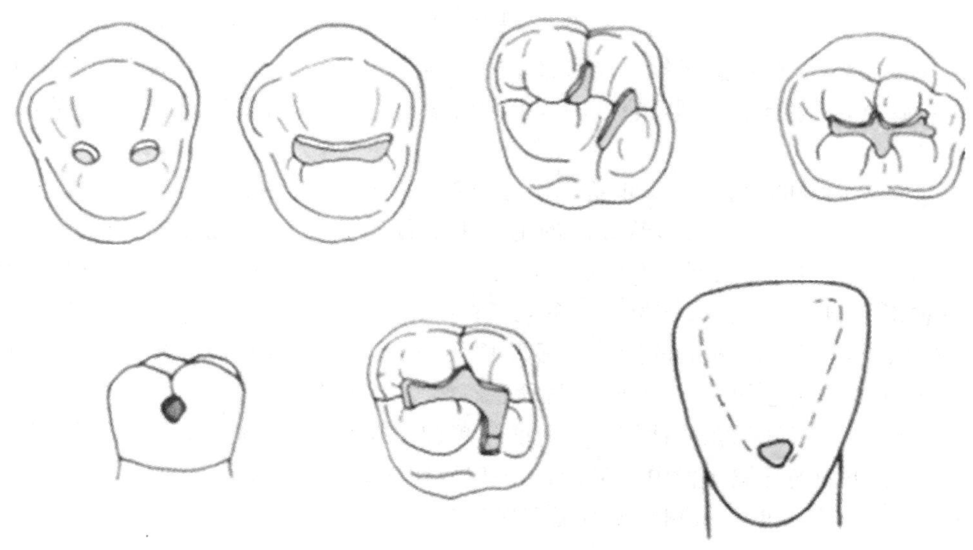

图 3-14　Ⅰ类洞的外形

①殆面窝沟单面洞的制备：要求洞外形呈圆缓曲线，洞底要平，洞壁要直，洞深 1.5～2 mm，形成典型的盒状洞形。必要时制备倒凹固位，洞面角成直角，点线角清晰圆钝，注意保护牙髓，洞底应与殆面外形一致，以防止穿髓，避开牙尖。

若两龋坏间正常牙体组织厚度大于 0.5 mm，可制成两个单面洞，尽量保留斜嵴或横嵴，深龋洞底不平时，应用垫底材料垫平。

上颌磨牙腭面和下颌磨牙颊面裂沟窝洞的制备：若病变范围小时可制备单面洞，制备要点为制备成洞口略小于洞底的洞形，不做预防性扩展。

②磨牙双面洞的制备：当殆面龋与颊（腭）面龋相连，或颊（腭）面龋的范围大，殆面边缘嵴

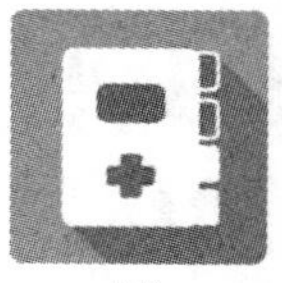

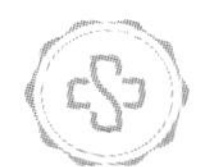

较脆弱时，应制备成颊（腭）殆复面洞，将殆面制备成鸠尾形，鸠尾峡部宽度不少于 1.5 mm，髓壁和轴壁交界处制备成阶梯，颊（腭）沟制成长条形，近远中宽度不少于 1.5 mm。龈壁与牙长轴垂直。

上前牙腭面洞的制备：窝洞的外形呈圆钝三角形或圆形，洞深 1～1.5 mm，洞底与舌面平行，洞侧壁与洞底垂直。

（2）Ⅱ类洞　根据病损范围可制备成单面洞或双面洞，如病变已累及接触区，应制备成邻殆复面洞。Ⅱ类洞外形如图 3-15 所示。

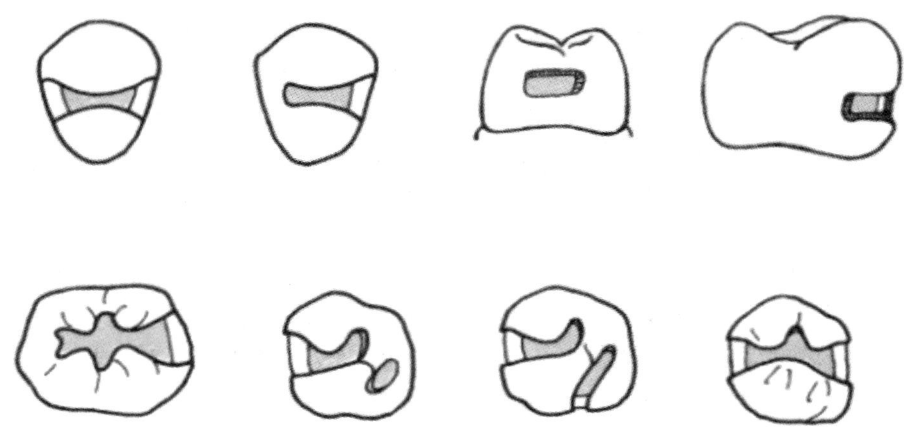

图 3-15　Ⅱ类洞的外形

①后牙邻面洞的制备：后牙邻面龋如邻牙缺失，可在邻面制作单面洞；若邻牙不缺失，但龋坏未破坏接触点，牙龈有退缩，器械易进入，视野清晰，也可在邻面做单面洞，或做邻颊或邻舌复面洞。

②后牙邻殆面洞的制备：后牙邻殆面龋已经破坏接触点，需制备成邻殆面洞。先邻殆面去龋，制备邻殆面洞形；再根据邻殆面龋的范围来制备殆面固位形，殆面制备成鸠尾辅助固位。邻殆面的颊壁与舌壁向颊舌方向扩展至自洁区，形成略外敞的颊、舌壁，从而形成龈方大于殆方的梯形。洞壁与釉柱方向保持一致，去除无基釉。龈壁平直，位于根方的健康牙体组织，与相邻牙面至少有 0.5 mm 的间隙。邻殆面洞深度约 1.5 mm；轴壁与牙长轴平行，轴髓线角圆钝，轴壁略向髓壁倾斜。殆面应制备髓壁、鸠尾和鸠尾峡。应沿点、隙、裂沟扩展洞形，避让牙尖和嵴，并注意适当预防性扩展。前磨牙越过中线；上颌磨牙尽量勿破坏斜嵴，在斜嵴一侧制备鸠尾；下颌磨牙鸠尾做中央窝；鸠尾峡应做在髓壁上方。余同殆面Ⅰ类洞。

（3）Ⅲ类洞（图 3-16）　根据病变范围和邻牙情况，制备成单面洞或邻舌洞。

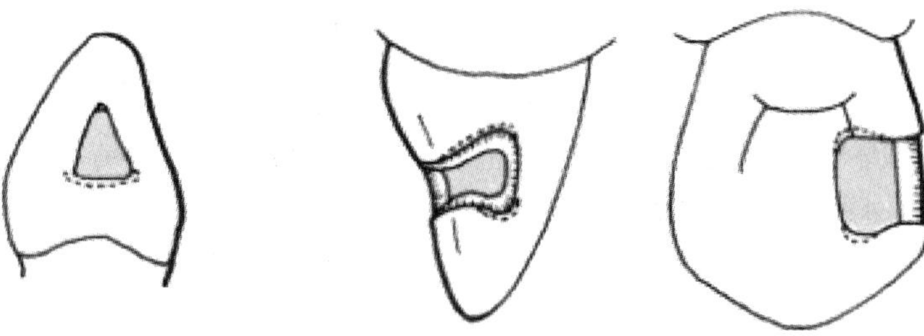

图 3-16　Ⅲ类洞的外形

邻殆面单面洞可制备成与前牙邻殆面相似的底朝向根方的三角形盒状洞。邻舌洞在邻面边缘嵴处开口，制备成唇侧大于舌侧的梯形，唇壁与唇面平行，洞深 1～1.5 mm，必要时在

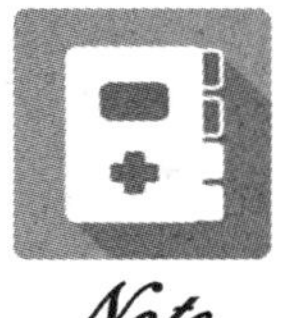

Note

龈轴线角和切轴线角制备固位沟，在舌面窝设计并制备鸠尾，鸠尾位于舌隆凸的切方，一般不超过中线，尖牙不累及舌轴嵴。鸠尾峡部宽为邻殆面洞舌方宽度的 1/3～1/2。必要时，可在鸠尾尾部的龈方和切方转角处做倒凹，以增强固位。

(4) V 类洞　单面洞，因不直接承受咬合力，备洞时以固位形和外形为重点。V 类洞多在颊面，不需扩大洞形。前磨牙和磨牙制成肾形，前牙制成半圆形。V 类洞的制备以固位形为主。凸面向着牙颈部，凸缘距牙颈线 1 mm；龈壁和殆壁与洞底垂直，近远中壁与釉柱方向一致略向外敞开。洞深 1～1.5 mm；在殆轴线角与龈轴线角制备倒凹；轴壁与相应牙面弧度一致。

2. 术区隔离　窝洞制备完成后，必须将充填的牙齿与口腔环境隔离开来，防止唾液进入窝洞，影响洞壁及充填材料的密合。在条件允许的情况下，整个过程都应进行术区隔离，保证视野清晰，手术不受其他因素的干扰。

常用的术区隔离方法有以下几种。

(1) 棉卷隔湿法　将消毒棉卷置于患牙颊(唇)侧前庭处和舌侧口底，吸去术区附近的唾液从而达到隔湿目的。此方法简便易行，不需特殊设备，但隔湿维持时间短，术中要注意随时更换棉卷。

(2) 吸唾器隔湿法　利用水流和抽气产生的负压，吸出口腔内的唾液。将吸唾管置于患者口底，注意勿紧贴黏膜，以避免损伤黏膜和封闭管口。口腔科综合治疗机都有吸唾装置。吸唾器常与棉卷配合使用。

(3) 橡皮障隔湿法　用一块橡皮膜，经打孔后套在牙上，利用橡皮的弹性紧箍牙颈部，使牙与口腔完全隔离开来。此法一般需要在四手操作下进行，操作复杂，但具有较多优点。将术区与口腔完全分隔开来，不仅能使术区不被唾液污染，而且不受口腔湿气的影响。该方法可防止手术过程中对牙龈、口腔黏膜和舌造成损伤。避免手术器械、切削的牙体组织碎屑及修复材料等吞入或吸入食管、气管，确保手术安全。避免医师手接触患者的唾液，减少医源性交叉感染，特别是防止乙肝和艾滋病的传播。

(4) 选择性辅助隔离法　如排龈线的使用，适用于接近龈缘和深达龈下的牙颈部窝洞充填前的隔离。也可采用开口器，维持恒定的张口度，减轻患者张口肌的疲劳。必要时可用药物(如阿托品)使唾液分泌减少。

3. 窝洞消毒　窝洞充填前，可选用适宜的药物进行窝洞消毒。理想的窝洞消毒药物应杀菌力强，有扩散性和渗透性，不使牙变色，对牙髓组织无刺激性，并有止痛安抚的作用。目前常选用的药物有樟脑苯酚液、麝香草酚乙醇溶液、75%乙醇等。

4. 窝洞封闭、衬洞及垫底　由于窝洞深浅不一，深洞洞底往往不平，而且一些修复材料对牙髓有刺激性，因此，在充填前应根据窝洞的深度和修复材料的性质对窝洞做适当处理。其目的是隔绝外界和充填材料的刺激，保护牙髓，并垫平洞底，形成充填窝洞。

1) 窝洞封闭　在窝洞洞壁涂一层封闭剂，以封闭牙本质小管，阻止细菌侵入，隔绝充填材料的化学刺激。窝洞封闭剂主要有以下几种。

(1) 洞漆　溶于有机溶剂的天然树脂或合成树脂，呈清漆状。一般涂 2 次。洞漆中的有机溶剂可与复合树脂中的树脂成分反应，影响其聚合，树脂中的游离单体可溶解洞漆，因此复合树脂充填体下面及任何做黏结处理的窝洞均不能使用洞漆，洞漆现已很少应用。

(2) 树脂黏结剂　能有效地封闭牙本质小管，且不溶解，减少微渗漏。

2) 衬洞　在洞底上衬一层能隔绝化学和一定温度刺激，且有治疗作用的洞衬剂，其厚度一般小于 0.5 mm。常用的洞衬剂有氢氧化钙及其制剂，玻璃离子黏固剂、氧化锌丁香油黏固剂。

3) 垫底　在洞底(髓壁和轴壁)垫一层具有足够厚度(大于 0.5 mm)的材料，隔绝外界和

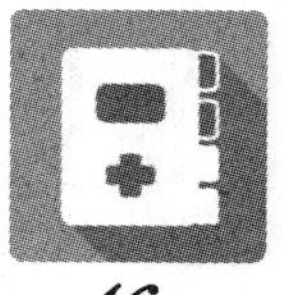

Note

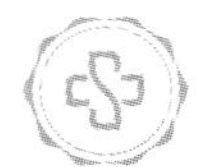

充填材料的温度、化学、电流及机械刺激，同时有垫平洞底、形成窝洞、承受充填压力和咀嚼力的作用。

常用垫底材料有磷酸锌黏固剂、聚羧酸锌黏固剂、玻璃离子黏固剂、氧化锌丁香油黏固剂。洞衬剂和垫底材料不能完全分开，只是做衬洞时较薄，垫底时有一定厚度。临床上，根据余留牙牙本质厚度及充填材料的种类选用不同的封闭剂、洞衬剂及垫底材料。

垫底部位只限于𬌗面髓壁和邻面轴壁，要求底平壁净，留出足够深度（1.5～2 mm），使充填体有足够的抗力和固位。浅的窝洞，洞底距髓腔的牙本质厚度大于 1.5 mm，不需垫底。中等深度的窝洞，洞底距髓腔的牙本质厚度大于 1 mm，一般只垫一层磷酸锌黏固剂、聚羧酸锌黏固剂或玻璃离子黏固剂。磷酸锌黏固剂垫底需先涂封闭剂。深的窝洞，洞底距髓腔很近，为了保护牙髓，需要做双层处理，第一层垫氧化锌丁香油黏固剂或氢氧化钙，第二层垫磷酸锌黏固剂。复合树脂充填时不能采用氧化锌丁香油黏固剂垫底，可选用聚羧酸锌黏固剂或玻璃离子黏固剂垫底。

5. 银汞合金充填术　银汞合金作为牙体修复材料已有较长的历史，随着银汞合金材料性能的不断改进，银汞合金在牙体修复中的应用已得到 WHO 的认可。银汞合金具有抗压强度好、硬度高、耐磨性强，对牙髓无刺激，可塑性大，操作方便等优点，是后牙的主要充填材料。银汞合金的缺点是颜色与牙不一致，无黏结性，要求固位形高，汞的使用可对环境造成污染。以上缺点限制了银汞合金的使用，逐步被牙色材料所取代。

1）适应证　后牙Ⅰ类洞、Ⅱ类洞；后牙Ⅴ类洞，特别是可摘义齿的基牙修复；对美观要求不高患者的尖牙远中邻𬌗面洞，龋损未累及唇面者；大面积龋损时配合附加固位钉的修复；冠修复前的牙体充填。

2）窝洞预备的要求　银汞合金的材料特性除要求窝洞必须符合窝洞预备的总原则外，还应具有以下特点。

（1）窝洞必须有一定的深度和宽度，方可使充填体获得足够的固位强度。

（2）银汞合金没有黏结性，窝洞要制备成典型的盒状洞形，必要时增加辅助固位形，以使充填体具有良好的固位。

（3）洞面角应成直角，不能在釉质的侧壁做短斜面。

3）调制

（1）手工调制　按一定比例将汞与银合金粉放入清洁而干燥的磨砂玻璃制的臼中，一只手握杵，另一只手握臼，旋转研磨。研磨的速度为 150～200 r/min，时间为 1 min。研磨好后，将其倾倒于薄的涤棉布上，包好，用手揉搓，挤出多余的汞。

（2）自动调制　目前多使用银汞合金胶囊，用银汞合金调拌机调制。这种调制方法使用简便，调拌出来的银汞合金质量好，且能节约时间，减少汞污染。汞和银合金粉按合适比例装入同一胶囊内，中间借一层薄膜隔开，临用时将胶囊放入电动调拌器内振荡，膜被振破后汞与银合金粉混合起来。调拌时间不得长于 40 s。

4）充填

（1）保护牙髓　由于银汞合金的导热系数大于牙体组织，为了保护牙髓，中等深度以上的窝洞在银汞合金充填前需要封闭、衬洞或垫底。

（2）放置成形片和楔子　双面洞在充填前应安放成形片，作为人工假壁，便于充填材料的加压、邻面生理外形的形成及其与邻牙接触关系的建立。用时应根据牙的大小选择适宜的成形片。其边缘应置于洞的龈壁稍下方，注意勿损伤牙龈。邻面龈间隙尚需放小楔子，使成形片紧贴龈壁洞缘的牙颈部，防止充填时材料压入龈沟，形成悬突，损伤牙周组织。稳固成形片，分开邻牙，以补偿成形片厚度，使拆除成形片后能与邻面恢复正常的接触关系。

（3）填充银汞合金材料　用银汞合金输送器将银汞合金少量分次送入窝洞内。先用小的

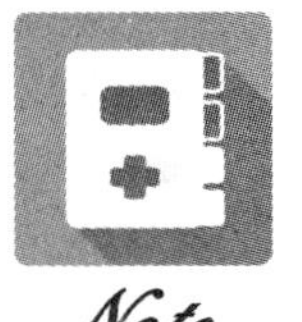

充填器将点、线、角及倒凹、固位沟处压紧，再换大的充填器向洞底和侧壁层层加压，使银汞合金与洞壁密合。每次送入窝洞的银汞合金量，在铺平后厚度最好不超过 1 mm。双面洞一般先填充邻面洞部分，后填充殆面洞。银汞合金从调制到填充完毕，应在 6～7 min 完成。

（4）雕刻成形　临床上在银汞合金充填完毕后 20 min 内进行雕刻成形，要恢复牙的功能外形、边缘嵴、邻面接触关系、楔状间隙及牙颈部的正常突度。

（5）调整咬合　银汞合金充填体外形初步雕刻完成后，殆面受力部位应调殆，使其有正常的咬合关系。如对颌牙有高陡的牙尖或边缘嵴，应先调磨，让患者做正中及侧方运动的咬合，检查有无咬合高点直至调磨合适。值得注意的是，此时银汞合金强度较低，嘱患者轻轻咬合，防止重咬使充填体破裂。

（6）打磨抛光　银汞合金充填体尚未完全硬固，不能承受咀嚼压力，不能打磨抛光，24 h 后待完全硬固后方可打磨抛光，用磨光钻从牙面向修复体打磨，邻面用磨光砂条打磨，最后用橡皮尖抛光。术后 24 h 之内嘱患者勿用患侧咀嚼。

（五）复合树脂黏结修复术

黏结修复术是通过黏结系统使修复材料与牙体组织紧密结合，保存较多牙体组织，减少修复材料与牙体组织之间的微渗漏，从而降低继发龋发生率的一种治疗方法。以复合树脂为代表的黏结性牙色材料可以提供更美观的修复效果，不仅为预防和治疗龋病提供最佳方案，而且扩大了修复的适应证。

黏结是指两个同种或异种的固体物质与介于二者之间的第三种物质作用产生牢固结合的现象。介导两种固体表面结合的媒介物称黏结剂。利用黏结剂的黏结力使固体表面连接的方法称黏结技术。黏结系统主要包括釉质黏结和牙本质黏结。

1. 釉质黏结　釉质黏结系统是由酸蚀剂和釉质黏结剂构成的。目前釉质黏结系统在临床上很少应用于牙体修复。

1）常用的酸蚀剂　临床常用的酸蚀剂是 30%左右的磷酸，有水溶液和凝胶两种剂型，水溶液流动性大，易使口腔软组织受累。凝胶流动性小，酸蚀部位易于控制，不易对软组织造成损伤。

2）酸蚀的作用包括以下方面。

（1）酸溶解釉质表面的羟基磷灰石，暴露出釉质新鲜层，增加釉质表面的可湿性，有利于黏结剂的渗入。

（2）酸蚀机械可清洁牙齿表面，活化釉质表层，易与树脂结合。

（3）增加釉质表面的黏结面积和粗糙度。

3）树脂黏结的机制　釉质经酸处理后，表面变成具有高表面自由能的蜂窝状。低黏度的树脂借助毛细作用渗入微孔中聚合，形成树脂突。在釉柱之间形成大树脂突，在每一个釉柱末端羟基磷灰石溶解后的微孔隙内形成微树脂突，大量的微树脂突相互交联形成网状结构，是产生微机械固位的主要因素。

2. 牙本质黏结　牙本质的化学组成及组织结构的特点使得在牙本质上获得持久可靠的黏结力较釉质困难。同时，牙本质的低表面能、玷污层的存在和牙髓的相容性等因素，对黏结技术和黏结材料要求更高。因此，牙本质黏结采用酸蚀牙本质、清除或溶解玷污层、预处理牙本质、湿性黏结等方法，增加复合树脂与牙本质的黏结。

1）牙本质黏结系统　根据作用机制不同可分为酸蚀-冲洗黏结系统和自酸蚀黏结系统两大类。

（1）酸蚀-冲洗黏结系统　由酸蚀剂、预处理剂和黏结树脂三个部分组成。酸蚀剂多为 10%～37%的磷酸凝胶，预处理剂主要成分为含有亲水基团和疏水基团的酯类功能单体。黏

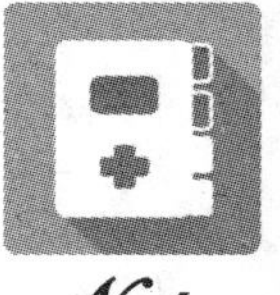

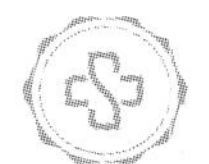

结树脂多为不含或含少量填料的低黏度树脂。临床操作为酸蚀和冲洗、预处理和黏结两大步骤。

(2) 自酸蚀黏结系统　包括自酸蚀预处理剂和黏结树脂两个部分。自酸蚀黏结系统具有操作简便、技术敏感性低、对牙髓刺激性小、对修复材料隔绝性好等优点，但对釉质、硬化牙本质及根面牙本质的黏结强度较低。

2) 牙本质黏结机制

(1) 酸蚀-冲洗黏结系统　首先用酸蚀剂同时处理牙釉质和牙本质表面，冲洗后去除玷污层和牙本质玷污栓，暴露牙本质中的胶原纤维，形成多孔层，然后涂布预处理剂，预处理剂亲水单体可深入胶原纤维的微间隙和牙本质小管，疏水基团与树脂发生黏结，溶剂挥发带走水分。黏结树脂渗入牙本质小管中形成树脂突，并封闭牙本质小管。由黏结树脂和牙本质胶原组成的一层过度结构称混合层(图 3-17)。

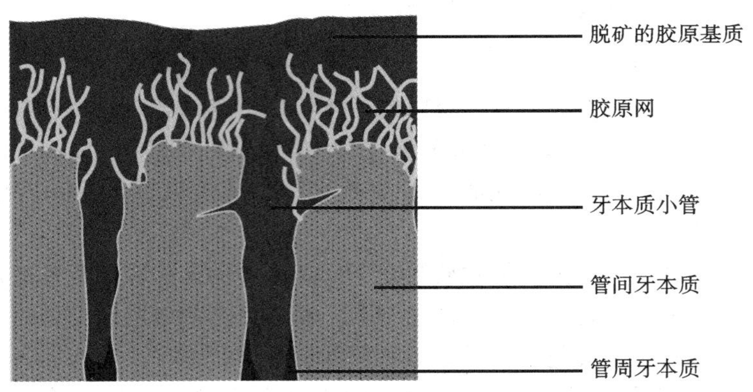

图 3-17　混合层结构示意图

(2) 自酸蚀黏结系统　微机械固位和化学黏结的结合。自酸蚀黏结系统对牙本质同时进行酸蚀和预处理，也可与树脂发生化学结合。

3. 复合树脂直接修复术　复合树脂是在丙烯酸酯基础上发展起来的一种新型修复材料，主要由树脂基质和无机填料组成，被认为是目前较为理想的牙色修复材料。具有美观、磨除牙体组织少、绝缘、固位好等优点。

1) 适应证　复合树脂可用于临床上大部分的牙体缺损修复，适应证主要包括以下方面。

(1) 前牙Ⅰ～Ⅴ类洞的修复。

(2) 冠底部和核的构建。

(3) 窝沟封闭或预防性修复。

(4) 美容修复，如贴面、外形修复、牙间隙封闭。

(5) 间接修复体的黏固。

(6) 暂时性修复体。

(7) 牙周夹板。

2) 复合树脂直接修复牙体预备的特点

(1) 去除龋坏、脆弱的牙体结构。

(2) 预备洞缘，根面窝洞洞缘角为 90°，其他部位的釉质洞缘角应大于 90°。

(3) 在牙体预备时应提倡微创操作，尽可能保存牙体组织。

与银汞合金比较，复合树脂修复的牙体预备外形保守，较少扩展；轴壁和髓壁的深度根据病损深度而定，没有统一深度；需要预备釉质斜面；使用金刚砂钻预备后的洞壁较粗糙。

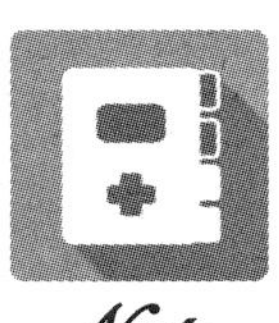

3）复合树脂修复的牙体预备类型

（1）传统型预备　传统型预备与银汞合金修复时的预备基本一致。

（2）斜面型预备　斜面型预备与传统型相似，如外形为盒状，有相似的轴线角结构，其特征是洞缘为斜面。斜面型预备的适应证是替换原有传统型银汞合金修复体的病例。预备釉质斜面的目的是使釉柱末端得以充分暴露，能获得有效的酸蚀（图 3-18），而传统型仅仅只有釉柱侧面酸蚀，釉柱末端未获酸蚀，酸蚀面的增加使得树脂的黏结力更大。

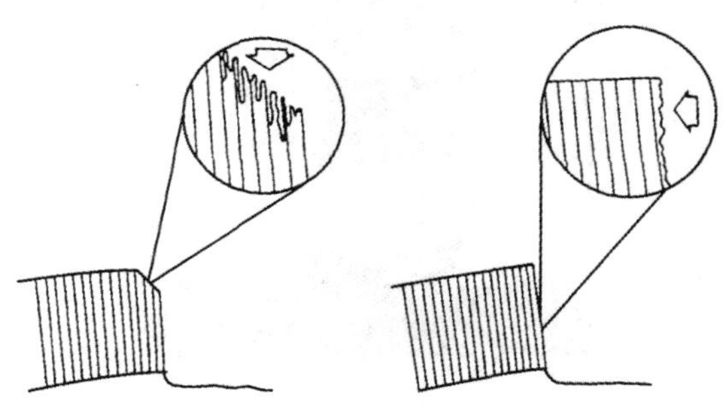

图 3-18　斜面型预备

（3）改良型预备　改良型预备的目的是尽可能保守地去除病损组织，保存更多的牙体结构，依靠黏结使修复体固位。因此改良型窝洞既不需预备特殊的洞形，也不需预备特定的窝洞深度，窝洞的范围和深度根据病损的范围和深度决定（图 3-19）。

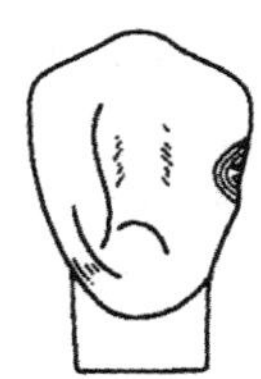
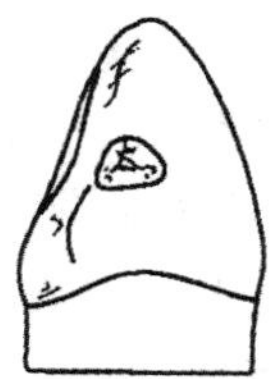
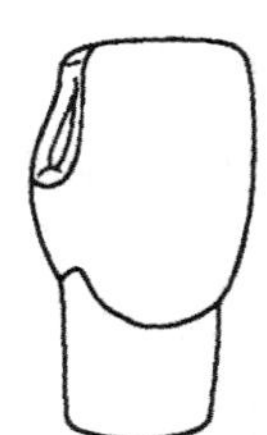
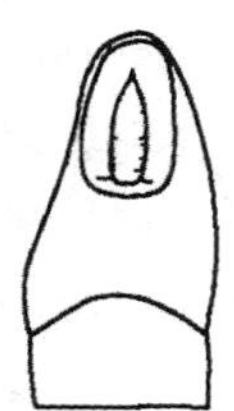
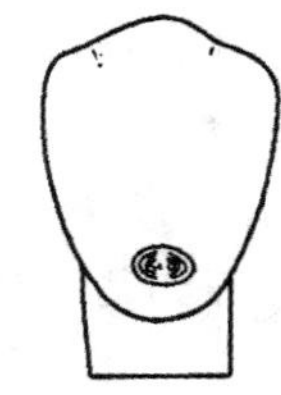
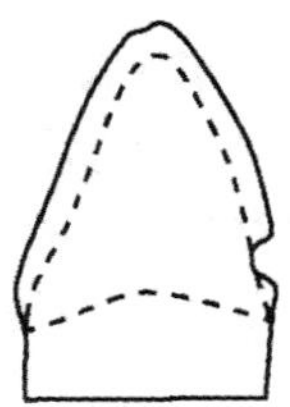

图 3-19　改良型预备

改良型窝洞的适应证是较小的龋损或釉质缺陷。也可用于较大的龋损，但需预备辅助固位结构，如较宽的斜面、固位沟等。

4）成形片的放置　凡涉及邻面接触区的复合树脂修复，必须使用成形片。因为复合树脂固化后没有可塑性，在固化前需要利用成形片和楔子将治疗牙与邻牙分开，放置成形片有助于材料的充填，正确恢复邻接关系。临床常用透明聚酯薄膜成形片。

5）复合树脂修复的基本步骤

（1）比色　根据邻牙颜色，在自然光下比色，选择合适色度的复合树脂。

（2）清洗窝洞、隔湿。

（3）保护牙髓　由于复合树脂材料和牙本质黏结剂有绝缘性，通常不需任何衬底。如果牙体预备后近髓（剩余牙本质厚度＜1 mm 或牙髓暴露），则需要使用氢氧化钙盖髓剂间接或直接盖髓，然后用玻璃离子水门汀封闭盖髓区，防止随后的酸蚀剂对氢氧化钙的溶解作用。

（4）釉质黏结　用 30％～50％磷酸处理洞缘釉质壁、釉质短斜面及垫底表面，处理时间也可按厂家说明进行，用水彻底冲洗后，吹干牙面，可见牙面呈白垩色。

（5）黏结　根据不同的酸蚀剂采取不同的酸蚀黏结技术，也可采用预酸蚀加自酸蚀黏结技术。

（6）填充复合树脂　复合树脂的填充技术有整块填充和逐层填充技术。整块填充又称一次性填充，适用于深度小于 2 mm 的浅窝洞。逐层填充包括水平逐层填充和斜向逐层填充。

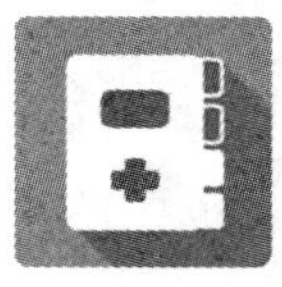

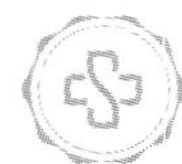

水平逐层填充适用于前牙唇面填充和后牙窝洞髓壁的首层填充，斜向逐层填充产生的聚合收缩最小，是后牙窝洞充填的首选技术(图 3-20)。充填时第一层树脂的厚度应在 1 mm 内，以后每层树脂的厚度不要超过 2 mm。

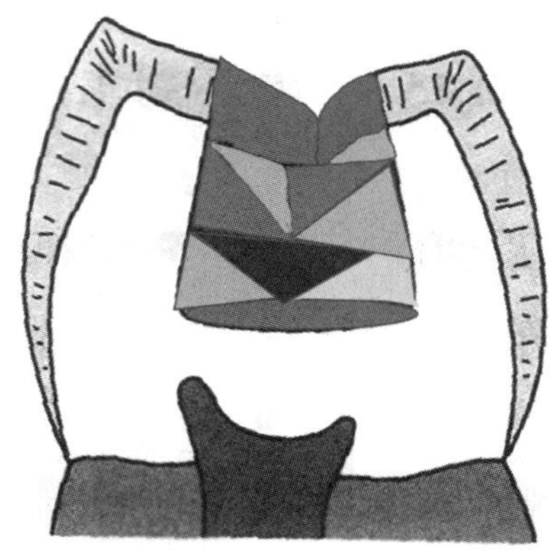

图 3-20　复合树脂的斜向逐层充填技术

(7) 修复外形　树脂完全固化后，用金刚砂针修整外形。

(8) 调整咬合　充填后应用咬合纸检查咬合情况，调磨高点。

(9) 打磨抛光　依次用粗细砂片打磨，橡皮轮或细绒轮蘸打磨膏抛光牙面。

(六) 玻璃离子水门汀修复术

玻璃离子水门汀具有良好的黏结性、良好的生物相容性，可释放氟离子，具有防龋能力；对牙髓刺激少；热膨胀系数最接近人的牙体组织；聚合时无收缩，封闭性好等。临床可用于修复体黏结固位、垫底和牙体缺损充填修复。但玻璃离子水门汀在抗磨性、美观性、临床操作性及材料的稳定性等方面不如复合树脂，这在一定程度上限制了其临床应用的范围。随着玻璃离子水门汀材料性能的改进，新型玻璃离子水门汀材料(如光固化玻璃离子水门汀和高强度玻璃离子复合体)的应用越来越广泛。

1. 适应证

(1) Ⅲ、Ⅴ类洞和后牙邻面洞等不承受咀嚼压力的洞形。

(2) 牙颈部楔状缺损的修复。

(3) 乳牙各类洞的修复。

(4) 根面龋的修复。

(5) 外伤牙折后暴露牙本质的覆盖，松动牙的暂时性充填。

2. 窝洞的预备要求　不必做倒凹固位结构，只需去除龋坏牙本质，不做扩展。仅在必要时做固位，窝洞点线角要圆钝，洞缘釉质不做斜面。

3. 操作步骤

(1) 牙体预备　与复合树脂修复方法相同。

(2) 牙面处理　除洞底距牙髓不足 0.5 mm 的深洞需先用氢氧化钙衬洞外，一般不需要垫底。

(3) 充填材料　采用塑料充填器充填材料从洞侧壁填入洞内，水平移动加压使材料就位。

(4) 涂隔水剂　化学固化型完全固化需 24 h，为防固化反应受唾液干扰和固化脱水后产生龟裂，充填后表面涂釉质黏结剂。

(5) 修整外形及打磨：化学固化型应在 24 h 后进行，方法同复合树脂修复术。

玻璃离子黏固剂和复合树脂联合修复牙本质缺损，称夹层修复术(即三明治修复术)。玻璃离子水门汀能直接与牙本质和复合树脂黏结，可以很好贴合无釉质结构的龈壁，能有效封闭

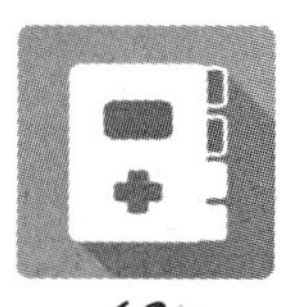

Note

颈部边缘，玻璃离子水门汀具有与牙本质接近的弹性模量，可以缓冲树脂聚合产生的收缩力，临床上采用玻璃离子水门汀加复合树脂开放式三明治修复技术修复Ⅱ类洞。牙体制备后，先用玻璃离子水门汀充填邻面洞，高度达到邻面接触区下方，采用常规复合树脂黏结技术，修复其他部分，最后修整抛光。

三、深龋的治疗

深龋发展到达牙本质深层时，牙髓容易被外界物理、温度、化学变化和龋坏牙本质的细菌和代谢产物刺激，牙髓常有一定的炎症反应。如能去除刺激，牙髓可恢复正常。治疗深龋时，处理不当，容易造成牙髓损害。

（一）深龋的治疗原则

1. 停止龋病发展，促进牙髓的防御性反应 去除龋坏组织，消除感染源是终止龋病发展的关键步骤。原则上应去尽腐质，而尽量不穿髓。由于深龋接近牙髓，去腐时应特别小心，必须根据不同年龄的髓腔解剖特点，结合洞底的颜色、硬度和患者的反应等具体情况进行处理。年轻人多为急性龋，软化牙本质多，着色浅，去龋时易穿髓，可保留洞底近髓处少量已脱矿的牙本质，采用间接盖髓术，盖以有抑菌和促进修复性牙本质形成作用的制剂，如氢氧化钙，达到终止龋病发展、促进牙髓防御性反应的目的。

2. 保护牙髓 术中必须保护牙髓，减少对牙髓的刺激。在治疗深龋时应防止对牙髓造成机械、温度刺激。手术操作时机械的使用要间断、慢速磨除，勿向髓腔方向加压。随时用水冲洗窝洞，棉球拭干，保持视野清晰。用探针探查有无穿髓孔时，应沿洞底轻轻滑动，勿施压力，以防穿髓。

3. 正确判断牙髓状况 正确判断牙髓状况是深龋治疗成功的基础。深龋时，牙髓受外界刺激而发生病变的可能性很大，故首先要对牙髓状况做出正确判断，才能制订出正确的治疗方案。研究表明，牙髓反应与牙本质的有效厚度和钙化程度、病变进程、细菌的种类和数量、致病性、牙髓细胞和微循环状况、患者的年龄等因素有关，这些因素可影响牙髓的通透性和牙髓的反应性。

临床上应仔细询问病史，了解患者有无自发痛和激发痛，结合临床检查做出正确诊断，切勿将牙髓炎误诊为深龋。

（二）洞形制备要点

深龋洞破坏较大，入口容易，深度已达牙本质深层，先去除洞缘的龋坏组织和无基釉，暴露龋损，深龋的深层龋坏可用挖器或球钻仔细去除，洞底可以不平或呈圆弧形。在预备窝洞时，按照备洞要求制成平直侧壁，切忌将洞底磨平以免意外穿髓，不平的洞底用材料垫平，在垫底后可以做固位形。

深龋的破坏较大，应对承受𬌗力的牙尖、牙嵴进行修整，适当降低其咬合，磨低脆弱的牙尖和嵴。

（三）治疗方法

依据牙髓有无充血和软龋是否去除干净选择深龋治疗方法。

1. 垫底充填 适用于无自发痛、激发痛不严重、刺激去除后无延缓痛、能去尽龋坏组织的患牙。窝洞预备好后，一般需双层垫底后再充填。先用氧化锌丁香油黏固剂垫底，保护牙髓，再垫一层磷酸锌黏固剂，形成平而硬的洞底，利于充填。如果用聚羧酸锌黏固剂或玻璃离子黏固剂垫底则只垫一层。垫底后可做倒凹固位增加固位力，选用适宜的永久材料充填，恢复牙的形态和功能。

2. 安抚治疗 适用于无自发痛，但有明显激发痛、对备洞过程极其敏感的一些深龋患者。

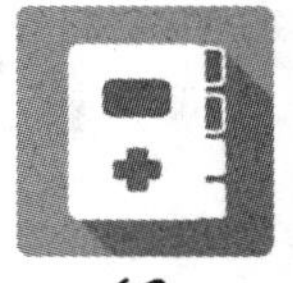

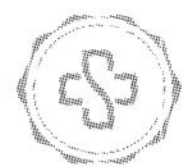

安抚治疗是将具有安抚、镇痛、消炎作用的药物封入窝洞，使牙髓充血恢复正常，消除临床症状的方法。窝洞预备好、清洁后，洞内放置大小合适的丁香油棉球或抗生素小棉球，用氧化锌丁香油黏固剂暂封，观察1～2周，复诊无症状、牙髓活力正常、无叩痛者，取出棉球，酌情做双层垫底永久充填，或采用间接盖髓术。有症状者进一步做根管治疗。

3. 间接盖髓术 适用于软化牙本质不能一次去尽，牙髓-牙本质反应能力下降，无明显主观症状的深龋患者。用有消炎和促进牙髓-牙本质修复反应的盖髓剂盖于洞底，促进软化牙本质再矿化和修复性牙本质形成，从而保存生活牙髓的方法称为间接盖髓术。常用盖髓剂有氢氧化钙制剂。治疗时首先在洞底垫一薄层氢氧化钙制剂，用氧化锌丁香油黏固剂暂封，观察1～3个月。复诊无症状者，可去除大部分暂封体，再做永久充填。

（四）深龋的治疗方案

综合考虑龋病的类型，患牙牙髓状况和龋坏组织去除程度等因素，正确选择治疗方法。

(1) 软龋能去除干净的急、慢性龋，牙髓正常，直接垫底充填，如牙髓充血，先采用安抚治疗观察1～2周，若无症状，再垫底充填。

(2) 软龋不能去除干净的急性龋，牙髓正常，间接盖髓后垫底充填，如牙髓充血，先采用安抚治疗观察1～2周，无症状后，再间接盖髓垫底充填。

(3) 软龋不能去除干净的慢性龋，牙髓正常，间接盖髓后观察3～6个月，再去除软龋后间接盖髓，垫底充填；如牙髓充血，先采用安抚治疗，间接盖髓后观察3～6个月去除软龋后间接盖髓，垫底充填。

四、龋病治疗并发症及处理

龋病治疗过程中对牙髓状况判断失误或操作不当，可能造成治疗失败，甚至引起并发症，故在治疗过程中，应根据患牙的破坏程度，做出正确的诊断和相应的治疗方案，严格进行规范操作，减少并发症的发生。

（一）意外穿髓

意外穿髓是指在窝洞制备过程中出现健康牙髓的意外暴露。

1. 原因 对髓腔解剖不熟悉，髓腔解剖结构变异，操作不当。

2. 处理 根据具体情况（如牙髓活力状况、穿髓孔大小）选择不同的根管治疗方法，如直接盖髓术、牙髓切断术、根管治疗术等。

（二）充填后疼痛

充填后出现疼痛，根据引起疼痛的原因和疼痛的性质分为牙髓性疼痛和牙周性疼痛。

1. 牙髓性疼痛

(1) 激发痛 常见原因有备洞过程中的物理刺激；中、深龋未垫底，直接充填银汞合金；充填材料对牙髓的化学刺激。常表现为牙体在充填修复后出现冷热刺激痛，但无明显延缓痛或有短暂的延缓痛。

处理：轻者可观察，缓解后可不予处理；未缓解者，去除充填物，安抚，重新充填。

(2) 与对𬌗牙接触时疼痛 原因多为对𬌗牙相应牙齿有不同的金属修复体，上、下牙接触时产生微电流而引起疼痛，临床表现为上、下牙接触时产生短暂疼痛，脱离接触后疼痛消失。

处理：更换材料，改用非导体类材料（如复合树脂）或同类金属材料修复。

(3) 自发痛 近期出现的原因为对牙髓状况判断错误，未发现小的穿髓孔。临床表现为自发性、阵发性疼痛，不能定位，温度刺激可加重疼痛。远期原因为充填材料对牙髓的慢性刺激，致牙髓出现炎症反应，甚至牙髓坏死。

处理：根据患者年龄和牙髓情况选择合适的治疗方法。

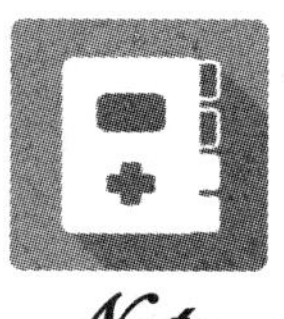
Note

2. 牙周性疼痛

(1) 咬合痛 因充填物过高，咬合时早接触所致。充填后出现疼痛，与温度无关。

处理：检查确定早接触的部位，磨除高点。

(2) 持续性自发钝痛，可定位，与温度刺激无关，咀嚼时加重。主要原因：术中器械伤及牙龈、牙周膜或酸蚀剂溢至牙龈而致牙龈炎症；充填物在龈缘形成悬突，压迫牙龈致牙龈有炎症、出血；接触点恢复不良，造成食物嵌塞，引起牙龈炎症、牙龈退缩及牙槽骨吸收。

处理：轻度牙龈炎者，局部冲洗，涂3%碘甘油。去除悬突，消除局部刺激因素。接触点恢复不良者应重新充填，必要时做冠或嵌体修复，以恢复正常接触关系。

（三）充填体折断、脱落

充填体折断、脱落的主要原因有窝洞预备不良、充填材料调制不当、充填方法不当、过早承担咬合力、充填体存在高点等。

处理：除去原残存充填体，针对洞形存在问题，按照备洞原则修整洞形，按正规操作调制材料，完成窝洞充填，认真交代医嘱。

（四）牙齿折裂

牙齿折裂的主要原因有窝洞制备时未去除无基釉，洞周薄壁弱尖，未降低咬合；磨除过多的牙体组织，牙体组织抗力减弱；点线角过锐，应力集中；充填体过高，过陡，存在𬌗创伤；充填物的过度膨胀。

处理：部分折裂者，去除充填物后，修整洞形，重新充填。固位和抗力不够者，行黏结修复术、附加固位钉修复术、嵌体或冠修复。完全折裂至髓底者应予拔除。

（五）继发龋

主要原因：备洞时未去尽龋坏组织，充填材料与洞壁界面之间存在微渗漏，洞缘无基釉未去尽，洞缘设计在滞留区或深的窝沟内。

处理：去除充填物及继发龋，修整洞形，重新充填。使用洞漆和黏结剂可增加充填材料与洞壁间的密合度，从而降低微渗漏的发生率。

本章小结

龋病	学习要点
概念	龋病，牙菌斑，继发龋
病因	四联因素理论
分类	按龋病的发病情况和进展速度分类，按损害的解剖部位分类，按龋病病变的深度分类
诊断	诊断方法，临床表现及诊断要点
鉴别诊断	正常窝沟与窝沟龋的鉴别，光滑面龋与釉质发育不全、氟斑牙的鉴别，深龋与慢性牙髓炎的鉴别，深龋与可复性牙髓炎的鉴别

窝洞的分类、结构和各部分名称；窝洞制备的基本原则和步骤；银汞合金、树脂黏结修复的方法、玻璃离子水门汀修复方法；深龋治疗的特点和方法选择是本章的重点。熟悉龋病非手术治疗、龋病并发症及处理和垫底材料和修复材料。了解牙体修复的生物学基础。

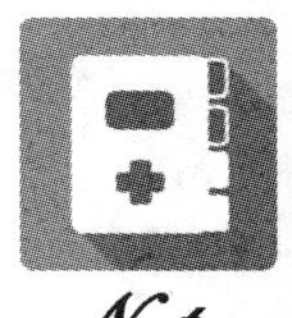
Note

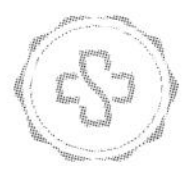

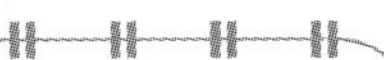

目标检测

一、判断题

1. 目前公认的主要致龋菌是变形链球菌。（　）
2. 各种糖致龋性的排序如下：葡萄糖＞蔗糖＞麦芽糖＞果糖＞木糖醇。（　）
3. 龋病的好发部位包括窝沟、邻接面和牙颈部。（　）
4. 按龋损发生的部位可将龋病分为急性龋、慢性龋。（　）
5. 浅龋是龋病进展到牙本质浅层的龋病。（　）

二、简答题

1. 龋病常用的诊断方法有哪些？
2. 窝沟龋如何与正常窝沟相鉴别？
3. 深龋的治疗原则是什么？
4. 复合树脂直接修复牙体预备的特点是什么？

（谭　健　杜凤芝）

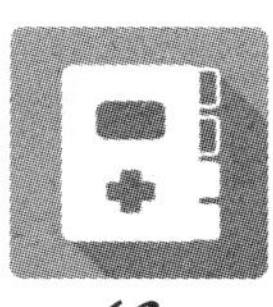

第四章　牙体硬组织非龋性疾病

学习目标

1. 掌握　釉质发育不全、氟牙症、四环素牙、畸形中央尖、楔状缺损的临床表现和预防原则；牙外伤的种类及治疗原则。

2. 熟悉　牙形态异常疾病的概念及临床表现；畸形中央尖的治疗方法；牙本质过敏症的临床表现。

3. 了解　牙发育异常疾病的病因；遗传性牙本质障碍、先天性梅毒牙的临床表现；牙本质过敏症的病因及治疗原则。

本章 PPT

案例导入

男性，10 岁。右上 1 外伤，牙冠折断 3 h。口腔检查：右上 1 近中切角缺损大，牙髓外露，探诊疼痛（+++），叩诊（+），松动Ⅰ度。

思考：

1. 该患者的诊断及诊断依据是什么？

2. 治疗方案是什么？

第一节　牙发育异常

一、牙结构异常

牙结构异常是指牙发育期间，在牙基质形成或基质钙化时，受到各种影响，造成牙齿发育的不正常，并且在牙体组织上留下永久性的缺陷或痕迹。常见的有釉质发育不全、遗传性牙本质障碍、氟牙症和四环素牙等。

（一）釉质发育不全

釉质发育不全是指牙发育期间，由全身疾病、营养不良或严重的乳牙根尖周感染所导致的釉质发育障碍，表现为釉质结构异常。牙齿发育时期不同，釉质基质形成时受到阻碍的严重程度不同，时间长短不一，临床所见釉质实质性缺损也不一样。根据致病的性质不同，可分为釉质发育不全和釉质矿化不全。釉质发育不全是由釉质基质的合成、分泌基质的过程发生障碍所致，临床上表现为实质性缺损；釉质矿化不全是指基质形成正常，但矿化受影响，临床上仅表现为硬度和颜色的改变，而无实质性缺损。两者可单独发病，也可同时存在。

Note

1. 病因

1）全身因素

（1）严重的营养障碍　如维生素A、C、D以及钙、磷、碘等物质缺乏，可影响成釉细胞分泌釉质基质或造成矿化障碍。

（2）内分泌失调　甲状旁腺是直接控制钙磷代谢的内分泌腺，一旦功能降低，可造成血清中钙含量降低，进一步影响釉质基质矿化。

（3）母体疾病　如风疹、毒血症等，可使胎儿在这些疾病发生期间出现釉质发育不全。

（4）婴幼儿时期的疾病　如肺炎、麻疹、猩红热、严重的消化不良等。

2）局部因素　如乳牙患龋、牙槽脓肿、根尖脓肿、外伤等，可影响继承恒牙胚的发育。这种情况常见于个别牙齿，以前磨牙居多，又称特纳（Turner）牙。

3）遗传因素　目前研究证实釉质发育不全的遗传方式有X连锁隐性遗传，常染色体显性遗传和常染色体隐性遗传三种。形成釉质发育不全的病因涉及多个候选基因的突变，其发病机制目前尚未明确。

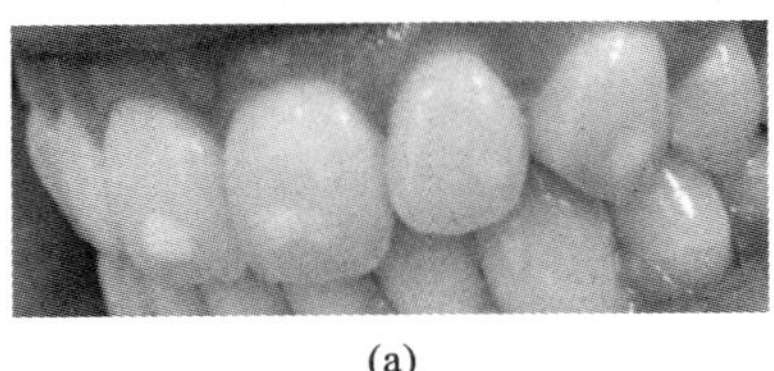

(a)

(b)

图4-1　釉质发育不全

（a）轻症；（b）重症

2. 临床表现　根据病变的程度不同，临床上将其分为两类。

1）轻症　由于釉质矿化不全而形成，釉质形态基本完整，表面无实质性缺陷，仅有色泽和透明度的改变，呈白垩色。临床上一般无自觉症状（图4-1(a)）。

2）重症　由釉质发育不全而导致，牙釉质表面呈实质性缺损，形成带状或窝状的凹陷，牙着色较深，呈黄褐色或棕褐色改变（图4-1(b)）。

（1）带状凹陷　在同一时期全部釉质发育受到不利因素影响时，牙面上可形成带状凹陷。带状凹陷的宽度可反映遭受不利因素时间的长短。若不利因素反复发生，则牙面上可形成数条平行的横沟。

（2）窝状凹陷　由成釉细胞成组地被破坏，而其邻近的细胞继续生存并形成釉质而致。严重者呈蜂窝状，甚至无釉质覆盖，前牙表现为切端釉质缺损，后牙表现为牙尖釉质缺损。

患牙釉质常呈对称性缺损，这是由致病因素出现在牙发育期间所致。因此，临床上可根据釉质发育不全的牙位来推断致病因素出现的时期。例如，若上颌中切牙、尖牙、第一磨牙，以及下颌中切牙、侧切牙、尖牙、第一磨牙的切缘或牙尖出现釉质发育不全，则表示致病因素出现在1岁以内；若上颌侧切牙切缘釉质缺陷，则表示致病因素出现在出生后第2年；若前牙和第一磨牙未受累，而其他后牙表现为釉质发育不全，则可推断出生后2～3年遭受致病因素影响。若乳牙根尖周感染致继承恒牙釉质发育不全，则恒牙表现为牙冠小、形状不规则，呈灰褐色（图4-2）。

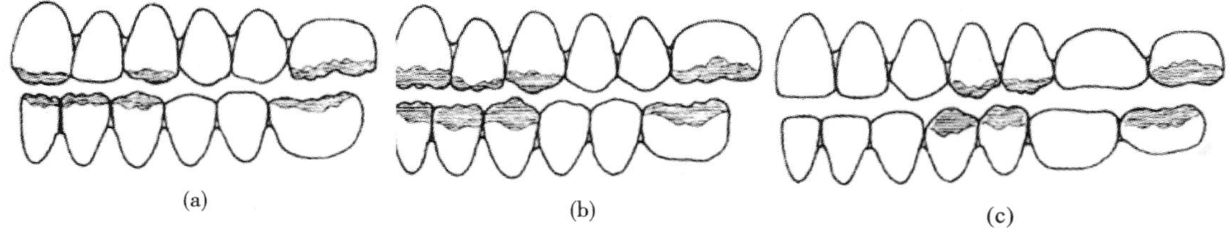

(a)　(b)　(c)

图4-2　釉质发育不全的部位与发生障碍的年龄关系

（a）出生后第1年罹患牙位；（b）出生后第1～2年罹患牙位；（c）出生后第3年罹患牙位

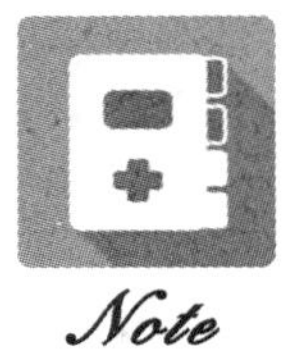

Note

由于患牙牙釉质缺损或矿化不全，其耐磨性及抗酸能力较差，易磨损和患龋，患龋后进展较快。釉质缺陷致使牙本质暴露者，可表现为对酸、甜、冷、热、空气敏感，咀嚼硬食物有酸软或酸痛感。

3. 诊断及鉴别诊断

1）诊断要点

（1）在牙发育矿化期间，孕妇或婴幼儿患有引起釉质发育障碍的全身或局部疾病。

（2）牙釉质有颜色或结构上的改变。根据病情程度不一，颜色由轻到重表现为白垩色、黄褐色、棕褐色改变；形态可呈现带状或窝状凹陷，严重者呈蜂窝状或完全无釉质覆盖，表现为牙冠小、形状不规则。

（3）一般无自觉症状。若釉质严重缺损，可以表现为牙本质过敏症状；若同时罹患龋病，可出现相对应的症状。

2）鉴别诊断　本疾病主要与龋病相鉴别（表 4-1）。

表 4-1　釉质发育不全与龋病的鉴别

	釉质发育不全	龋病
发病特点	具有对称性，成组性	无对称性规律
发病部位	不具有特异性，可在釉质任何部位出现	具有部位特异性，常好发于窝沟、邻接处或牙根部
质地	颜色和（或）形态改变的部位光滑且质地坚硬	颜色和（或）形态改变的部位粗糙且质地变软

4. 防治原则　本疾病是牙在颌骨内发育矿化期间发生障碍所留下的缺陷，继而在萌出后被发现，而并非牙萌出后机体健康状况的反映。因此，只有预防孕妇或婴幼儿的全身或局部疾病，才能有效预防本疾病的发生。

（1）妊娠期妇女应注重营养保健，如增加维生素 A、维生素 D、钙、磷、碘等物质的摄入。

（2）1～6 个月婴儿应提倡母乳喂养。

（3）小儿麻疹、猩红热、肺炎、病毒感染应及时治疗。

（4）2～3 岁儿童应定期进行口腔健康情况的检查，出现乳牙疾病应及时治疗。

（5）1～4 岁儿童可多补充维生素 A、维生素 D、钙、碘等。

（6）对已经出现着色或缺损的患牙，轻症者可做好防龋措施，也可通过渗透树脂修复，改善外观；重症者可通过复合树脂充填、贴面或冠修复方式进行治疗。

（二）遗传性牙本质障碍

遗传性牙本质障碍可分为遗传性牙本质发育不全和遗传性牙本质发育不良。其中，根据临床特征及影像学表现，牙本质发育不全可分为Ⅰ型、Ⅱ型、Ⅲ型；牙本质发育不良可分为Ⅰ型、Ⅱ型。本节仅讨论牙本质发育不良Ⅱ型，即遗传性乳光牙本质。本病属于常染色体显性遗传病，可在家族中连续几代出现，也可隔代遗传。男女患病率均等，乳、恒牙均可受累。

1. 临床表现　全口牙冠呈微黄色半透明，在光照下呈现特殊的乳光色。釉质易从釉牙本质界处分离脱落，致使牙本质暴露，可并发牙髓炎、根尖周炎及重度磨损。当全部牙冠重度磨损造成低咬合时，可引起咀嚼、语言等功能障碍或颞下颌关节紊乱综合征等。影像学表现为牙根短，牙颈部明显缩窄，髓室和根管狭窄甚至完全闭锁（图 4-3）。

2. 诊断要点

（1）有家族遗传史。

（2）乳、恒牙均可受累。

（3）有特殊的临床表现及影像学表现。牙冠呈半透明乳光色；X 线表现为牙根短，牙颈部

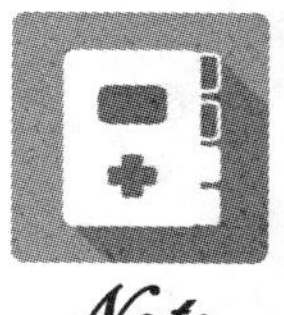

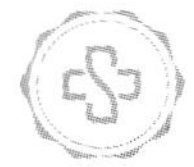

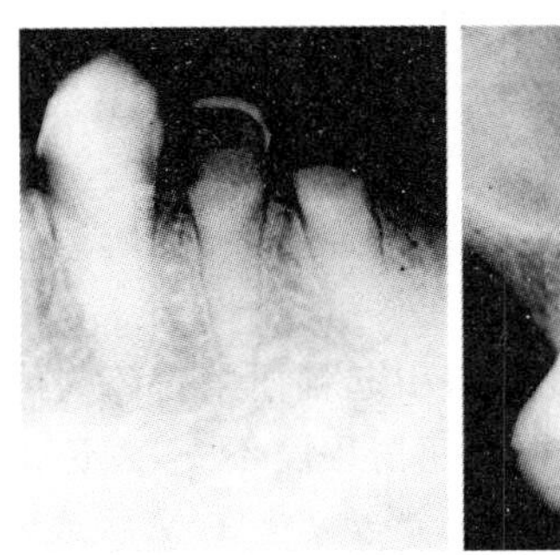
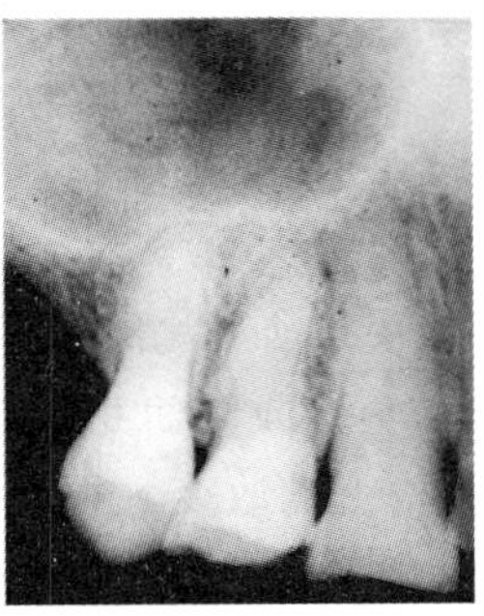

图 4-3　遗传性乳光牙本质患者牙髓腔变窄或闭锁

可明显缩窄，髓室和根管狭窄甚至完全闭锁。

3. 治疗原则　由于牙列常有严重的磨损，故基本原则以保护或恢复牙的形态和功能为主。可做殆垫保护患牙；如已出现重度磨损者，则可进行全冠修复及咬合重建；对于已出现牙髓炎、根尖周炎或颞下颌关节紊乱综合征者，则做相应治疗。

（三）先天性梅毒牙

先天性梅毒牙主要表现为半月形切牙和桑葚状磨牙等，常见于恒牙。10%～30%的先天性梅毒患者可见牙的表征。

1. 发病机制　在牙胚形态发生期，由于梅毒螺旋体的侵犯，炎症细胞浸润，成釉器受累，部分釉质沉积停止，牙本质矿化障碍，前期牙本质增多，因而牙本质塌陷，形成半月形损害。

2. 临床表现

（1）多见于恒牙列，上颌切牙、下颌侧切牙及上、下颌第一恒磨牙尤为常见，而乳牙列极少受累。主要与以下因素有关。

①胚胎末期及出生后第一个月是梅毒螺旋体对组织损害最严重的时期。

②胎盘对梅毒螺旋体有较强的屏障作用，不易直接作用于胎儿。

③若梅毒螺旋体在胚胎早期即穿过胎盘屏障造成组织严重受损，则可导致胎儿流产，不会遗留畸形牙。

（2）半月形切牙　又称哈钦森牙（Hutchinson teeth），这种切牙的切缘比牙颈部狭窄，切缘中央有半月形凹陷，两切角圆钝，切牙之间空隙较大（图 4-4(a)）。

（3）桑葚状磨牙　Fournier 于 1886 年首次报道先天性梅毒牙患者的第一恒磨牙形态异常，表现为牙冠短小，牙尖皱缩并向中央靠拢，表面粗糙，釉质呈多个不规则小结节和坑窝状凹陷，散在分布于近殆面处，犹如桑葚（图 4-4(b)）。

（4）蕾状磨牙　Moon 于 1877 年报道，第一恒磨牙较正常牙小，牙尖向中央凑拢，但表面光滑而无沟隙或缺损环绕，犹如花蕾状（图 4-4(c)）。

（5）其他部分患者有先天性梅毒的其他表现，如牙萌出过早或过迟、先天性无牙殆、间质性角膜炎、中耳炎或耳聋、前额隆凸而鼻梁塌陷等。

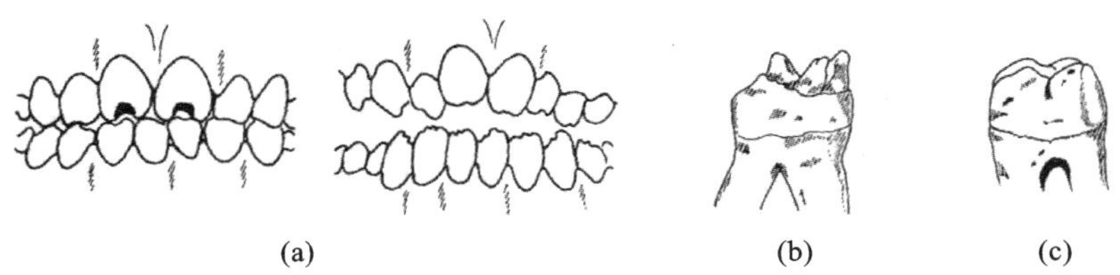

图 4-4　先天性梅毒牙

(a)半月形切牙；(b)桑葚状磨牙；(c)蕾状磨牙

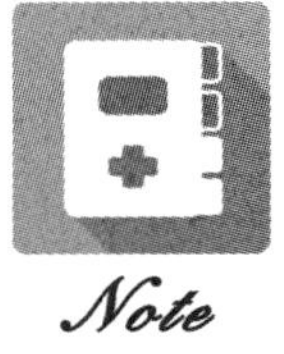

3. 防治原则

(1) 在妊娠早期治疗梅毒，是预防先天性梅毒牙的有效方法。

(2) 妊娠后 4 个月内进行抗梅毒治疗，95%的婴儿可避免罹患先天性梅毒。

(3) 对已发生的先天性梅毒牙，可用充填或冠修复的方式恢复牙冠形态。

(四) 氟牙症

氟牙症又称氟斑牙或斑釉牙，是在牙发育矿化期间由于摄入过量的氟元素而导致牙釉质发育异常的表现。该疾病是慢性氟中毒早期最常见的症状，具有明显的地区性分布特点，主要流行区为东北、西北及西南地区。

1. 病因

(1) 饮用水中氟含量过高　饮用水是人体摄入氟的最大来源，饮用水中的氟含量过高是氟牙症发生的主要原因。一般认为，水中氟含量以 1 ppm(1 mg/L)为宜，该浓度既能有效防龋，又不致发生氟牙症。但因年龄、气候条件、饮食习惯等差异，我国现行水质标准的氟含量为 0.5～1 ppm。

(2) 食物中氟含量过高　食物是人体摄入氟的第二大来源。当地的水源、空气、土壤等环境中的氟含量过高时，可使农作物中氟含量增加，以致当地居民通过食物摄入过多的氟元素。而食物中无机氟化物的溶解度及钙、磷含量可影响人体对氟元素的吸收率。充足的维生素 A、D 和适量的钙、磷，可减少人体对氟的吸收。

(3) 空气中氟含量过高　在我国一些高氟煤矿地区，燃煤污染导致当地空气、农作物中的氟含量过高，致使当地居民摄入过多的氟元素。

(4) 遗传因素　近年来，越来越多的研究指出，一些候选基因，如 COL1A2、CTR、ESR、COMT 等的遗传变异可增加人群氟中毒的发生风险。因此，临床可见，即使在相同的生活环境下，包括氟摄入和其他营养成分的饮食模式保持不变时，不同个体患病的表现程度不一。

2. 发病机制　碱性磷酸酶可通过水解多种磷酸酯，为骨、牙代谢提供无机磷参与骨盐形成。当氟含量过高时，碱性磷酸酶的活性受抑制，从而导致釉质发育不良和骨质变脆等骨骼疾病。釉质表现为柱间质矿化不良和釉柱的过度矿化，釉质表层呈多孔性，易于吸附外源性色素而产生氟斑。当多孔性釉质所占的体积较大时，耐磨性降低，釉质表面塌陷，则形成窝状缺陷。

3. 临床表现

(1) 氟牙症多见于恒牙，乳牙发生率较低，程度也较轻。这是由于胎盘对氟有一定屏障作用，但如果氟摄入量过多，超过胎盘筛除功能的限度时，乳牙表面也可呈不规则病损。

(2) 病变多呈对称性，表现为同一时期萌出的牙釉质上有白垩色、黄褐色、棕褐色的云雾状斑点或斑块形成，严重者有实质性缺损。根据病损的程度，可分为白垩型(轻度)、着色型(中度)和缺损型(重度)。临床上，氟牙症的评价常根据釉质颜色、光泽和缺损的面积，采用 Dean 分类法来确定损害的程度(表 4-2、图 4-5)。

表 4-2　氟牙症的分类(Dean 分类法，1942)

分类	计分	临床表现
正常	0	釉质呈半透明状，表面光滑有光泽，呈奶油样白色
可疑	0.5	较正常釉质在通透度上有轻微改变，牙表面可见少量白色小斑点
极轻微	1	不规则散在分布的小面积不透明纸样区域，不超过牙面的 25%
轻度	2	不透明区域更广泛，但不超过牙面的 50%
中度	3	牙面广泛着色，呈黄褐色或棕褐色，有明显磨损
重度	4	釉质表面严重受累，发育不全明显，可见离散或融合的凹坑，广泛着色呈棕褐色

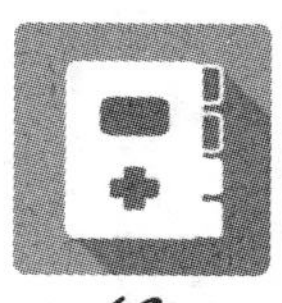

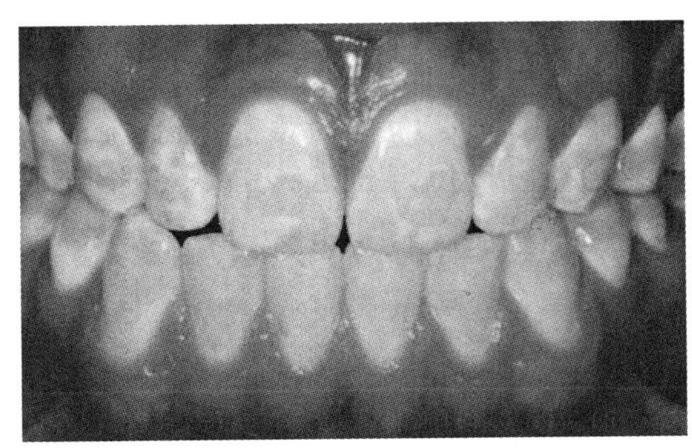

图 4-5 氟牙症

(3) 氟牙症的釉质硬度降低,耐磨性差,但抗酸力较强。

(4) 严重的慢性氟中毒患者,可伴发氟骨症,表现为骨膜、韧带的钙化,关节出现疼痛、肢体变形,严重者可出现脊柱硬化、折断而危及生命。

4. 诊断及鉴别诊断

1) 诊断要点

(1) 患者 7 岁前居住在高氟地区。

(2) 受累牙齿病变呈对称性,可累及全口牙列。

(3) 釉质表面坚硬,伴有不同程度的透明度及色泽的改变,边界不清呈散在云雾状。重度病变者釉质表面严重受累,发育不全明显,伴有实质性缺陷。

(4) 病变主要影响美观,患者无明显自觉症状。

(5) 严重的慢性氟中毒患者,可伴发氟骨症。

2) 鉴别诊断　本病主要与釉质发育不全相鉴别(表 4-3)。

表 4-3　氟牙症与釉质发育不全的鉴别诊断

	氟牙症	釉质发育不全
居住史	6～7 岁有高氟地区居住史	无地区性分布特点
发病部位	发生在多数牙,以上前牙多见	可发生在单颗牙或一组牙上
病变特点	斑块散在分布,边界不清,与生长线不相吻合	斑纹边界较清,且多与生长线平行分布

5. 防治原则　本病最主要的防治措施就是通过改换低氟水源或饮水除氟来减少人体通过饮水和食物摄入的氟;对于燃煤污染型氟中毒的防治,可通过改炉改灶降低空气中的氟含量,从而降低人体氟摄入量。

对已形成的氟牙症可通过树脂渗透技术、复合树脂修复法、冷光美白、Nd:YAG 激光、瓷贴面或全冠修复等方式改善患牙的形态和美观。以下详细介绍常用的口腔内科治疗方法。

1) 树脂渗透技术　适用于轻度或以下着色位置表浅的氟牙症,对于中度氟牙症,可联合漂白术进行治疗。经磨除色素层并酸蚀后,渗透树脂可渗入釉质,使之恢复光滑平整。操作步骤如下。

(1) 去除待治疗患牙表面的软垢或牙石。

(2) 选用精细的尖形抛光金刚砂车针,在保持润湿条件下均匀磨除 0.1～0.2 mm 染色层后,用流水彻底冲净牙面。

(3) 隔湿、干燥,用 15%盐酸凝胶酸蚀牙面 2 min,冲洗至少 30 s 并吹干。注意避免唾液污染。

(4) 涂布干燥剂(常用无水乙醇)于病损部位,并作用 30 s 后吹干。

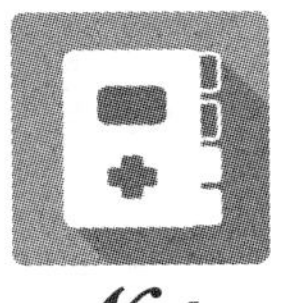
Note

(5) 将渗透树脂涂布于酸蚀部位，并停留 3 min 后用棉签或牙线去除多余材料，光固化 40 s。若效果不理想，可进行第二次渗透。

(6) 抛光，使牙面光滑且有光泽。

2) 复合树脂修复法　适用于着色位置较深甚至伴有牙体缺损的中重度的氟牙症，其方法简便，创伤小，但由于树脂的老化现象难以避免，远期效果一般，目前更多被瓷贴面修复技术所取代。复合树脂修复法的操作步骤如下。

(1) 磨除着色区　磨除着色的釉质，磨除厚度一般为 0.3～0.5 mm。

(2) 酸蚀牙面　隔湿、干燥，用 35%磷酸凝胶酸蚀牙面 30 s，冲洗并吹干。注意避免唾液污染。

(3) 涂布黏结剂　用蘸有黏结剂的小毛刷涂布酸蚀后的牙面，吹薄使之均匀铺开，光固化 20 s 使黏结剂初步固化。注意避免黏结剂涂布过厚造成黏结失败。

(4) 堆塑复合树脂　根据患者年龄、邻牙颜色、肤色进行比色，选定合适的材料。取适量的复合树脂，应用树脂充填、雕刻器械根据各牙形态进行推压塑形，塑形满意后，根据所选用的材料进行光固化 20～40 s。

注意：树脂推压时避免伸入龈沟或覆盖在牙龈上；在推压过程中遵循合适的速度和方向，避免树脂内部形成气泡。

(5) 修整抛光　磨除树脂表面的厌氧层并充分抛光，避免牙菌斑色素沉着而影响树脂的使用年限。

(6) 医嘱　为延长复合树脂的使用年限，嘱患者保持口腔清洁；少食用浓茶、咖啡等重色素的食物及饮料；注意刷牙的力度、刷毛的硬度等，以减轻对树脂的磨损；前牙避免咬硬物致使树脂折断或脱落；定期检查。

（五）四环素牙

四环素牙是在牙齿发育矿化期间，机体服用了过多四环素类药物而引起牙齿内源性着色的现象。目前，随着四环素类药物的不良反应被充分认识，使用减少，这类疾病的发病已逐渐减少。

1. 发病机制　在牙齿发育矿化期间，服用的四环素类药物容易结合到牙组织内形成螯合物，沉积在牙组织中，使牙产生内源性着色。由于牙本质磷灰石晶体小，总表面积比釉质磷灰石晶体大，因而使牙本质吸收四环素类药物的量较釉质多，因此，着色主要表现在牙本质中。在四环素螯合物沉积过程中，还可以抑制牙齿的基质形成和早期矿化，造成釉质发育不全，致使牙齿形成不可逆的损害。此外，四环素类药物可通过胎盘屏障，影响乳牙发育矿化，由于乳牙釉质较薄而透明，其着色较恒牙明显。

2. 临床表现　牙齿内源性着色是主要的临床表现，受累牙初呈黄色，随后缓慢变成棕褐色或深灰色，阳光能促进颜色的转变，因此，前牙的唇面最先变色，且着色比后牙明显。临床上根据其发病的严重程度分为轻度、中度和重度(图 4-6)。

轻度：白垩色不透明区至少累及患牙牙面的一半，牙齿无光泽，牙体肥厚。有时在尖牙、前磨牙及磨牙的咀嚼磨损区可见薄的白色层已被磨掉，显露出正常釉质的浅蓝色色调。

中度：牙齿的釉质外表都受影响，但牙齿形状无变化，牙齿有显著的磨损，唇颊面通常有细小的窝状残缺。牙面着色为棕黄色至黑灰色。

重度：牙釉质严重发育不全，以至于牙齿的正常形状被破坏。这一类的首要诊断指征是断续或融合的凹窝。牙面有广泛着色，其色可呈自棕色至接近黑色不等，牙齿常呈腐蚀样外观。

牙着色程度与以下因素相关。

(1) 服用四环素类药物的种类　不同的四环素类药物的颜色不同，使牙的着色程度也不

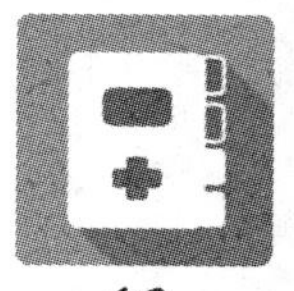

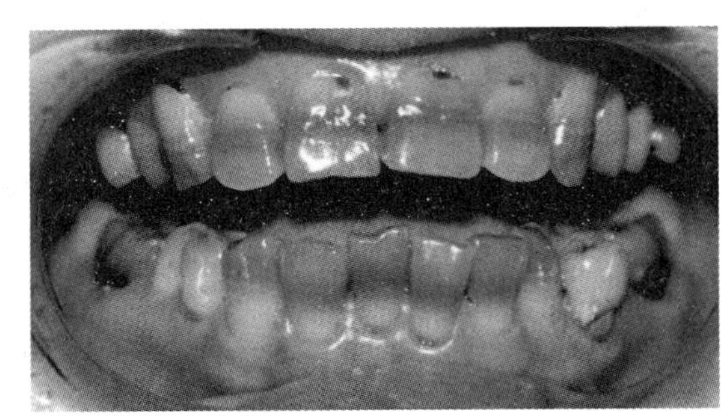

图 4-6　四环素牙

同;如金霉素呈灰棕色,去甲金霉素呈镉黄色,土霉素呈柠檬黄色,影响较小。

(2) 服用四环素类药物的年龄　服药的年龄越早,越接近形成外层牙本质时,着色越靠近釉牙本质界,着色就越明显。而一般在 7 岁后给药,因此时牙齿已经发育完成,则不引起牙着色。

(3) 服用四环素类药物的剂量和次数　服药持续时间越长,给药次数越多,剂量越大,牙的着色越深。

(4) 牙釉质的厚度　釉质越薄,表现的着色越明显,因此靠近牙颈部的着色较牙冠其他部位深,乳牙的着色比恒牙深。

(5) 牙釉质的结构　在严重釉质发育不全时,釉质缺损,着色的牙本质外露,着色更深;但轻度釉质发育不全,釉质呈现白垩色时,则可遮盖着色的牙本质,反而牙色接近正常。

3. 诊断要点

(1) 妊娠期或哺乳期妇女、婴幼儿在牙体硬组织发育期间服用过四环素类药物。

(2) 全口牙呈较均匀一致的黄色、灰色和深褐色改变,阳光下可呈黄色荧光,以后逐渐由黄色变成棕褐色或深灰色。

(3) 牙釉质表面一般正常,坚硬光滑,有时伴有釉质发育不全。

(4) 患者一般无自觉症状,主要表现为牙色异常,影响美观。

4. 防治原则

(1) 妊娠期或哺乳期妇女及 8 岁以下婴幼儿不宜使用四环素类药物。

(2) 对已发生的四环素牙,根据着色和牙体缺损的程度不同,可采用漂白术、复合树脂贴面修复、瓷贴面修复及全冠修复等不同的治疗方法。

5. 治疗　四环素牙可因药物种类、药量、服药的年龄不同而呈现不同程度的着色和牙体缺损,根据临床表现不同,治疗方法可有多种选择。漂白术适用于轻度、中度着色且牙体无缺损患者,复合树脂、瓷贴面修复等方式适用于着色较重或伴有牙体缺损的中、重度患者;全冠修复适用于伴有重度牙体缺损的患牙。

其中,漂白术创伤较小,是常用的口腔内科治疗方法。30%的过氧化氢溶液是最为常用的漂白剂,其主要通过发生氧化反应起效。当过氧化氢与牙接触时,可形成具有强氧化能力的游离离子,由于过氧化氢的相对分子质量与水相似,容易被吸收进釉质,从而氧化牙齿中的色素。其他漂白剂还有过氧化脲、过氧硼酸钠等。漂白效果取决于牙齿着色的程度、着色的原因和着色的时间。另外,值得注意的是,漂白剂不仅作用于牙釉质,还对牙本质、牙骨质、牙髓组织及牙周组织均起作用,因此,进行漂白时需注意对牙本质、牙骨质等的保护。

根据给药途径,漂白术分为内漂白术和外漂白术。内漂白术是指将漂白剂注入牙髓腔内进行漂白,外漂白术指的是漂白剂作用在牙冠表面。其中,外漂白术根据给药的场所,又分为诊室漂白术和家庭漂白术。

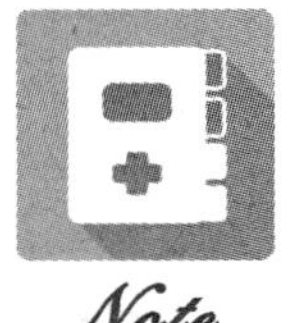
Note

1）内漂白术　内漂白术又称无髓牙漂白术，是指将漂白剂注入牙髓腔内进行漂白的一种方法。适用于完成根管治疗术后的着色牙。对四环素牙及死髓牙的漂白效果优于外漂白术。具体操作步骤如下。

（1）术前记录　记录拟行漂白术的患牙比色结果，并进行常规术前摄像记录，以备术后进行对比。

（2）保护周围组织　将保护剂（凡士林）涂布于牙齿周围软组织后，上橡皮障隔离术区，以保护牙周组织。

（3）髓腔预备　去除完成根管治疗的患牙髓腔内容物至根管口以下 2～3 mm。

（4）封闭根管口　为避免漂白剂外渗，于根管内充填一约 2 mm 厚的玻璃离子黏固剂。

（5）置入漂白剂　将蘸有 30%过氧化氢溶液的小棉球或其他漂白剂置入髓腔内，再用氧化锌丁香油水门汀暂封。1 周后复诊，更换新的漂白剂，如此重复 3～4 次。

（6）充填　去除暂封物并彻底清洗髓腔，以避免漂白剂影响复合树脂的固化，随后，进行永久充填。

2）诊室漂白术　适用于诊室漂白术的漂白剂多为浓度较高的强氧化剂（如 30%的过氧化氢溶液，10%～15%的过氧化脲溶液等），将其置于牙冠表面，通过红外线、激光、冷光照射等催化方法，漂白剂分解渗透到釉质或牙本质中发生漂白作用。适用于无牙体缺损的氟牙症及轻、中度着色的四环素牙，因其损伤小，尤其适用于活髓牙。具体操作步骤如下。

（1）清洁牙面及牙周组织　进行龈上洁治术去除牙面牙菌斑及色素后，用橡皮杯或小刷子蘸不含氟的漂白粉清洁牙面。

（2）术前记录　记录拟行漂白术患牙的比色结果，并进行常规术前摄像记录，以备术后进行对比。

（3）保护周围组织　将保护剂（凡士林）涂布于牙齿周围软组织后，上橡皮障隔离术区，以保护牙周组织。隔湿、干燥牙面。

（4）涂布漂白剂　将漂白剂均匀涂布于牙面。

（5）催化　使用漂白灯、红外线、激光照射或冷光照射等催化方法使漂白剂分解。注意温度控制，避免损失牙髓组织。具体操作要求按产品说明书进行。

（6）术后处理　除去催化装置，冲洗牙面，卸下橡皮障并擦去保护剂后进行比色以进行疗效对比。若疗效不理想，可于 2 周后进行第二次治疗。若患者出现牙过敏症状或其他不适，则进行相应处理。

3）家庭漂白术　家庭漂白术又称夜间漂白技术，是将低浓度的漂白剂及个别托盘给予患者带回家使用。该法操作简单，能减少患者的就诊次数，对外源性着色、内源性着色或增龄性牙色改变有较好疗效，对氟牙症和轻度四环素牙有一定效果，但对中、重度四环素牙的效果较差，不建议使用。具体操作步骤如下。

（1）制作个性化托盘　取模并灌注石膏模型后，在模型上制作软塑个性化托盘，要求托盘能覆盖牙弓达龈下 0.5 mm，尽量少涉及牙周组织。

（2）指导患者使用　每晚睡前彻底刷净牙齿后，将漂白剂注入托盘内并戴入口中过夜。其间禁止饮水及漱口。建议漂白剂与患牙接触 8 h 左右。次日取出后彻底漱口并记录相关情况。

（3）医嘱　若有不适，如牙龈刺激、黏膜烧灼感、牙齿过敏等现象，复诊时告知医师，以便及时做相应处理。

家庭漂白术的疗效与漂白剂的剂量及漂白时间有关，取决于每日使用时间的长短、患者本身的条件及内部颜色对漂白剂的敏感性，一般 2～6 周可获得明显疗效。但对于四环素牙的治疗效果一般，可与诊室漂白术联合使用，效果更佳。

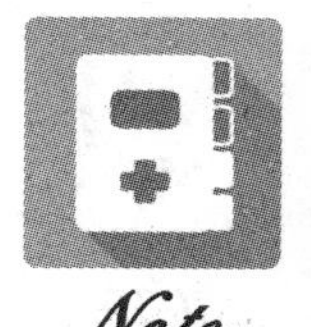

二、牙形态异常

(一) 畸形中央尖

畸形中央尖是指在牙发育期间，由于成釉器异常突起，牙乳头相应伸入突起内，发育完成后在殆面中央窝处出现一个额外的圆锥形突起(图 4-7)，少数也可见于舌嵴、颊嵴、近中窝和远中窝。全世界畸形中央尖的发病率为1%～4%，我国发病率为1.29%～3.6%。

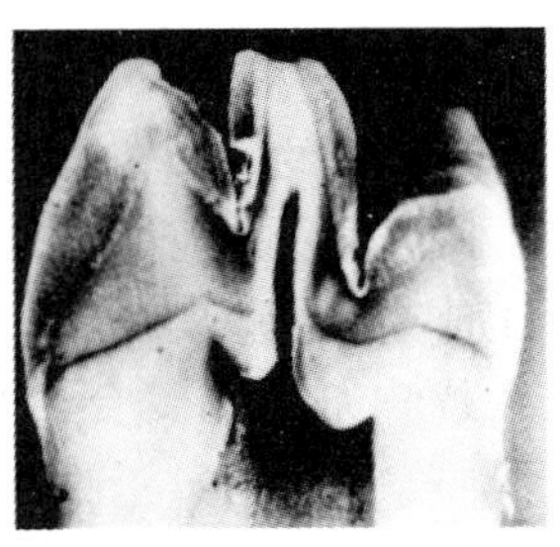

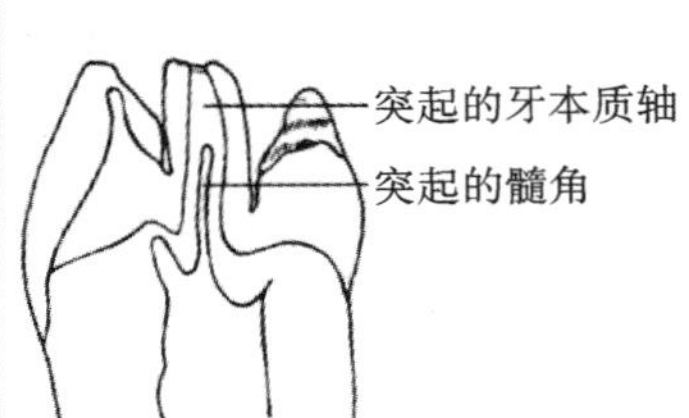

图 4-7 畸形中央尖

1. 临床表现

(1) 好发部位多见于下颌前磨牙，以下颌第二前磨牙最为常见，偶见于上颌前磨牙。多呈对称性分布，也可出现在个别前磨牙上。

(2) 形态可呈半圆形突起、圆柱形或锥形牙尖，高 1～3 mm，牙尖内常伴有高耸的髓角。

(3) 较圆钝且低矮的中央尖可在建立咬合后逐渐被磨损，并形成修复性牙本质，此类患牙牙髓活力正常，牙根发育不受影响。

(4) 长而尖细的中央尖常在建立咬合过程中被折断或磨损，表现为殆面见圆形或椭圆形黑环，中央为浅黄色的牙本质轴，轴中央可见暴露的髓角。常引起牙髓病或根尖周病的发生。由于牙萌出不久后与对颌牙接触则遭折断，牙髓感染坏死，故常影响根尖的继续发育，X 线可见患牙牙根短，根尖部呈喇叭口状。

2. 治疗

(1) 对圆钝而不影响咬合的中央尖不引起症状者，可不做处理。

(2) 对长而尖的中央尖易折断或磨损而露髓者，可在牙刚萌出时对其进行少量多次的磨除(每次磨除量不超过 0.5 mm，间隔 2～3 周)，以促进近髓处修复性牙本质的形成，从而避免露髓。然而，分次调磨存在不可预测性和牙髓暴露的风险，因此临床上更常采用预防性充填，即在严格消毒及局麻下，一次性磨除中央尖并制备洞形，视断面情况采用间接或直接盖髓术治疗。

(3) 对已引起牙髓感染者，可根据影像学检查判断牙根发育状况，若牙根未发育完成，在根髓状态良好的情况下，可行牙髓切断术保留健康的根髓；若引起根尖周感染，则行根尖诱导成形术，以促进牙根继续生长发育；若牙根已经发育完成，则行根管治疗去除全部牙髓。

(4) 对于牙根短、根尖周感染严重、牙松动明显的患牙，预后较差，可考虑拔除。

(二) 牙内陷

牙内陷是指在牙发育期间，成釉器出现过度卷叠或局部过度增殖，深入牙乳头，造成牙面出现的囊状畸形凹陷。

1. 临床表现 好发于上颌侧切牙，少数见于上颌中切牙或尖牙。根据牙内陷的深浅程度及其形态变异，临床上将其分为畸形舌侧窝、畸形根面沟、畸形舌侧尖及牙中牙。

(1) 畸形舌侧窝 牙内陷最轻的一种，由于舌侧窝呈囊状内陷，易使食物残渣滞留，利于

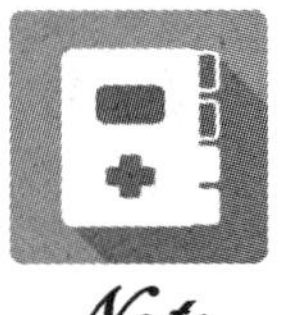
Note

牙菌斑积聚，加之囊底存在发育缺陷，常引起牙髓感染，引起牙髓及根尖周病变（图 4-8）。

（2）畸形根面沟　一条舌侧纵行裂沟，常与畸形舌侧窝同时出现，从舌窝越过舌隆凸并向根方延伸，沟的深度和长度不一，严重者可达根尖部，甚至将根一分为二，形成一个额外根。畸形根面沟使龈沟底封闭不良，影响牙龈上皮附着，形成骨下袋，致使龈下菌斑积聚，易导致牙周组织破坏（图 4-9）。

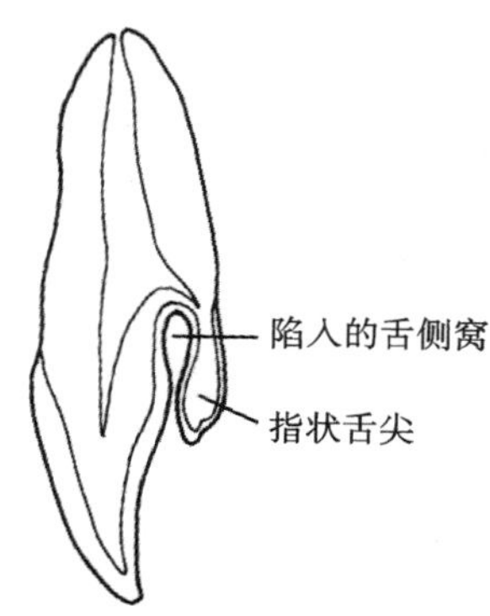

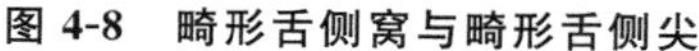

图 4-8　畸形舌侧窝与畸形舌侧尖

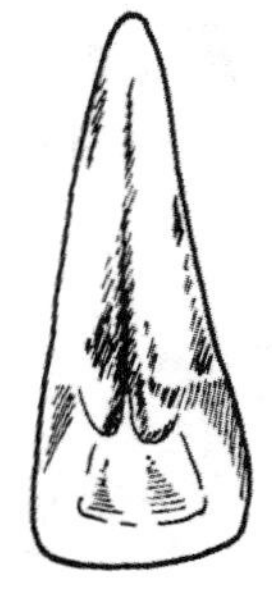
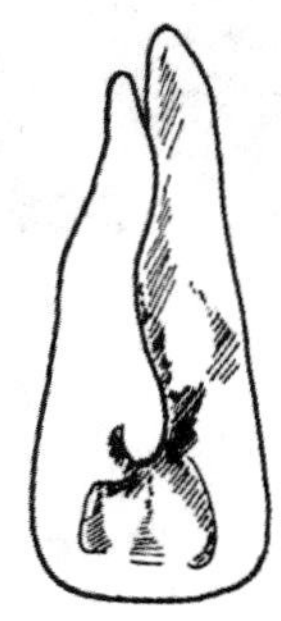

图 4-9　畸形根面沟

（3）畸形舌侧尖　一舌隆凸处呈圆锥形突起，形似牙尖，常与畸形舌侧窝伴发。尖内可形成纤细髓角，易被磨损而引起牙髓及根尖周病变（图 4-8）。

（4）牙中牙　牙内陷程度最严重的一种表现。因发育期的成釉器严重卷叠而形成，牙呈圆锥形，形态较大，X 线示牙髓腔内似乎包含着一颗小牙（图 4-10）。

2. 治疗　视牙体的破坏及牙髓的状况而定。若为龋易感者，可做窝沟封闭或预防性充填来预防龋损的发生。对已发生龋损者，按深龋处理，将软化的牙体组织去尽，制备洞形，行间接盖髓术。若牙髓感染者，则视牙髓感染程度及牙根发育情况，选择相对应的根管治疗方法（参阅“牙髓病和根尖周病”章节内容）。对畸形根面沟的治疗，应根据沟的深浅、长度及对牙髓牙周组织的累及情况，采取相应的措施。

（1）若牙髓活力正常，但腭侧有牙周袋者，先做翻瓣术暴露腭侧根面沟，沟浅者可磨除并修整外形，沟深者可制备洞形，常规用玻璃离子黏固剂或复合树脂充填，生理盐水清洗创面后缝合，上牙周塞治剂，一周后拆线。

（2）若牙髓活力异常并伴有腭侧深牙周袋者，行根管治疗术后再按上述方法处理裂沟。

（3）若裂沟已达根尖部，牙周组织广泛破坏，则预后不佳，应予以拔除。

（三）融合牙、双生牙、结合牙

1. 融合牙　融合牙是在牙发育过程中，两个正常的牙胚完全或不完全融合而成，一般认为是压力所致（图 4-11）。当压力发生在两颗牙矿化之前，则牙冠部融合；若压力发生在牙冠发育完成后，则形成根部融合为一而冠部分开的牙。而牙本质总是相通连的。融合牙可发生在乳牙或恒牙，常见于下颌乳切牙。此外，正常牙与额外牙也可发生融合。

2. 双生牙　双生牙是由一个牙胚被一个内向的凹陷不完全分开而成的牙，常为完全或不完全分开的牙冠，有共同的牙根和根管（图 4-12）。可发生在乳牙列或恒牙列中，双生乳牙常伴有其继承恒牙的先天缺失。

3. 结合牙　结合牙是两牙在牙根发育完成后发生粘连而形成的牙（图 4-13）。常认为是由创伤或牙拥挤致牙间骨吸收，两牙靠拢，牙骨质增生并发生粘连。结合牙常见于上颌第二磨牙与第三磨牙区，因其形成的时间较晚，且牙本质是各自分开的，可与融合牙或双生牙相鉴别。

乳牙列的融合牙或双生牙，可延缓牙根的生理性吸收，导致继承恒牙迟萌。因此，若已确

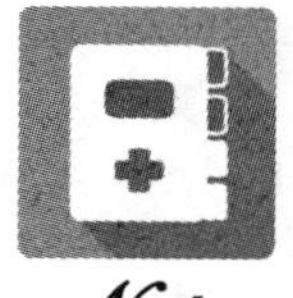

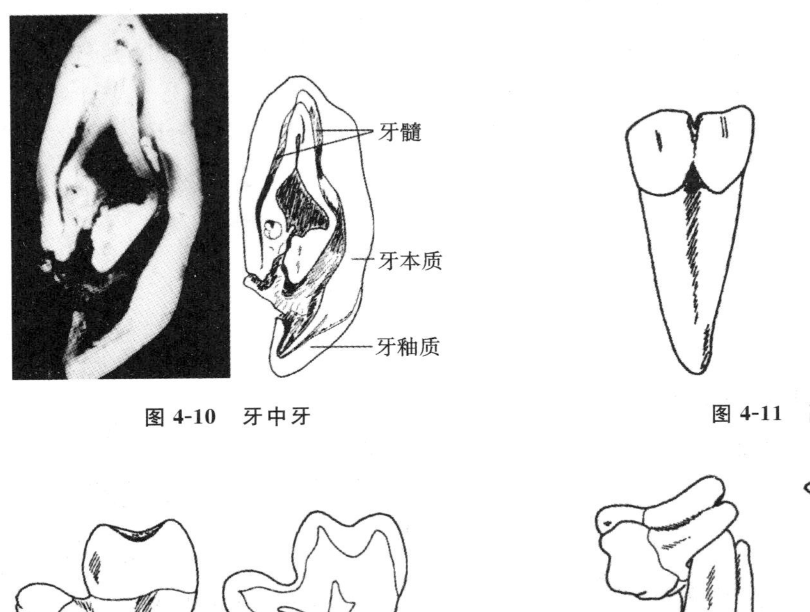

图 4-10　牙中牙

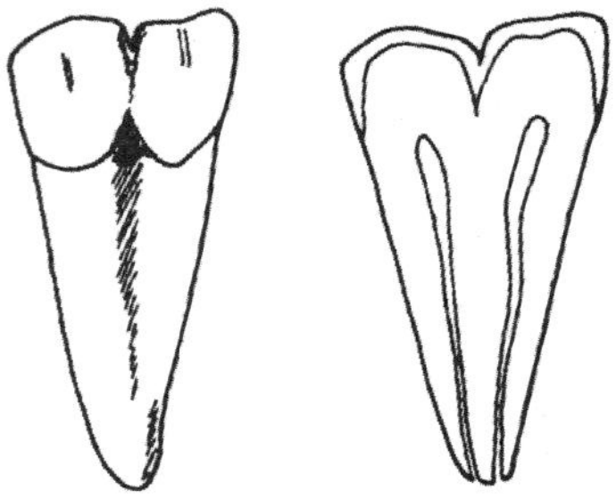

图 4-11　融合牙

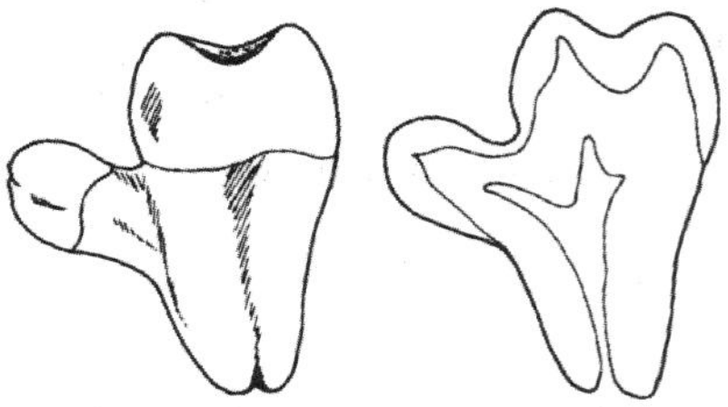

图 4-12　双生牙

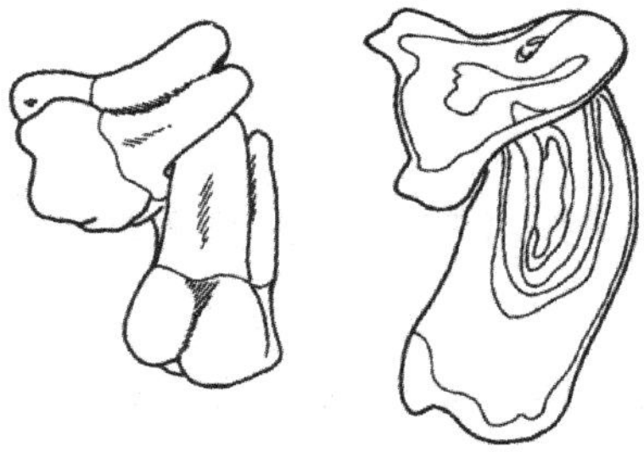

图 4-13　结合牙

定有继承恒牙，应定期观察，及时拔除融合牙或双生牙。发生在上颌前牙区的恒牙融合牙或双生牙，由于牙体过大且在联合处有深沟，在一定程度上影响美观，可应用复合树脂进行充填，一方面改善美观，另一方面避免牙菌斑滞留，也可适当调磨，使牙略变小，以改善美观。对于临床上需拔除上颌第三磨牙时，术前应进行 X 线检查以判断该牙是否为结合牙，避免误将上颌第二磨牙一并拔除。

(四) 过大牙、过小牙、锥形牙

牙的大小与骨骼和面部存在协调比例，若个别牙偏离了解剖上正常值的范围，与牙列中其他牙明显不协调者，称为过大牙或过小牙。过大牙常见于上颌中切牙，临床上需与常见的融合牙相区别。过小牙常见于上颌侧切牙、第三磨牙和额外牙。若牙呈圆锥形，牙的切端比颈部狭窄，则称为锥形牙。

前牙区的过小牙或锥形牙常影响美观，若牙根有足够长度，牙冠可用贴面或冠修复的方式以改善美观。

过大牙冠但牙根短小者，易导致牙菌斑积聚和牙周病的发生，应以积极预防为主，必要时可考虑拔除后修复。

三、牙萌出异常

牙的萌出具有时间性、顺序性和对称性等生理性规律。牙萌出异常有早萌、迟萌、异位萌出等现象。

(一) 早萌

牙萌出的时间超前于正常萌出的时间范围，称为早萌。

乳牙早萌多见于下颌乳中切牙，常见于两种现象：一是诞生牙，即婴儿出生时已经萌出；另一种是新生牙，即出生后不久萌出。可为正常乳牙，因牙胚距口腔黏膜过近所致，也可能为额

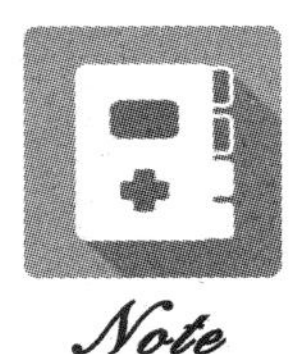
Note

外牙。早萌乳牙牙冠形态基本正常，但牙根常发育不全，无牙槽骨支持，因附着松弛，常自行脱落而容易导致误吸，应尽早拔除。

恒牙早萌，多为乳牙早失所致，常见于前磨牙，多数或全部恒牙早萌极少见。脑垂体、甲状腺及生殖腺功能亢进的患者可出现恒牙过早萌出。避免因牙根发育不全导致松动脱落，临床上常用阻萌器预防恒牙早萌。

（二）迟萌

牙萌出的时间显著晚于正常萌出的时间范围，称为迟萌。

全口牙迟萌多与全身因素有关，如佝偻病、呆小症、营养不良等。个别牙迟萌常与外伤或感染有关，也可见于牙龈纤维瘤病患者。

恒牙迟萌常与乳牙病变或发育异常相关。多见于上颌切牙，常由于乳切牙过早脱落，长期用牙龈咀嚼，使局部黏膜角化增生，牙龈坚韧肥厚，导致恒牙萌出困难。临床上可通过 X 线确认牙胚是否存在后进行切龈助萌术（参阅《口腔颌面外科学》相关章节）。

四、牙数目异常

（一）额外牙

额外牙是指正常牙数以外多生的牙，又称多生牙。额外牙形成的原因：可能来自形成过多的牙蕾，或因有牙胚分裂。额外牙可发生在颌骨任何部位，常见的部位如下。

1. 上颌中切牙间 称为正中牙，表现为牙冠短小呈圆锥形，伴牙根短小，多为单个发生，也可成对出现。

2. 上颌第三磨牙远中 又称为第四磨牙。

3. 下颌前磨牙或上颌侧切牙区 额外牙可萌出，也可在颌骨内向各方向埋伏阻生（图 4-14）。由于颌骨常缺乏容纳额外牙的位置，故额外牙常导致牙列拥挤，不但影响美观，还易造成食物嵌塞、牙菌斑积聚，并发龋病和牙周病。若是阻生的额外牙，常影响邻牙位置，可阻碍其正常萌出、牙根吸收，甚至形成颌骨囊肿。因此，额外牙多应予拔除。

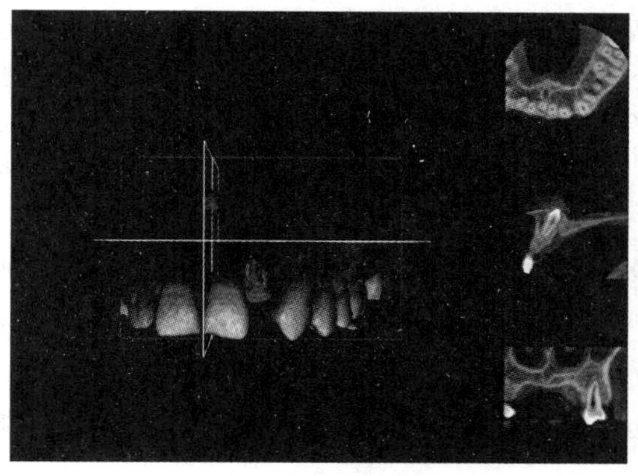

图 4-14 额外牙

（二）先天性缺额牙

先天性缺额牙是指牙列中因无牙胚而造成牙缺失。可分为个别牙缺失、多数牙缺失和全部牙缺失。

个别牙缺失多见于恒牙列，常呈对称性，常见于第三磨牙、上颌侧切牙和下颌第二前磨牙。其病因尚未明确。多数牙缺失或全口牙缺失称无牙畸形，常为全身性发育畸形的口腔表征，常伴有外胚叶发育不全，如缺失毛发、指甲、毛囊、皮脂腺等，有家族遗传史。

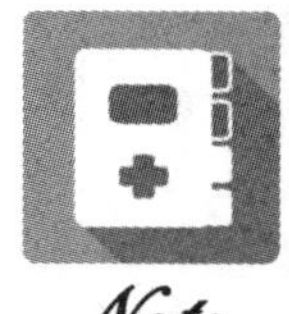

诊断该疾病时应询问患者有无拔牙史，并与牙齿埋伏阻生相鉴别，可通过 X 线片判断颌骨内牙胚存在与否。

第二节　牙体急性损伤

牙体急性损伤又称牙外伤，是指牙体组织突然受到各种机械外力所致的损伤。损伤类型取决于外力的大小、方向、速度和性质，可分为牙震荡、牙脱位和牙折等。这些损伤可单独发生，也可同时出现。对牙外伤患者进行诊疗时，应注意先查明有无颅骨、颌骨或身体其他部位的损伤。

一、牙震荡

牙震荡是指牙周膜受到较轻外力时出现的轻度损伤，通常不伴有牙体组织的缺损。

（一）病因

较轻的外力，如进食时骤然咀嚼硬物或受到较轻外力碰撞所致。

（二）临床表现

患牙有伸长感，牙龈缘可见少量出血，轻微松动和叩痛。X 线表现为正常或牙周膜间隙增宽。牙髓活力测试反应不一：伤后可表现为牙髓有活力，以后活力逐渐减退，表示牙髓已发生坏死，牙齿逐渐开始变色；也可表现为伤后牙髓无活力，数周或数月后活力逐渐恢复，这是牙髓在外伤时血管和神经受损伤而引起的暂时性“休克”所致，随其“休克”逐渐恢复而活力再现；3 个月后牙髓活力仍正常者，则大部分能继续保持活力。

（三）治疗

降低咬合并嘱 1～2 周勿用患牙咬合，以减轻患牙负担，使其牙周膜恢复。出现松动的患牙可行松牙固定术。伤后 1、3、6、12 个月应定期复诊，检查其牙髓活力状况。如 1 年后牙髓活力状况正常者，可无须处理。如牙髓活力丧失，则提示牙髓坏死，应进行根管治疗术。对于根尖未发育完成的年轻恒牙，其牙髓活力可在伤后 1 年后才丧失，应延长复诊时间。

二、牙脱位

牙脱位是指牙受到外力作用而脱离牙槽窝。由于外力作用的方向及轻重不一，牙脱位的临床表现不一。

（一）病因

外力碰撞是常见原因，偶见于口腔器械使用不当，如拔牙时未对邻牙或对颌牙做出保护而使其脱位。

（二）临床表现

根据牙脱位的程度不同，临床上可分为不全脱位和全脱位。

1. 部分脱位　牙发生偏离移位。

2. 完全脱位　牙完全脱出牙槽骨，或仅有少量软组织相连，牙槽窝内空虚。

根据外力作用的方向不同，临床上也可分为如下几种。

1. 垂直向脱位　患牙从牙槽窝内垂直向脱出，有明显伸长感，牙松动明显，伴咬合疼痛、龈缘出血等。X 线片可见患牙牙周膜间隙明显增宽。

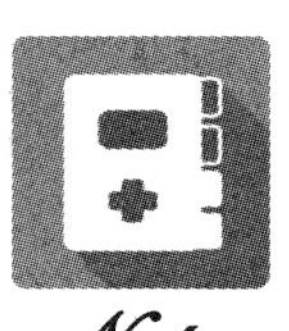
Note

2. 嵌入性脱位 患牙嵌入牙槽窝内，临床牙冠变短，牙松动不明显，可伴有龈缘出血。X线片可见患牙牙周膜间隙消失。

3. 侧向脱位 患牙向唇、舌或近、远中方向偏离移位，常伴牙龈撕裂和牙槽窝骨折。X线片可见患牙偏移，侧牙周膜间隙减小，另一侧的牙周膜间隙增宽。

牙脱位不论是哪种类型，均常伴有各种并发症，如牙龈撕裂、牙槽突骨折、牙髓坏死、牙髓腔变窄或消失以及牙根外吸收等。

（三）治疗

治疗牙脱位的基本原则是保存患牙。

1. 部分脱位牙 局麻下予患牙复位，固定1个月。术后3、6、12个月复查，检查牙髓活力状况，如发现牙髓坏死，则应及时行根管治疗术。

2. 嵌入性脱位牙 由于嵌入牙槽窝后导致牙髓血供障碍，常伴有牙髓坏死且容易发生牙根吸收，故复位后2周应做根管治疗术。对于年轻恒牙，由于牙根发育未完成，仍有萌出动力，因此不可强行拉出复位，以免造成更大的创伤。通过对症处理，继续观察，任其自然萌出，一般半年内患牙可萌出到原来的位置。

3. 完全脱位牙 在牙完全脱位半小时内行再植术，90%的患牙可避免牙根吸收。当牙脱位后，应立即复位至牙槽窝内；若患牙已被污染，可立即用生理盐水或无菌水冲洗后放回牙槽窝内；若未能即刻复位者，可将患牙置于舌下或前庭沟处，也可放入牛奶、自来水或生理盐水中保存，切勿干燥保存，应尽快就诊。

对完全脱位牙的具体处理方案，应根据患牙发生脱位的时间长短和患者的年龄做出判断。

1）年轻恒牙 此类患牙具有较强的修复能力，若复位及时，新形成的血管可从宽阔的根尖孔进入牙髓腔，与原有血管发生吻合，牙髓常可继续保持活力，无须拔髓，一般疗效良好。

2）根尖发育完成的患牙 此类患牙做再植术后牙髓不能重建血液循环，必然发生坏死，因此，即使及时复位，也应在术后3～4周行根管治疗术，以避免引起牙根炎症性吸收或根尖周病。

3）脱位超过2 h的患牙 牙髓和牙周膜内细胞已坏死，牙周膜无法重建，需在体外完成根管治疗术，并对根面和牙槽窝进行搔刮后，将患牙植入并固定，定期复查。此类情况预后欠佳。

（四）牙再植后的愈合方式

1. 牙周膜愈合 牙与牙槽骨之间形成正常的牙周膜，是理想的愈合方式，临床较少见，仅发生于离体时间短、牙周膜尚存活且无感染的脱位牙。

2. 骨性愈合 牙根与牙槽骨紧密相连，是由牙根牙骨质和牙本质被吸收并由骨质代替所致。临床表现为牙松动度减少，牙周膜间隙消失。这种置换性吸收常发生在伤后的6～8周，可暂时性呈现，能自行停止，也可呈进行性，直至牙脱落。此过程可持续数年或数十年。

3. 炎症性吸收 根面与牙槽骨发生炎症性吸收，由炎性肉芽组织替代。伤后1～4个月可在X线中表现为广泛的骨透射区和牙根面吸收的影像。

三、牙折

（一）病因

常见原因是外力直接撞击牙齿，有时也可因咀嚼时咬到硬物所致。

（二）临床表现

多见于上前牙，由于外力大小、作用的方向不同，牙折断的部位和范围也不同。根据牙的

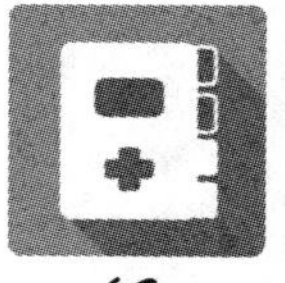

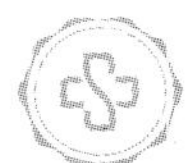

解剖部位可分为冠折、根折和冠根联合折三类。

1. 冠折 根据发生的牙位和折裂线方向不同，前牙的冠折可分为横折和斜折，后牙的冠折可分为斜折和纵折(图 4-15)。根据冠折损伤与牙髓的关系不同，可分为露髓和未露髓两类。

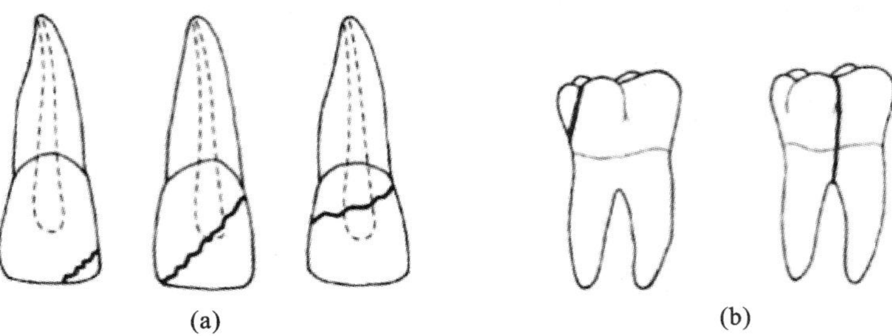

图 4-15 冠折

(a)前牙冠折；(b)后牙冠折

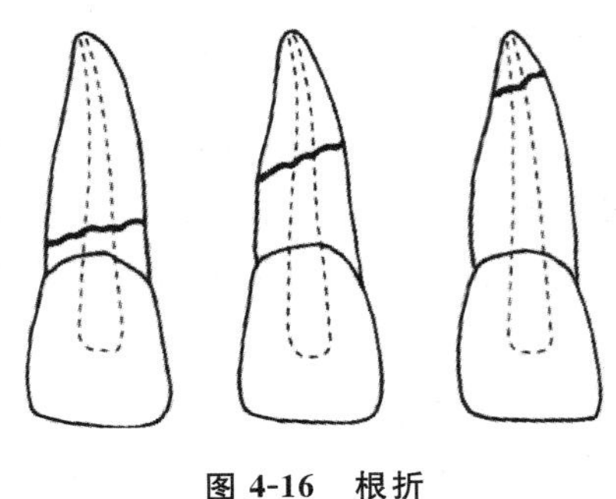

图 4-16 根折

2. 根折 多发生在牙根发育完成的成年恒牙，而年轻恒牙由于支持组织相对不牢固，在外力作用时容易被撕脱或脱位，根折发生率较小。根据根折发生的部位，可分为颈侧 1/3，根中 1/3 及根尖 1/3(图 4-16)。根据折线与牙体长轴的关系又分为水平根折、斜形根折和垂直根折，其中外伤性根折常表现为水平根折、斜形根折，而垂直根折常见于医源性根折。临床表现为患牙松动，疼痛明显，咬合时加重。牙松动度因折断部位而异，折线越靠近牙颈部，松动度越大。牙髓活力测试结果不一，主要取决于所受创伤的程度。外伤性根折的牙髓坏死率为 20%～24%，低于无根折外伤恒牙的牙髓坏死率，其原因可能是发生根折断端的间隙有利于牙髓炎症引流。X 线检查是诊断根折的重要依据，但有时候未能显示全部病例，必要时可行牙科 CT 确诊。

3. 冠根联合折 折断线斜行贯穿于牙的冠部和根部，牙髓常暴露。

(三) 治疗

1. 冠折 釉质少量缺损而未累及牙本质者，可调磨锐利边缘，并定期观察牙髓活力状况。牙本质已暴露并伴轻度敏感者，可行脱敏治疗；重度敏感者，用氧化锌丁香油糊剂黏固，6～8 周后复诊，若牙髓活力正常，可用复合树脂修复牙冠形态，近髓部位需先用氢氧化钙制剂盖髓后修复。若已暴露牙髓的前牙冠折，则根据根尖发育和感染情况行相适应的根管治疗措施(详见“牙髓病和根尖周病”内容)。牙冠的缺损可用复合树脂或全冠修复。

对牙髓活力尚存的患牙，应在治疗后 1、3、6 个月及以后每半年复查一次，以密切关注牙髓的活力状况，一旦发现牙髓坏死则应行根管治疗术以避免牙齿变色。患牙的永久性修复均应在伤后 6～8 周进行。

2. 根折 根折的治疗应尽早使用夹板固定，防止患牙活动，以促进其自然愈合。

一般认为，根折越靠近根尖，其预后越好。对于根尖 1/3 折断者，行夹板固定，无须行根管治疗术，应定期复查牙髓活力状况，部分患牙可修复并维持牙髓活力；若发现牙髓坏死，应立即行根管治疗术。对于根中 1/3 折断者，可复位后用夹板固定并定期复诊，检查夹板固定情况及牙髓活力状况。当发现牙髓坏死，应立即行根管治疗术，4～6 个月待根折愈合后可去除夹板。对于颈侧 1/3 折断并与口腔相通者，因其为细菌侵入提供了通路，同时由于炎症的存在，牙齿不可能靠自身修复来愈合，如折断线在龈下 1～4 mm，断根不短于同名牙的冠长，牙周状况良

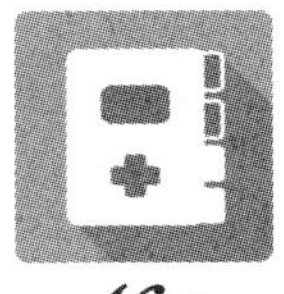

好，可拔除冠方断端并进行根管治疗术后，采用冠延长术、正畸牵引术或牙槽内牙根移位术，使临床牙冠延长后行桩核冠修复。

牙槽骨内根折的预后有 4 种形式(图 4-17)：

(1) 钙化组织式愈合 两断端有钙化组织联合，在活髓牙的髓腔侧有不规则牙本质形成。这是最为理想的愈合方式，常见于没有错位和早期进行了固定的患牙。

(2) 结缔组织式愈合 结缔组织将各段分开，断面上有牙骨质生长，但不出现联合。

(3) 骨及结缔组织联合愈合 未联合的各段之间由结缔组织和骨桥分开。

(4) 肉芽组织式愈合 断端有慢性炎症组织分开，根端多为活髓，冠方段牙髓常坏死。该形式实际上不是修复和愈合的表现。

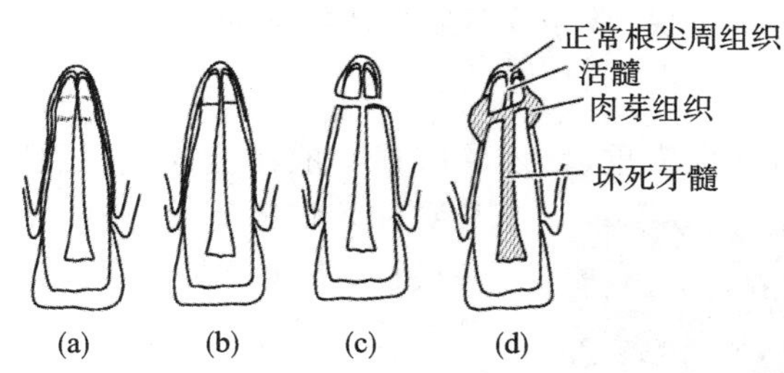

图 4-17 根折的预后

(a)钙化组织式愈合；(b)结缔组织式愈合；(c)骨及结缔组织联合愈合；(d)肉芽组织式愈合

牙根冠方折断片水平移位、脱出移位及牙髓活力丧失对折断牙根形成硬组织愈合有重要影响。另外，根折的愈合还与患者的年龄、牙髓活力状况、牙根发育阶段及根尖孔直径有关。牙髓损伤较轻，在仍保持活力的情况下，通常会在折断部位形成钙化组织式愈合，牙髓损伤较重往往形成结缔组织式愈合，而牙髓严重受损并存在炎症时，则形成肉芽组织式愈合。

3. 冠根联合折 有保留价值的患牙可参照与口腔相通的牙颈侧根折的治疗原则处理。没法保留的则需拔除后行修复治疗。

第三节 牙体慢性损伤

一、磨损

当牙萌出建㓨后，牙体硬组织每天都因摩擦而丧失。根据丧失的原因、速度和危害，将其分为磨耗和磨损两种，两者无截然界限，一般认为，磨耗属于生理性丧失，磨损属于病理性丧失。

磨耗是指正常咀嚼过程中的牙体硬组织缓慢丧失，属增龄性变化范畴，由于摩擦刺激继发性牙本质的形成，牙体硬组织厚度无明显减小，因此磨耗无明显危害。

磨损是指正常咀嚼运动以外的高强度、反复的机械摩擦所造成的牙体硬组织过快、过多的丧失，应及时防治。

(一) 病因

1. 不良的咬合习惯 因某些生活或工作习惯，较频繁、较大的力咬硬物可导致局部或全口牙齿的严重磨损，如工作时或情绪紧张时习惯性紧咬牙，长期、大量地嗑瓜子，用牙咬开啤酒瓶盖、核桃等硬物。

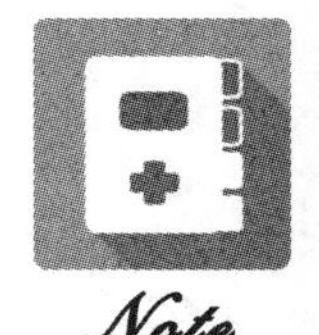

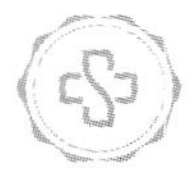

2. 牙齿发育因素 牙齿的硬度及咬合关系可导致局部或全口牙齿的严重磨损，如牙发育不良、矿化不良导致釉质或牙本质硬度降低，易出现磨损；个别牙排列不齐导致咬合干扰或深覆殆患者，也容易出现个别或全口牙齿严重的磨损。

3. 全身因素 如胃肠功能紊乱、神经官能症、内分泌紊乱、肠道寄生虫感染等疾病，可导致咀嚼功能失调，造成牙齿过度磨损。

4. 医源性损伤 反复进行龈下刮治术和根面平整术导致牙根表面的磨损；活动义齿的固位体在反复摘戴的过程中也会造成基牙过度磨损。

5. 其他 如磨牙症，指牙在无意识状态下承受一定强度咬合力的同时，下颌做一定节律的运动或表现出较大运动倾向的现象，多在夜间睡眠中发生。因缺乏食物的缓冲和唾液的润滑，加之往往用力过大、速度过快，常导致明显的牙齿磨损。

（二）临床表现

前牙的磨损以切缘或牙尖为重，后牙的磨损一般比前牙重，表现为以殆面为重。磨损常导致前牙临床牙冠变短，后牙牙体尖、嵴、窝、沟的形态模糊，严重者形态丧失形成平面，釉质厚度减小，甚至牙本质暴露。因磨损不均，磨损面常见高耸的牙尖和锐利的边缘（图 4-18）。磨损面坚硬光滑，一般无色素沉着，与未磨损部位间没有明显界限。磨损常伴发以下症状。

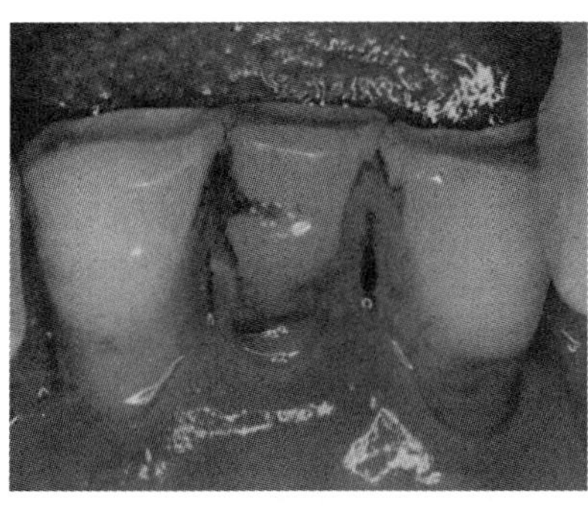

图 4-18 磨损

1. 牙本质过敏症 磨损导致牙本质暴露而出现酸痛感，磨损越快，酸痛感越明显。

2. 食物嵌塞 牙齿因磨损而失去了正常的邻接关系，加之殆面边缘嵴、窝、沟等结构的丧失，使得食物不易溢出，咬合关系异常，进一步导致食物嵌塞，继而增高邻面龋和牙周病发生的风险。

3. 牙髓病和根尖周病 牙本质因磨损而变薄甚至导致髓腔暴露，使得细菌侵入而引起牙髓病和根尖周病的发生。

4. 黏膜疾病 因不均匀的磨损而形成的高耸牙尖和锐利边缘反复刺激黏膜上皮，容易引起邻近黏膜疾病的发生，如创伤性溃疡、白斑等。

5. 颞下颌关节紊乱综合征 全口牙切缘与殆面的重度磨损导致颌间距离减小，从而引起颞下颌关节病损，引起相应的症状，如疼痛、关节弹响等。

（三）治疗原则

（1）改变引起磨损的不良咬合习惯。

（2）治疗可引起牙齿磨损的全身疾病。

（3）磨牙症患者可通过戴咬合垫保护牙体组织，并通过肌电反馈治疗及精神干预等方法加以改善症状。

（4）对已形成的高耸牙尖和锐利边缘，做调磨处理。

（5）对已引起的各种并发症做相对应的治疗。

二、楔状缺损

楔状缺损是一种特殊形式的磨损，指发生在牙齿唇、颊面颈部 1/3 处呈楔形的慢性牙体硬组织缺损。往往发生在同一成年患者的多颗牙上，常见于口角附近的前磨牙和尖牙。

（一）病因

1. 刷牙方式不当 刷牙方式不当是造成楔状缺损的主要原因。常见于横向刷牙及刷牙

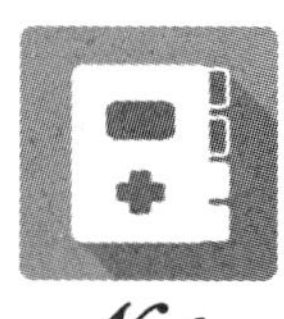

用力过大的患者，患牙常伴有牙龈退缩，牙根暴露。此外，楔状缺损的严重程度还与刷毛的硬度、牙膏中颗粒的直径呈正相关。

2. 牙的解剖因素 牙颈部的釉质薄，甚至缺如，耐磨性低，易被磨损。

3. 酸的作用 牙颈部位于有酸性龈沟液渗出的龈沟内，容易使牙颈部脱矿，耐磨性降低。

4. 应力因素 牙颈部 1/3 处是牙齿受力时的应力集中区域，长期应力集中会导致牙体硬组织疲劳。其中牙齿舌面受到的主要是压应力，唇、颊面受到的是拉应力，拉应力破坏性更大，因此楔状缺损主要发生在唇、颊面颈部 1/3 处。

（二）临床表现

楔状缺损的临床表现如下。

（1）好发于口角附近的牙齿，同一患者口内常有多颗甚至全口的牙齿罹患。患者多有横刷牙的习惯。

（2）典型的楔状缺损由两个夹面组成，口大底小，呈楔形。缺损边缘整齐，表面坚硬光滑，一般无着色或近髓部位轻度着色（图 4-19）。

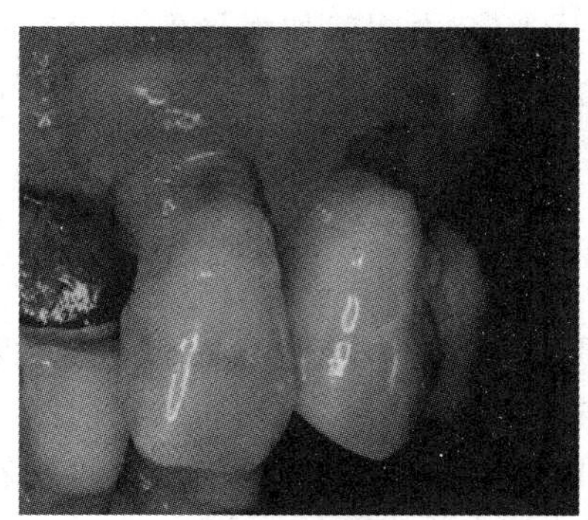

图 4-19 上颌牙楔状缺损

（3）不同程度的缺损有不同的临床表现。根据缺损程度，可分为浅、中、重三种类型。

①浅型病损：深度在釉质或牙骨质内，一般无明显症状。但个别患者也会感到敏感，其敏感程度与缺损深度无直接联系。

②中型病损：到达牙本质中层或深层。患者主诉遇到冷、热、酸、甜等刺激时可有明显的不适或激发痛，临床检查可见典型的缺损形态，对机械刺激尤其敏感。

③重型病损：累及牙髓腔，甚至使牙齿横向折断。除典型的楔状缺损形态外，可探及穿髓点，临床表现为牙髓病和根尖周病相应的症状。

（三）预防

1. 改变不当的刷牙方法 采用正确的刷牙方法，选用合适的牙膏和牙刷。

2. 调整咬合 调磨高耸的牙尖和锐利的边缘，必要时通过正畸、修复等方法恢复正常的咬合关系。

3. 纠正不良习惯 如避免摄取大量酸性饮食，避免咬硬物。

（四）治疗

（1）缺损浅且无症状者，可不做处理。有敏感症状者做脱敏治疗。

（2）缺损较深者可行充填治疗，近髓处需先行衬洞或垫底后再行充填治疗。

（3）缺损累及牙髓腔者，应做根管治疗。

（4）已经或几乎横折者，完成根管治疗术后，行桩核冠修复。

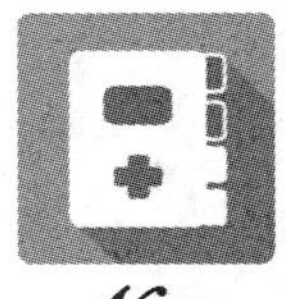

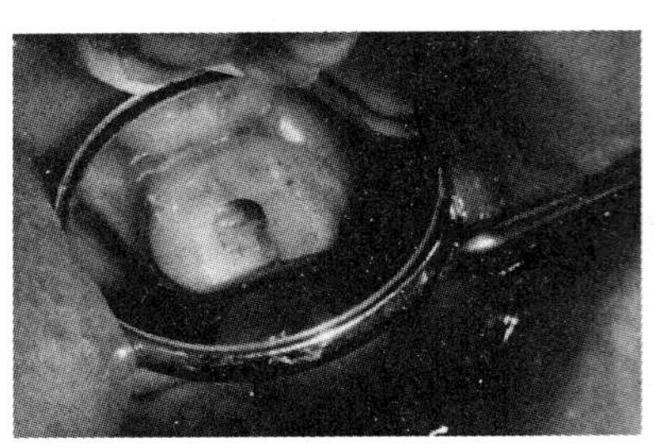

图 4-20 下颌磨牙隐裂

三、牙隐裂

牙隐裂是指出现在牙冠表面的非生理性的细小裂纹，主要由牙体结构和过大的咀嚼力引起，裂纹具有隐匿性，常不易被发现，临床表现多样，容易误诊、漏诊。另外，牙隐裂诊断的复杂性还在于难以确定裂纹的扩展程度，从而常导致预后不确定(图 4-20)。

（一）病因

病因包括内因和外因两个方面。

1. 内因 牙齿各部分抵抗外力的能力因其形态、厚薄和结构不同而有所差异，其中𬌗面的点隙、裂沟、釉质的釉板抗裂强度低，是相对薄弱的部位，隐裂纹常沿这些部位分布。此外，牙尖斜度越大，咬合时受到的水平向分力越大，对牙齿的破坏就越大，可使窝沟底部的釉板向牙本质方向加深加宽。

2. 外因 最为常见的原因是咬合力骤然加大导致牙隐裂的发生，例如，进食时突然咬到砂砾、碎骨等。另外，也见于事故中的外力、医源性损伤，如拔牙时器械失控撞击对颌牙等。

（二）临床表现

好发牙位常见于第一磨牙，其次是第二磨牙和前磨牙。由于上颌第一磨牙在恒牙列中较早萌出，并且位于咀嚼中心位，与对颌牙间有最为合适的尖窝关系，在咀嚼运动过程中产生的咬合力较大；而窝沟区往往釉质结构发育不良，其抗折裂强度低，应力容易集中而发生隐裂。其次，上颌前磨牙也是牙隐裂的好发区，这与其牙尖的解剖形态有一定关系。上颌前磨牙的颊尖与腭尖的牙尖斜度较大，隐裂纹常表现为近远中向发生。好发部位多见于磨牙和前磨牙的𬌗面近、远中发育沟，上颌磨牙的近中腭尖等处。

临床上常见症状为患牙遇到冷、热刺激时表现的激发痛，同时伴有可定位的咬合痛，当裂纹深达牙髓造成牙髓感染时，患者可有自发痛的表现。其疼痛程度与裂纹的深度相关。

由于隐裂具有隐匿性，为减少漏诊、误诊，临床上应保持高度警惕。凡症状类似牙髓炎或根尖周炎的患牙，叩痛明显，但未发现有引起类似症状的牙体硬组织病时，则应考虑该病的可能，需仔细检查有无裂纹的存在。可应用染色法、透照法发现裂纹的存在，应用棉卷咬诊、探针往可疑裂纹中加力探诊，如出现明确的疼痛，即可确诊。

（三）诊断要点

(1) 牙冠表面完整，无明显牙体硬组织疾病破坏，𬌗面可见与发育沟重叠并可越过边缘嵴延伸到邻面的隐裂纹或伴有继发龋，患牙可表现为无明显临床症状或有冷、热敏感或自发痛。

(2) 较长期的咬合不适和咬在某一特殊部位时的剧烈疼痛。

(3) 患牙隐裂处冷、热敏感最为明显；牙髓活力测试可表现为正常、敏感或持续性疼痛。

(4) 咬诊可引起疼痛。

(5) 叩痛显著处为隐裂纹所在部位。

(6) 用 2.5%碘酊或龙胆紫溶液对裂纹进行染色，结果呈阳性。

(7) 患牙透照检查阳性。

（四）治疗

1. 过渡性治疗 牙隐裂的早发现、早治疗能起到有效保存牙体、保护牙髓、改善预后的作用，在隐裂确诊后至最终修复完成前，可采取调𬌗、暂时冠、带环固定等措施来缓解症状，防止裂纹进一步加深。

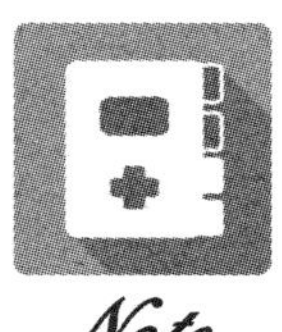
Note

1）调𬌗　最常见的即刻治疗措施，通过减低牙尖高度和斜度，形成 0.3～0.5 mm 的局部开𬌗，消除创伤性咬合接触，减小咀嚼压力，在一定程度上降低裂纹进展的风险。

2）暂时冠　对计划进行全冠或嵌体修复的隐裂牙，需在牙体预备后制作暂时冠。减轻患牙临床症状，固定裂纹两侧牙体，起到保护基牙、隔绝刺激的作用。此外，还可在暂时冠佩戴期间进一步观察患牙临床症状，评估牙髓状况。

3）带环固定　通过包绕隐裂牙，能起到固定牙体组织、减缓裂纹加深、辅助确诊牙隐裂的作用。

2. 永久性修复

1）酸蚀黏结法　应用于裂纹较浅，局限在釉牙本质界内的着色浅且无继发龋隐裂牙，通过酸蚀法和釉质黏结剂光固化处理，使裂纹封闭。

2）复合树脂黏结修复　对于裂纹达牙本质界浅层、中层，着色深或伴有继发龋者，可沿裂纹备洞，氢氧化钙糊剂进行衬洞或垫底，氧化锌丁香油水门汀进行试补，观察 2～4 周，无症状者行复合树脂黏结修复术。

3）全冠修复　对于裂纹达牙本质深层，可能累及牙髓者，则应先行根管治疗术。由于此时裂纹位置较深，加上根管治疗术后进一步削弱牙体硬组织的抗力，为防止裂纹加深，应做全冠修复，可对隐裂牙具有箍效应，能消除咀嚼力的水平方向应力，最大程度均匀分散咬合力，有效保护薄弱牙尖。

四、酸蚀症

酸蚀症是指牙齿因长期接触酸或酸酐，造成牙釉柱被破坏，牙齿极易被磨损，从而导致牙体硬组织慢性丧失的疾病。其脱矿过程与酸的关系明确，与细菌无关。

（一）病因

接触酸和酸酐是酸蚀症的直接病因。根据酸的来源，可分为外源性酸和内源性酸。

1. 外源性酸　工作环境中经常接触大量酸或酸雾的有关人员是酸蚀症的高危人群，如制酸、冶金行业中的酸洗工种工作人员，电解材料、化肥、酿酒行业的工作人员等。目前，随着劳动保护法的实施，这类患者已明显减少。临床上更为常见的是因长期、大量饮用酸性饮料而导致酸蚀症的患者。环境中的酸雾或酸酐常引起前牙唇面的破坏。

2. 内源性酸　主要见于胃食管反流患者，由于酸来自胃部，常破坏牙齿的舌、腭面。

（二）临床表现

早期表现为牙齿敏感，随着牙釉柱逐渐被破坏，牙体出现实质缺损，敏感程度进一步加深。因酸的种类和破坏程度不一，临床表现也有所区别。

1. 盐酸　患牙表现为自切缘向唇面形成刀削状的光滑斜面，硬而无着色，切端可因过薄而发生折断。

2. 硝酸　患牙表现为白垩色脱矿斑块，可因着色而形成黄褐色或灰色斑块，多发生于牙颈部，质地松软，易崩解形成实质性缺损。

3. 硫酸　由于硫酸的挥发性较低，对牙齿的腐蚀破坏不明显，多表现为酸涩感。

4. 其他外源性酸　如摄入大量酸性饮品者，一般破坏发生在牙颈部，轻者表现为沟状损害、敏感、探痛；重者出现大面积缺损并常伴有黄褐色或黑褐色着色。

（三）防治原则

1. 预防　对于职业病患者，进行劳动保护，消除和减少劳动环境中酸雾或酸酐是预防酸蚀症的根本方法，如戴防酸口罩，定期用 2% 的碳酸氢钠溶液漱口，避免口呼吸等。另外减少酸性饮食的摄入，积极治疗消化系统的相关疾病，使用软毛牙刷、细颗粒的牙膏，以减轻对牙齿

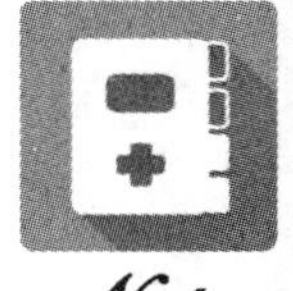
Note

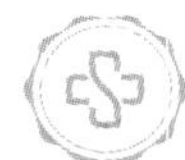

的磨损，也是有效的预防酸蚀症的方法。

2. 治疗 对于牙本质过敏症的患者，行脱敏治疗。对形成牙体缺损者，可用充填或修复的方法进行处理。若牙髓病变者，则应先行根管治疗后再采取充填或修复法处理。对高危人群或已治疗者，应定期复查。

第四节 牙本质过敏症

牙本质过敏症又称过敏性牙本质，是指患牙由于受到物理（冷、热）、化学（酸蚀）、机械（摩擦或咬硬物）或渗透压等生理范围内的外界因素刺激所引起的酸痛症状，是口腔科常见病。其发生是由磨损、酸蚀等多因素联合作用，使牙本质小管暴露所致。其形态学改变表现：患牙单位面积开放的牙本质小管数量较正常牙多，且直径是其 2 倍以上。病变的特点是发作迅速、疼痛尖锐、时间短暂。本病是一种症状，而不是一种独立的疾病，不能归因于其他任何形式的牙体缺损或病变。

（一）危险因素

牙本质过敏症的发病机制尚未清楚。牙本质过敏症的病因包括各种可导致牙本质暴露和牙髓神经兴奋性提高的因素，常见的危险因素有如下几种。

1. 牙体硬组织疾病 凡能破坏釉质和（或）牙本质的完整性，致牙本质暴露的疾病，如牙折、酸蚀、磨损、楔状缺损等。过敏的程度常与牙本质暴露的程度和时间有关。

2. 牙周组织病 牙颈部的釉质和牙骨质薄，甚至缺如，一旦牙龈退缩或牙槽骨吸收，可使牙本质暴露导致敏感。

3. 医源性疾病 过度的龈下刮治和根面平整术致使根面牙骨质被破坏，牙本质暴露。

4. 其他 个别患者敏感程度还与环境因素、心理因素、神经衰弱、经期、孕期、疲劳等相关。

（二）临床表现和诊断要点

(1) 临床主要表现为激发痛，当遇冷、热、酸、甜等温度、化学刺激，或刷牙、咬硬物等机械刺激时，患者可有不适感，刺激去除后症状立即消失。根据患者主观反应，将敏感程度分为 4 级：0 度表示无不适；1 度表示轻微不适；2 度表示中度痛；3 度表示重度痛。

(2) 探诊是最常用和最简单的方法。由于牙本质过敏症对机械刺激尤为敏感，用探针尖端在牙齿可疑部位轻轻滑过，可发现敏感部位，尤其是牙本质暴露区域，但牙本质暴露程度与敏感程度没有必然联系。当探诊压力达到一定程度时患者仍无反应，则可认为该牙不敏感。

(3) 温度测试最简便的方法是利用三用枪向待测牙吹气，但准确性不高。通过仪器检测牙齿的温度耐受性，准确率较高。仪器的金属探头内有热敏电偶，探头的温度可以在 12～82 ℃变换。测试时设定初始温度为 37.5 ℃，检测时温度每次降低或升高 1 ℃，直到患者感到不适为止，可疑牙的检测温度值与对照牙对比后做出判断。

（三）治疗

脱敏治疗方法种类繁多，主要原理是封闭牙本质小管。根据治疗途径和作用特点将其分为化学药物脱敏、修复治疗脱敏和物理治疗脱敏。

1. 化学药物脱敏 常用的脱敏药物有以下种类。

1) 氟化物 氟离子通过机械堵塞作用减少牙本质小管的直径，从而减少液压传导。临床上常用的氟化物制剂如下。

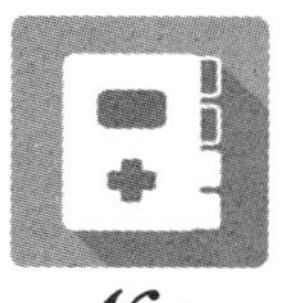

Note

(1) 0.76%单氟磷酸钠凝胶　常在含氟牙膏中以添加剂的形式存在，患者可通过刷牙的方式使用。

(2) 75%氟化钠甘油　可反复涂擦敏感区，1～2 min 起到治疗效果。

(3) 2%氟化钠离子透入法　用直流电疗器或电解牙刷导入药物离子，使其进入牙本质小管。

(4) 38%的氟化氨银溶液　涂擦氟化氨银溶液 2 min 后，牙面可形成了氟化钙和磷酸银，堵塞牙本质小管。同时银离子还可与牙本质中的蛋白质结合，生成蛋白银沉淀，阻止牙本质小管内的液体流动，阻塞了各种刺激的传导通道。但缺点是牙面颜色会变黑，故推广有限。

2) 氯化锶　中性盐，高度水溶性，低毒性。临床常用制剂有 75%氯化锶甘油和 25%氯化锶液，可用于局部涂擦敏感区域。锶与钙化组织有强大的吸附性，其产物钙化锶磷灰石可堵塞牙本质小管，从而起到脱敏效果。另外，也有添加 10%氯化锶的脱敏牙膏供患者日常使用。

3) 碘化银　硝酸银能使牙体硬组织内的蛋白质凝固而形成保护层，碘酊与硝酸银作用产生新生的碘化银沉积于牙本质小管内，起到封闭作用。操作方法：隔湿，涂布 3%碘酊 30 s 后，再用 10%～30%的硝酸银液涂擦，可见灰白色沉淀物附着于涂布区域，30 s 后，重复再涂擦 1～2 次，检查患者脱敏效果。

4) 树脂类脱敏剂　主要由甲基丙烯酸羟乙酯(HEMA)和 GA 构成，其作用机制是通过低黏度亲水性的树脂单体渗入微孔从而与牙本质胶原纤维混合，阻塞牙本质小管，降低其通透性，达到脱敏的目的。操作方法：清理牙面后隔湿，干燥，用蘸有脱敏剂的小毛刷涂擦敏感区域，30 s 后用气枪吹干并光固化，检查患者脱敏效果，如效果未达到理想状态，重复上述操作。

2. 修复治疗脱敏　对于缺损明显的患牙，经脱敏药物治疗无效者，可采用调磨充填修复法。其特点是修复牙体组织缺失并阻止进一步磨损，减少对颌牙对患牙的机械性刺激，减缓其磨损速度。充填前通过垫底阻断外界刺激及促进继发性牙本质的形成，患者应激性痛阈可降低。若治疗仍无效，患者强烈要求进一步治疗，可考虑全冠修复，甚至去髓术。但一般只适用于患牙数目较少者。

3. 物理治疗脱敏

1) 高能量激光　Nd:YAG 激光常用功率范围为 0.75～15 W，照射敏感区域每次 0.5 s，8～20 次为 1 个疗程。其作用机制：高能激光产生的热效应可造成牙本质表面的熔融和再结晶，部分或全部封闭牙本质小管，降低牙本质的通透性和减少小管内液体的流动，从而达到脱敏效果。但由于其成本高、仪器体积大、所用时间长、使用不方便等原因，目前尚未普及使用。另外，其有效性和安全性尚待进一步研究。

2) 其他微波、紫外线、电凝法等　也可用于牙本质过敏症的治疗。微波治疗通过交变磁场作用使细胞变性死亡，同时牙本质细胞的胶原蛋白凝固闭塞牙本质小管口。紫外线照射可强烈抑制感光神经兴奋性，并使牙本质小管内容物凝固变性。电凝法利用脉冲式电流将甲醛分子导入开放的牙本质小管内，使牙本质小管内的有机成分凝固。

本章小结

牙体硬组织非龋性疾病是临床上常见的一类牙体牙髓病，病种较多，主要包括了牙发育异常、牙体损伤及牙本质过敏症等。其病因复杂多样，包括了牙在生长发育期间受到的全身或局部不利因素影响、物理或化学等原因，且具有协同和积累的作用，其临床表现、防治原则及治疗方法各有不同。

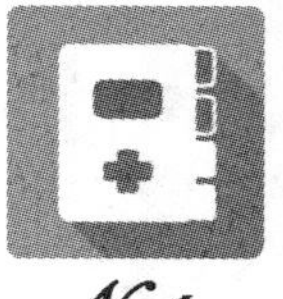
Note

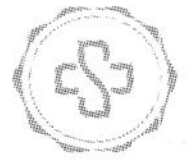

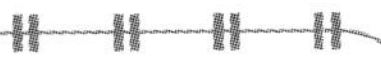

目标检测

在线答题

简答题

1. 畸形中央尖的治疗方法是什么？
2. 牙隐裂的诊断要点是什么？
3. 牙本质过敏症的治疗方法是什么？

（张少姬）

参考答案

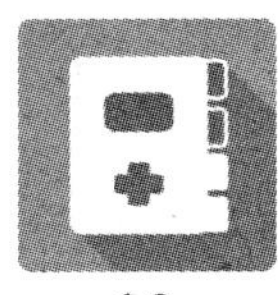
Note

第五章　牙髓病和根尖周病

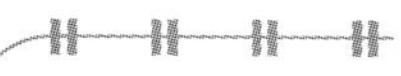

学习目标

本章 PPT

1. 掌握　牙髓病和根尖周病的病因；牙髓病和根尖周病的临床分类、临床表现、诊断和鉴别诊断；牙髓病和根尖周病的治疗原则和应急处理措施；直接盖髓术、间接盖髓术和牙髓切断术的原理及适应证；开髓基本步骤及常用器械使用方法；根管治疗术的概念、适应证，常用根管预备技术的基本步骤及注意事项；侧向加压根管充填技术和根管充填材料的种类及性能。

2. 熟悉　牙髓及根尖周组织的生理学特点；局部麻醉的常用方法和牙髓失活法；直接盖髓术、间接盖髓术和根尖诱导成形术的操作步骤；根管治疗常用的器械规格和材料性能；垂直加压根管充填技术；根管治疗疗效评价；牙髓塑化治疗的适应证、禁忌证和操作步骤；橡皮障的作用、器材和使用方法。

3. 了解　慢性根尖周炎的分类和病理变化；常用盖髓剂种类与性能；直接盖髓术、间接盖髓术和牙髓切断术的预后与转归；根管治疗术的并发症及处理；牙髓塑化治疗术的并发症及处理；根管外科手术。

牙髓病指发生在牙髓组织上的疾病，包括牙髓炎、牙髓坏死和牙髓退变等，其中临床最常见的为牙髓炎。根尖周病指发生在根尖周组织上的疾病，临床上根尖周病即指根尖周炎。

牙髓组织和根尖周组织借根尖孔相连通。牙髓病和根尖周病的病因相似，多为感染引起，临床常见龋病引起牙髓病，再进一步发展为根尖周病；均可出现牙痛症状，影响人们的日常生活；均为口腔科常见病、多发病，影响人类的全身健康；在治疗程序和治疗方法上也有一定的连续性和一致性。故常将牙髓病和根尖周病一起叙述，统称为牙髓病学。

第一节　牙髓及根尖周组织生理学特点

一、牙髓组织生理学特点

牙髓位于由牙本质围成的牙髓腔内，仅借狭窄的根尖孔与根尖周组织相连，是牙组织中唯一的软组织。牙髓具有与其他疏松结缔组织对环境变化基本一样的反应特征，同时还具有自身的特点：①被无让性的牙本质包围；②基质富含纤维且具有黏性；③无有效的侧支血液循环。这些特点使牙髓受到损伤时一般难以恢复，且易产生疼痛。

（一）形态学特点

正常情况下，牙髓不能被肉眼直视，但在外伤等偶然情况下，牙髓可以暴露于口腔，为红色的、坚实而具有黏性的软组织。用拔髓针可以将一个正常有活力的牙髓从髓腔内完整地拔出，

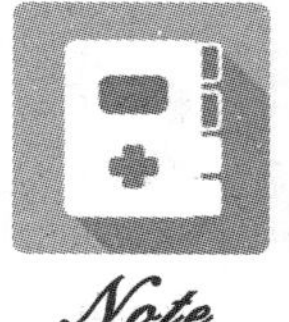

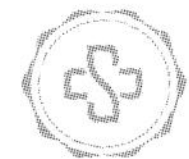

并保持它在髓腔内的形态。

显微镜下，牙髓可以被人为地分为 4 层：①成牙本质细胞层：位于牙髓最外层，由成牙本质细胞体构成，细胞间含毛细血管和神经纤维。②无细胞层：位于成牙本质细胞层下方，细胞成分很少，主要有血管、神经、胞浆突，某些年轻牙髓和老年牙髓中无此层。③多细胞层：位于无细胞层下方，内含成纤维细胞和储备细胞。④固有牙髓（中央区）：位于多细胞层内中央区，是牙髓疏松结缔组织的核心和主体，内含较多粗大的血管、神经以及成纤维细胞。

（二）结构特点

牙髓由细胞、细胞间成分组成，成分基本上与机体其他疏松结缔组织一样。

1. 细胞 牙髓的细胞成分包括成牙本质细胞、成纤维细胞、防御细胞和储备细胞。

1）成牙本质细胞 一种特殊的牙髓结缔组织细胞，具有形成牙本质的作用，是牙髓牙本质复合体的特征性细胞。

2）成纤维细胞 牙髓中的主体细胞，又称为牙髓细胞。成纤维细胞可产生明胶状基质和胶原纤维，未成熟的成纤维细胞可分化为成牙本质细胞。成纤维细胞的健康状态可以反映出牙髓的年龄和活力，以及牙髓抵御外来有害刺激的潜能。

3）防御细胞 具有防御作用的细胞有巨噬细胞（可吞噬细菌、异物或坏死细胞，同时具有抗原提呈作用，参与免疫反应）、树突状细胞、淋巴细胞、肥大细胞等，可能与牙髓的免疫监视有关。有炎症时，上述细胞的数目可明显增多。

4）储备细胞 原始的、未分化的间质细胞，主要分布在血管附近和多细胞层。它是牙髓细胞的储备库，根据需要可分化成不同类型的细胞，如分化为成纤维细胞或成牙本质细胞。

2. 细胞间成分 牙髓细胞间成分包括胶原纤维、不定形基质和细胞间组织液，它们在维持牙髓结构的完整性和牙髓的生理功能方面具有重要意义。

1）胶原纤维 牙髓中含有丰富的胶原纤维，其交织成松散和不规则的网状，以支持牙髓组织中其他结构成分。牙髓中存在着大小不同的胶原纤维。

2）基质及组织液 基质是细胞间的不定形胶状物质，主要成分是蛋白多糖。基质包绕和支持牙髓中的各种有形成分，并且是血管与细胞之间传递营养物质和废料的重要介质。组织液来源于毛细血管，其成分与血浆相似。在炎症时，基质可以快速释放出游离的水，使组织压升高。

（三）牙髓的功能

1. 形成功能 牙髓在牙的整个生命过程中有不断形成牙本质的功能，但形成牙本质的速度和形式有所不同。其形式主要有以下三种。

1）原发性牙本质 初期形成的牙本质。

2）继发性牙本质（功能性牙本质） 在行使咀嚼功能、原发性牙本质形成后所形成的牙本质。

3）刺激性牙本质（修复性牙本质） 外界刺激诱发牙髓形成的牙本质，是机体的一种防御反应，避免牙髓受到外界的刺激。

2. 营养功能 牙髓因为有丰富的周边毛细血管网，故通过向牙本质细胞和细胞突提供氧、营养物质以及牙本质液来保持牙本质的活力。牙髓的血液来源于上、下牙槽动脉。动脉经牙槽孔进入牙髓后，在牙髓中央向冠部行走，沿途向周边发出分支，从小动脉到微动脉，最后形成毛细血管。

3. 感觉功能 牙髓神经来源于三叉神经的上颌支和下颌支，神经纤维从根尖孔进入牙髓。牙髓丰富的神经分布是行使感觉功能的基础。因为牙髓内仅有伤害感受器（或称为疼痛感受器），各种不同性质的刺激，其冲动传递到中枢都是痛觉。因此，牙髓的感觉功能是产生疼

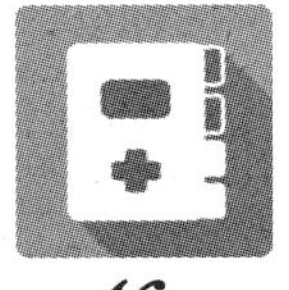

Note

痛。牙髓炎疼痛的原因被认为与组织压升高的压迫作用和某些炎症介质直接作用于神经末梢有关。

4. 防御功能 牙髓在受到一定的外界刺激时，其内的神经、血管以及牙髓牙本质复合体出现相应的反应，发挥防御功能。牙髓的防御反应包括疼痛、修复性牙本质形成和炎症反应。

（四）牙髓增龄性变化

牙髓增龄性变化是指随着年龄的增加，牙髓在体积、结构和功能上所发生的一些生理性变化。

1. 体积变化 随着年龄的增长，髓腔周围的牙本质会不断增多，牙髓体积就会不断缩小。髓室由大缩小，髓角变低或消失，根管由粗变细，根尖孔变窄（图 5-1）。在牙髓治疗时需拍 X 线片以了解髓腔的大小和位置，以及根管的粗细和走行方向，以利于操作，避免髓底或髓腔侧壁穿孔。

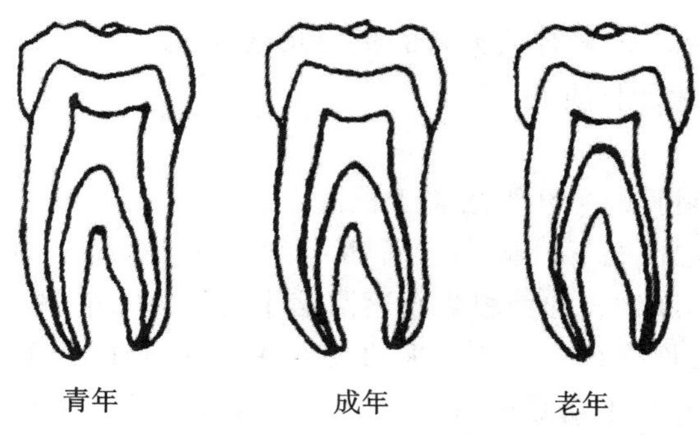

图 5-1 牙髓增龄性变化

2. 结构变化 随着年龄的增长，牙髓内成纤维细胞的大小和数目逐渐减少；成牙本质细胞从高柱状变为立方状，在磨牙的髓室底处甚至消失；牙髓基质因逐渐失去水分而变得黏稠。在衰老的牙髓中，神经、血管的数目亦明显减少，导致牙髓营养不良性钙化的发生。

3. 功能变化 随着牙髓中细胞成分的减少，牙髓的各种功能会逐渐降低。根尖孔的变窄和血管数目的减少造成牙髓血流随之减少，牙髓缺氧和营养物质使其防御和修复方面的功能降低。神经数目的减少致牙髓对外界刺激的敏感性降低。

知识链接

牙齿的增龄性变化

不仅牙髓有增龄性变化，随着年龄的增长，牙齿在以下方面也会发生改变。

1. 牙冠长度变化 牙齿在使用过程中不断地磨耗，有些牙齿重度磨耗，会导致牙齿明显变短。而有些牙龈重度退缩会导致牙齿暴露的部分变长。

2. 牙龈退缩 随着年龄的增长，牙龈会发生退缩。牙龈退缩后牙根暴露，出现牙本质过敏症。正常情况下，牙龈退缩非常缓慢，在一些病理情况下，如牙周炎、咬合创伤、刷牙力量过大时，牙龈的退缩会加速，会发现牙齿变长。

3. 牙齿磨耗 牙齿在长年累月的使用过程中会发生磨耗，导致釉质变薄，牙齿的透明度降低，所以中老年人的牙齿与年轻人相比，缺乏晶莹剔透的感觉，以前牙最为明显。牙齿重度磨耗者，釉质完全磨损，出现牙本质过敏症。后牙的重度磨耗不均还会形成尖锐、陡峭的牙尖，导致牙隐裂、咬合创伤等情况的产生。

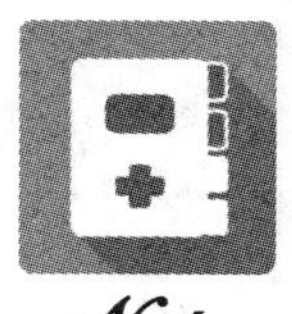

4. 牙齿颜色变化　牙齿变黄除了与牙齿着色有关外，还与外层的釉质越来越薄，里层牙本质的淡黄色透出来越来越多有关，所以感觉牙齿越来越黄。

5. 牙齿裂纹　牙齿在使用过程中，经常要遭遇温度的变化，再加上咬合力量的作用，牙齿表面会出现一些细微的裂纹。有些后牙的裂纹深及牙本质，会出现刺激性酸痛，若不积极处理，会导致牙齿完全劈裂，一旦牙齿完全劈裂，大多数情况下需要拔除整个牙齿。

二、根尖周组织生理学特点

根尖周组织是指根尖部的牙周组织，包括牙骨质、牙周膜和牙槽骨，其组织生理学特点与牙髓有着明显的不同。

（一）牙骨质

1. 分布　牙根冠方 2/3 的牙骨质为薄的板层状结构，根尖 1/3 的牙骨质为较厚的不规则的板层状结构，多为细胞性牙骨质。

2. 功能

1）基本功能　将牙周膜的主纤维附着于根面上。

2）补偿功能　在正常情况下，根尖 1/3 不断有细胞性牙骨质的沉积，以补偿牙冠的磨耗。牙骨质不断沉积使牙根不断增长和使根尖孔逐渐缩小；根尖孔过度缩小将影响血流进入牙髓，诱发牙髓的退行性或增龄性变化。虽然牙根的长度在不断增加，但如果以牙本质牙骨质界为测量标准，根管工作长度却在不断减少；在根管充填后，根尖牙骨质持续性沉积将增加牙本质牙骨质界与根尖孔之间的距离。

3）修复功能　牙骨质有修复功能。在牙根部分牙骨质有折断或因吸收而有缺损时，当炎症消退后，则可见折断或缺损的表面有新生的牙骨质来修补。又如当牙根某处间隙增宽时，则可见该部牙骨质增生出来填补增加的宽度，以便维持根部牙周间隙的正常宽度。但这种修复功能，必须在牙骨质的生活能力较强时，才有可能出现。此外，由于牙骨质具有增生的能力，牙根表面面积可因牙骨质增生而增加，由此增加牙周膜内主纤维的附着面积，使牙齿在牙槽窝内更加稳固。在根尖诱导成形术后，牙骨质在根端硬组织屏障形成中也具有重要作用。

知识链接

根尖狭窄区的临床应用

根管治疗时，根尖区预备的界限是根据根尖狭窄区（即牙本质牙骨质界）的位置而定的，在根管预备和根管充填时，只要不超出这一区域就不会损伤根尖周组织。根尖狭窄处也称为组织学根尖孔。大量研究表明，根尖孔的位置极少是在解剖学的根尖处。根尖孔和根尖最末端一般相距 0.2～2 mm，根尖狭窄区一般距离根尖孔 0.5～1 mm，它是根管治疗的自然终止点。要保证根管治疗的远期疗效，在治疗过程中，必须保证根尖狭窄区的完整。

在临床操作中，可能存在根尖狭窄区缺失，这种情况可能是因发育未完成的牙齿根尖狭窄区尚未形成，或是因长期存在根尖周损害而吸收造成的。另外，根尖狭窄区可能因医源性的因素而被破坏（如工作长度确定得不准）或是被术者有目的地扩大（如促进根尖脓肿从根管途径排脓）。与髓腔的增龄性变化一样，根尖区也有着同样

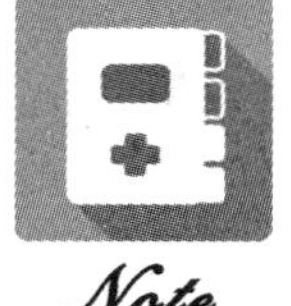
Note

的增龄性变化。根尖区继发性牙骨质的形成，使根尖孔、根尖狭窄区与根尖端的距离增大。

（二）牙周膜

1. 分布 牙周膜位于牙骨质与牙槽骨的间隙中，由成束的胶原纤维和其间的疏松结缔组织构成。

2. 功能 ①牙周膜呈放射状排列，一端埋在牙骨质内，一端埋在牙槽骨，具有悬吊和支持牙的作用；②牙周膜内分布有触觉感受器和疼痛感受器，能够发挥本体感受功能和参与防御反应，当根尖周组织发生炎症时，患者既可感受到痛觉，又能指出患牙所在；③侧支血液循环丰富，能较好地清除炎性产物，使病变在接受合理治疗后易恢复和痊愈；④牙周膜丰富的血液供应有营养牙骨质的功能；⑤牙周膜内未分化的间质细胞，在炎症过程中可分化成各种细胞，如成牙骨质细胞、成骨细胞或破骨细胞等。赫特维希上皮根鞘的外胚叶细胞索即牙周上皮剩余，在根尖周囊肿的形成中起重要作用。

牙周膜的血供主要有三个来源：①牙槽动脉在进入根尖孔前的分支；②牙槽的血管通过筛状孔进入牙周膜；③牙龈血管也可分支到牙周膜。经过治疗的无髓牙或死髓牙仍能保留在颌骨内并行使咀嚼功能，就是借助于牙周膜的联系和营养。牙周膜的淋巴系统也较丰富，在炎症时所属淋巴结可肿大、压痛。

（三）牙槽骨

牙槽骨由固有牙槽骨和支持骨组成。固有牙槽骨为薄层致密骨，构成牙槽窝的内壁，它在X线片上呈围绕牙根的连续阻射白线，又称为硬骨板。根尖周炎症可导致硬骨板的吸收，在X线片上表现为阻射白线的模糊、中断甚至消失。但吸收需达30%～50%才有表现，因此，早期根尖周病变不一定能通过X线检查出来。固有牙槽骨上有许多小孔，它们是血管、神经进出的通道，亦称筛状板。筛状特点造成了一个有让性的环境，炎症时，可得到一定的引流，故根尖周炎压力引发的疼痛远没有牙髓炎疼痛剧烈。

第二节 牙髓病和根尖周病的病因

引起牙髓病和根尖周病的原因很多，主要有细菌感染、物理和化学刺激以及免疫反应等，其中细菌感染是导致牙髓病和根尖周病的主要因素。

一、细菌因素

（一）致病菌

细菌感染是牙髓病最重要的致病因素。根管和根尖周的感染是以厌氧菌为主的混合感染，厌氧菌在牙髓病和根尖周病的发生和发展中具有重要作用。在感染根管中，厌氧菌尤其是专性厌氧菌是主要的细菌，根管内常为5～8种细菌的混合感染，其中以1～2种细菌为优势菌。常见的优势菌有卟啉菌、普氏菌、消化链球菌、放线菌、真杆菌等。其中牙髓卟啉菌几乎只在感染根管中出现，且检出率较高，被认为是牙髓感染的特有病原菌。感染根管内的优势菌与根尖周病的临床症状和体征关系密切。卟啉菌、普氏菌、消化链球菌、真杆菌等与根尖部出现疼痛、肿胀、叩痛和窦道形成有关，其中产黑色素普氏菌、牙髓卟啉菌、牙龈卟啉菌与急性根尖

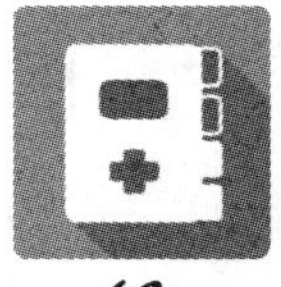

周炎症和根管内恶臭关系最为密切。顽固性根尖周病变和窦道经久不愈可能与放线菌感染有关。

（二）感染途径

1. 牙本质小管　牙本质中含有大量的牙本质小管。当釉质或牙骨质丧失后，牙本质小管就会暴露于口腔菌群，细菌就可能会侵入牙本质小管，最后感染牙髓。大多数牙体硬组织疾病若不及时治疗，会继发牙髓病。其中最常见的是龋病，此外如创伤、楔状缺损、磨损、牙体发育畸形等也可造成釉质或牙体的缺损，微生物及其毒素可以通过牙本质毁损处的牙本质小管进入牙髓。

2. 牙髓暴露　龋病、牙折、楔状缺损、磨损、牙隐裂、畸形中央尖折断、畸形舌侧窝或畸形舌侧沟深达髓腔以及治疗不当等均可引起牙髓直接暴露于口腔环境中，使细菌直接侵入牙髓。

3. 牙周途径　细菌通过牙周感染牙髓的情况远不如经牙体感染多见。侧支根管、根尖孔和副根管等把牙髓组织和牙周组织联系起来，同时也提供了细菌从牙周进入牙髓的通道。重度牙周病变患者的深牙周袋可以使根周和根尖周组织与口腔相通，口腔内、牙周袋内的细菌及其毒素便通过根尖孔、副根管或侧支根管等侵入牙髓引起感染，这种由牙周途径导致的牙髓感染，常由根髓开始，故称为逆行性感染，所引起的牙髓炎称为逆行性牙髓炎。

4. 血源感染　受过损伤或病变的组织能将血流中的细菌吸收到自身所在的部位，这种现象称为引菌作用。牙髓的血源感染途径即归于引菌作用，这在临床上极为少见。这种感染多发生在牙髓组织先前就存在营养代谢紊乱或损伤（如牙外伤、备洞刺激）的情况下，由于暂时的菌血症（拔牙、洁治、刷牙等造成），循环血中的细菌被吸引到牙髓腔中，若牙髓的防御机制不能清除滞留的细菌，细菌即可在牙髓中定居、繁殖，最终导致牙髓感染。

（三）致病机制

进入牙髓或根尖周组织中的细菌可产生多种有害物质，它们可直接毒害组织细胞，或通过引发炎症和免疫反应间接导致组织损伤。致病物质主要包括荚膜、纤毛、胞外小泡、内毒素、酶和代谢产物。

1. 荚膜、纤毛和胞外小泡　G^-细菌和G^+细菌均可产生荚膜。荚膜可以保护菌体细胞免遭宿主吞噬细胞的吞噬，有利于细菌对组织的附着。纤毛参与细菌的聚集和对组织的附着。G^-细菌可产生胞外小泡，其具有与母体细胞类似的荚膜结构，胞外小泡上的抗原可中和抗体而起到保护母体菌细胞的作用。

2. 内毒素　内毒素是G^-细菌的胞壁脂多糖，具有很强的致炎作用，可诱发炎症反应，导致局部组织肿胀、疼痛以及骨吸收；它对细胞产生直接毒害作用；还可激活T细胞、B细胞，调动免疫反应，加重组织损伤。

3. 酶　细菌可产生和释放多种酶，导致组织的破坏和感染的扩散。一些厌氧菌，如真杆菌、普氏菌、消化菌和卟啉菌，可产生胶原酶、硫酸软骨素酶和透明质酸酶。这些酶可使组织基质崩解，有利于细菌的扩散。细菌产生的蛋白酶还可降解蛋白质和DNA，直接损伤牙髓和根尖周组织内的细胞。一些细菌产生的酶还可中和抗体和补体成分，使细菌免遭杀灭。

4. 代谢产物　细菌生长发育过程中释放的主要代谢产物有氨、硫化氢、吲哚和有机酸等，能直接毒害细胞，导致组织损伤。

（四）宿主对细菌感染的反应

细菌侵入牙髓和根尖周后，是否引起组织的病变以及导致组织损伤的程度，除了与细菌的毒力和数量有关外，还与宿主的防御能力有关。细菌侵入，局部组织可发生非特异性的炎症反应和特异性的免疫反应，目的是杀灭和清除细菌及其毒性产物。

1. 炎症反应　牙髓在细菌直接接触之前就可发生炎症反应。牙髓受到细菌感染时，受损

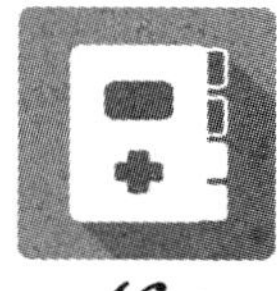
Note

细胞释放大量的炎症介质，引起血管扩张，通透性增加，趋化中性粒细胞进入受损部位，中性粒细胞在杀灭细菌时所释放的溶酶体也导致了牙髓组织的变性或坏死。牙髓炎中增多的炎症介质包括神经肽、组胺、5-羟色胺、缓激肽、前列腺素、白三烯、补体成分和各种细胞因子等，它们在牙髓炎的病理生理过程中具有重要意义。

2. 免疫反应 在牙髓和根尖周组织中，存在识别外来抗原的细胞。侵入组织的细菌及产物作为抗原，诱发宿主的特异性免疫反应。免疫反应在杀灭细菌的同时也引起或加重炎症反应，导致组织损伤。

二、物理因素

（一）创伤

1. 急性创伤 摔倒跌伤、交通事故、运动竞技、暴力斗殴或咀嚼硬物均可导致急性牙创伤。医疗工作中的意外事故，如牙列矫正治疗时加力过猛使牙移动过快、拔牙时误伤邻牙、刮治深牙周袋时累及根尖部血管，根管治疗中器械超出根尖孔或根管超充填等，均会引起急性牙创伤。这些创伤可造成根尖周血管的挫伤和断裂，使牙髓的血供受阻，引起牙髓退变、炎症或坏死，以及损伤根尖周组织导致炎症反应。

2. 慢性创伤 创伤性咬合、磨牙症、窝洞充填物或冠等修复体过高都可引起慢性的咬合创伤，使根尖血管挫伤，影响牙髓的血供，导致牙髓的变性或坏死，进一步引起根尖周的急性或慢性损伤。

（二）温度

牙髓对温度刺激有一定的耐受度，过冷、过热或骤然的温度变化都会对牙髓产生刺激。口腔黏膜耐受的温度，一般不会引起牙髓的严重反应，但若超过耐受限度，尤其时间较长时，牙髓就将受到损害。动物实验表明，若牙髓内部温度上升 5.5 ℃，将导致近 15％的牙髓失活。临床上异常的温度刺激主要与下列因素有关。

1. 备洞产热 用牙钻备洞特别是未用冷却剂时会导致可复性牙髓炎，甚至不可复性牙髓炎，产热是备洞时造成牙髓损伤的主要原因。钻磨牙体组织所产生热量与施力的大小，是否用冷却剂，钻针的种类、转速及钻磨持续的时间相关。过度用力、相对低转速、无冷却剂和持续的钻磨将会造成牙髓明显的热损伤，尤其在制备较深的窝洞时，产生的热更易损伤牙髓。

2. 充填材料和抛光产热 用充填材料银汞合金充填深洞时，如未采取垫底或隔离措施，外界温度刺激会反复、长期地经充填材料传导至牙髓，导致牙髓的变性，甚至坏死。对修复体进行抛光时产的热也会刺激牙髓，导致牙髓的损伤，这种情况多见于用干粉抛光修复体时。

（三）电流

日常生活中，电流刺激牙髓较少见。临床上所见电流刺激牙髓，多发生在相邻或对颌牙上用了两种不同的金属修复体，咬合时可产生电流，通过唾液传导刺激牙髓，长时间后可引起牙髓病变。使用牙髓活力电测仪或进行离子导入治疗牙本质过敏症时，操作不当，使过大的电流刺激了牙髓。行电外科手术时，若不慎接触了银汞合金充填体，有可能导致牙髓的坏死。

（四）激光

激光可用于牙科材料如金和镍铬合金的熔化，或用于去除龋坏组织和龋病的预防。但不同种类的激光可对牙髓组织造成不同程度的损伤。红宝石激光对牙髓最具破坏性，可引起牙髓充血，甚至牙髓凝固性坏死。

（五）气压

在高空飞行、登山运动或深水潜泳时，气压的变化可导致牙髓病变急性发作。

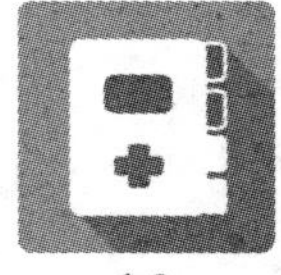
Note

（六）放射性损伤

因患恶性肿瘤而接受头颈部放射治疗的患者可能继发猖獗龋，从而导致牙髓病的发生。

三、化学因素

导致牙髓病变的化学刺激主要来自窝洞的消毒药物、垫底材料和充填材料。

（一）垫底和充填材料

在深龋洞的充填治疗中，应考虑材料的绝缘性和刺激性，选择既具有绝缘性，又无牙髓刺激性的材料，并采取垫底处理。如深洞直接用磷酸锌黏固剂垫底时，其凝固前释放的游离酸可以刺激牙髓，引起牙髓中、重度的炎症反应或充填后的即刻疼痛。复合树脂充填较深的窝洞时，若未加垫底或垫底过薄时，其中所含的刺激物质能通过牙本质小管，刺激牙髓，引起牙髓的变性或坏死。氧化锌丁香油黏固剂对牙髓有安抚、镇痛作用，但其中的氧化锌和丁香油酚对体外牙髓细胞具有很强的毒性作用，用其直接进行深洞垫底，亦可导致牙髓的中度炎症反应。因此，在用氧化锌丁香油黏固剂做深洞垫底之前，应先垫一层氢氧化钙制剂。

（二）酸蚀剂和黏结剂

用酸蚀剂处理洞壁，可增强修复材料的黏结和固位。酸处理牙本质是否导致牙髓反应与酸的强度、酸蚀的时间和剩余牙本质的厚度等因素有关。短时间的酸处理牙本质，一般不会引起牙髓的炎症反应，也不会影响牙髓的修复功能。但深洞的酸蚀处理会导致暂时的酸痛症状，甚至导致牙髓的损伤，故深洞应先用氢氧化钙制剂垫底。

绝大多数黏结剂中含有树脂成分，其中的化学物质可以刺激牙髓，特别是用在深洞中。随着黏结剂成分的不断改进，其细胞毒性作用不断减小，一般对牙髓仅有温和的、短暂的刺激作用，基本不引起牙髓的炎症反应。

（三）失活和消毒药物

窝洞消毒与否仍是一个有争议的问题。消毒力强的药物，其渗透作用亦强，如硝酸银和酚类药物对细胞均有一定毒性，将它们用于消毒窝洞或脱敏都会刺激牙髓。故目前认为，如做窝洞消毒，要用刺激性小的药物如乙醇、氟化钠等。

在牙髓病和根尖周病的治疗过程中，若使用药物不当，药物会成为一种化学刺激，引起药物性或化学性根尖周炎。如：亚砷酸封药时间过长或用于年轻恒牙时；在根管封药时，使用刺激性大或过量的药物，尤其是在治疗根尖孔粗大的患牙时，药物可能溢出根尖孔而导致药物性根尖周炎。

四、免疫因素

进入牙髓和根尖周的抗原物质可诱发机体的特异性免疫反应，导致牙髓和根尖周的损伤。一些研究证实：①牙髓和感染根管内的细菌及其产物具有抗原特性，甚至许多根管治疗药物在机体内与组织中的蛋白质结合成为全抗原，从而引起变态反应；②将抗原引入实验动物根管使动物致敏，间隔一定时间后再将相同抗原注入动物皮内，则产生了皮肤红肿、硬结等炎症反应，而未从根管致敏的对照组动物就没有这种现象。

临床上，根管治疗时，长期反复使用某些药物效果不理想，反而使根尖周病变加重；在感染根管治疗过程中，常在封入某种药物后数分钟或数小时，突然爆发疼痛现象，这些提示了药物的半抗原作用。

除上述细菌、物理、化学和免疫因素外，牙髓病和根尖周病还可由其他一些较少见的原因引起。有些病毒，如带状疱疹病毒、人类免疫缺陷病毒可感染牙髓，导致牙髓的病变。某些特

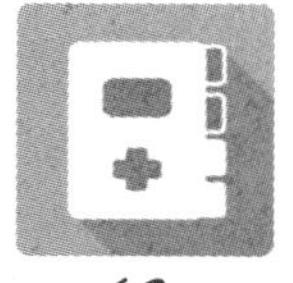
Note

异性因素可引起牙髓的内吸收和外吸收。某些全身疾病,如糖尿病、白血病等也可导致牙髓的退变和牙髓炎。放射性骨坏死、发育性囊肿及肿瘤等也可导致根尖周的病变。

第三节 牙髓病的分类、各型牙髓炎临床表现及诊断

一、牙髓病的分类

(一) 组织病理学分类

在组织病理学上,一般将牙髓状态分为正常牙髓和病变牙髓两种。对于病变牙髓一直沿用如下分类。

1. 牙髓充血 分为生理性牙髓充血和病理性牙髓充血。

2. 急性牙髓炎

(1) 急性浆液性牙髓炎。

(2) 急性化脓性牙髓炎。

3. 慢性牙髓炎

(1) 慢性闭锁型牙髓炎。

(2) 慢性溃疡型牙髓炎。

(3) 慢性增生型牙髓炎。

4. 牙髓坏死与坏疽

5. 牙髓变性

(1) 空泡性变。

(2) 纤维性变。

(3) 网状萎缩。

(4) 钙化。

6. 牙内吸收

(二) 临床分类

根据牙髓病的临床表现和治疗预后可分为如下几类(图 5-2)。

1. 可复性牙髓炎

2. 不可复性牙髓炎

(1) 急性牙髓炎(包括慢性牙髓炎急性发作)。

(2) 慢性牙髓炎(包括残髓炎)。

(3) 逆行性牙髓炎。

3. 牙髓坏死

4. 牙髓钙化

(1) 髓石。

(2) 弥漫性钙化。

5. 牙内吸收

(三) 转归

牙髓炎病变过程随着外界刺激物及机体抵抗力的变化,可有以下三种趋向。

(1) 当外界刺激因素被消除后,牙髓的炎症受到控制,机体修复能力得以充分发挥,牙髓

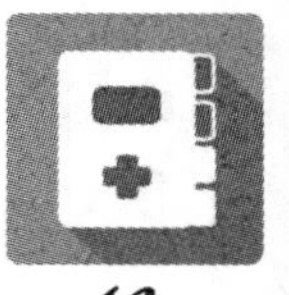

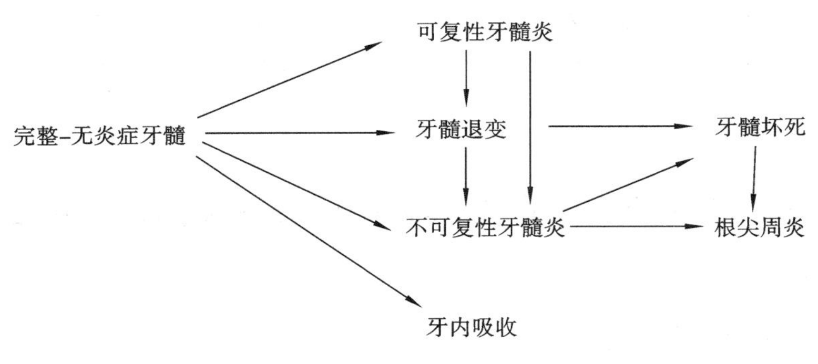

图 5-2　牙髓病的转归

组织逐渐恢复正常。此种情况多见于患牙根尖孔较为粗大，牙髓炎症较轻微，全身健康状况良好时。

（2）当外界刺激长期存在，且刺激强度并不很强或刺激减弱，或牙髓炎症渗出物得到某种程度的引流时，牙髓病变则呈现慢性炎症表现，或称为局限性化脓灶。

（3）外界刺激较强且持续存在，致使牙髓的炎症进一步发展，局部组织发生严重缺氧、化脓、坏死，以致全部牙髓均失去生活能力。

二、各型牙髓炎临床表现及诊断

牙髓炎的临床表现是对其正确诊断的依据，准确的诊断又是治疗成功的基础。在牙髓病的临床诊断中，确定患牙是关键，也是难点。牙髓病的诊断可按诊断的三个步骤进行，即了解主诉症状、寻找患牙、确定患牙及牙髓情况。在诊断过程中力求避免误诊，最终制订正确的治疗计划。

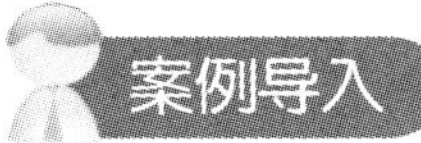

患者，女，46 岁，会计。

主诉：右下后牙食物嵌塞痛一周。

现病史：患者发现右下后牙有龋洞数月，近一周来进食食物常有嵌塞痛，现要求诊治。

既往史：否认有牙痛史和其他不良病史。

检查：右下 6 𬌗面有较大龋洞，有大量腐质，边缘不规则，颜色为黑褐色，质地松软，探诊有轻度酸痛，达牙本质深层，叩诊（一）。冷诊测验一过性敏感，刺激去除，疼痛持续数秒即消失。

病例分析与思考：

1. 对该患者的诊断是什么？诊断依据是什么？

2. 应与哪些疾病进行鉴别？

（一）可复性牙髓炎

可复性牙髓炎（reversible pulpitis）是牙髓组织以血管扩张、充血为主要病理变化的初期炎症表现。它相当于牙髓病的组织病理学分类中的“牙髓充血”。此时，若能彻底去除作用于患牙上的病原刺激因素，同时给予患牙适当的治疗，此时患牙的牙髓是可以恢复到原有状态的。若外界刺激持续存在，则牙髓炎症继续发展，患牙转成不可复性牙髓炎。

【临床表现】

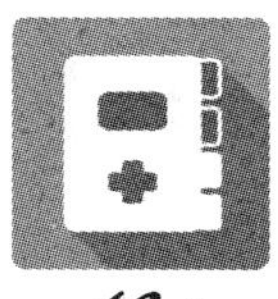

1. 症状　当患牙受到冷、热温度刺激或甜、酸化学刺激时，立即出现瞬间的疼痛反应，尤

其对冷刺激更敏感，刺激一去除，疼痛随即消失。没有自发性疼痛。

2. 检查

（1）患牙有接近髓腔的牙体硬组织病损如深龋、深楔状缺损，或可查及患牙有深牙周袋、咬合创伤或过大的正畸外力等。

（2）患牙对温度测验表现为一过性敏感，且反应迅速，尤其对冷测反应较强烈。当去除刺激后，症状仅持续数秒即缓解。牙髓活力电测验，患牙呈一过性敏感反应。

（3）叩诊反应同正常对照牙（－）。

【诊断要点】

1. 了解主诉症状 主诉对温度刺激一过性敏感，但无自发痛的病史。

2. 寻找患牙 可找到能引起牙髓病变的牙体病损或牙周组织损害等病因。

3. 确定患牙及牙髓情况 患牙对冷测的反应阈值降低，相同的刺激，表现为一过性敏感，反应迅速。刺激一去除，疼痛持续数秒即缓解，牙髓可恢复到原有状态。

【鉴别诊断】

1. 深龋 患有深龋的牙对温度刺激也敏感，但往往是当冷、热刺激进入深龋洞内才出现疼痛反应，而刺激去除后症状并不持续。用冰棒冷测深龋患牙的正常牙面，其反应与对照牙是相同的，只有当冷水滴入洞中方可引起疼痛。而可复性牙髓炎患牙在冷测牙面时即出现一过性敏感。在实际临床检查时，深龋与可复性牙髓炎有时很难区别，此时可按可复性牙髓炎的治疗进行处理（表 5-1）。

2. 可复性牙髓炎 可复性牙髓炎与不可复性牙髓炎的区别，关键在于前者无自发痛病史，后者一般有自发痛史；对温度测试的反应，可复性牙髓炎患牙有一过性的敏感，而不可复性牙髓炎患牙由温度刺激引起的疼痛反应程度重，持续时间较长，有时还可以出现轻度叩痛。在临床上，若可复性牙髓炎与无典型自发痛症状的慢性牙髓炎一时难以区分，可先采用诊断性治疗的方法，即用氧化锌丁香油黏固剂进行安抚治疗，在观察期内视其是否会出现自发痛症状再明确诊断（表 5-2）。

表 5-1 可复性牙髓炎与深龋的鉴别

鉴别要点	可复性牙髓炎	深龋
自发痛	无	无
刺激痛	冷刺激引起疼痛	刺激仅入洞引起疼痛
刺激去除后	痛很快消失	痛立即消失
温度测验	一过性疼痛	正常
治疗诊断	间接盖髓（安抚）有效	垫底充填有效

表 5-2 可复性牙髓炎与不可复性牙髓炎的鉴别

鉴别要点	可复性牙髓炎	不可复性牙髓炎
自发痛	无	有或曾有
刺激痛	冷刺激引起痛	冷、热刺激引起剧痛
刺激除去后	痛很快消失	痛持续较久
温度测验	一过性疼痛	引起剧痛或迟缓痛
治疗诊断	间接盖髓（安抚）有效	牙髓治疗有效

3. 牙本质过敏症 患有牙本质过敏症的患牙往往对探、触等机械刺激和酸、甜等化学刺激更敏感。而可复性牙髓炎主要是对冷刺激一过性敏感。

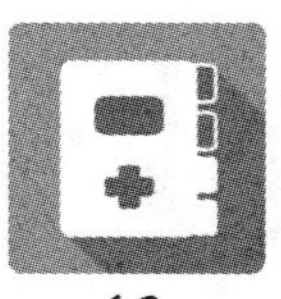

案例导入

患者，女，26岁，职员。

主诉：左上后牙剧烈疼痛4天。

现病史：患者3天前自觉左上后牙自发性、阵发性剧烈疼痛，遇冷、热刺激疼痛加重，并放射到同侧头面部，昨天夜间疼痛剧烈，不能睡眠，今来就诊。

既往史：2个月前左上后牙遇冷、热刺激疼痛，无其他不适，否认系统疾病史，否认药物过敏史。

口腔检查：$\underline{6|}$ 远中邻面深龋，探诊(++)，露髓，叩诊(－)，松动无，冷(++)。刺激去除后疼痛持续较长时间，牙龈无红肿，X线片示根尖周影像无明显异常。

病例分析与思考：

1. 对该患者的诊断是什么？诊断依据是什么？

2. 应与哪些疾病进行鉴别？

(二) 不可复性牙髓炎

不可复性牙髓炎(irreversible pulpitis)是一类病变较为严重的牙髓炎症，病变可发生于局部牙髓，也可涉及全部牙髓，甚至在炎症中心发生不同程度的化脓或坏死，几乎没有恢复正常的可能，其自然发展的最终结局均为全部牙髓坏死。临床治疗上只能选择摘除牙髓以去除病变的方法，所以，将这一类牙髓炎症统称为不可复性牙髓炎。但按其临床发病和病程经过的特点，又可分为急性牙髓炎(包括慢性牙髓炎急性发作)、慢性牙髓炎、残髓炎和逆行性牙髓炎。

1. 急性牙髓炎(acute pulpitis) 临床特点是发病急，疼痛剧烈。临床上绝大多数属于慢性牙髓炎急性发作的表现，龋源性者尤为显著。无慢性过程的急性牙髓炎多出现在牙髓受到急性的物理损伤、化学刺激以及感染等情况下，如手术切割牙体组织等导致过度产热的刺激、充填材料的化学刺激等。

【临床表现】

1) 症状 急性牙髓炎(包括慢性牙髓炎急性发作)的主要症状是剧烈疼痛，疼痛性质具有下列特点。

(1) 自发性、阵发性痛 在未受到任何外界刺激的情况下，突然发生剧烈的自发性尖锐疼痛，疼痛可分为持续过程和缓解过程，即表现为阵发性发作或阵发性加重。炎症早期呈间歇性，一般持续数分钟，随后数小时为间歇期。随病情发展，发作期延长，间歇期缩短，逐渐转变为持续性剧痛，可持续数小时甚至一整天。炎症牙髓化脓时，患者可主诉患牙有搏动性跳痛。

(2) 夜间痛 疼痛常常在夜间发作，或夜间疼痛较白天剧烈，躺卧时更严重。患者常因牙痛而难以入眠，或从睡眠中痛醒。

(3) 温度刺激加剧疼痛 冷、热刺激均可激发或加剧疼痛，遇冷疼痛明显。如果牙髓已有化脓或部分坏死，则患牙遇热疼痛加剧，遇冷可以缓解疼痛，表现为“热痛冷缓解”。这是因为牙髓的病变产物中有气体产生，受热后膨胀，致使髓腔内压力增高，产生剧痛。反之，冷空气或凉水可以使气体体积收缩，压力减少，疼痛得到缓解。因此，临床上常见到患者携带凉水瓶就诊，随时含漱冷水进行暂时止痛。

(4) 疼痛不能自行定位 疼痛发作时，患者大多不能明确指出患牙。疼痛呈牵涉性或放散性，常常沿三叉神经第二支、第三支分布区域放射至患牙同侧的上、下颌牙或头、颞、面部。但这种放散性疼痛绝不会放散到患牙的对侧区域。

2) 检查

(1) 患牙可查及近髓腔的深龋或其他牙体硬组织病变，有时可见牙冠有充填体存在，或可

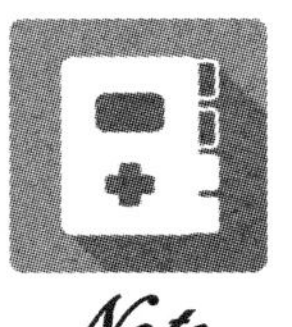
Note

查到患牙有深牙周袋。

（2）探诊常可引起剧烈疼痛。有时可探及微小穿髓孔，并可见有少许脓血自穿髓孔流出。

（3）温度测验极其敏感或表现为激发痛。刺激去除后，疼痛症状持续一段时间。也可表现为热测激发痛，冷测则缓解。

（4）牙髓炎症早期，患牙对叩诊无明显不适；而处于炎症晚期的患牙，因牙髓炎症已波及根尖部的牙周膜，故可出现垂直方向的叩诊不适。

知识链接

牙神经的分布特点

牙髓炎常不能定位，且有牵扯痛，这与神经分布的复杂性有关。牙神经的分布有如下特点。

（1）前牙左、右牙髓神经有跨越交叉。

（2）上、下第一磨牙神经有交叉。

（3）三叉神经节内的一个神经元可以控制两颗牙的感觉。

（4）后牙牙髓神经可达到同侧三叉神经节、颌上神经节及耳后神经节内的神经元。

（5）三叉神经节内神经元同时支配上、下颌骨以及牙周、头、面部较为广泛的组织的感觉。

【诊断要点】

1）了解主诉症状　典型的疼痛症状。

2）寻找患牙　患牙可查到有引起牙髓病变的牙体损害或其他病因。

3）确定患牙及牙髓情况　牙髓活力测验，尤其温度测验结果及叩诊反应可帮助定位患牙。必要时可采用局部麻醉的方法帮助确定患牙。对患牙的确定是诊断急性牙髓炎的关键。

【鉴别诊断】　急性牙髓炎的主要症状为剧烈的牙痛不能定位。因此，临床上遇到因牙痛主诉就诊的患者，应注意与那些可引起牙痛症状的其他疾病进行鉴别。

1）三叉神经痛　三叉神经痛的发作一般有疼痛“扳机点”，患者每触及该点即诱发疼痛。患者在述说病史时，往往忽略此点，应特别加以详细询问。疼痛性质为闪电样锐痛，很少在夜间发作，且冷、热温度刺激并不引发疼痛（表 5-3）。

表 5-3　急性牙髓炎与三叉神经痛的鉴别

鉴别要点	急性牙髓炎	三叉神经痛
疼痛发作时间	夜间痛明显	一般无夜间痛
放射痛	有，不定位	无，沿三叉神经分支
扳机点	无	有
温度测验	温度刺激引起疼痛	温度刺激不引起疼痛
患牙	有明确的患牙，治疗后立即有效	可无患牙，疼痛与牙髓疾病无关

2）龈乳头炎　龈乳头炎也可出现剧烈的自发性疼痛，但疼痛性质为持续性胀痛，对温度测验的反应较为敏感，但一般不会导致激发痛，患者对疼痛多可定位。检查时可发现患者所指示部位的龈乳头有充血、水肿现象，触痛极为明显。患处两邻牙间可见食物嵌塞的痕迹或可问

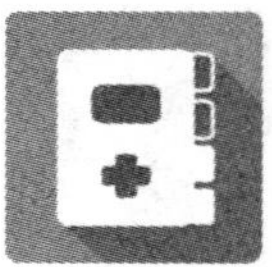
Note

及食物嵌塞史。一般不能查及可引起牙髓炎的牙体硬组织损害及其他疾病(表5-4)。

表5-4 急性牙髓炎与龈乳头炎的鉴别

鉴别要点	急性牙髓炎	龈乳头炎
病史	牙痛史	食物嵌塞史
温度测验	激发剧烈疼痛	一过性敏感
疼痛性质	阵发性剧烈锐痛 夜间疼痛加重,不能定位	持续性胀痛 疼痛可定位
龈乳头	正常	红肿、探痛出血
治疗方法	开髓引流止痛	局部冲洗上药消炎

3)急性上颌窦炎　患有急性上颌窦炎时,患侧的上颌后牙可出现类似牙髓炎的疼痛症状,但疼痛为持续性胀痛,患侧的上颌前磨牙、磨牙可同时受累而致二三颗牙均有叩痛,但无引起牙髓炎的牙体组织疾病。上颌窦前壁可出现压痛;同时,患者还可能伴有头痛、鼻塞、流脓涕等上呼吸道感染的症状(表5-5)。

表5-5 急性牙髓炎与急性上颌窦炎的鉴别

鉴别要点	急性牙髓炎	急性上颌窦炎
病史	牙痛史	感冒史
温度测验	激发剧烈疼痛	正常
疼痛性质	阵发性剧烈锐痛 夜间疼痛加重	持续性胀痛 夜间疼痛不明显
疼痛部位	不能定位	患侧后牙同时受累
叩诊	主诉牙可有叩痛	患侧两三颗牙均有叩痛
上颌窦前壁压痛	无	有

知识链接

上颌窦与上颌牙齿间的关系

上颌窦下壁骨壁较薄,由前向后盖过上颌5～8的根尖,其中以上颌第一磨牙根尖距上颌窦下壁最近。该区域牙髓神经在走行过程中,先经上颌窦侧壁或下壁,再进入根尖孔内。因此,后牙根尖部感染可向上蔓延造成牙源性上颌窦炎,上颌窦肿瘤或其他病变,也可侵及牙根或牙槽神经,出现牙齿疼痛和松动等症状。有时因拔牙手术不慎,可造成口腔上颌窦穿通,或将牙断根推入上颌窦内。这些解剖特点和临床上的关系,应该引起注意。

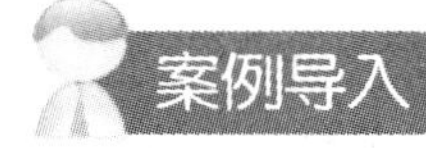

案例导入

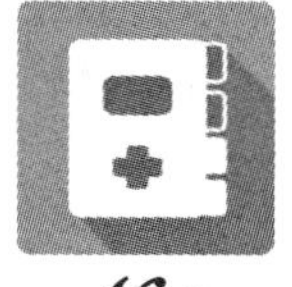
Note

患者,男,36岁,工程师。

主诉:右下后牙有洞三个月,疼痛一天。

现病史:三个月前患者发现右下后牙有洞,时有食物嵌入洞内,并有少许不适感。患者自觉可以忍受,故未曾治疗。后右下后牙逐渐出现咬合不适,傍晚症状更明显。

晨起用凉水漱口也会有刺激痛。一天前患牙突然疼痛起来，故来诊求治。

口腔检查：右下6远中殆面窝沟可见深大龋洞，内含大量腐质及食物残渣。探针探入有轻微疼痛，未探及穿髓孔。冷诊较对照牙敏感，叩诊(＋)，龈缘少量软垢，色红。X线示：右下6远中龋坏透射影近髓腔，余未见异常。

病例分析与思考：

1. 对该患者的诊断是什么？诊断依据是什么？

2. 应与哪些疾病进行鉴别？

2. 慢性牙髓炎(chronic pulpitis) 临床上最为常见的一型牙髓炎。龋病等大多是慢性病变，对牙髓有长期持续的刺激，可使牙髓发生慢性炎症。有时临床症状很不典型，容易被患者忽视或被医师误诊而延误治疗。

【临床表现】 慢性牙髓炎一般不发生剧烈的自发性疼痛，但有时可出现不甚明显的阵发性隐痛或者每日出现定时钝痛。病程较长，患者可诉有长期的冷、热刺激痛病史。患牙常表现有咬合不适或轻度的叩痛。患者一般可定位患牙。

根据组织病理学的检查结果，视髓腔是否已被穿通而将慢性牙髓炎分为慢性闭锁型牙髓炎和慢性开放型牙髓炎。前者患牙的牙髓尚未暴露，而后者髓腔已与外界相通。由于牙髓的血液供应等条件的不同，髓腔呈暴露状的牙髓所表现出来的组织反应也不同，因而又有了溃疡型和增生型之分。在临床上，这三种慢性牙髓炎除了具有慢性牙髓炎共同的表现外，无论是患者的主诉症状还是临床的检查体征均有各自特征。

1) 慢性闭锁型牙髓炎(chronic closed pulpitis)

(1) 症状 一般无明显的自发痛。但曾有过急性发作的病例或由急性牙髓炎转化而来的病例则可诉有剧烈自发痛的病史，也有无自发痛症状者。几乎所有患者都有长期的冷、热刺激痛病史。

(2) 检查 可查及深龋洞、冠部充填体或其他近髓的牙体硬组织疾病。洞内探诊患牙感觉较为迟钝，去尽腐质后无肉眼可见的露髓孔。患牙对温度测验和电测验的反应多为迟缓性反应，或表现为迟钝。多有轻度叩痛(＋)或叩诊不适感(±)。

2) 慢性溃疡型牙髓炎(chronic ulcerative pulpitis)

(1) 症状 多无自发痛，但患者常诉当食物嵌入患牙洞内即出现剧烈的疼痛。另一典型症状是当冷、热刺激激惹患牙时，会产生剧痛。

(2) 检查 可查及深龋洞或其他近髓的牙体损害。患者由于怕痛而长期废用患牙，以致患牙有大量软垢、牙石堆积，洞内食物残渣嵌入较多。去除腐质可见有穿髓孔。用尖锐探针探查穿髓孔时，浅探不痛，深探剧痛且有少量暗色血液渗出。温度测验表现为敏感。一般没有叩痛，或仅有极轻微的叩诊不适。

3) 慢性增生型牙髓炎(chronic hyperplastic pulpitis) 此型牙髓炎的发生条件是患牙根尖孔粗大，血运丰富以及穿髓孔较大，足以允许炎症牙髓增生呈息肉状并自髓腔突出。因此，慢性增生型牙髓炎多见于儿童、青少年患者。

(1) 症状 一般无自发痛，有时可有患者诉说进食时患牙疼痛或有进食出血现象，因此长期不敢用患侧咀嚼食物。

(2) 检查 患牙大而深的龋洞中有红色的肉芽组织、牙髓息肉，它可充满整个洞内并达咬合面，探之无痛但极易出血。由于长期的废用，常可见患牙及其邻牙有大量牙石堆积。

当查及患牙深洞处有息肉时，要注意与牙龈息肉和牙周膜息肉相鉴别。牙龈息肉多是在患牙邻殆面出现龋洞时，由于食物长期嵌塞和患牙缺损处粗糙边缘的刺激，龈乳头向龋洞增生所形成的息肉样物体。牙周膜息肉是在多根牙的龋损穿通髓腔后，破坏髓室底，外界刺激使

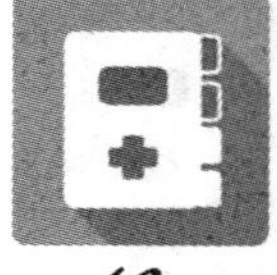

根分叉处牙周膜反应性增生，肉芽组织由髓底穿孔处进入髓室，外观极像牙髓息肉（图 5-3）。临床鉴别时，可用探针探查息肉蒂部以判断息肉的来源。当怀疑是牙龈息肉时，可自蒂部切除，见出血部位在患牙邻面龋洞龈壁外侧的龈乳头位置即可证实。当怀疑是牙周膜息肉时，应仔细探查髓室底的完整性，摄 X 线片辅助诊断。如诊断是牙周膜息肉，应拔除患牙。

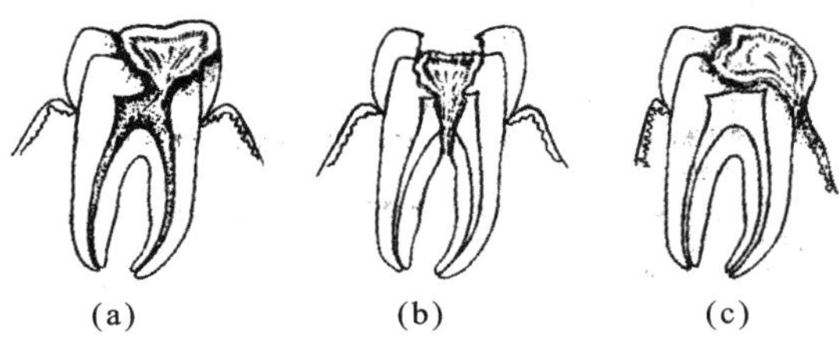

图 5-3　龋洞内息肉的鉴别

(a)牙髓息肉；(b)牙周膜息肉；(c)牙龈息肉

【诊断要点】

1）了解主诉症状　患者曾有长期冷、热刺激痛病史和(或)自发痛史，少数患者无明显的自觉症状。

2）寻找患牙　患牙可查到有引起牙髓病变的牙体硬组织损害或其他病因。

3）确定患牙及牙髓情况　患牙对温度测验的表现异常，一般表现为迟钝，测试后片刻出现反应，感觉一阵较为剧烈的疼痛，也称迟缓反应性痛。有轻度叩痛或叩诊不适，叩诊反应可作为很重要的参考指标。

【鉴别诊断】

1）深龋　无典型自发痛症状的慢性牙髓炎与深龋有时不易鉴别。可参考温度测验结果进行判断。深龋患牙往往是当温度刺激进入龋洞内才出现敏感症状，刺激去除后症状立即消失，而慢性牙髓炎对温度刺激引起的疼痛反应会持续较长的时间。对深龋患牙进行叩诊检查，其反应与正常对照牙相同，而慢性牙髓炎可出现轻度叩痛或叩诊不适（表 5-6）。

表 5-6　慢性牙髓炎与深龋的鉴别

鉴别要点	慢性牙髓炎	深龋
自发痛	有	无
温度测验	迟钝、迟缓反应性痛	正常，刺激仅入洞引起疼痛
刺激去除后	疼痛持续较长时间	疼痛立即消失
穿髓孔	去腐后多有穿髓孔	无
叩诊	叩诊(＋)/(±)	正常
治疗方法	根管治疗	垫底充填有效

2）可复性牙髓炎　可复性牙髓炎与慢性牙髓炎的鉴别详见表 5-2、表 5-6。

3）干槽症　干槽症患牙也可有剧烈的自发痛，但患侧近期有拔牙史，疼痛性质为自发性持续性疼痛，口腔检查发现拔牙窝空虚，骨面外露可有脓液，有臭味（表 5-7）。

表 5-7　慢性牙髓炎与干槽症的鉴别

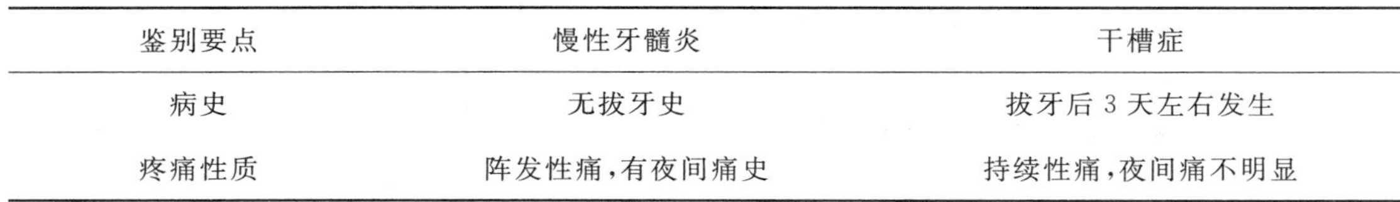

鉴别要点	慢性牙髓炎	干槽症
病史	无拔牙史	拔牙后 3 天左右发生
疼痛性质	阵发性痛，有夜间痛史	持续性痛，夜间痛不明显

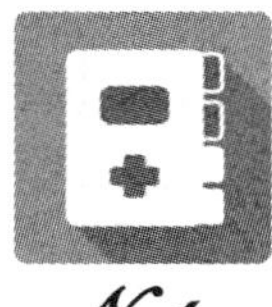
Note

续表

鉴别要点	慢性牙髓炎	干槽症
温度测验	激发疼痛	邻牙可一过性敏感
临床检查	患牙可有龋坏	拔牙窝空虚，骨面外露可有脓液，有臭味
叩诊	叩诊(＋)/(±)	正常
治疗方法	根管治疗	清创消毒、局部填塞

3. 残髓炎(residual pulpitis) 也属于慢性牙髓炎，因其发生在经牙髓治疗后残留了少量炎症根髓或多根牙被遗漏而未做处理的根管，所以命名为残髓炎。

【临床表现】

1）症状 残髓炎的临床症状与慢性牙髓炎的疼痛特点相似，常表现为自发性钝痛、放射性痛、温度刺激痛。患者有咬合不适感或轻微咬合痛。患牙均有牙髓治疗的病史。

2）检查 患牙牙冠有做过牙髓治疗的充填体。对患牙施以强冷或强热刺激进行温度测验，其反应可为迟缓性痛或稍有感觉。叩诊有轻度疼痛(＋)或不适感(±)。去除患牙充填物，用根管器械探查病患根管深部时有感觉或疼痛。

【诊断要点】

1）了解主诉症状 有慢性牙髓炎疼痛特点的主诉症状。有牙髓治疗史。

2）寻找患牙 可查出有充填体或暂封物的患牙。

3）确定患牙及牙髓情况 患牙在强温度刺激下有迟缓性痛以及叩诊疼痛。探查根管有疼痛感觉即可确诊。

4. 逆行性牙髓炎(retrograde pulpitis) 感染来源于深牙周袋，是牙周-牙髓综合征的一型。袋内的细菌和毒素通过根尖孔或侧、副根管，逆行进入牙髓，引起根部牙髓的慢性炎症；也可由局限的慢性牙髓炎急性发作导致。因为此型牙髓炎的感染走向与通常由冠部牙髓开始、逐渐向根部牙髓进展的牙髓炎方向相反，故名逆行性牙髓炎。近牙颈部和根分叉部侧支根管引起的牙髓炎症多为局限性牙髓炎，疼痛并不非常剧烈。而由根尖方向引起的逆行性牙髓炎对牙髓血运影响极大，临床上可以急性牙髓炎的形式表现出来。

【临床表现】

1）症状 患牙可表现为自发痛，阵发痛，冷、热刺激痛，放射痛，夜间痛等典型的急性牙髓炎症状，也可呈现有冷、热刺激敏感或激发痛，可有不典型的自发钝痛或胀痛等慢性牙髓炎的表现。患牙均有牙齿松动、咬合无力、口臭等长时间的牙周炎病史。

2）检查 患牙有深达根尖区的牙周袋或较为严重的根分叉病变。无引发牙髓炎的深龋或其他牙体硬组织疾病。对牙冠进行温度测验可表现为激发痛、迟钝或无反应。有叩痛，叩诊浊音。X线片显示有广泛的牙周组织破坏或根分叉病变。

【诊断要点】

1）了解主诉症状 患者有长期的牙周炎病史。近期出现牙髓炎症状。

2）寻找患牙 患牙有严重的牙周炎表现，但未查及引发牙髓病变的牙体硬组织疾病。

3）确定患牙及牙髓情况 对牙冠进行温度测验可表现为激发痛、迟钝或无反应。叩诊有轻度疼痛(＋)～中度疼痛(＋＋)。X线片显示广泛的牙周组织破坏或根分叉病变。

（三）牙髓坏死

牙髓坏死(pulp necrosis)常由各型牙髓炎发展而来，也可因外伤撞击、正畸矫治力过度、牙体预备时手术切割产热过多、修复牙体组织的修复材料的化学刺激性过强等因素引起。当

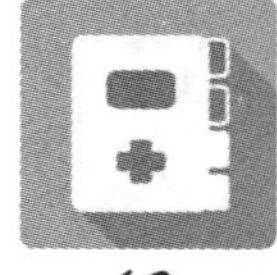

Note

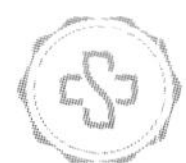

牙髓组织发生严重的营养不良或退行性变性时，血液供应不足，最终导致牙髓坏死。如不及时进行治疗，病变可向根尖周组织发展，造成根尖周炎。

【临床表现】

1）症状　患牙一般无自觉症状，常因牙冠变色而就诊。变色的原因是牙髓组织坏死后红细胞破裂使血红蛋白分解产物进入牙本质小管。患牙有外伤、正畸治疗等病史。

2）检查

（1）牙冠完整或可存在深龋洞或其他牙体硬组织疾病，或是有充填体、深牙周袋等。

（2）牙冠变色，呈暗红色或灰黄色，失去光泽。

（3）牙髓活力测验无反应。

（4）叩诊同正常对照牙（−）或有不适感（±）。

（5）X线片显示患牙根尖周影像无明显异常。

【诊断要点】

1）了解主诉症状　患牙无自觉症状；有无牙冠变色、外伤等病史。

2）寻找患牙　有牙冠变色的患牙存在。

3）确定患牙及牙髓情况　患牙牙髓活力测验无任何反应，X线片显示患牙根尖周影像无明显异常。

（四）牙髓钙化

牙髓钙化（pulp calcification）是当牙髓的血液循环发生障碍时，牙髓组织营养不良，出现细胞变性，钙盐沉积，形成微小或大块的钙化物质。牙髓钙化有两种形式：一种是结节性钙化，又称作髓石，髓石或是游离于牙髓组织中，或是附着在髓腔壁上。另一种是弥漫性钙化，可造成整个髓腔闭锁。后者多发生在外伤后的患牙，也可见于经氧氧化钙盖髓治疗或活髓切断术后的病例。

【临床表现】

1）症状　一般无临床症状。个别情况出现与体位有关的自发痛，也可沿三叉神经分布区域放散，一般与温度刺激无关。

2）检查

（1）患牙牙髓活力测验的反应可异常，表现为迟钝或敏感。

（2）X线片显示髓腔内有阻射的钙化物（髓石），或呈弥漫性阻射影像而致使原髓腔处的透射区消失（图5-4）。

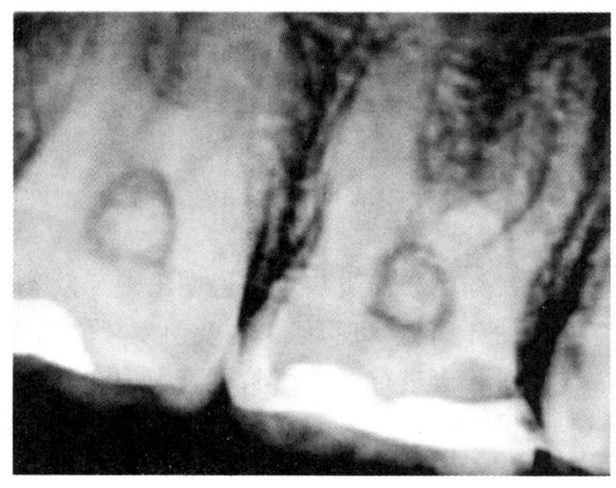

图5-4　牙髓钙化

根尖X线片显示，16、17髓腔存在髓石

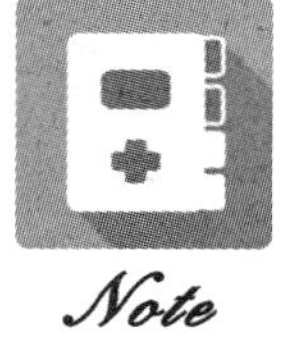

Note

【诊断要点】

(1) X线检查结果作为重要的诊断依据。

(2) 需排除由其他原因引起的自发性放散痛的疾病后，并经过牙髓治疗后疼痛症状得以消除，方能确诊。

(3) 有外伤或氢氧化钙治疗史可作为参考。

【鉴别诊断】 三叉神经痛：有扳机点，与体位无关。X线检查的结果可作为鉴别诊断的参考。而经诊断性治疗(根管治疗)后，视疼痛是否消失得以鉴别。

(五) 牙内吸收

牙内吸收(internal resorption)是指正常的牙髓组织变为肉芽组织，其中的破牙本质细胞从髓腔内部开始吸收牙体硬组织，使髓腔壁变薄，严重者可造成病理性牙折。牙内吸收的原因和机制尚不清楚，临床上少见，一般多发生于受过外伤的牙、再植牙及做过活髓切断术或盖髓术的牙。

【临床表现】

1) 症状 一般无自觉症状，多在X线检查时偶然发现。少数病例可出现自发性阵发痛、放散痛和温度刺激痛等牙髓炎症状。

2) 检查

(1) 内吸收发生在髓室时，肉芽组织的颜色可透过已被吸收成很薄的牙体硬组织层而使牙冠呈现为粉红色。有时可见牙冠出现小范围的暗黑色区域。内吸收发生在根管内时，牙冠的颜色没有改变。

(2) 患牙对牙髓活力测验的反应可正常，也可表现为迟钝。

(3) 叩诊阴性(－)或出现不适感(±)。

(4) X线片显示髓腔内有局限性不规则的膨大透影区域，严重者可见内吸收处的髓腔壁被穿通，甚至出现牙根折断线(图5-5)。

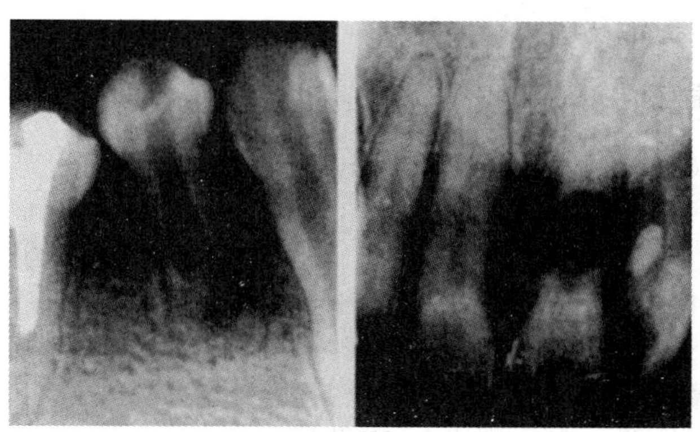

图5-5 牙内吸收

【诊断要点】

1) 了解主诉症状 一般无临床症状，可有外伤、再植、活髓切断术或盖髓术等病史或治疗史。

2) 寻找患牙 可发现牙冠呈粉红色变色等。

3) 确定患牙及牙髓情况 患牙牙髓活力测验可正常，也可表现为迟钝。叩诊一般正常。X线片显示患牙髓腔有透射影像，为主要诊断依据。

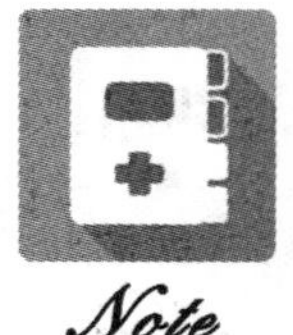

第四节　根尖周病的分类、临床表现及诊断

根尖周病是指发生在牙根尖周围组织，如牙骨质、根尖周围的牙周膜和牙槽骨等的炎症性疾病，又称根尖周炎，多为牙髓病的继发病。其主要由根管内的感染通过根尖孔作用于根尖周组织而引发，当根管内病原刺激物的毒力很强，而机体抵抗力较弱时，病变会以急性的形式表现出来；反之，若机体抵抗力较强，而病原刺激较弱或治疗不彻底时，病变则呈慢性表现。不经过完善的牙髓治疗，已遭破坏的根尖周组织难以完全恢复正常。

一、根尖周病的分类

根尖周病的临床表现和病理过程可有以下几种形式。

（一）急性根尖周炎

1. 急性浆液性根尖周炎

2. 急性化脓性根尖周炎

（1）根尖脓肿。

（2）骨膜下脓肿。

（3）黏膜下脓肿。

（二）慢性根尖周炎

1. 根尖周肉芽肿

2. 慢性根尖周脓肿

3. 根尖周囊肿

4. 根尖周致密性骨炎

二、急性根尖周病的临床表现和诊断

急性根尖周炎(acute periapical periodontitis)指的是自根尖周牙周膜由浆液性炎症反应至根尖周组织的化脓性炎症的一系列反应过程，是一个病变程度由轻到重、病变范围由小到大的过程。急性根尖周炎的进展是一个连续的过程：由浆液期逐步发展为化脓期的根尖脓肿、骨膜下脓肿、黏膜下脓肿，还可能会发展成为牙槽骨的局限性骨髓炎，严重时还可能会恶化成颌骨性骨髓炎。病变的进展虽然为一连续的过程，但由于侵犯的范围不同，可以划分为几个阶段，每一个不同的发展阶段的临床表现各有特点，应急处理方法也不尽相同。在根尖周组织的炎症发展过程中，由于渗出、水肿造成的局部压力的聚集和炎症介质的化学作用，临床上以患牙及其周围组织的肿痛为主要表现。原发性急性根尖周炎较少见，临床上多为慢性根尖周炎的急性发作。

成人的急性根尖周炎多是由牙髓病变致使牙髓组织大部分或全部坏死后，根管内的感染物质通过根尖孔作用于根尖周组织，引起局部组织发生的炎症。此外，也可由根管的机械或化学刺激引起，少数也可因外伤或咬合创伤所致。后者多为活髓牙，其临床表现和治疗原则也与前者略有不同。乳牙和年轻恒牙罹患牙髓炎时，由于患牙根尖孔较粗大，牙髓组织血运丰富，感染易扩散，在牙髓炎的早期便可合并急性根尖周炎的发生。

（一）急性浆液性根尖周炎

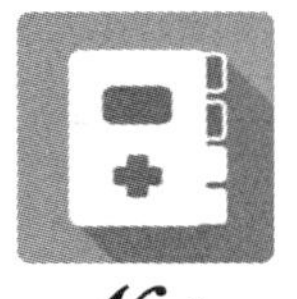

【临床病理】　急性浆液性根尖周炎(acute serous periapical periodontitis)又称为急性根

尖周炎的浆液期，是根尖周炎发生的初期。主要病理表现为根尖部牙周膜内血管扩张、出血，渗出物以血浆为主，局部组织呈现水肿，随即有多形核白细胞浸润。此刻的根尖部牙骨质及其周围的牙槽骨尚无明显变化。

急性浆液性根尖周炎的临床过程往往很短，如果细菌毒力强，机体抵抗力弱，局部引流不畅，则很快发展为化脓性炎症；反之，如果细菌毒力弱，机体抵抗力较强，炎症渗出又得到了引流，则可转为慢性根尖周炎。

【临床表现】

1. 症状 主要为患牙咬合痛。这是因为根尖周膜充血、水肿而表现出来的症状。患牙初期只有发木、浮出发胀感、咬合时患牙与对颌牙早接触等不适感。此时，一般无自发痛或只有轻微钝痛，有时患者还可诉有咬紧患牙反而稍感舒服的感觉，这是因为渗出物较少，咬合的压力可暂时缓解局部血管的充血状态，使根尖周膜因组织水肿所形成的压力得到减轻所致。当病变继续发展，根尖周膜内渗出物淤积，牙周间隙内压力升高，患牙浮出和伸长感逐渐加重，出现自发性、持续性钝痛。咬合时不仅不能缓解疼痛，反而因咬合压力增加了根尖部组织的负担，刺激了神经，引起更为剧烈的疼痛。患者因而不愿咀嚼，影响进食。由于疼痛是因牙周膜神经受到炎症刺激而引起的，所以患者能够指明患牙，疼痛范围局限于患牙根部，不引起放散。

2. 检查

(1) 患牙可见龋坏、充填体或其他牙体硬组织疾病，或可查到深牙周袋，牙冠变色。

(2) 牙髓活力测验无反应，但乳牙或年轻恒牙对牙髓活力测验可有反应，甚至出现疼痛。

(3) 叩诊疼痛(＋)～(＋＋)，扪压患牙根尖部位出现不适或疼痛。牙龈尚无明显异常。

(4) 患牙可有Ⅰ度松动。

(5) X线检查根尖周组织影像无明显异常表现。

【诊断要点】

(1) 患牙有典型的咬合疼痛症状。

(2) 对叩诊和扪诊的反应。

(3) 对牙髓活力测验的反应并结合患者的年龄，患牙所具有的牙髓病史、外伤史以及不完善的牙髓治疗史均可作为参考。

案例导入

患者，男，36岁，司机。

主诉：左下牙肿痛三天。

现病史：患者左下牙有龋洞数年，无不适感。三天前咀嚼食物后疼痛，开始咀嚼轻疼痛，今疼痛渐加重伴肿来诊。

既往史：否认重大疾病史。

检查：左下6 䂖面龋深及髓，无探痛；松动Ⅲ度；叩痛(＋＋＋)，根尖部红肿，扪痛，有波动感；左侧面颊部水肿；体温38 ℃。余牙检查无特殊情况。

病例分析与思考：

1. 对该患者的诊断是什么？诊断依据是什么？

2. 应与哪些疾病进行鉴别？

(二) 急性化脓性根尖周炎

【临床病理】 急性化脓性根尖周炎又称急性根尖周炎的化脓期，多是由急性浆液期发展而来的，也可由慢性根尖周炎转化而来。此阶段通常称作急性牙槽脓肿(acute alveolar abscess)或急性根尖周脓肿(acute periapical abscess)。

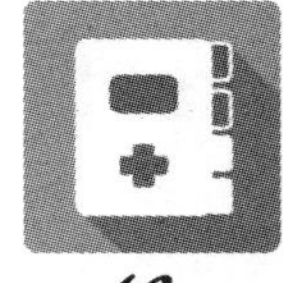

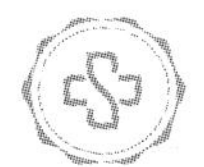

在急性根尖周脓肿阶段，白细胞，尤其是多形核白细胞浸润增多，根尖周中的炎症细胞被细菌及其产生的毒素破坏致死。细胞溶解液化并积聚形成脓液，分解、坏死的白细胞释放出组织水解酶（如胶原酶），致使牙周韧带破坏。最初，脓液只局限在根尖孔附近的牙周膜内，炎症细胞浸润主要在根尖孔附近的牙槽骨骨髓腔中，此阶段称为根尖脓肿阶段（图 5-6(a)）。若根尖部的脓液得不到通畅的引流，其必向根尖周围更广泛的区域扩散，并从组织结构较薄弱处突破。积聚在根尖附近的脓液可通过以下三种方式排出：通过骨髓腔突破骨膜、黏膜或皮肤向外排脓；通过根尖孔经根管从冠部缺损处排脓；通过牙周膜从龈沟或牙周袋排脓。

1. 通过骨髓腔突破骨膜、黏膜或皮肤向外排脓 炎症细胞自根尖附近的牙槽骨骨髓腔迅速在牙槽骨内蔓延，脓液穿过骨松质到达骨外板再通过骨皮质上的营养孔到达骨膜下。由于骨膜坚韧、致密，不易穿破，脓液在此处积聚，造成局部压力增高，此阶段称为骨膜下脓肿阶段（图 5-6(b)）。当骨膜下的脓液积聚达到相当的压力时，骨膜破裂，脓液流注于黏膜下或皮肤下，构成黏膜下脓肿或皮下脓肿（图 5-6(c)）。此时疼痛明显减轻，但软组织水肿更明显。最后脓肿破溃，脓液排出，急性炎症缓解，转为慢性炎症。

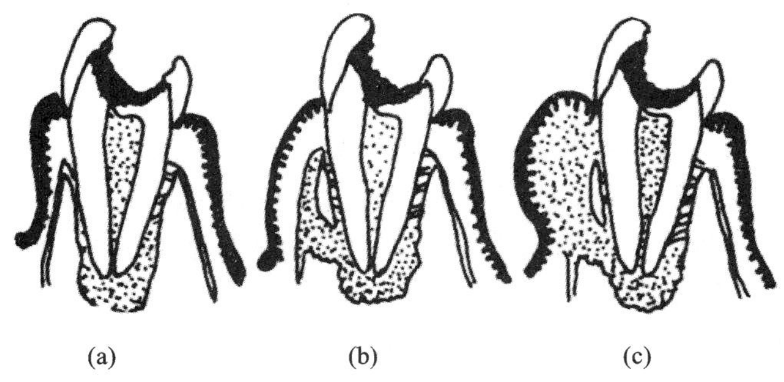

图 5-6 急性化脓性根尖周炎发展的三个阶段

(a)根尖脓肿阶段；(b)骨膜下脓肿阶段；(c)黏膜下脓肿阶段

上述排脓方式是急性根尖周炎最常见的典型的排脓途径。这种排脓途径较为复杂，并常伴发颌面部蜂窝织炎。脓液突破的方向及破口的位置与根尖周组织的解剖关系十分密切，临床上可见到以下四种排脓途径（图 5-7）。

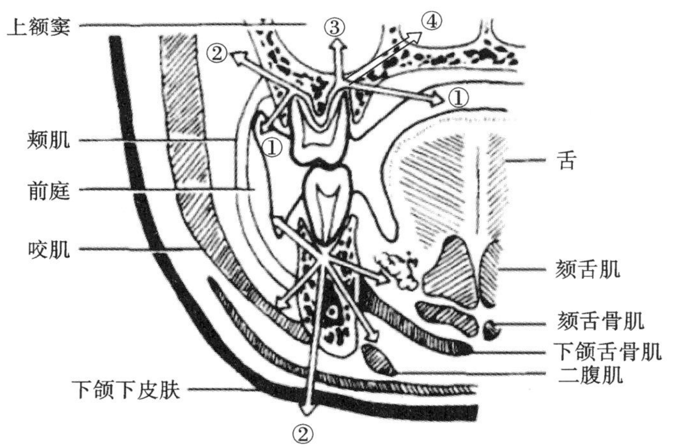

图 5-7 急性化脓性根尖周炎的第 1 种排脓方式的 4 条途径

①穿通骨壁突破黏膜；②穿通骨壁突破皮肤；③突破上颌窦壁；④突破鼻底黏膜

1）穿通骨壁突破黏膜 牙槽骨唇、颊侧的骨壁较薄，一般情况下上颌前牙、上颌后牙颊根以及下颌牙多从骨的唇、颊侧穿出，在口腔前庭形成骨膜下脓肿或黏膜下脓肿。若患牙的根尖

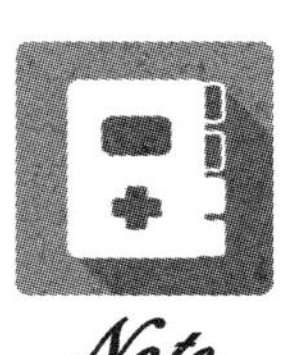

Note

偏向舌(腭)侧，或为上颌后牙的腭根，脓液则可穿过舌、腭侧骨板在固有口腔中排脓。破溃于口腔黏膜的排脓孔久不愈合则形成窦道，称为龈窦或龈瘘。

2）穿通骨壁突破皮肤　有少数病例根尖部的脓液不在口腔内排脓，而是穿通骨壁后绕过龈颊沟从皮肤排出，久之形成皮窦。如下颌切牙的根尖脓肿有时可穿通颏部皮肤，形成颏窦；上颌尖牙的根尖脓肿可向同侧眼眶的内下方皮肤排脓，形成面窦；下颌磨牙的根尖部脓液也可排放于颊部皮肤，形成颊窦。

3）突破上颌窦壁　上颌前磨牙和磨牙牙根与上颌窦相毗邻，当上颌窦处于低位时，上述牙尤其是上颌第二前磨牙和第一、二磨牙的根尖部分就可能被包被在上颌窦当中。此时它们若发生根尖周炎，可累及上颌窦而并发上颌窦炎，甚至其脓液有可能穿通薄层上颌窦壁向上颌窦内排脓(图 5-8)。这种情况在临床上较为少见。

4）突破鼻底黏膜　当上颌中切牙的牙槽突很矮而牙根又很长时，其根尖部的脓液排放有可能在穿通唇侧骨壁后，继续沿骨膜上行而流注于鼻底黏膜下形成脓肿，破溃后向鼻腔内排脓(图 5-9)。这是一种极为罕见的排脓途径。

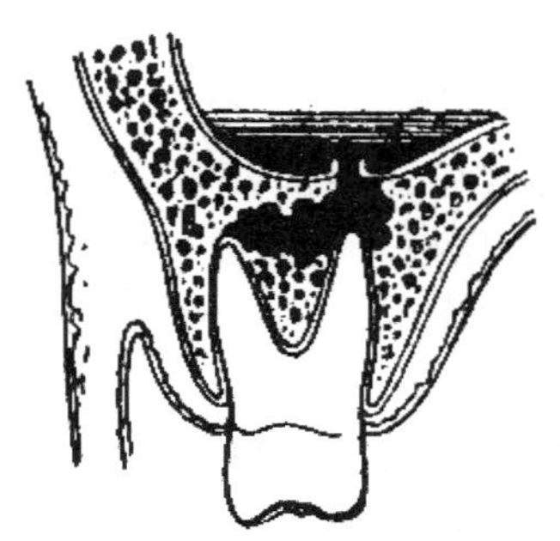

图 5-8　上颌后牙突破上颌窦壁

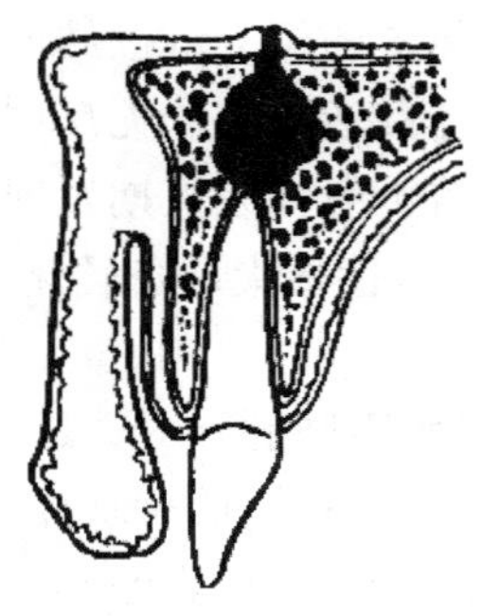

图 5-9　上颌前牙突破鼻底黏膜

2. 通过根尖孔经根管从冠部缺损处排脓　这种排脓方式对根尖周组织的破坏最小。患牙以此方式进行排脓需具备下述条件：根尖孔粗大、根管通畅、冠部缺损(如龋洞)呈开放状态(图 5-10)。患有急性根尖周炎的成人患牙很难同时具备这三个条件，因此，在临床上应尽早将髓腔开通进行引流，在根尖部脓液尚未广泛扩散到牙槽骨骨松质时，促使其由此通路排放，尽量减轻炎症对根尖周围组织的损伤。

3. 通过牙周膜从龈沟或牙周袋排脓　成人患牙经此方式排脓多发生于同时患有牙周病的情况下，通常预后很差。因根尖部的脓灶与牙周袋底接近，脓液易从该薄弱的牙周膜结缔组织处突破而向牙周袋内排放，形成牙周窦道(图 5-11)。在脓液经此途径引流的过程中，牙周膜纤维遭到严重破坏，加重了牙周病病变，使患牙更为松动，甚至导致患牙脱落。在临床上经此通路进行引流的还有另一种情况，即乳牙发生根尖脓肿时。由于儿童的牙周膜组织较为疏松，根尖部的脓液可顺牙周间隙扩散，从龈沟排出。但是，此时患者机体正处于生长发育阶段，修复再生的能力较强，患牙又不伴有牙周病，当局部的急性炎症被消除并经完善的治疗后，遭受损伤的牙周组织仍能愈合并恢复正常。

【临床表现】　在急性化脓性根尖周炎的病理过程中，依脓液相对聚集区域的不同，临床上亦分别表现为各具特点的三个阶段，即根尖脓肿、骨膜下脓肿以及黏膜下脓肿。

1. 根尖脓肿

1）症状　患牙出现自发性强烈、持续的跳痛，伸长感加重，咬合时患牙先接触并引起剧痛，患者因而不敢对䶗。

2）检查

(1) 患牙叩痛(＋＋)～(＋＋＋)，牙齿松动Ⅱ～Ⅲ度。

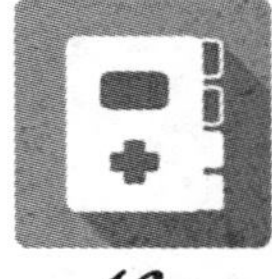

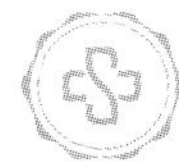

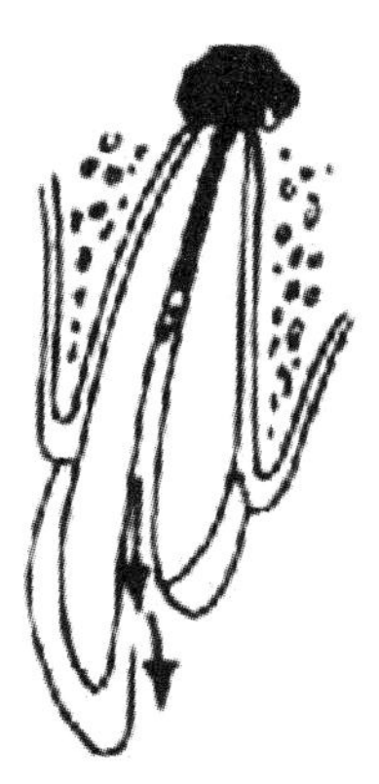

图 5-10　急性化脓性根尖周炎经根尖孔向冠方排脓

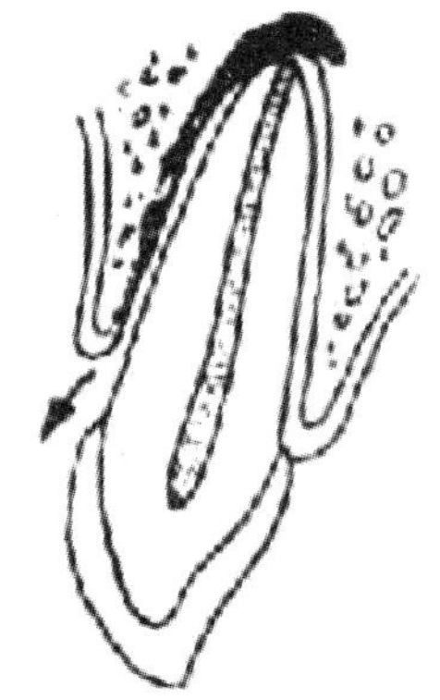

图 5-11　急性化脓性根尖周炎经牙周膜从牙周袋排脓

(2) 根尖部牙龈潮红，但尚无明显肿胀；扪诊感轻微疼痛。

(3) 相应的颌下淋巴结或颏下淋巴结可有肿大及压痛。

(4) 牙髓活力测验无反应，但乳牙或年轻恒牙对牙髓活力测验可有反应，甚至出现疼痛。

(5) 若由急性浆液期发展而来的，根尖周组织 X 线影像无明显异常表现或仅有牙周间隙增宽；若由慢性根尖周炎转化而来，X 线片则显示有根尖周骨质破坏透射区(详见慢性根尖周炎相关内容)。

2. 骨膜下脓肿

1) 症状　患牙的持续性、搏动性跳痛更加剧烈，因骨膜坚韧、致密，脓液集聚于骨膜下所产生的压力很大，病程至此，疼痛达到最高峰，病期多已 3～5 日，患者感到极度痛苦。患牙更觉浮起、松动，即使是不经意地轻触患牙，如说话时舌、颊部碰触患牙，亦感觉疼痛难忍。患者常诉因疼痛逐日加剧而影响睡眠和进食，还可伴有体温升高，身体乏力、失眠、烦躁等全身症状。

2) 检查

(1) 患者呈痛苦面容，精神疲惫。体温可有升高，约 38 ℃。末梢血象白细胞计数多在 1.0 万～1.2 万/mm^3。患牙所属区域的淋巴结可出现肿大和扪痛。

(2) 患牙叩痛明显(＋＋＋)，松动Ⅲ度，根尖区牙龈潮红、肿胀，黏膜转折处变浅、变平，有明显的压痛，扪诊深部有波动感。

(3) 严重病例可出现颌面部蜂窝织炎，表现为软组织肿胀、压痛，致使面容改变。如上切牙可引起上唇肿胀；上颌前磨牙及磨牙可引起眶下、面部肿胀；下颌牙可引起颏部、下颌部肿胀；有时下颌第三磨牙的根尖周化脓性炎症可导致张口受限，甚至引起口底蜂窝织炎。

骨膜下脓肿又叫牙槽骨骨膜炎或颌骨骨膜炎，此时，局部症状极为明显，但全身症状仍较轻。若全身症状加重，则应高度警惕，防止出现颌骨骨髓炎和败血症等严重并发症。

3. 黏膜下脓肿

1) 症状　由于黏膜下组织较疏松，脓液到达黏膜下时，压力已大为降低，自发性胀痛及咬合痛也随之减轻。全身症状缓解，体温及白细胞计数均有下降。

2) 检查

(1) 患牙叩痛(＋)～(＋＋)，松动Ⅰ度。

(2) 根尖区黏膜的肿胀已局限，移行沟黏膜呈半球体隆起，扪诊时，有轻度压痛，波动感明显，脓肿较表浅而易破溃。有些病例所属淋巴结仍可触及，有压痛。

【诊断要点】　主要依据患牙所表现出来的典型的临床症状及体征，由疼痛及红肿的程度

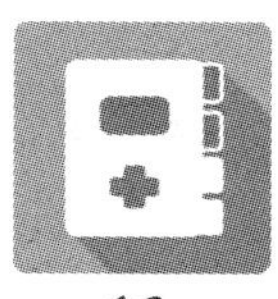

来分辨患牙所处的炎症阶段。在根尖脓肿阶段，其持续性跳痛可与浆液期相鉴别。骨膜下脓肿阶段，疼痛极为剧烈，根尖部红肿明显，叩诊能引起剧烈疼痛，且可伴有全身症状。发展到黏膜下脓肿阶段时，则疼痛有所减轻，且黏膜下肿胀明显而局限。急性根尖周炎从浆液期到化脓期的三个阶段是一个移行过渡的、逐渐发展的过程，不能截然分开，在临床上只能相对地识别上述各阶段。根据症状及检查做出各阶段的诊断是至关重要的，因为各阶段都有其相应有效的应急处理措施。

继牙髓病而来的急性根尖周炎，X 线片上看不出根尖部有明显改变，而慢性根尖周炎急性发作时，则从 X 线片上可见根尖部有不同程度的牙槽骨破坏所形成的透影区。

【鉴别诊断】

1. 急性根尖周炎与急性牙周脓肿的鉴别 牙周脓肿多是患牙出现涉及多个牙面的深牙周袋，或牙周袋迂回曲折，而位于牙颈部的袋口软组织较紧窄时，导致位于牙周袋壁或深部牙周组织中的脓液不能从袋口引流，而于袋壁软组织内形成的局限性肿胀。多发生在牙周炎的晚期，一般为急性过程。在临床上表现为患牙的唇（颊）侧或舌（腭）侧牙龈出现椭圆形或半球体的肿胀突起，肿胀部位的牙龈红肿光亮，扪诊有波动感。患牙可有搏动性疼痛、浮起、松动、咬合痛等症状和体征。但是，由于急性根尖周脓肿（急性牙槽脓肿）与急性牙周脓肿的感染来源和炎症扩散途径不同，因此，两者在临床上的表现是有区别的，鉴别点通常也是较明确的。前已述及，急性根尖周脓肿的患牙多由于牙体疾病（如龋病）继发牙髓感染，终至根尖周组织发生炎症性病变，炎症以根尖部为中心并向周围的牙周组织蔓延扩散。而急性牙周脓肿的感染源为牙周袋内的病原体，在临床上，患牙除具有急性脓肿的表现外，还有牙周袋形成、袋口溢脓、牙槽骨吸收和牙齿松动等牙周炎的表现。但是，有时患牙同时合并有牙周和牙髓、根尖的病变，如急性根尖周炎在根尖脓肿发生后经牙周膜向牙龈沟排脓，或有长期牙周炎病史的患牙在发生牙周脓肿的同时，感染已经逆行引起了牙髓坏死，甚至出现牙周的骨质破坏与根尖区的病变相连通。在这些情况下，临床上有时易将两者混淆，增加鉴别的困难。

鉴别的思路可从病史和检查结果来获得（表 5-8）：急性根尖周脓肿的患牙多有较长时间的牙体缺损（如龋洞）和（或）曾有过牙痛史、牙髓治疗史；急性牙周脓肿患牙的病史则为长期牙周炎史。从临床检查的角度来看，可以循着牙体—牙髓—牙周组织的顺序进行检查比较，着重注意牙体硬组织的完整性、牙髓的活力、有无深牙周袋、脓肿的位置及与牙周袋的关系，X 线片所显示的牙槽骨破坏情况和区域对于明确诊断有很大帮助。总之，两者的鉴别诊断应通过仔细地询问病史，全面的牙体、牙髓和牙周组织的检查并辅以 X 线片来进行综合分析。

表 5-8 急性根尖周脓肿与急性牙周脓肿的鉴别

鉴别要点	急性根尖周脓肿	急性牙周脓肿
感染来源	感染根管	牙周袋
病史	较长期牙体缺损史、牙痛史、牙髓治疗史	长期牙周炎病史
牙体情况	有深龋洞、近髓的非龋疾病、修复体等	一般无牙体疾病
牙髓活力	多无	多有
牙周袋	无	深、迂回曲折
脓肿部位	靠近根尖部，中心位于龈颊沟附近	较近牙龈缘
脓肿范围	较弥散	局限于牙周袋壁
疼痛程度	重	相对较轻
牙松动度	相对轻，病愈后牙恢复稳固	明显，消肿后仍很松动
叩痛	很重	相对较轻

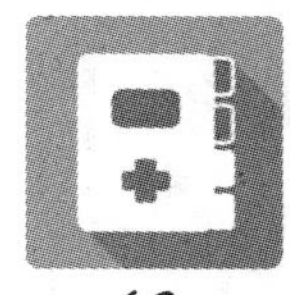

续表

鉴别要点	急性根尖周脓肿	急性牙周脓肿
X线片表现	无明显异常表现，若患牙为慢性根尖周炎急性发作，根尖周牙槽骨显现透射影像	牙槽骨嵴破坏，可有骨下袋
病程	相对较长，脓液自根尖周向外排出需5～6天	相对较短，3～4天可自溃

2. 急性根尖周炎与急性牙髓炎的鉴别 主要鉴别要点在于自发痛的特点、是否能准确定位患牙、牙齿松动与否、牙髓活力及X线检查(表5-9)。

表5-9 急性根尖周炎与急性牙髓炎的鉴别

鉴别要点	急性根尖周炎	急性牙髓炎
自发痛	持续性剧烈疼痛	阵发性疼痛
疼痛部位	能明确指出患牙部位	放散痛，不能定位
叩痛	明显	晚期可有
触痛	明显	无
咬合	患牙有浮起感，不敢咬合	可咬合
牙松动	渐明显	无
牙髓活力	无反应	(+)
根尖牙龈	红肿、触痛	一般正常
X线片表现	多数根尖有稀疏区	根尖周无稀疏区

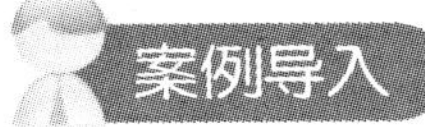

患者，男，65岁，退休。

主诉：右上后牙反复肿痛，牙龈起脓包6个月要求诊治。

现病史：一年前右上后牙曾有冷、热痛史，曾在外院治疗过，1个月前进食时将治疗过的牙齿咬断。

既往史：有牙疼痛史，否认重大疾病史。

检查：右上5残根，根管外露，探诊不通，叩诊(一)。右上4颈部楔状缺损并发深龋，探已穿髓，无反应，冷、热测无反应，叩诊(+)，松动Ⅰ度。X线示两根尖周均有透射影像，直径0.5 cm。自牙龈瘘管口插入牙胶尖，再拍X线片，显示诊断丝指向右上4根处边界不清且不规则的透影区。

病例分析与思考：

1. 该患者的主诉牙是哪颗？其诊断是什么？诊断依据是什么？
2. 应与哪些疾病进行鉴别？

三、慢性根尖周炎的临床表现和诊断

慢性根尖周炎(chronic periapical periodontitis)是指根管内由于长期有感染及病原刺激物的存在，根尖周围组织呈现出慢性炎症反应，表现为炎症性肉芽组织的形成和牙槽骨的破坏。常因牙髓坏死、牙髓坏疽、牙髓治疗失败和急性根尖周炎未彻底治愈引起。根尖周组织所受到的这种损害又是可以被修复的，一旦根除了根管内的病原刺激物，根尖部的炎症肉芽组织就会转化成纤维结缔组织，成骨细胞活动产生新骨，修复已破坏了的牙槽骨，重建牙周膜。慢

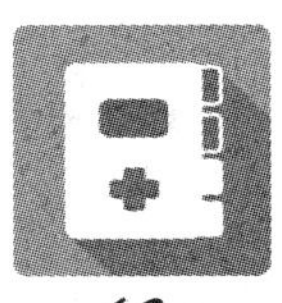
Note

性根尖周炎一般没有明显的疼痛症状，病变类型可有根尖周肉芽肿、慢性根尖周脓肿、根尖周囊肿和根尖周致密性骨炎。

【临床病理】

1. 根尖周肉芽肿 根尖周肉芽肿是慢性根尖周炎中最常见的一种病变类型。根尖周病变区骨组织破坏，被肉芽组织所替代。肉芽组织中有淋巴细胞、浆细胞、吞噬细胞和少量中性粒细胞浸润，并有纤维细胞和毛细血管增生。肉芽组织的周围常有纤维性被膜及呈条索状或网状上皮增殖。这种以炎症性肉芽组织形成为主要病理变化的慢性根尖周炎即为根尖周肉芽肿(periapical granuloma)。根尖周肉芽肿大小和形态不一，拔牙时往往连同牙根尖一同拔出。

2. 慢性根尖周脓肿 慢性根尖周脓肿是局限于根尖周区的慢性化脓性炎症。随着病程的进展，炎症性肉芽组织的体积不断增大，病变中央的组织细胞发生坏死、液化，形成脓液并潴留于根尖部的脓腔内，称为慢性根尖周脓肿(chronic periapical abscess)，又称为慢性牙槽脓肿。脓液中主要是多形核白细胞和单核细胞，周围有密集的淋巴细胞和浆细胞。根据是否有窦道形成，临床上分有窦型慢性根尖周脓肿和无窦型慢性根尖周脓肿两种。有窦型根尖周脓肿可穿过牙槽骨及黏膜形成牙龈窦道，或穿通皮肤形成皮肤窦道，从窦道口往外排脓，不易转化为急性炎症。而无窦型根尖周脓肿容易转化为急性根尖周脓肿。

3. 根尖周囊肿 根尖周囊肿是有上皮衬里，充满液体、被肉芽组织包绕的根尖周病变。根尖部的炎症肉芽组织内有发育期间遗留的牙周上皮剩余，在慢性炎症的长期刺激下，其增殖为上皮团块或上皮条索。增生的上皮团块中心部分由于营养障碍，液化变性，渗透压增高吸引周围组织液，形成小囊腔，囊腔逐渐扩大形成根尖周囊肿(periapical cyst)。囊壁内层为完全或不完全的上皮衬里，外层为致密的纤维结缔组织包绕，囊腔中充满囊液，含丰富的胆固醇结晶。囊肿增大时周围骨质压迫性吸收，压迫邻牙致牙根吸收。

根尖周肉芽肿、慢性根尖周脓肿和根尖周囊肿三者之间联系密切，可相互转变。

4. 根尖周致密性骨炎 当根尖周组织受到轻微、缓和、长时间的慢性刺激，而机体抵抗力很强时，根尖部的牙槽骨不发生破坏，反而表现为骨质的增生，形成围绕根尖周围的一团致密骨。肉芽肿也可呈现修复性反应，炎症减轻，吸收处骨质重新沉积，骨小梁增生，骨髓腔缩小，骨髓被纤维组织取代，故称为根尖周致密性骨炎。多发生在年轻患者的下颌后牙，对健康无害，不需治疗，可认为是机体的一种防御性反应。

【临床表现】

1. 症状 一般无明显的自觉症状；有的患牙可有咀嚼不适感，咬合无力。也有因主诉牙龈起脓包而就诊者。多可追问出患牙有牙髓病史、反复肿痛史，或牙髓治疗史。

2. 检查

(1) 患牙可查及深龋洞或充填体，以及其他牙体硬组织疾病。

(2) 牙冠变色，失去光泽。深洞内探诊无反应，牙髓活力测验无反应。

(3) 患牙对叩诊的反应无明显异常或仅有不适感，一般不松动。

(4) 有窦型慢性根尖周炎者可查及窦管开口。龈窦常呈粟粒大小的乳头形状。在皮肤表面开口的窦管(皮窦)多为黄豆大小的肉芽肿样。挤压窦管有时可有脓液溢出，也有窦管口呈假性闭合的状态。应注意窦管与患牙的关系。窦管口大多数位于患牙根尖部的唇、颊侧牙龈表面，也有开口于患牙舌、腭侧牙龈者，偶尔还可见有开口位于远离患牙根处，如上颌第二磨牙的窦管有时开口于上颌尖牙或前磨牙根尖部相对应的牙龈处。此时应通过认真仔细的检查找出窦管与患牙的关系，必要时可自窦管口插入诊断丝拍摄 X 线片以确定窦管的来源，以免将窦管口附近的健康牙误诊为患牙。根尖周囊肿的大小不定，可由豌豆大小到鸡蛋大小。小囊肿在牙龈表面多无异常表现，囊肿发展较大时，可见患牙根尖部的牙龈处呈半球体隆起，不红，扪诊时有乒乓感，富有弹性。囊肿过分增大时，因周围骨质吸收并压迫邻牙，造成邻牙移位或

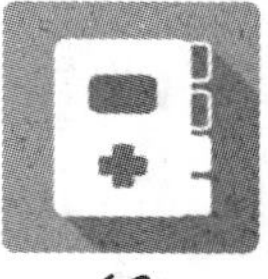
Note

使邻牙牙根吸收。

(5) X线检查显示出患牙根尖区有骨质变化的影像。不同类型的慢性根尖周炎在X线片上各有特点(图5-12)。

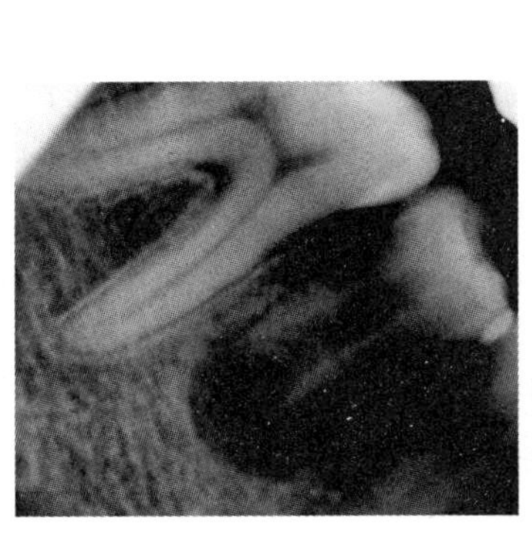

(a)

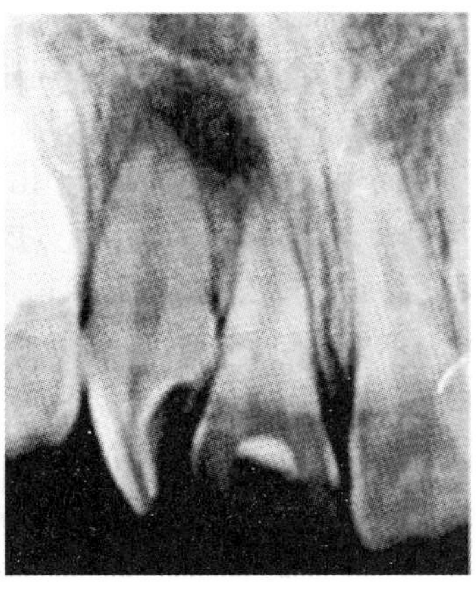

(b)

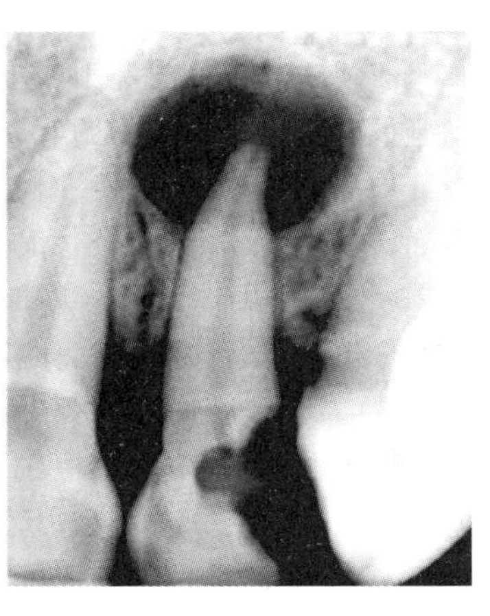

(c)

图5-12 慢性根尖周炎病变的X线表现

(a)根尖周肉芽肿;(b)慢性根尖周脓肿;(c)根尖周囊肿

①根尖周肉芽肿:根尖部有圆形的透射影像,边界清晰,周围骨质正常或稍显致密,透影区范围较小,一般直径不超过1 cm。

②慢性根尖周脓肿:透影区边界不清楚,形状也不规则,周围骨质较疏松而呈云雾状。

③根尖周囊肿:较小者在根尖片上显示的透射影像与根尖周肉芽肿难以区别,大的根尖周囊肿可见有较大的圆形透影区,边界很清楚,并有一圈由致密骨组成的阻射白线围绕。

③根尖周致密性骨炎:表现为根尖部骨小梁致密紊乱,边缘不清晰,骨质呈局限性的致密阻射影像,无透射区,多见于下颌后牙。

【诊断要点】

(1) 自觉症状不明显,可出现牙龈脓包。

(2) 患牙X线片上根尖区骨质破坏的影像为确诊的依据。

(3) 患牙牙髓活力测验结果并结合患者年龄应作为重要的参考。

(4) 病史及患牙牙冠情况也可作为辅助诊断指标。

由于慢性根尖周炎的各种类型单纯依据临床表现是很难区别的,即使借助X线检查,也并不容易准确分辨。再加上根尖周肉芽肿、慢性根尖周脓肿和根尖周囊肿所采用的治疗原则和方法都是相同的,因此,在临床上并无必要将上述3种类型的根尖周病变加以准确的区分,诊断时统称为"慢性根尖周炎"即可。

根尖周致密性骨炎的患牙在临床上一般没有任何自觉不适症状,也没有反复肿痛史,只有在进行X线检查时才偶然发现,无须治疗。

【鉴别诊断】 依据X线检查结果对慢性根尖周炎进行诊断时,必须结合临床表现,以与那些非感染性的根尖区病损相鉴别。例如,非牙源性的颌骨内囊肿和其他肿物,在X线片上的表现与各型慢性根尖周炎的影像尤其是较大的根尖周囊肿的影像极为相似。这些疾病与慢性根尖周炎的主要鉴别点是病变所涉及患牙的牙髓活力多为正常,仔细观察X线片可分辨出根尖部牙周膜间隙与根周其他部位的牙周膜间隙是一连续、规则的透射影像。

(黎秋兰 杜凤芝)

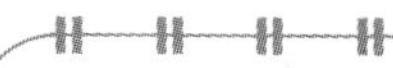

第五节 牙髓病和根尖周病的治疗

一、治疗原则及治疗计划

(一) 治疗原则

牙髓是疏松结缔组织，被坚硬的牙本质包围，缺乏弹性和缓冲，而且其血液供应缺乏有效的侧支循环，所以牙髓组织一旦发生病变则难以修复。牙髓病和根尖周病的治疗应尽可能保存活髓，如不能保存活髓则应争取保存患牙。

1. 保存活髓 牙髓组织可形成牙本质，是牙体组织营养和水分的来源，可使牙齿对外界刺激产生防御性反应。对于牙髓病变处于早期的恒牙和根尖孔尚未形成的年轻恒牙，保存活髓是较理想的治疗方法。保存活髓的治疗方法主要有盖髓术、牙髓切断术等。

2. 保存患牙 对不能保存活髓的患牙，应去除病变牙髓，尽力保存患牙，以保持牙列完整性，维护咀嚼功能。失去牙髓后，牙体硬组织变脆易折裂，建议患者择期全冠修复患牙，使牙齿在无牙髓的情况下长时间维持功能。保存患牙的治疗方法主要有根管治疗术、塑化治疗术、根管外科手术等。

(二) 治疗计划

在治疗原则的指导下，应根据患者和患牙的具体情况制订出合理可行的治疗方案。

1. 术前谈话 术前谈话的主要目的是与患者充分沟通，获取对制订治疗方案有价值的信息，以取得患者对治疗的积极配合。详细询问患者的系统病史是术前谈话的重要内容之一。通过仔细询问，了解患者是否患有糖尿病、高血压、心脏病、出血性疾病等系统性疾病；有无传染病病史，如活动性肝炎、艾滋病、性病等；有无吸毒史和放、化疗史；有无精神病史或心理障碍等。此外，还应注意药物的过敏史和毒副作用。这些疾病看似与牙病关系不大，但有时会给根尖周病治疗带来严重隐患，影响根管治疗的疗程和疗效，甚至可能引发医患纠纷。如严重的糖尿病患者和放疗患者对疾病的恢复能力较差，吸毒者对镇痛药物和抗感染药物不敏感，心理障碍患者常常对治疗结果认同性较差，对传染病患者则应采取严格隔离措施等。

通过谈话交流，让患者了解治疗计划的基本情况以取得患者的配合。大多数患者对牙髓病和根尖周病的治疗并不熟悉，尤其是初次就诊患者往往带有神秘感和畏惧感。良好的沟通，有利于增强患者对医师的信任感，提高患者的配合度和对治疗结果的认同度。

2. 制订治疗计划 治疗计划的制订应征得患者的同意和认可，让患者有知情权、选择权。同一种疾病可能有不同的治疗方法，应根据患者的条件和患牙的状况制订合理可行的治疗方案。具体应考虑以下因素。

(1) 牙体状况：牙体缺损程度及临床牙根长度，有无隐裂、吸收、根折等情况。

(2) 牙周情况：牙槽骨吸收情况、牙周袋深度及牙齿的松动度。

(3) 根管状况：根管的弯曲度、钙化程度，根尖孔的完整性。

(4) 根尖周状况：炎症的类型及病变的程度。

(5) 是否根管再治疗：有无台阶、侧穿。

(6) 患牙的位置及治疗的可行性。

(7) 患牙是否作为基牙以及在修复中承担的作用。

(8) 患者全身健康条件和经济状况。

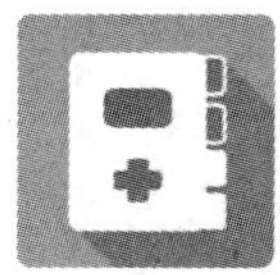

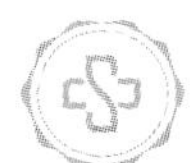

一般来讲，只要患牙有保留价值而又有条件进行根管治疗的患者最好采用根管治疗；否则可选用姑息治疗方法；完全无治疗价值的患牙应选择拔除；有时尽管患牙条件较好，但由于全身健康状况原因也可暂时放弃根管治疗。对于用根管治疗难以达到疗效的病例应配合根尖外科手术治疗。

在制订治疗计划时，应尽量把不同方法的优缺点、风险及预后给患者解释清楚，尊重患者自己的选择。但临床经验告诉我们患者往往更愿意听从和信任医师的建议。因此，合理的建议和正确的引导是必要的。

二、病例选择

治疗牙髓病和根尖周病前，应全面分析病例。了解患者及患牙的状态，明确治疗的必要性和可行性，选择有效的治疗方法。

（一）患者状态

患者的状态包括生理状态和心理状态。当患者的生理健康或心理健康严重受损时，牙髓病和根尖周病的治疗可能变得复杂化，甚至难以顺利完成。因此，必须重视对患者状态的了解和正确判断。

1. 生理状态

1）年龄　根管治疗适用于任何年龄的患者，但治疗中不同年龄段存在不同的治疗难点。对于幼儿患者应注意控制他们的拒绝行为，以配合治疗。老年患者的主要难点在于根管口隐蔽，根管钙化和组织修复功能较差等。

2）健康状况　根管治疗没有绝对的全身禁忌证，但残疾和体质虚弱的患者往往难以承受复杂和长时间的治疗过程，因此要详细询问系统病史，根据具体情况制订治疗计划。

（1）心血管疾病　严重心血管疾病患者的牙髓治疗，应与心血管疾病专家会诊后再进行处理。治疗时注意控制疼痛，缓解精神压力，缩短就诊时间。对于风湿性心脏病、先天性心脏病或做过心脏瓣膜置换手术的患者，应防止因根管治疗引起的感染性心内膜炎的发生。近 6 个月内患有心肌梗死的患者不适合做根管治疗。

（2）出血性疾病　出血性疾病患者在做根管治疗前应进行血液检验，并请内科医师会诊。在安置橡皮障夹、活髓摘除治疗等过程中要做好控制出血的准备。在做根管外科手术前必须进行抗纤溶治疗。

（3）糖尿病　根管治疗前应预防性用药，防止急性牙髓感染影响糖尿病患者的病情控制，避免根管治疗时间过久影响患者的胰岛素治疗和用餐时间。对于重症糖尿病患者，应注意预防胰岛素性休克或糖尿病性昏迷的发生。

（4）癌症　通过询问病史，了解癌症患者病情以选择治疗方法。可采取简单易行的方法缓解患者症状，提高咀嚼能力，改善精神状态。头颈部肿瘤患者放疗后易发生猖獗龋，可迅速发展为牙髓病或根尖周病，应选择根管治疗保存患牙，提高患者生活质量。

（5）艾滋病　艾滋病不是根管治疗的禁忌证，对艾滋病患者行根管治疗时，应采取严格的措施，防止交叉感染。

（6）妊娠　妊娠期间的根管治疗，应注意控制疼痛与感染，暂缓行根管外科手术。

（7）过敏反应　对高度过敏体质的患者，根管治疗前可预防性使用抗组胺类药物，防止发生过敏反应。

2. 心理状态

1）恐惧　患者在根管治疗过程中由于恐惧怕痛、射线或治疗器械等有可能表现出异常行为，对于这类患者要尽量安慰以取得配合。因恐惧而不愿按时复诊的患者，应告知贻误治疗可

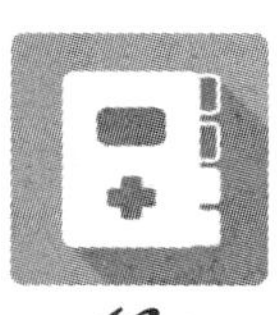

Note

能产生的不良后果。

2）焦虑　患者因害怕治疗时的疼痛常产生焦虑情绪，在进行牙髓治疗前应判断患者是否焦虑。某些患者在治疗前往往掩饰其情绪，不愿告知医师，在治疗过程中却表现出不合作或其他异常。某些患心血管疾病、呼吸系统或神经系统疾病的患者甚至可能由于过度紧张而危及生命。

恐惧和焦虑的控制主要包括非药物控制和药物控制两种方法。具体如下：①对患者应有同情心，医护人员应通过语言和表情对恐惧和焦虑的患者表示理解、同情和关怀，切忌训斥患者；②建立医患间良好、有效的交流，医者可通过简单的交谈和观察，与患者建立有效的交流并获得患者信任，以保证治疗的顺利进行；③改善就诊环境，就诊环境影响患者情绪，为减少环境噪声，减少患者间影响和干扰，应尽可能设立独立诊室；④缩短候诊时间，过度的候诊等待加重患者的焦虑情绪，应尽可能减短候诊时间；⑤合理安排首诊复诊时间，对过度恐惧和焦虑的患者，如果治疗周期较长，应缩短首次就诊治疗时间，首次就诊时解决主诉问题，缓解主要症状，循序渐进地进行；⑥药物控制，当非药物控制不能取得良好的镇静效果时，可采取药物控制，如口服地西泮（安定）类镇静药控制等。

3）心理性疼痛　心理性疼痛患者常主诉牙及颌面部疼痛，临床检查无口腔器质性病变。医师既要注意避免受患者或其家属的影响，将心理性疼痛诊断为器质性病变进行治疗，又要注意勿擅用精神治疗药物。

（二）患牙状态

根管治疗无牙位和年龄的限制，随着治疗技术和器械的发展，只要患牙有保留的价值，患者有适当的开口度并同意治疗，全口牙均可进行较为完善的牙髓治疗。牙髓治疗前，通过了解患牙的状态，可以判断牙髓治疗的难度和可行性。

1. 可操作性

1）患牙类型　前牙一般为粗、直的单根单管牙，根管治疗难度较小，成功率相对较高；磨牙根管相对细小且弯曲，解剖变异多见，根管数目不定，根管治疗难度大。

2）患牙位置　前牙暴露充分，器械容易到达，患者易配合，根管治疗难度低；反之后牙治疗难度增大。此外，牙异位或错位导致根管方向倾斜，也增加根管治疗难度。

3）工作长度　工作长度影响根管预备器械的选择。牙体过长，ISO 器械不能完全到达，操作难度加大；牙体过短，器械的工作刃因侧方压力不够而使工作效率大大降低，治疗难度加大。

4）工作宽度　根尖孔粗大，易发生器械超出根尖孔和（或）超充，损伤根尖周组织，增加治疗难度。

5）根管形态　根管重度弯曲或呈 S 形的患牙，根管治疗时应选用适宜的预备器械和技术，以减少或避免根管预备并发症的发生。根尖孔未完全形成的患牙，需要行根尖诱导成形术。

6）根管数目　根管数目越多，管径越小，根管走向的变化就越多，治疗难度越大。临床上根管治疗失败的常见原因为遗漏根管。因此，在根管预备过程中，应始终持有怀疑态度，仔细检查，准确判断是否存在“额外”根管。

7）髓腔和根管钙化　髓石或弥散型髓腔钙化会阻碍根管治疗器械进入根管，增加治疗的难度。根管显微镜、钙螯合剂及超声预备器械等的应用有助于诊断和发现钙化根管。

8）牙根吸收　牙根吸收包括内吸收和外吸收，内吸收 X 线片表现为在髓腔内出现不均匀的膨大透射区。外吸收则表现为叠加于根管外的阴影。牙根吸收会增加牙髓治疗的难度，影响患牙预后。

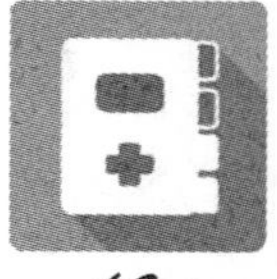

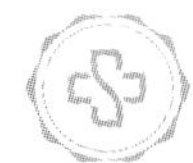

9）邻近解剖结构　治疗中应注意牙根尖区邻近的组织结构，如上颌窦、鼻腔、颏孔及下颌神经管等。上颌牙根尖周炎症可能引起上颌窦或鼻腔感染，下颌牙根管预备过度或超充均可导致下牙槽神经感觉异常。颧突、隆凸以及牙拥挤、牙根重叠可造成 X 线片上根管及根尖区影像模糊，影响临床诊断和治疗。

10）其他因素　根管治疗难度还与治疗环境，术者诊疗水平，患者张口度、吞咽反射及牙科恐惧症有关。

2. 可修复性　现代根管治疗更注重患牙剩余牙体组织的保存，随着修复材料和技术的不断完善，临床治疗中应最大限度保存患牙。但患牙因严重龋坏或牙折等导致余留牙体结构难以保留及修复时，则无须行根管治疗。

3. 牙周状况　牙髓病治疗的预后与患牙的牙周状况直接相关，牙槽骨严重破坏和Ⅲ度松动患牙的预后较差，对伴有牙周病的牙髓病患牙，应进行牙周牙髓联合治疗。

4. 既往治疗　术者治疗前应了解患牙的既往治疗情况。患牙可能在既往治疗中由于根管预备或填充不完整，仍处于炎症状态而需再处理，再次治疗的操作难度往往会增大。

5. 保留价值　所有牙髓病患牙都应尽量通过牙髓治疗保留，临床上可能由于医师对治疗失去信心，或患者因时间或经济问题，影响根管治疗的实施或完成。对于无咬合功能的患牙，考虑拔除。

三、感染的控制

交叉感染是在诊室内或医院中发生的患者与患者之间、医师与患者之间的感染传播，可由人与人直接接触或污染物传播。牙髓病和根尖周病的主要病因是细菌感染，口腔中的各种细菌，随时都可能污染牙体牙髓的治疗器械，因此建立消毒、灭菌、无菌操作和防护措施有利于根管治疗。

（一）基本防护

1. 医护人员的个人防护　医护人员在治疗中应穿工作服，戴工作帽。手指是交叉感染传播的主要载体，治疗前后均要充分洗手。使用一次性手套，操作中手套破损应及时更换，戴手套后避免接触非操作必需的物品。手机放回治疗椅时车针朝内，避免划伤。整个治疗过程必须戴口罩，口罩湿润后应及时更换，必要时戴护目镜或塑料面罩。

2. 患者的防护　治疗前患者用 0.12％葡萄糖氯己定或 0.02％醋酸氯己定溶液漱口，可减少口腔内及空气中病原体的数量，并使用一次性胸巾隔离。

3. 工作环境的防护　诊室保持良好通风，定期进行空气消毒处理。常规用消毒剂处理工作台面和地面，并使用一次性防污膜。

（二）术区的隔离

1. 棉卷隔离法　将消毒棉球或棉卷置于患牙的颊、舌侧及唾液腺开口处，唾液较多的患者和儿童可配合使用吸唾器，此方法简单易行较常用。

2. 橡皮障隔离法　橡皮障隔离法是利用橡皮的弹性紧箍于牙颈部，使牙齿与口腔完全隔离。根管治疗中正确使用橡皮障，可以隔离患牙、提供清晰的视野、保护口腔黏膜免受损伤、防止唾液污染和避免舌运动影响手术操作。橡皮障系统包括橡皮障、橡皮障架、橡皮障夹、橡皮障打孔器、橡皮障钳（图 5-13）。

（三）器械的消毒和灭菌

所有的诊疗器械，使用前必须进行清洗、消毒及灭菌处理，并且注意存放。

1. 器械的清洗和消毒　口腔诊疗器械使用后应彻底清洗，以清除器械上的污染物和减少细菌数量。一般器械采用手工刷洗，对结构复杂、孔隙多的器械（如手机等）采用超声波清洗，

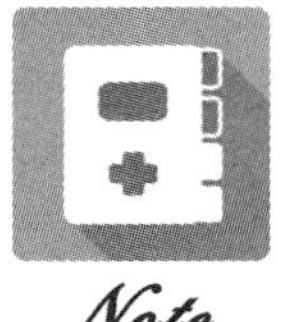

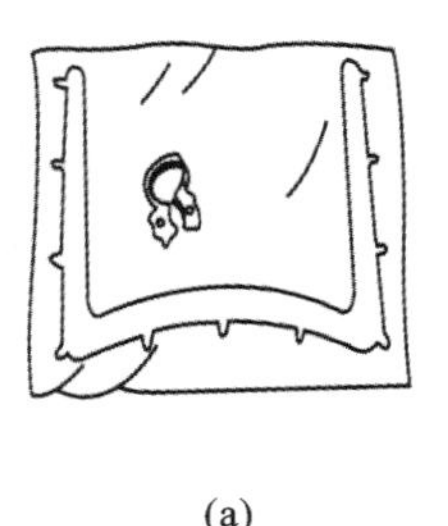
(a)

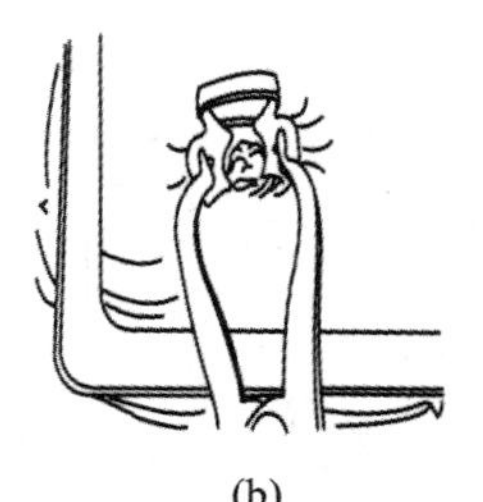
(b)

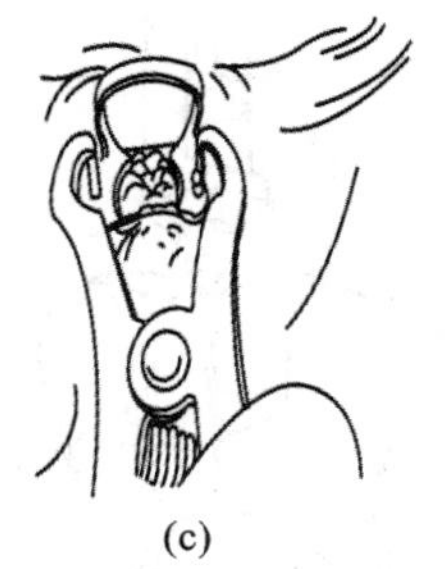
(c)

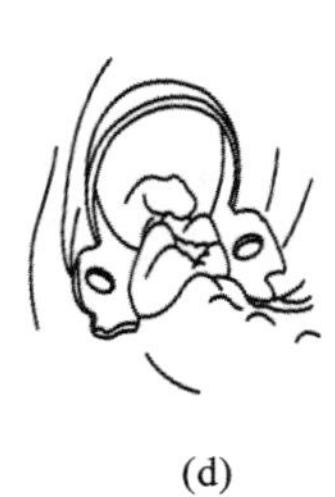
(d)

图 5-13 橡皮障安置方法

(a)橡皮障、橡皮障架、橡皮障夹；(b)将橡皮障夹套入孔内；
(c)橡皮障、橡皮障架、橡皮障夹安放成一整体；(d)小孔周围的橡皮障反折

干燥后进行消毒处理。消毒是指用物理或化学方法杀灭病原微生物(不包括芽孢)，达到无害状态。口腔诊疗器械消毒方法主要采用物理消毒法，即干热或湿热高温消毒，而化学消毒法用于不耐高温的器械。

2. 器械的包装 牙科手机在清洗与消毒后，注油养护，灭菌前应采用灭菌袋密封包装。

3. 器械的灭菌 灭菌是指杀灭或清除器械上的一切微生物(包括芽孢)的过程。口腔诊疗器械灭菌主要采用预真空压力蒸汽灭菌。预真空压力蒸汽灭菌器在温度达到 134 ℃，维持 3～4 min，蒸汽压力达到 206 kPa 时，其灭菌效果稳定、可靠。

4. 器械的储存 灭菌处理后，贴好标签注明灭菌日期。器械使用前应保持灭菌状态，在诊室内选择易于消毒、封闭的器械柜存放灭菌物品。灭菌器械应在有效期内使用，使用前检查其完整性。

四、疼痛的控制

牙髓组织和根尖周组织发生病变时会产生剧烈疼痛，要求医师在临床操作时应实施无痛技术，使患者尽量在无痛状态下接受治疗。

(一) 局部麻醉法

麻醉前需询问患者药物过敏史、全身疾病史，对心血管疾病患者慎用含肾上腺素的麻醉药物，针对不同情况选择适宜种类和剂量的麻醉剂。

1. 常用的局部麻醉方法

1) 局部浸润麻醉 一般在患牙的唇颊侧前庭沟黏膜处进针，针尖抵达骨面时注射麻醉剂 0.6～0.9 mL，3～4 min 显效。适用于上、下颌前牙，上颌前磨牙和乳牙。

2) 阻滞麻醉 适用于上、下颌磨牙以及局部浸润麻醉未能显效的下颌前牙。

3) 牙周膜内注射 将麻醉剂注射于患牙的牙周间隙内，用以麻醉牙根。一般每个牙根注入麻醉剂 0.2 mL，不超过 0.4 mL。适用于其他麻醉方法效果不佳的患牙，患有严重牙周炎或牙龈炎的患牙不宜使用(图 5-14)。

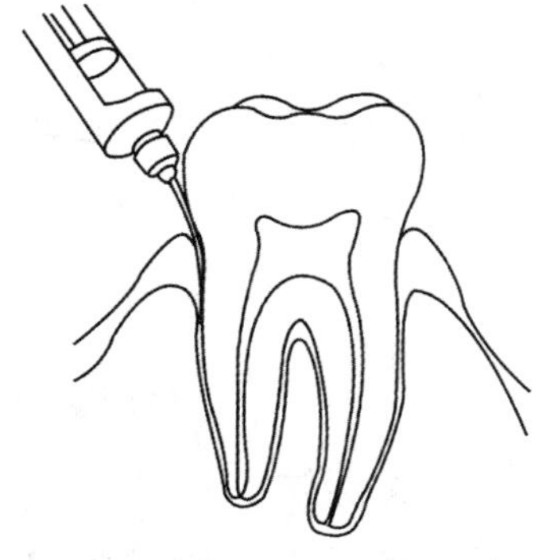
图 5-14 牙周膜内注射

4) 牙髓内注射 将麻醉剂直接注入牙髓组织。此法进针时较疼痛，注射前需告知患者。一般不采用该方法，适用于其他麻醉方法效果不佳患牙的追加麻醉(图 5-15)。

2. 常用的局部麻醉注射器 抽吸式金属注射器是目前临床上常用的局部麻醉注射器，由注射器杆、注射剂槽、拇指环及相应的一次性注射针头、麻醉剂安瓿、保护卡组成(图 5-16)。

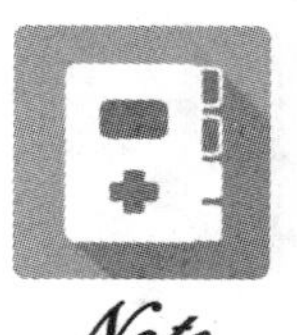

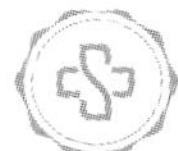

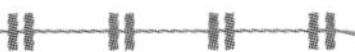

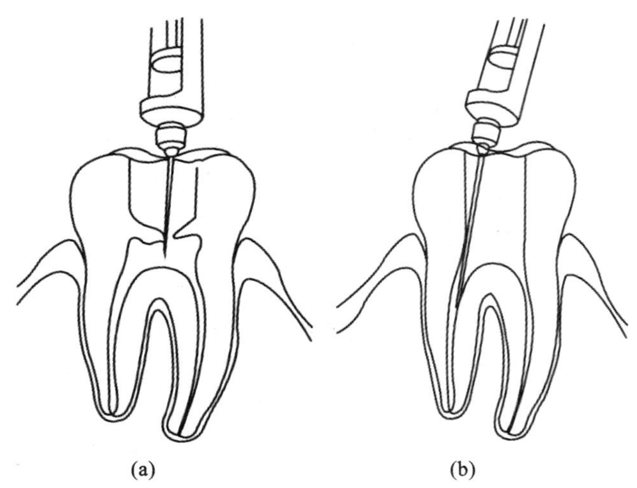

图 5-15　牙髓内注射

(a)麻醉冠髓；(b)麻醉根髓

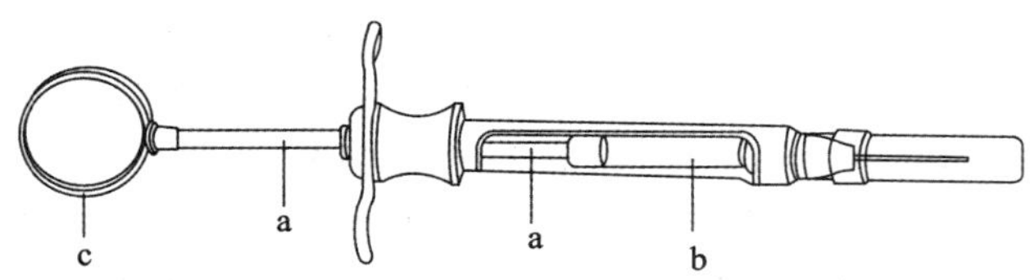

图 5-16　抽吸式金属注射器

a. 注射器杆；b. 麻醉剂安瓿；c. 拇指环

抽吸式金属注射器使用时首先把注射器杆向后抽拉，将麻醉剂安瓿放入注射剂槽，注射器杆回抽钩前推插入安瓿底部的橡皮底座，然后将一次性注射针头去掉针帽，插入注射器前端穿透安瓿前部的橡皮底座，向前推动注射器杆进行注射。注射时以根尖部对应的唇颊侧黏膜处为进针点，注射针角度与牙体长轴垂直，进针至骨面，为避免骨膜下浸润所致的骨膜分离产生疼痛，可少量注射或稍后退缓慢注入麻醉剂(图 5-17)。

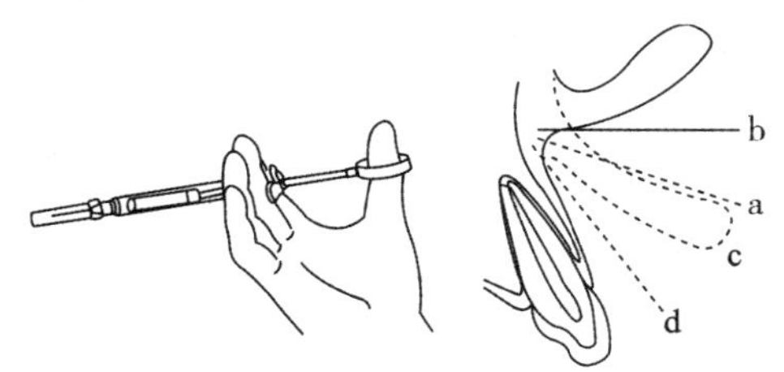

图 5-17　注射方法

a. 进针点；b. 注射角度；c、d. 不正确的上唇位置及注射角度

(二) 失活法

失活法是指用化学药物放置于牙髓创面，引起牙髓血供障碍使牙髓组织失去活力的方法。使牙髓失活的药物称为失活剂。

1. 常用失活剂及性能

(1) 多聚甲醛　多聚甲醛失活剂作用缓和，使用安全，封药时间为 2 周左右。

(2) 金属砷　金属砷失活剂又称慢失活剂或Ⅱ型失活剂，封药时间恒牙为 5～7 日，乳牙为 2～4 日。

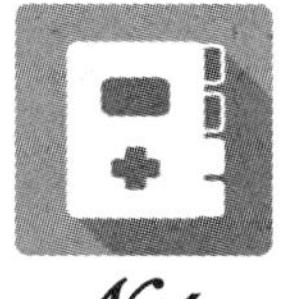

Note

2. 失活剂操作步骤及注意事项

(1) 封失活剂前,应向患者说明封药的目的、药物具有的毒性、封药时间。

(2) 清除龋洞内食物残渣和软化牙本质,在近髓处以锐利挖器或球钻暴露牙髓,动作要轻快。为避免发生剧烈疼痛,建议在局部麻醉(简称局麻)下进行开髓。

(3) 隔湿,干燥窝洞,取适量失活剂放置于穿髓孔处暴露的牙髓组织表面,在失活剂表面放一疏松小棉球用于减压,用氧化锌丁香油黏固剂暂封窝洞,暂封材料放置时要与窝洞密合而不加压。

(4) 注意事项:①对牙髓已发生分解或化脓、炎症已波及根髓,患牙有叩痛,年轻恒牙(失活剂易扩散出根尖孔)、前牙(失活后牙冠变色)应禁忌使用;②失活剂用量要适宜,一般为小球钻大小;③失活剂一定要放置于牙髓组织表面,在深龋洞有息肉状表现时,必须注意与牙龈息肉和牙周膜息肉相区别;④对邻面、龈下龋洞封失活剂时,先用小棉球覆盖牙髓,在邻面用氧化锌丁香油黏固剂暂封,然后取出小棉球,换为失活剂,再用氧化锌丁香油黏固剂暂封,防止失活剂渗漏;⑤对失活剂扩散出根尖孔导致的化学性根尖周炎,应去除牙髓,反复用生理盐水冲洗根管,导入碘仿糊剂、二巯基丙酸钠溶液或氢氧化铁溶液,以中和失活剂;⑥对失活剂渗漏造成的牙龈和牙槽骨坏死,先将坏死组织全部刮除,反复大量冲洗,然后在创面敷碘仿纱条,用氧化锌丁香油黏固剂暂封,2～3 日换药一次,直至健康组织覆盖创面。

五、急症处理

大多数牙髓病和根尖周病患者就诊的原因是疼痛,因此缓解疼痛是治疗时首先要解决的问题。

(一) 急性牙髓炎的应急处理

1. 开髓止痛法 开髓止痛法是传统治疗方法。局麻下开髓,将樟脑苯酚棉球或丁香油棉球放置于开髓孔处,术后 2～4 日复诊。

2. 直接失活法 局麻下开髓,在牙髓组织断面放置失活剂后,用氧化锌丁香油黏固剂封闭窝洞,使牙髓失活而止痛。

3. 直接去髓术 局麻下开髓、拔髓、冲洗干燥,髓室或根管内放置氢氧化钙糊剂消毒,用氧化锌丁香油黏固剂封闭窝洞 1 周。该法在局麻下一次性拔除牙髓后根管内封药,对急性牙髓炎的止痛效果最好。

(二) 急性根尖周炎的应急处理

1. 开髓引流 常规开髓,必要时在局麻下进行。先用 10 号或 15 号根管锉疏通根尖孔,建立经根尖孔的引流通道,然后用 3%过氧化氢和 0.5%～5.25%次氯酸钠溶液交替冲洗根管,在根管内放置无菌棉捻,待急性炎症控制后再做进一步处理。

2. 调整咬合 应调𬌗磨改使患牙咬合降低。磨改可以减轻咬合疼痛,缓解症状,避免或减少牙齿发生折裂。

3. 切开排脓 急性化脓性根尖周炎发展至骨膜下脓肿或黏膜下脓肿阶段时,应在局麻下切开排脓。切开排脓时机选择在急性炎症的第 4～5 日,局部有较明显的波动感。切口位置选择在脓肿最低处或波动感明显处,较深的脓肿切开后放置橡皮引流条,每日更换 1 次。

4. 消炎止痛 在完成上述治疗措施后,配合使用抗生素和止痛药物以消除急性炎症和控制疼痛。

六、活髓保存与根尖诱导成形术

活髓保存的方法包括盖髓术和牙髓切断术。

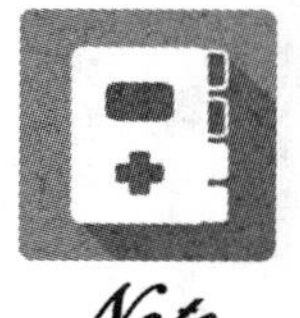

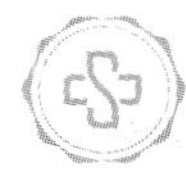

（一）盖髓术

盖髓术是保存活髓的一种治疗方法，在接近牙髓的牙本质表面或已暴露的牙髓表面，覆盖能使牙髓组织恢复活力的药物，以消除病变。盖髓药物又称盖髓剂，根据盖髓剂与牙髓是否直接接触可分为间接盖髓术和直接盖髓术。

1. 常用盖髓剂及性能 理想盖髓剂应与牙髓组织具有良好的生物相容性；能促进牙髓组织的修复性反应；具有杀菌或抑菌作用；渗透性好；药效持久稳定；便于操作。

1）氢氧化钙 氢氧化钙是最传统的盖髓剂，目前被广泛用于直接和间接盖髓术。氢氧化钙制剂的盖髓剂为强碱性，pH 为 9～12，可改变细菌的生存环境，中和炎症所产生的酸性产物，间接发挥抗菌作用，并能促进修复性牙本质的形成。

2）三氧化矿物聚合体 又称 MTA，是多种钙化物组成的复合物，主要成分为硅酸二钙、硅酸三钙、铝酸三钙、铝酸四钙及少量的三氧化二铋等。MTA 具有良好的密封性、生物相容性、诱导成骨性及 X 线阻射性，还具有类似氢氧化钙的强碱性及一定的抑菌作用。

使用时将粉末状 MTA 与适量蒸馏水以一定比例调拌，约 3 h 后凝固，24 h 完全固化。MTA 除用于盖髓外，还应用于髓室底穿孔修补、根管侧穿修补、根尖诱导成形术及根管倒充填等，临床效果良好。

3）氧化锌丁香油黏固剂 氧化锌丁香油黏固剂多用于间接盖髓术。其边缘封闭性能良好，并具有镇痛作用；同时其凝固前呈酸性，可抑制细菌生长。

2. 直接盖髓术 直接盖髓术是指将药物直接覆盖在暴露的牙髓表面，以消除炎症，保护牙髓，保存牙髓活力的方法。

1）作用原理 盖髓剂直接覆盖牙髓后，牙髓组织断面发生凝固性坏死，诱导分化成牙本质细胞，促进修复性牙本质形成，封闭穿髓孔。

2）适应证

（1）根尖孔未发育完全，医源性或外伤性露髓的年轻恒牙。

（2）根尖已发育完全，医源性或外伤性露髓，露髓孔直径不超过 0.5 mm 的恒牙。

3）禁忌证

（1）因龋露髓的患牙。

（2）临床检查有不可复性牙髓炎或根尖周炎表现的患牙。

4）操作步骤

（1）去龋、备洞 在局麻下去除龋坏组织，制备洞形，动作要准确，轻巧。

（2）放置盖髓剂 用生理盐水缓慢冲洗窝洞，隔湿干燥，将盖髓剂置于露髓处，氧化锌丁香油黏固剂暂封。

（3）充填 ①氧化锌丁香油黏固剂暂封 1～2 周后，无任何症状，去除大部分氧化锌丁香油黏固剂，磷酸锌黏固剂垫底后永久充填；②暂封 1～2 周后，如仍然对温度刺激敏感，可更换盖髓剂后继续观察 1～2 周，待症状消失后垫底永久充填；③观察期间如果出现自发痛、夜间痛，表明已发展成为不可复性牙髓炎，改行根管治疗术等其他治疗方法（图 5-18）。

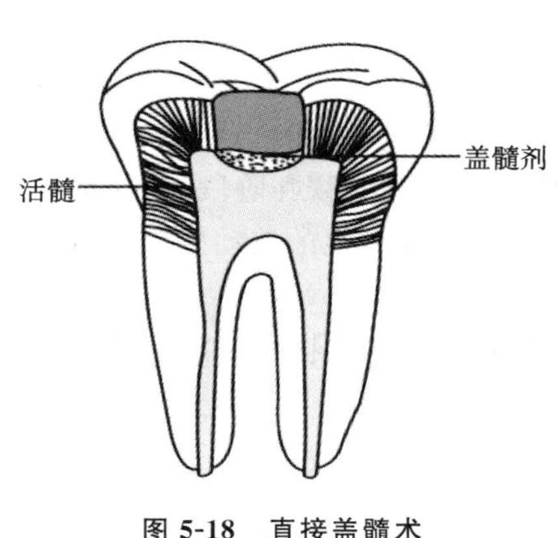

图 5-18　直接盖髓术

5）预后与转归 直接盖髓术成功与否，与适应证及盖髓剂的选择、操作中对牙髓的损伤、污染的程度等相关。

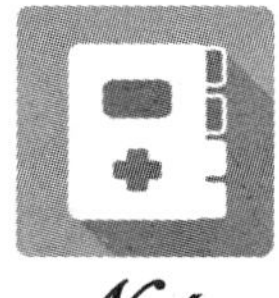
Note

影响直接盖髓术预后的因素有年龄，牙髓暴露的类型、位置、时间、范围，边缘渗漏情况、全身因素等。一般来说年轻恒牙患者修复能力强，成功率较高；医源性、外伤性露髓患牙成功率较高。龋源性露髓患牙的牙髓已呈慢性炎症状态，成功率较低；颈部穿髓直接盖髓修复后影响牙髓血液供应，预后较差；牙髓暴露的时间越短，预后越好；暴露的时间越长，牙髓发生感染的可能性增大；牙髓暴露的范围越小，预后越好；材料边缘封闭性能良好，预后较好。患有糖尿病、肝病、血液疾病等全身系统性疾病，会影响牙髓组织的修复过程，成功率较低。

直接盖髓术的转归：穿髓处形成修复性牙本质，封闭穿髓孔，通常发生在术后 2 个月，提示治疗成功。如果牙髓组织发生钙化、牙内吸收或慢性炎症反应，提示治疗失败。

3. 间接盖髓术 间接盖髓术是指将盖髓剂覆盖在接近牙髓的牙本质表面，以保存活髓的治疗方法。

1）作用原理 盖髓剂覆盖接近牙髓的牙本质表面后，促进修复性牙本质的形成。同时剩余牙本质层的牙本质小管被矿物质沉积而封闭，减小了通透性，降低了外来刺激的影响，有利于牙髓组织的恢复。

2）适应证

（1）深龋、外伤近髓的患牙。

（2）深龋引起的可复性牙髓炎。

（3）无明显自发痛，难以判断牙髓活力状况而做诊断性治疗。

3）操作步骤

（1）去龋 尽可能去尽龋坏组织或仅保留少许近髓软龋，避免穿髓。

（2）放置盖髓剂 在近髓处放置盖髓剂，用氧化锌丁香油黏固剂暂封窝洞。

（3）充填 观察 1～2 周，无任何症状，保留部分暂封材料垫底，行永久充填。对龋坏组织未去尽的患牙，可暂封窝洞后 6～8 周去尽龋坏组织，垫底后永久充填（图 5-19）。对不能明确判断牙髓活力状况的患牙，牙髓有可能已感染或死亡，须交代预后及相应治疗计划。

（二）牙髓切断术

牙髓切断术是指切除炎症冠髓，将盖髓剂覆盖于牙髓断面上，保留根部生活牙髓组织的方法。

1. 作用原理 盖髓剂覆盖于根髓断面，保存根髓活力，以维持牙髓正常状态和功能。

2. 适应证 病变局限于冠髓的根尖未发育完成的年轻恒牙。

3. 操作步骤

1）开髓 遵循无菌操作原则，局麻下去尽龋坏组织，揭除髓室顶，充分暴露髓腔。

2）切髓 使用锐利挖匙或球钻将冠髓平齐根管口切断，使牙髓在根管口呈一整齐断面，用生理盐水冲去组织碎屑。如牙髓断面出血较多，可用生理盐水棉球或 0.1% 肾上腺素棉球稍加压止血，不要使用干棉球直接压迫止血，并注意不要使用气枪干燥，以免损伤牙髓。

3）盖髓 将厚度约 1 mm 盖髓剂轻轻覆盖于牙髓断面上，氧化锌丁香油黏固剂暂封窝洞，观察 1～2 周，若无症状，即可行永久充填（图 5-20）。

4. 预后与转归 牙髓切断术能否成功，与患者年龄、牙髓病变的程度、适应证选择等有关。值得注意的是，牙髓组织的颜色和出血情况是治疗中观察的重要指征，牙髓颜色呈暗红色或出血不止往往提示预后不佳。牙髓切断术后，牙髓组织断面发生急性炎症反应或表层坏死，可出现下面 3 种组织变化：断面处形成规则的牙本质桥，封闭根管口，根髓保持正常活力；断面处形成不规则钙化物；根髓发生慢性炎症。另外牙髓钙化、牙内吸收、牙髓坏死是牙髓切断术潜在的并发症，要求患者在术后 2～4 年定期复查。

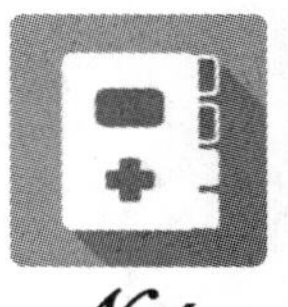

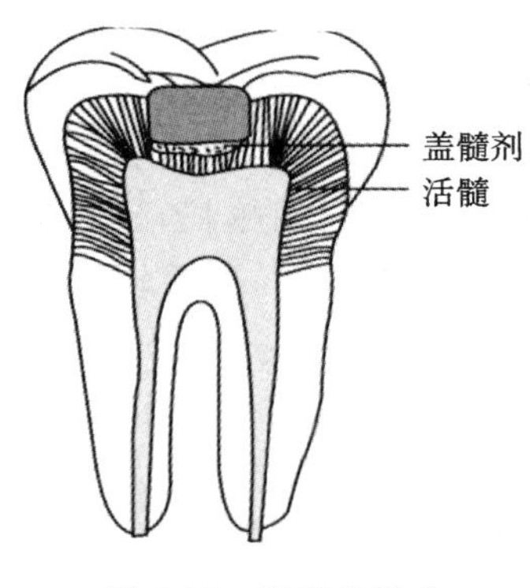

图 5-19　间接盖髓术

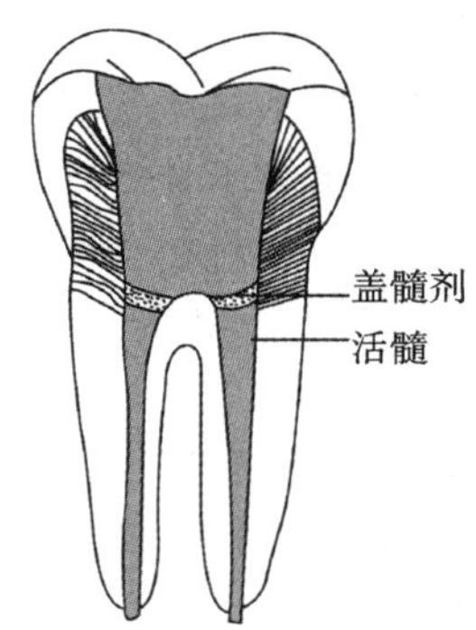

图 5-20　牙髓切断术

5. 并发症和处理

1）根髓感染　未严格遵守无菌操作要求，引起根髓感染，导致牙髓坏死或根尖周炎。应改行根尖诱导成形术或根管治疗术。

2）髓室穿孔　操作中造成髓室穿孔，可见髓室内异常出血。探查穿孔部位后，用氢氧化钙或 MTA 修补，穿孔太大难以修复者可考虑拔除患牙。

（三）根尖诱导成形术

根尖诱导成形术是指牙根未完全形成之前，发生严重牙髓病变或根尖周炎症的年轻恒牙，在控制感染的基础上，用药物诱导根尖部的牙髓和（或）使根尖周组织沉积硬组织，促使牙根继续发育和根尖形成的治疗方法（图 5-21）。

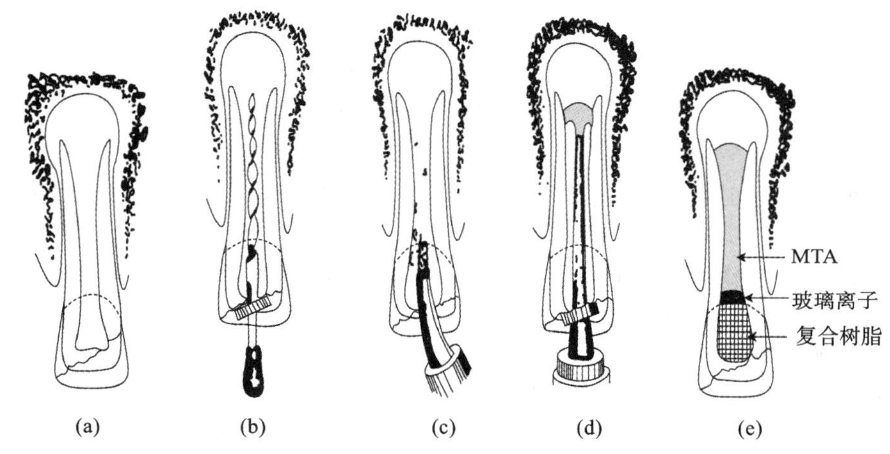

图 5-21　根尖诱导成形术

（a）治疗前状态；（b）确定工作长度；（c）冲洗根管；（d）充填药物；（e）窝洞充填

1. 诱导根尖成形的机制　年轻恒牙在发生牙髓、根尖周病变后，牙根继续发育主要依赖于根尖部残留的生活牙髓、根尖部的牙乳头和根尖周组织的上皮根鞘。

2. 适应证

（1）牙髓病变已波及根髓的年轻恒牙。

（2）牙髓全部坏死或并发根尖周炎的年轻恒牙。

3. 诱导根尖成形的药物　氢氧化钙是目前临床首选的诱导根尖成形的药物。氢氧化钙能诱导残留的生活牙髓产生和沉积骨样牙本质、管样牙本质，对于死髓牙，氢氧化钙还可促进根尖周结缔组织细胞的分化，在根管侧壁沉积类牙骨质和类骨质，使牙根延长，封闭根尖孔。

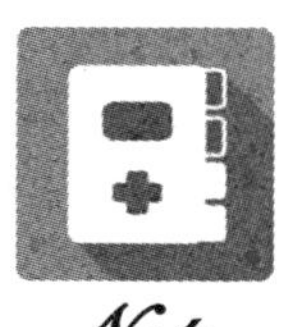

4. 操作方法与注意事项

1）根管预备　常规开髓，清理根管。需要注意的是，根尖未发育完全的年轻恒牙使用根尖定位仪不能准确测量出工作长度时，可结合器械探查和X线片共同确定。工作长度确定后进行根管预备，用3%过氧化氢溶液和生理盐水反复交替冲洗，彻底清除根管内的感染物，尽量避免损伤根尖部组织。

2）根管消毒　干燥根管，封入根管消毒剂，如氢氧化钙制剂，封药时间为2周至1个月。

3）药物诱导　去除暂封物，冲洗、干燥根管，将氢氧化钙糊剂逐层、充分填满根管，使氢氧化钙与根髓或根尖周结缔组织紧密接触。拍摄X线片确定充填效果，用封闭性良好的材料充填患牙。

4）随访观察　术后每3～6个月定期复查。复查时，发现根尖处氢氧化钙糊剂被吸收，牙根未继续发育，应及时重新充填氢氧化钙糊剂，直至根尖修复。

5）根管充填　根尖诱导成形术后牙根继续发育，直到牙根发育完成，所需时间为6个月至2年。当X线片显示根尖延长或有钙化组织沉积并将根端闭合（图5-22），可行常规根管充填。根管充填后继续随访观察。

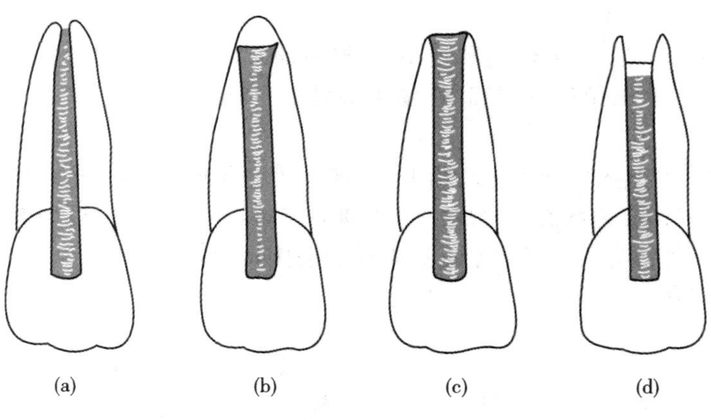

图5-22　根尖修复形态

（a）第一型：根尖继续发育修复，根管腔缩小，根尖封闭；（b）第二型：根管腔无缩小，根尖封闭；
（c）第三型：根管腔与根尖无变化，探查根尖端有明显阻力，形成硬组织屏障；
（d）第四型：根尖1/3显示形成硬组织屏障

5. MTA在诱导根尖成形中的应用　近年来，MTA已在临床上广泛应用，其具有良好的密封性、生物相容性、不可吸收性及诱导根尖硬组织形成的作用，同时具有氢氧化钙的强碱性及一定的抑菌作用，是一种有效的诱导根尖成形的药物。

使用时，将粉末状MTA与适量蒸馏水以一定比例调拌成糊状，用输送器将其送入根管，用标记好工作长度的垂直加压器缓慢加压，将根尖段4～5 mm充填致密，拍摄X线片确定充填效果。然后将湿润棉球放置于材料表面，但不与其直接接触，MTA固化需要数小时，用氧化锌丁香油黏固剂封闭窝洞24～48 h进行根管充填。MTA固化后与根管内壁紧密结合为一整体，封闭根尖孔，故将其治疗方法称为MTA根尖屏障术。

七、根管治疗术

根管治疗术是治疗牙髓病及根尖周病的首选方法，其彻底清理根管内病变牙髓和坏死物质，扩大成形根管，并对根管进行适当消毒，最后严密充填根管，以去除根管内感染物对根尖周组织的不良刺激，防止发生根尖周炎或促进根尖周病变的愈合。

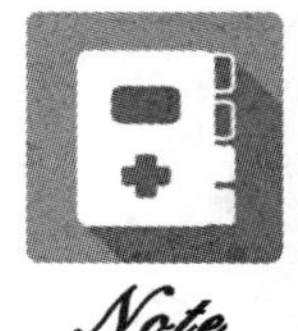

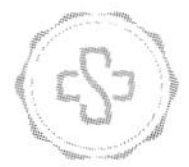

（一）适应证

（1）各型牙髓炎、牙髓坏死。

（2）各型根尖周炎。

（3）牙髓-牙周联合病变。

（二）非适应证

（1）严重牙周病或牙体严重缺损而无法保存的患牙。

（2）患有较严重的全身疾病，无法耐受根管治疗者。

（3）张口受限，无法进行操作者。

（三）恒牙髓腔应用解剖与开髓要点

1. 上颌前牙

1）应用解剖

（1）上颌中切牙为锥形单根管，髓腔近远中径在切端最宽，向根尖逐渐缩窄。其唇舌径在颈缘处最宽，向切端和根尖方向逐渐缩小变细。髓室与根管无明显界限，牙根可偏向远中或唇侧。平均长度为 22.5 mm。

（2）上颌侧切牙类似中切牙，直径略小，牙根多偏向远中。平均长度为 22 mm。

（3）上颌尖牙为粗大单根管，髓腔在髓角处最细小，逐渐自颈部扩大，向根尖缩窄。平均长度为 26.5 mm。

2）开髓要点　开髓入口在舌隆凸稍上方，将钻针与舌面垂直，到达釉质牙本质界时，移行钻针与牙体长轴平行，穿通髓腔后形成一个略圆的三角形，三角形底边朝向切缘，尖朝向舌隆凸。尖牙髓腔入口外形为唇舌径大于近远中径的椭圆形，髓腔体积较小的侧切牙应避免在牙颈部唇侧壁形成穿孔（图 5-23）。

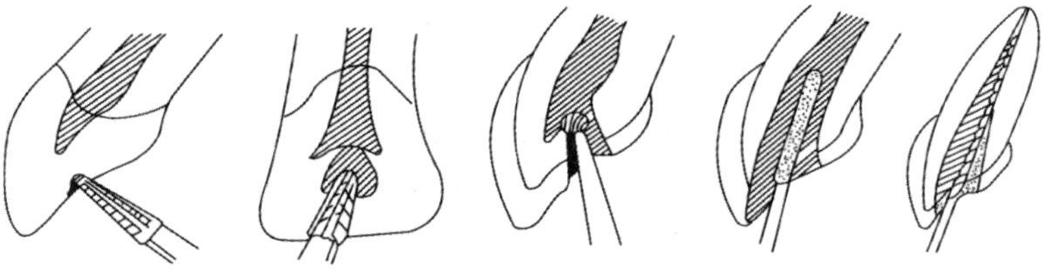

图 5-23　上颌前牙开髓要点

2. 下颌前牙

1）应用解剖

（1）下颌前牙髓腔体积较小，其颈部近远中径明显缩小，多为单根管。下颌中切牙平均长度为 20.5 mm，侧切牙为 21 mm，尖牙为 25.5 mm。

（2）下颌前牙可出现双根管，其发生率约为：中切牙 30%、侧切牙 44%、尖牙 6%。

2）开髓要点　下颌前牙开髓部位亦在舌面，操作步骤及要求与上颌前牙基本相同，洞形较上颌前牙小（图 5-24）。下颌前牙髓腔入口外形为唇舌径略长的椭圆形，洞形可略向舌侧扩展，避免遗漏舌侧根管。

3. 上颌前磨牙

1）应用解剖

（1）上颌前磨牙髓室为长方形，颊舌径大于近远中径。

（2）上颌第一前磨牙多为双根，约 80%为双根管，平均长度为 20.6 mm；上颌第二前磨牙多为单根，约 15%为双根管，平均长度为 21.5 mm。

2）开髓要点　钻针在咬合面中央窝处垂直进入，钻针与牙体长轴平行做颊舌向切削，尽

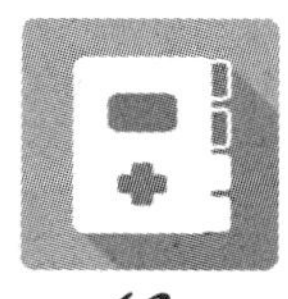

Note

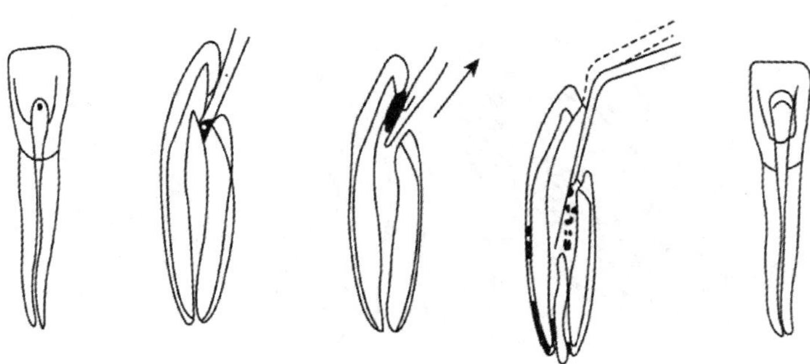

图 5-24 下颌前牙开髓要点

量减少近远中向切削，宽度为咬合面近远中径的 1/3，形成颊舌径大于近远中径的长椭圆形（图 5-25）。

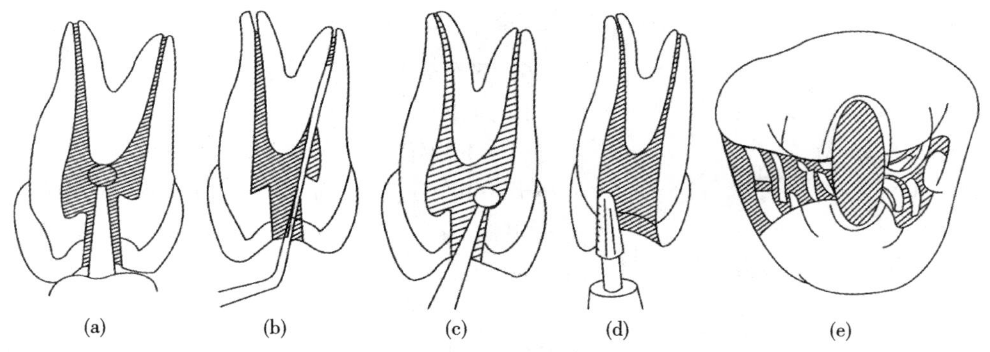

图 5-25 上颌前磨牙开髓要点

(a)穿通髓腔；(b)探查根管；(c)揭除髓室顶；(d)修整洞形；(e)髓腔入口外形

4. 下颌前磨牙

1）应用解剖

（1）下颌前磨牙髓室为立方体，牙体长轴向舌侧倾斜，颊舌径与近远中径相近，多为单根管。

（2）下颌第一前磨牙平均长度为 21.6 mm，下颌第二前磨牙平均长度为 22.3 mm。

2）开髓要点　开髓部位在咬合面窝偏颊尖处，髓腔入口外形为颊舌径大于近远中径的短椭圆形（图 5-26）。考虑到下颌第一前磨牙可能出现双根管，洞形制备时可略向舌侧扩展形成长椭圆形，避免遗漏舌侧根管。

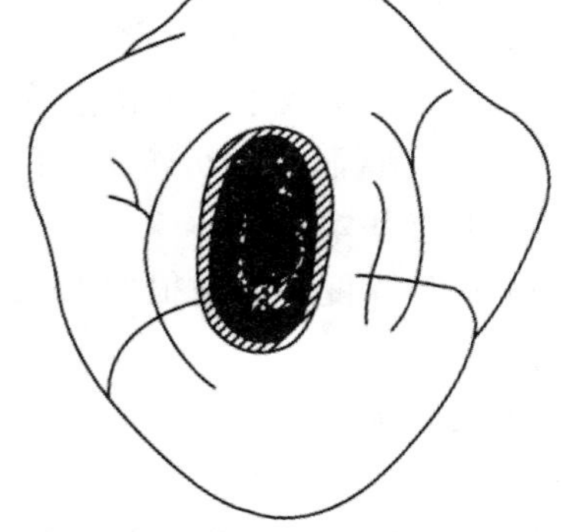

图 5-26 下颌前磨牙髓腔入口外形

5. 上颌磨牙

1）应用解剖

（1）上颌第一磨牙髓室为立方体，颊舌径大于近远中径，根管系统最复杂，失败率最高。远颊根、腭根为单根管，近颊根双根管发生率约为 60%。平均长度为 20.8 mm。

（2）上颌第二磨牙与第一磨牙相似，近颊根双根管发生率约为 30%，平均长度为 20.2 mm。

2）开髓要点　咬合面中央窝偏近中处进入，形成颊舌径大于近远中径的圆三角形，三角形底边在颊侧，尖向腭侧（图 5-27(a)）。第二磨牙髓腔入口外形则为较扁的三角形（图 5-27(b)）。

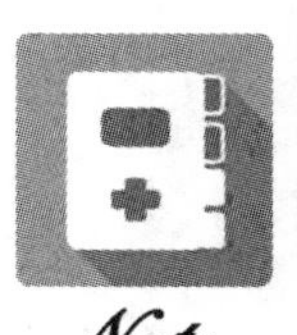

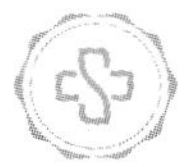

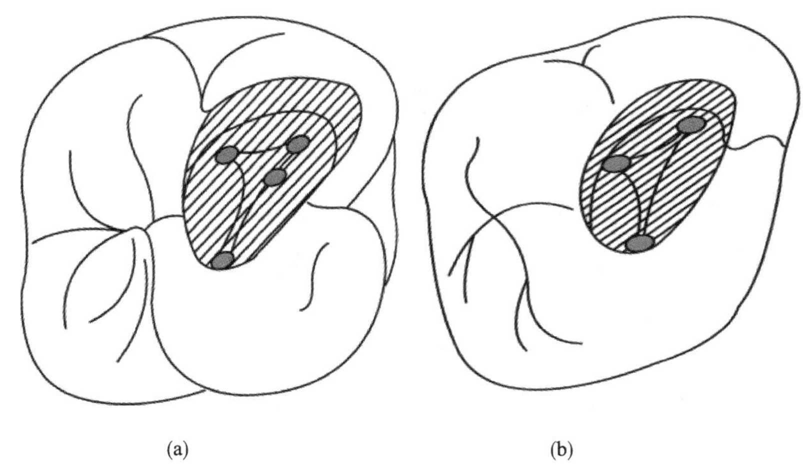

图 5-27　上颌磨牙髓腔入口外形

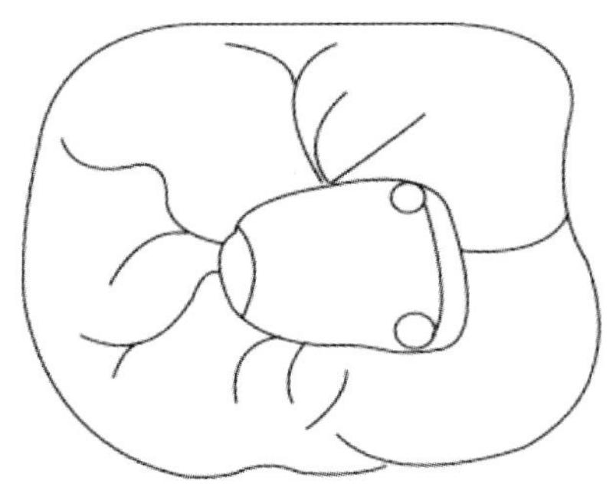

图 5-28　下颌磨牙髓腔入口外形

6. 下颌磨牙

1）应用解剖

（1）下颌第一磨牙髓腔较大，髓室为长方形，近远中径大于颊舌径。分为近中、远中两根，近中根约 87% 为双根管，远中根约 40% 为双根管。平均长度为 21 mm。

（2）下颌第二磨牙与下颌第一磨牙相似，通常为 3 个根管：近中 2 个，远中 1 个。有时其牙根融合形成 C 形根管。

2）开髓要点　在咬合面中央窝处偏颊及近中进入，形成底边在近中，尖向远中的圆三角形髓腔入口外形（图 5-28）。远中为双根管时，可制备成圆长方形的髓腔入口外形。

7. 开髓基本要求　能使根管器械循直线进入根管；洞口不能过大或过小，洞口过大切割牙体组织过多，洞口过小妨碍操作；将洞壁修整光滑与髓室壁连成一线。

8. 开髓基本步骤

1）估计深度　术前根据 X 线片了解髓室的形态，髓室顶与髓室底的距离，避免穿通髓室底及侧穿。

2）去除龋坏组织和穿通髓腔　穿通髓腔前先去除龋坏组织，于近髓处或髓腔最明显处穿通（图 5-29(a)）。

3）揭除髓室顶　穿通髓腔后，向冠方提拉揭除髓室顶，不可向根方切削，不能破坏髓室壁或髓室底。用探针或小号 K 锉进行探查后揭除（图5-29(b)），不可一次揭除过多，留有余地，以利于洞形修整。

4）修整洞形　洞缘修整圆缓，形成所需的形状，同时修整洞壁与髓室壁的连续性（图5-29(c)）。

5）清理髓腔和探查根管口　开髓过程中要不断冲洗髓室，以利于保持髓腔干净和让视野清晰；用根管口探针及小号 K 锉检查根管口的位置、根管数目、根管走向（图 5-29(d)）。

（四）根管治疗器械

根管治疗器械包括开髓器械、预备器械、根管长度测量器械、根管冲洗器械、根管充填器械等。

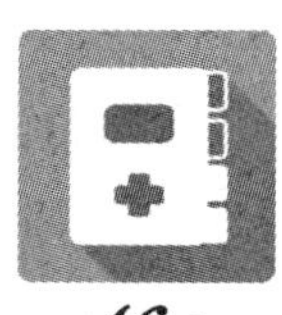
Note

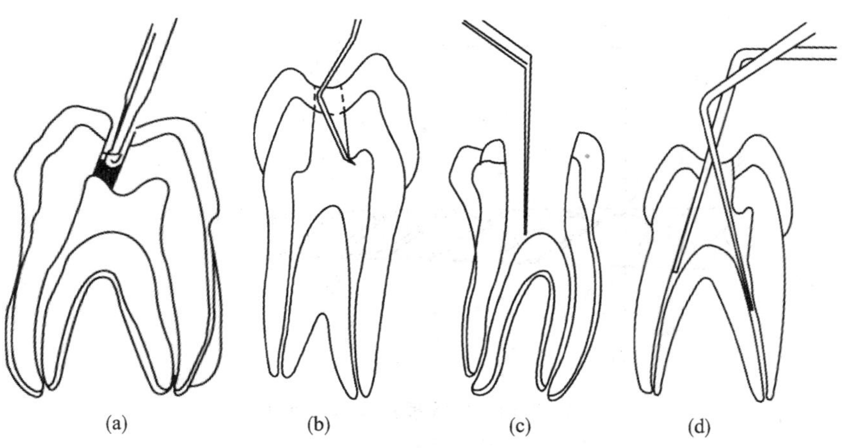

图 5-29 开髓基本步骤

(a)去龋和穿通髓腔;(b)探查和揭除髓室顶;(c)修整洞形;(d)探查根管口

1. 开髓器械 常用开髓器械包括高速、低速手机,各种裂钻、球钻、开髓钻。

2. 预备器械 包括根管探查器械、拔髓器械、根管切削器械。

1)根管探查器械

(1)光滑髓针 光滑而有弹性的长锥形器械,原设计用于探查根管,现多用于制作棉捻用来吸干根管或行根管内封药。

(2)根管口探针 DG16 其外形与普通探针类似,但尖端更尖而细,适用于探查根管口。

2)拔髓器械 倒钩髓针又称拔髓针,是带有倒钩的长锥形器械,用于拔髓或去除根管内的棉捻。

3)根管切削器械 根据材质分为不锈钢器械和镍钛器械;根据使用方法分为手用器械和机用器械。

根管预备器械国际标准内容包括:①器械编号:每一号器械的号码以刃部尖端直径 D_0 为标准,以 $D_0\times100$ 计算。如器械的 D_0 为 0.10 mm,则该器械号为 10 号,以此类推。②器械刃部:刃部长度统一为 16 mm。③器械锥度:刃部尖端直径为 D_0,刃部末端直径为 D_{16},器械锥度为 0.02 mm/mm,即长度每增加 1 mm 直径增加 0.02 mm,D_{16} 比 D_0 增加 0.32 mm。④器械长度:由刃部、杆部、柄部组成,通常有 21 mm、25 mm、28 mm、31 mm 四种规格。例如,25 mm 器械为标准长度器械,其刃部为 16 mm,杆部为 9 mm,柄部通常为 10 mm。21 mm 器械多用于后牙及张口困难的患者,28 mm 器械多用于长度超过 25 mm 的牙齿。⑤器械柄部颜色:为了易于辨认器械,采用不同颜色标记,从 15 号起分别以白、黄、红、蓝、绿、黑六种颜色顺序标明。10 号为紫色,8 号为灰色,6 号为粉红色。⑥有专家提出建议:在 15 号到 60 号之间插入半号,器械依次为 15 号、17 号、20 号、22 号等,有利于细小根管的预备(图 5-30)。

(1)手用不锈钢器械

K 形根管锉:细长的密集螺纹形器械,是将横断面为方形或三角形的不锈钢丝拧制而成的。由 Kerr 公司 1904 年制造,故命名为 K 形根管锉,简称为 K 锉。操作时使用旋转和提拉动作,目前应用最广泛。

H 形根管锉:简称为 H 锉,细长的带有螺纹切槽的器械,横断面呈逗点状,是将横断面为圆形的钢丝切割而成的。切刃与根管壁接近垂直,只能做提拉动作。

(2)手用镍钛器械 手用镍钛器械的柔韧性和抗折断性明显提高。如镍钛 K 锉、镍钛 H 锉、手用 ProTaper 等。

(3)机用不锈钢器械 G 钻装置在低速手机上使用,编号为 1～6 号,刃部直径分别为0.5

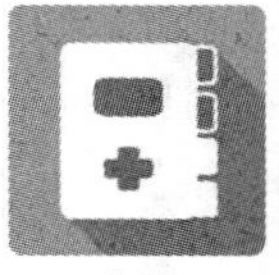

Note

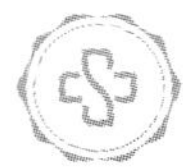

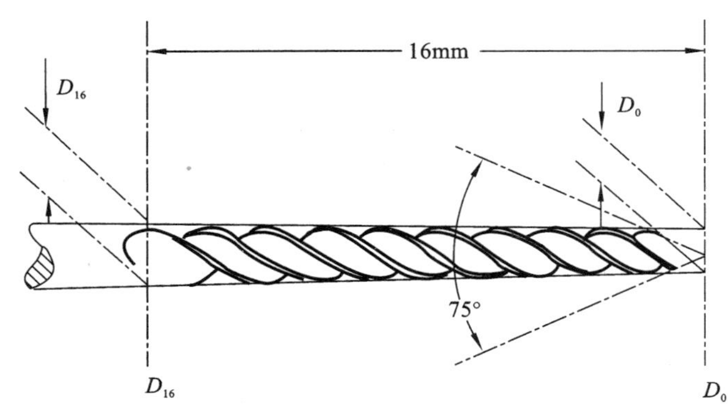

图 5-30　根管预备器械标准化

D_0—刃部尖端直径；D_{16}—刃部末端直径

mm、0.7 mm、0.9 mm、1.1 mm、1.3 mm、1.5 mm。用于根管口的敞开及根管冠端的预备。P钻主要用于取出根充材料和桩道预备，易侧穿，现使用较少。

(4) 机用镍钛器械　机用镍钛器械种类较多，每种器械的抗折断性能、切削效率、柔韧性、避免穿孔的能力因不同厂家而有所不同。

3. 根管长度测量器械

1) 根尖定位仪　用于测量根管工作长度的电子仪器。

2) 工作长度测量尺　由金属或塑料制成，使用时按照测量结果，在根管预备器械上标明根管工作长度。

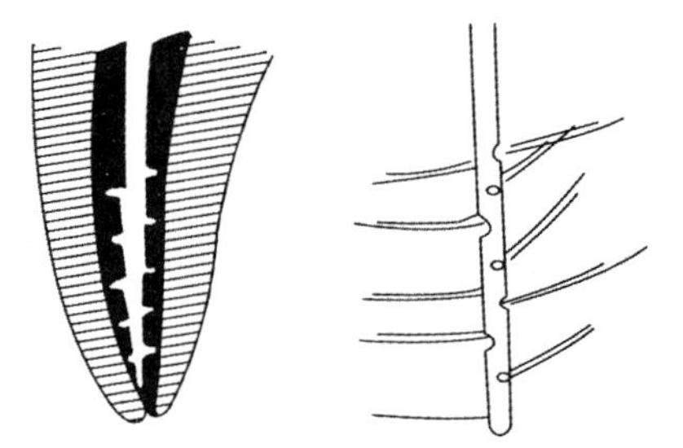

图 5-31　侧方开口冲洗

4. 根管冲洗器械

1) 冲洗用注射器　临床常用 27 号针头的注射器进行根管冲洗或使用有侧方开口的根管专用冲洗针头(图 5-31)。

2) 超声治疗仪　来源于超声波洁牙机，配有多种工作头，多在根管预备后用小一号的超声锉做冲洗和清理。

5. 根管充填器械

1) 输运糊剂类器械　手用、机用螺旋充填器。

2) 充填牙胶用器械　侧向加压器，与 K 锉同规格，用于牙胶尖根管侧压充填，分为长柄、短柄两种；垂直充填器，用于牙胶的垂直加压充填。

3) 其他根管充填器械　热牙胶注射充填系统等。

(五) 根管治疗术步骤

根管治疗术包括三个步骤：根管预备、根管消毒、根管充填。

1. 根管预备　根管预备的目的是清除根管内坏死组织、细菌及代谢产物并使根管成形。

1) 开髓　见上文。

2) 拔髓　对于成形牙髓，用拔髓针沿根管壁插入深处，轻轻旋转 180°抽出完整牙髓组织；如牙髓组织已发生分解，可用根管锉在根管内轻轻提拉或旋转，通过冲洗清出根管。

3) 测量根管工作长度　工作长度是指牙的切缘、牙尖或洞缘到牙本质牙骨质界之间的距离(图 5-32)。根管预备的止点应位于牙本质牙骨质界(图 5-33)，此处是牙髓组织与根尖周组织交界处，也是根管最狭窄的地方，又称为根尖狭窄处。常用的测量根管工作长度的方法有 3 种。

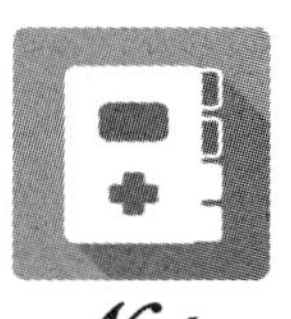

Note

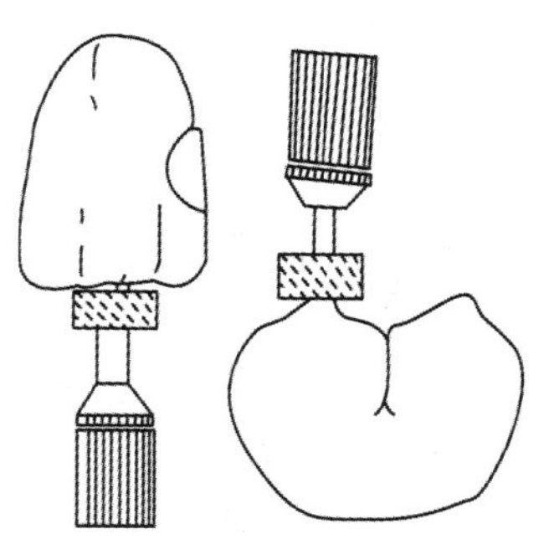

图 5-32　工作长度参照处

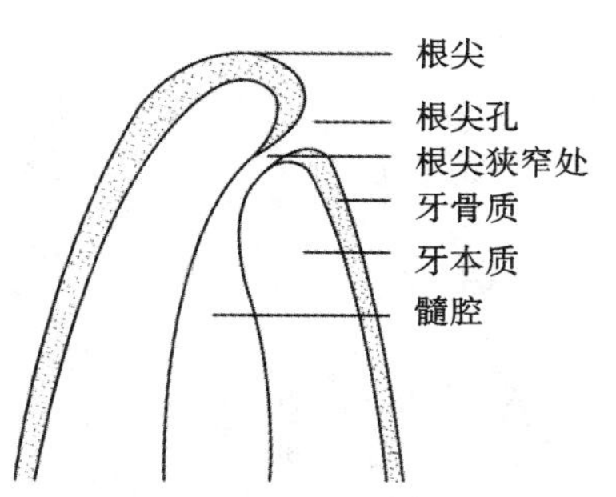

图 5-33　牙本质牙骨质界

(1) 根管器械探测法　亦称感觉法。当器械到达根尖狭窄处时，操作者手指感到明显阻力，继续用力，有落空感或患牙有疼痛的感觉，这个阻力处即为牙本质牙骨质界，测量距离即为工作长度。此种方法需结合 X 线摄片法。

(2) X 线摄片法　此法要求拍摄 X 线片时，投射角度正确，将器械插入根管拍摄 X 线片，然后按下列公式计算。

根管工作长度＝器械在牙内的长度×牙在 X 线片长度/器械在 X 线片上的长度

(3) 电测法　采用根尖定位仪进行测量，此种方法操作简单、迅速、准确、安全，但患牙根尖孔较大时，易产生误差。

4) 预备根管

(1) 标准技术　又称常规法，是最早使用的根管预备方法，适用于粗直根管的预备，不宜在弯曲根管上使用。开髓后，测量根管工作长度，K 锉是常用的根管预备器械，从小号到大号依次使用，每支器械到达工作长度，在根管内的切削方法主要为旋转和提拉，一般根管预备到 35 号或 40 号器械即可。

操作方法：①旋转手法：顺时针旋转 30°～60°，然后轻轻向下加压并逆时针旋转 30°～60°，最后向外提拉退出器械。这种切削方法类似于上手表发条，直至器械在根管内通畅、无阻力。②提拉手法：当同一器械在根管内通畅后，将器械压向根管侧壁，呈圆周运动向外提拉三圈，使根管壁均匀扩大，直至器械在根管内通畅自如。通常是器械在根管内通过旋转动作切削出一定空隙后，再使用提拉动作提高切削效率。

(2) 逐步后退技术　逐步后退技术适用于粗直根管和轻中度弯曲根管的预备。操作步骤如下。

①根尖预备：选用一根既能深入根管达到工作长度，又稍有摩擦感的锉作为初尖锉，通常为 10 号或 15 号器械。采用旋转和提拉手法进行根管扩大，依次更换大一号器械，一般循序增加 3 个器械号，完成根尖预备。把所用的最大号器械称为主尖锉，通常为 25 号或 30 号。换用大一号器械之前，先用小一号器械或初尖锉插入根管至工作长度做上下提拉，该动作称为回锉，然后用冲洗液交替冲洗。

②后退预备：通过器械每增加一号，操作长度减少 1 mm 的方法进行预备，一般做 2～4 mm 的后退预备。每换大一号器械前，先将主尖锉插入根管至工作长度回锉，然后用冲洗液交替冲洗。

③根管中上段敞开：使用 G 钻预备根管中上段。按顺序使用 1～3 号 G 钻，每换用大一号 G 钻时，操作长度减少 2 mm，用主尖锉回锉并冲洗，使根管中上段预备后呈漏斗形。

④根管壁修整：将主尖锉插入根管内至工作长度，锉平根管壁，将管壁修整为连续而光滑的锥形(图 5-34)。

逐步后退技术简化了根尖段预备的难度，根管成形较理想，便于根管充填。其缺点是易形

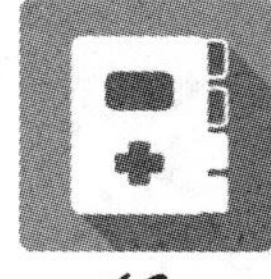

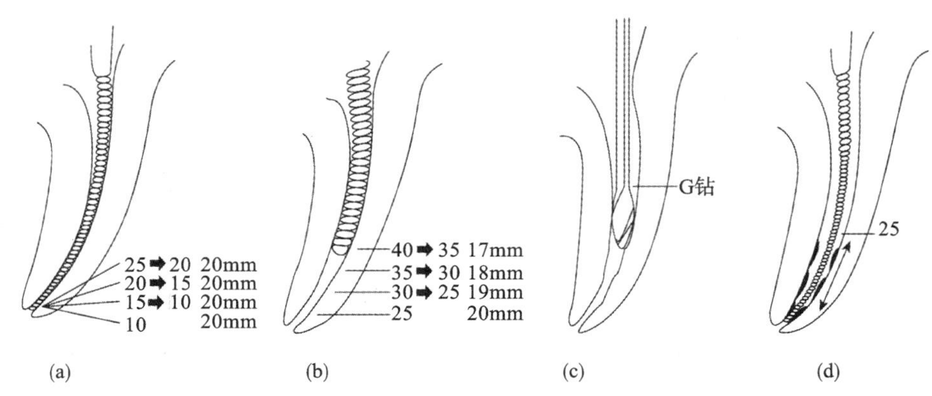

图 5-34 逐步后退技术

(a)根尖预备;(b)后退预备;(c)根管中上段敞开;(d)根管壁修整

成台阶,易发生穿孔、根管偏移,根管冲洗较困难,易将根管内感染物推出根尖孔。

(3)逐步深入技术　逐步深入技术对逐步后退技术进行了改良,主要适用于弯曲根管的预备。该技术首先将冠部入口预备完成,再通过手用锉和G钻完成根管入口的制备,即先去除冠方障碍,再行根尖区的预备。此法降低了根管的弯曲度,去除了根管中上段的大量感染物,减少器械被推出根尖的可能性,便于根管冲洗。

(4)机用镍钛器械预备法　机用镍钛器械预备法多采用根向技术或冠向下技术预备根管,是先预备根管冠部,然后预备根管的中部,器械逐渐向根尖方向深入,最后预备根尖部的方法。现以ProTaper机用镍钛器械为代表介绍其操作程序(图5-35):①根管入口的疏通:常规开髓,用10号、15号K锉疏通根管。②根管入口的预备:用S1、Sx敞开根管中上段。③确定工作长度:用10号、15号K锉疏通至根尖狭窄处并测量工作长度。④根管中段的预备:S1、S2依次到达工作长度,完成根管中段预备。⑤根尖段的预备:F1、F2、F3依次到达工作长度,完成根尖段预备。

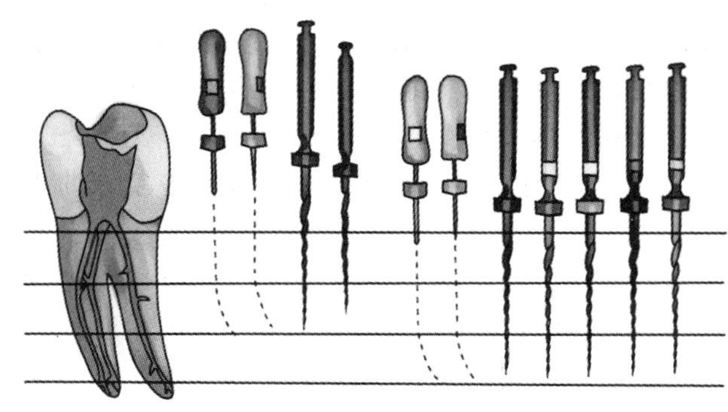

图 5-35 ProTaper机用镍钛器械冠向下预备技术

ProTaper机用镍钛器械的临床应用,有效提高了工作效率,根管成形效果良好,尤其适用于细小弯曲根管的预备。

(5)根管预备过程中的注意事项　①操作时全神贯注,防止器械折断于根管内或滑脱到消化道和呼吸道,可配合使用安全链;②正确使用器械,循号渐增,不能跳号;③使用旋转器械如拔髓针时,旋转幅度要小于180°,遇阻力不能用力过大;④预备器械要使用标志片,防止器械超出根尖孔;⑤边扩锉边冲洗,有助于清除根管内残余组织碎屑、润滑根管壁、减少器械折断。

5)根管冲洗

(1)冲洗目的　①消毒灭菌,溶解坏死组织,清除根管内残余组织碎片和微生物;②润滑

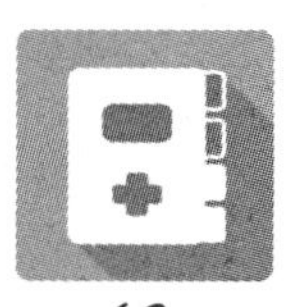

根管，利于根管成形，减少器械折断。

(2) 常用的根管冲洗药物 ①次氯酸钠：常用浓度为0.5%～5.25%，对微生物具有高效、快速、广谱的杀菌作用。可以溶解坏死组织、润滑根管壁，其浓度越高，溶解能力越强，对组织刺激性也越大，要防止损伤口腔黏膜。②乙二胺四乙酸(EDTA)：常用浓度为17%的溶液或凝胶，其脱钙能力较强，可与钙离子结合使根管壁的牙本质软化，有利于扩大根管和增强次氯酸钠及氯己定的渗透作用。③过氧化氢：常用浓度为3%，过氧化氢有杀菌、除臭和发泡作用，与组织接触时产生新生氧，使松解的牙本质碎屑浮出。④氯己定：又称洗必泰。通常使用2%葡萄糖氯己定溶液，有较强的抗菌作用。⑤生理盐水：有冲洗作用，无发泡、溶解和抗菌作用。

(3) 根管冲洗时注意事项 ①冲洗时，针头轻轻插入根管深部，注入冲洗液，不能将针头卡紧根管口并加压注射，以免影响冲洗液回流而推出根尖孔；②根管预备过程中每使用一次器械，应冲洗根管一次，每次冲洗液的用量不少于2 mL；③对根尖未发育完全的年轻恒牙，宜用生理盐水冲洗；④防止过氧化氢产生的氧气逸出根尖孔，引起疼痛，肿胀；⑤防止针头误吸，冲洗前拧紧针头，缓慢注射，防止压力过大针头滑脱，进入食管或气管。

2. 根管消毒

1) 根管消毒的目的 根管预备完成后，根管内的坏死牙髓及感染物等大部分已被清除，但牙本质小管深层和根管侧支等间隙还有残余的细菌与毒素，需要对根管进行消毒。

2) 根管消毒的方法 主要有药物、超声、微波、激光消毒等，其中药物消毒最常用。

3) 常用的根管消毒药物 过去临床常用的根管消毒药物有甲醛甲酚、樟脑苯酚等，由于其具有较强的毒性和刺激性，现已少用。目前广泛使用的根管消毒药物是氢氧化钙和氯己定。

(1) 氢氧化钙 氢氧化钙是目前最主要的根管消毒药物。在根管内释放出氢氧根离子，局部形成强碱性环境，中和细菌的酸性产物，使根管内的细菌在碱性环境下迅速失去活性。

(2) 氯己定 氯己定是一种广谱抗菌剂，通过增加细胞膜的通透性而导致细菌死亡，有较强的抗菌作用。氯己定对粪肠球菌也有杀灭作用。

4) 窝洞暂封 将根管消毒药物置入根管后，将窝洞严密封闭，防止细菌经唾液进入髓腔，以充分发挥药物的消毒作用。通常使用氧化锌丁香油黏固剂暂封。

3. 根管充填

1) 根管充填目的 根管充填是以生物相容性良好的材料严密充填根管，消除空腔，杜绝来自根尖及冠方的微渗漏，并借助根充材料缓慢而持续的消毒作用，促进根尖周病变的愈合。

2) 根管充填时机 一般认为经严格的根管预备和消毒后，患牙无疼痛或其他不适、无明显叩痛、根管无异味、无明显渗出物、暂封材料完整时即可充填根管。

3) 根管充填材料的性能要求 ①持续的抗菌作用，促进根尖周病变愈合；②充填后体积不收缩，与根管壁密合；③对人体无害，不使患牙变色；④方便消毒、使用及去除；⑤X线阻射，便于检查。

4) 常用的根管充填材料 目前临床常用的是牙胶尖和根管封闭剂。

(1) 牙胶尖 牙胶尖是目前最常用的根管充填材料。主要由氧化锌及牙胶组成。牙胶尖可分为标准牙胶尖、非标准牙胶尖两类。标准牙胶尖与标准根管锉的大小、锥度相同，非标准牙胶尖的锥度较标准牙胶尖大。

(2) 根管封闭剂 根管封闭剂的主要作用在于充填牙胶尖之间、牙胶尖与根管壁之间的微小间隙以及侧副根管等不规则的根管结构，还可作为润滑剂帮助牙胶尖就位以及提高与牙本质的黏附力。根据主要成分的不同分类，根管封闭剂可分为氧化锌丁香油类封闭剂、氢氧化钙类封闭剂、树脂类封闭剂及玻璃离子类封闭剂。

5) 根管充填方法 目前临床上常用侧方加压充填法和垂直加压充填法。

(1) 侧方加压充填法 目前国内使用最广泛的一种根管充填方法。具体步骤：①选择主

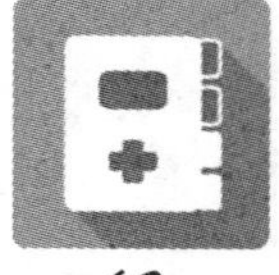

Note

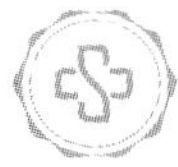

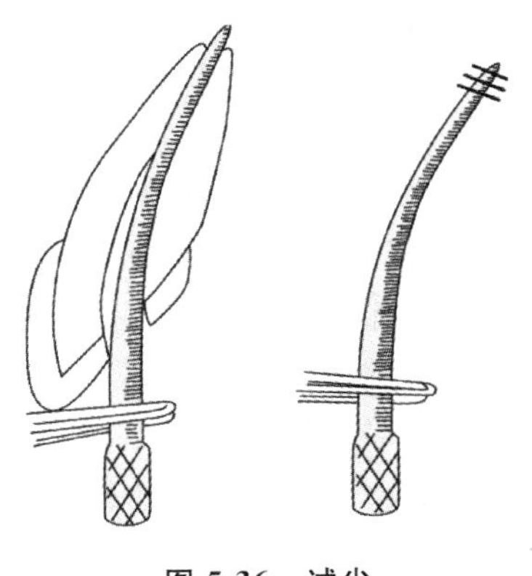
图 5-36　试尖

牙胶尖：也称试尖，要选择与根管相匹配的主牙胶尖（图5-36）。要求主牙胶尖与主尖锉大小一致，在根管内达到工作长度或稍短 0.5 mm。通过 3 种方法实现：a. 视觉法：先用镊子在主牙胶尖工作长度处夹一压痕，然后将其插入根管内进行观察。如果压痕超过牙齿工作长度参照处（如切缘、洞缘或牙尖），提示主牙胶尖尖端直径过细，已超出根尖狭窄处。如果压痕不能达到工作长度，提示主牙胶尖尖端直径过大，不能到达根尖狭窄处。以上两种情况都需要对主牙胶尖进行修剪或重新选择。b. 触觉法：主牙胶尖可以达到工作长度，而且回拉主牙胶尖时，在根尖区有明显的摩擦感或黏滞感，提示主牙胶尖尖端直径已与根尖狭窄处直径最大程度接近。反之，需要对主牙胶尖进行修整，用手术刀片每次切断主牙胶尖尖端 0.5～1 mm，直至主牙胶尖与根尖狭窄处相匹配。c. X 线片法：由于根管工作长度测量可能出现误差等原因，经上述方法后需要把主牙胶尖放入根管内固定，拍试尖 X 线片证实。②消毒主牙胶尖，干燥根管：将主牙胶尖用 75％乙醇或 2.5％～5％次氯酸钠溶液消毒备用，用纸尖或棉捻干燥根管。③选择侧方加压器：选择与主尖锉一致的侧方加压器，并配标止片以标记工作长度。④放置主牙胶尖：将蘸有少许根管封闭剂的主牙胶尖缓慢插入至工作长度，使根管封闭剂均匀分布于根管内壁。⑤加压主牙胶尖：将侧方加压器沿主牙胶尖与根管壁之间的空隙缓缓插入距工作长度 0.5～1 mm 处，旋转 180°，使主牙胶尖被压缩到根管壁一侧。⑥放置副牙胶尖：主牙胶尖之外充填的牙胶尖称副牙胶尖，简称副尖。副尖应与侧方加压器大小一致或小一号。在副尖工作长度处用镊子夹一压痕后蘸少量封闭剂，插入根管至侧方加压器的深度。再次用侧方加压器加压后充填副尖，如此反复直至根管充填致密。⑦完成根管充填和充填髓室：用加热的挖匙平齐根管口切断牙胶尖，切断的同时软化冠方牙胶尖，然后用垂直加压器加压，至此根管充填完成。清理髓室，拍根充 X 线片后，永久充填（图5-37）。

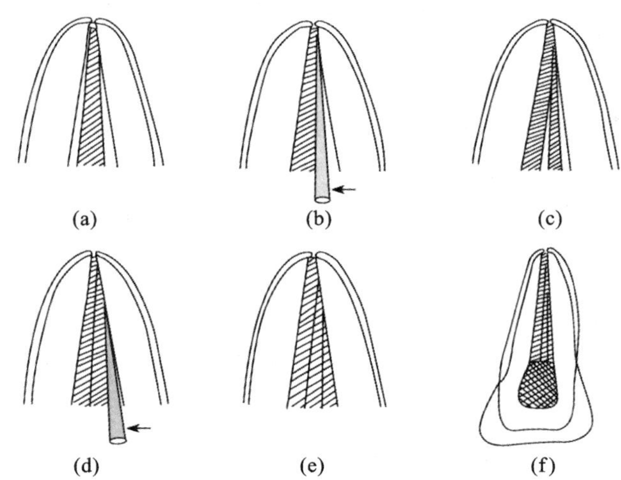

图 5-37　侧方加压根管充填

(a)放入主牙胶尖；(b)侧方加压；(c)放入副尖；(d)再次侧方加压；(e)继续充填副尖；(f)根管充填完成

侧方加压充填法操作简单，便于初学者掌握。但是侧方加压充填法使牙胶尖在根管内相互“挤”在一起，并未形成均质；牙胶尖周围封闭剂较多，充填物间可有空隙；对复杂、不规则的根管结构不能完全封闭。

（2）垂直加压充填法　目前国外主流的根管充填技术（图 5-38）。具体步骤：①选择主牙

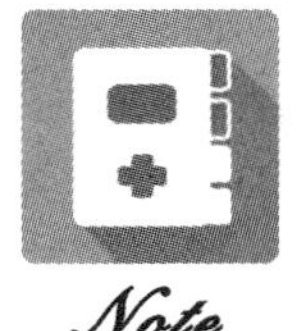
Note

胶尖:主牙胶尖选择大锥度的非标准牙胶尖,其选择方法基本与侧方加压充填法相同。将选择好的主牙胶尖放入根管内固定后拍摄 X 线片检查。②消毒主牙胶尖,干燥根管:主牙胶尖用 75%乙醇或 2.5%~5%次氯酸钠溶液消毒备用,用纸尖或棉捻干燥根管。③选择垂直加压器:通常选择小号、中号、大号 3 支不同直径的垂直加压器,用于根尖区、根管中 1/3 区、根管冠 1/3 区的垂直加压。在选择垂直加压器的同时选好电携热器。④放置根管封闭剂:垂直加压充填时封闭剂不能过多,防止超出根尖孔。⑤放置主牙胶尖:在主牙胶尖尖端蘸少量封闭剂,缓慢插入根管内至工作长度。⑥垂直加压充填:用电携热器去除根管口以上的牙胶尖,牙胶断面以下 3~5 mm 因受热而软化,用大号垂直加压器向根尖方向多次均匀加压,用力不宜过大。随后,用电携热器插入根管内去除 2~3 mm 的牙胶,用中号、小号垂直加压器按前述方法加压,直至根尖区充填致密。再加入牙胶段加热后,垂直加压完成根管中上段的充填。也可用热牙胶注射仪将牙胶分段注射于根管后,垂直加压充填。⑦完成根管充填和充填髓室:平齐根管口切断多余牙胶尖,清理髓室,拍根充 X 线片后,永久充填。

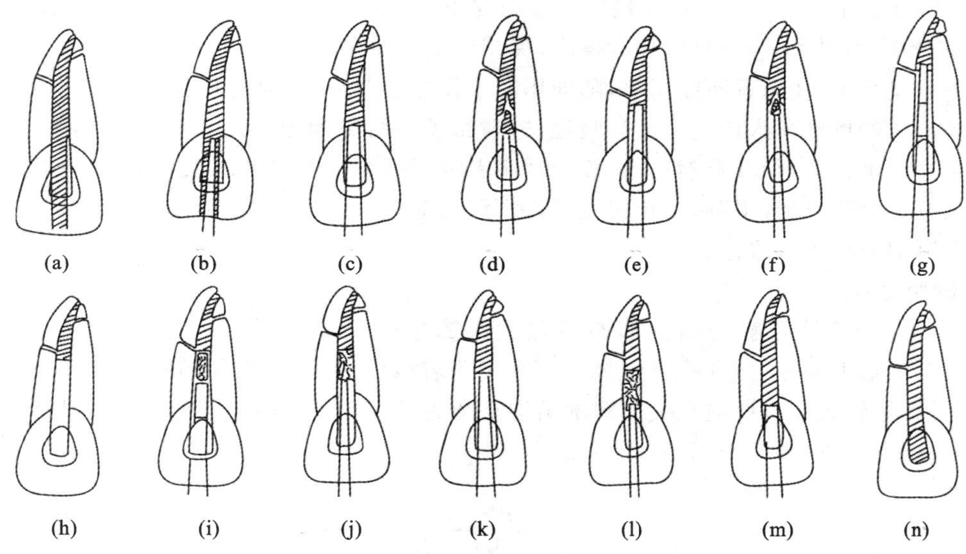

图 5-38 垂直加压根管充填

(a)选择主牙胶尖;(b)用电携热器去除上段牙胶;(c)大号加压器垂直加压;(d)用电携热器去除中段牙胶;(e)中号加压器垂直加压;(f)用电携热器去除下段牙胶;(g)小号加压器垂直加压;(h)根尖区充填完成;(i)根管中段加入牙胶;(j)用电携热器加热软化牙胶;(k)垂直加压充填根管中段;(l)根管冠段加入牙胶,用电携热器加热软化;(m)垂直加压充填根管冠段;(n)根充完成

垂直加压充填法能更有效地充填封闭根管侧支、副根管及形态不规则的复杂根管。但该方法也存在一些缺点:不适于细小弯曲根管的充填;容易出现超充;压力过大可能导致根管劈裂;温度过高时损伤牙周组织。

(六) 根管治疗并发症及其处理

1. 急性炎症反应 根管预备或充填后,部分患牙出现局部肿胀、咬合痛、自发痛等症状。

(1) 原因 ①根管预备不当,工作长度测量不准确,器械超出根尖狭窄处损伤根尖周组织,是发生的主要原因;②根管冲洗不正确,将感染物质推出根尖孔;③根管封药方法不正确或选择的药物刺激性过大;④根管充填时机不当;⑤根管充填时超充;⑥髓室充填不当导致早接触等。

(2) 处理措施 ①轻度疼痛或不适的患牙,可不做处理继续观察;②疼痛、肿胀严重伴脓肿形成或急性蜂窝织炎的患牙,去除暂时封药和根管充填物,按急性根尖周炎处理。

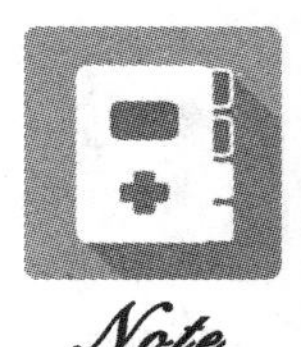

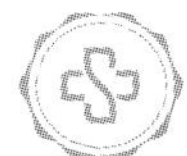

2. 器械折断于根管内

（1）原因　①器械使用过久：器械反复多次使用，易导致金属疲劳。②器械操作不当：器械使用时用力过大、旋转角度过大、跳号使用等。③根管弯曲、细小及钙化等。

（2）预防及处理措施　使用前仔细检查器械，有生锈、解螺旋、明显折痕者应及时更换。特别是用小号器械预备弯曲细小根管时，须预弯器械，遇阻力不可强行，不可跳号，配合使用17%EDTA凝胶。如遇器械折断，首先拍摄X线片确定器械折断的部位：①器械折断于根管口者，可将根管口扩大后取出；②器械折断于根管中部，又不能取出者，改行牙髓塑化治疗或根尖外科手术；③器械折断于根尖部者，可以保留作为根管充填物的一部分，继续观察。条件允许时，应用根管显微镜和超声根管治疗仪取出。

3. 器械落入消化道或呼吸道

（1）原因　①在操作中未安装橡皮障、安全链是发生的主要原因；②操作者注意力不集中，患者唾液黏稠等。

（2）预防及处理措施　治疗前最好安装橡皮障，使用安全链。操作者要集中注意力，紧握器械，手指始终不要离开器械柄，随时擦净，保持干燥。器械一旦落入口腔，操作者应立即将右手放入患者口腔中，使患者不能闭口，随即用左手托住患者头部，向前倾斜，使器械滑脱到口腔前部或吐出。器械已落入消化道或呼吸道，速请相关专科医师会诊：①如果落入消化道，嘱咐患者进食高纤维食物，待其自然排出，极少数患者需用纤维胃镜取出；②如果落入呼吸道，会引起剧烈咳嗽，立即将患者平卧，以免器械滑入更深的部位，争取用纤维支气管镜取出，不能取出者需要行胸部外科手术取出。

4. 髓腔穿孔

（1）原因　①髓腔解剖结构形态不熟悉。②牙齿扭转、倾斜易引起侧壁的颈部穿孔（图5-39）。③髓腔狭窄：老年患者或髓室严重钙化者，易造成下颌磨牙髓室底穿孔（图5-40）。④预备不当：根管狭窄弯曲或根尖部解剖结构复杂的患者，易形成根管侧壁穿孔、根管偏移，根尖肘部、台阶形成等（图5-41至图5-43）。

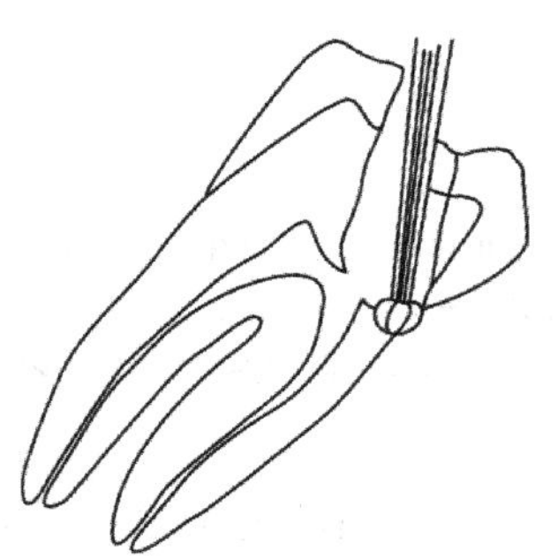

图5-39　倾斜牙颈部穿孔

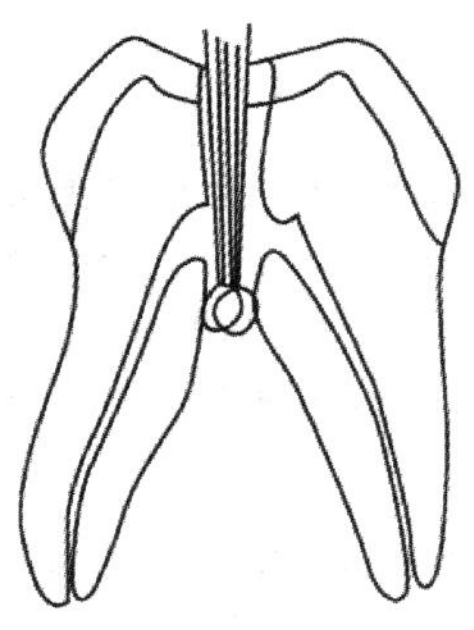

图5-40　髓室底穿孔

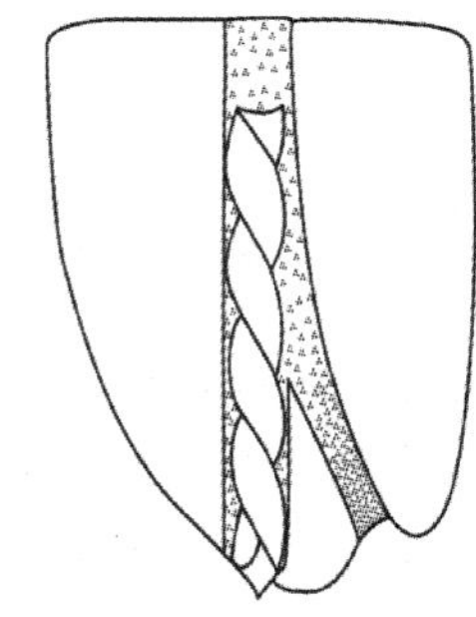

图5-41　根管侧壁穿孔

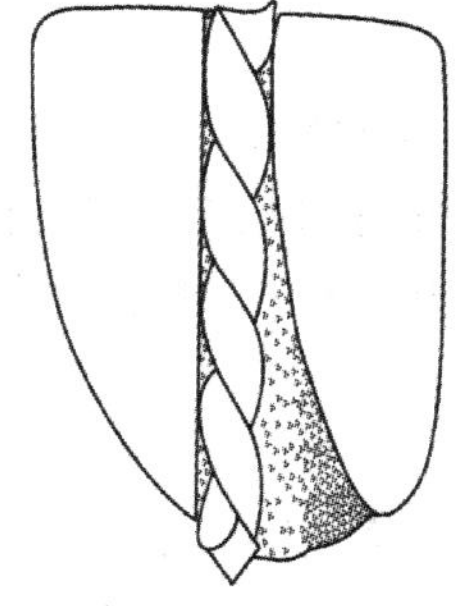

图5-42　破坏根尖孔

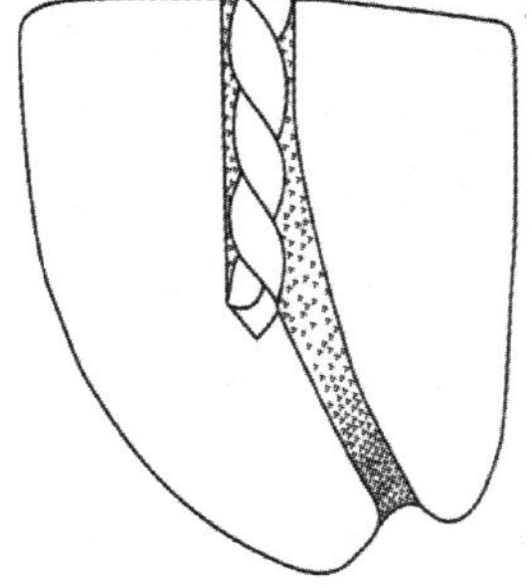

图5-43　台阶

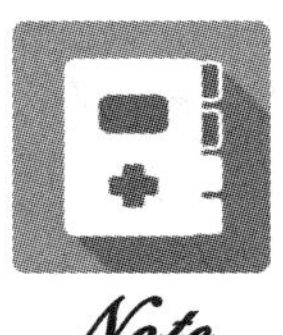

（2）预防及处理措施：开髓前，根据X线片了解髓腔的形态、髓室顶与髓室底的距离、髓角的位置，做到心中有数。操作中要认真仔细，钻针应与牙体长轴平行，多用提拉动作，控制钻针进入深度。对全冠修复的扭转、倾斜的牙齿，必要时向患者说明情况，建议拆除修复体。对老年患者开髓时常常无明显"落空感"，钻针进入一定深度后应及时停下来随时检查，必要时结合X线片认真判断。如已发生穿孔，在穿孔处用含有肾上腺素棉球或可吸收性明胶海绵压迫止血，然后用次氯酸钠溶液和过氧化氢溶液交替冲洗消毒，最后用MTA将其封闭修复。

5. 皮下气肿

（1）原因　①治疗过程中使用压缩空气干燥根管，气体通过根尖孔进入面颈部皮下疏松结缔组织内；②过氧化氢溶液冲洗根管时，氧气逸出根尖孔；③根尖外科手术切断牙根时，空气进入软组织。

（2）预防及处理措施　干燥根管时，应使用棉捻或纸尖。使用过氧化氢溶液冲洗根管时，不能加压冲洗，尤其是根尖孔粗大的患牙。根尖外科手术时可用低速手机切断根尖。皮下气肿发生时，患牙相应部位的软组织出现明显肿胀，不红，无痛，因空气滞留软组织间隙而触诊有捻发音。1周左右消失，不需要特殊治疗，可全身给予抗生素预防感染。

6. 牙折

（1）原因　①治疗前牙体组织龋损破坏范围较大，去龋开髓后进一步削弱牙体组织强度；②治疗中去除牙体组织过多；③治疗后牙本质脆性增加；④与充填材料有关；⑤根管预备过度，减弱了牙根的抗折力；⑥侧向充填压力过大，可能引起牙根纵折；⑦突然咬硬物；⑧与根管桩的设计有关。

（2）处理措施　冠折范围不大者，用充填材料修复，建议患者行全冠修复。牙根纵折者，往往需要拔牙或行牙半切除术或截根术。

（七）根管充填质量评价

1. 理想的根管充填标准　充填物与根管壁紧密贴合，严密封闭整个根管系统；充填物内部致密，无空隙；充填物末端到达牙骨质牙本质界；最小限度地使用根管封闭剂。

2. X线表现　根管充填物距根尖0.5～2 mm为恰填，不足或充填物不致密者为欠填，超出者为超填。充填不致密则表现为X线片上充填物稀疏、根充物内部或根充物与根管壁之间有空隙，或根尖1/3只有糊剂而无牙胶尖。

八、牙髓塑化治疗术

牙髓塑化治疗术是一种简便、有效的治疗牙髓病和根尖周病的方法。

（一）塑化治疗原理

将处于液态的塑化剂充分注满已拔除大部分牙髓的根管中，塑化剂在聚合前可渗透进入牙本质小管、根管侧支以及根管内残存的病变牙髓组织和感染物质中，塑化剂聚合后凝固为整体，并保持无菌状态，成为对人体无害的物质，从而达到消除病原刺激物，封闭根管系统，防治根尖周病的目的。

（二）塑化剂组成与性能

1. 塑化剂组成　临床广泛使用的是酚醛树脂塑化液，其主要成分是甲醛、甲酚、间苯二酚。

2. 塑化剂性能

1）塑化作用　塑化液对生活组织、坏死组织及组织液均有塑化作用。只有当塑化液体积大于被塑化物体积才能聚合完全。

2）渗透作用　塑化液在上颌牙可渗透到牙本质小管内1/3，在下颌牙可渗透到牙本质小

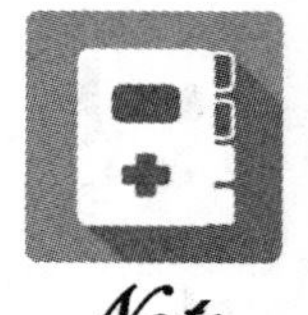

管内 2/3。

3）体积变化　塑化液聚合后在封闭环境中体积无变化，但根管暴露后体积会收缩。

4）抑菌作用　对感染根管内细菌有较强的杀菌作用，聚合后减弱，但至少可维持 30 日。

5）生物相容性　聚合后有良好的生物相容性，不引起系统免疫反应。

6）毒理学性能　甲醛有致癌倾向，但聚合后不出现对机体的有害作用。

7）刺激作用　聚合前对组织有刺激性，可损伤口腔黏膜或皮肤。

（三）适应证

1. 根尖孔已完全形成的患病恒后牙

（1）各型晚期牙髓炎、牙髓坏死、牙髓坏疽。

（2）急、慢性根尖周炎。

2. 患牙根管条件特殊

（1）根管弯曲、狭窄。

（2）器械折断于根尖部。

（四）禁忌证

（1）乳牙、年轻恒牙及前牙。

（2）根尖狭窄区破坏、根管完全钙化不通者。

（3）根尖周囊肿及根尖周病变范围较大者。

（4）需桩核修复及进行牙内漂白的变色患牙等。

（五）操作方法

1. 根管预备和消毒　常规开髓，揭除髓室顶，修整洞形，寻找根管，拔除牙髓。测量工作长度，逐号扩大根管到 20 号，不能破坏根尖狭窄区，否则塑化液可流出导致化学性根尖周炎。常规消毒根管，用氧化锌丁香油黏固剂暂封 1 周。

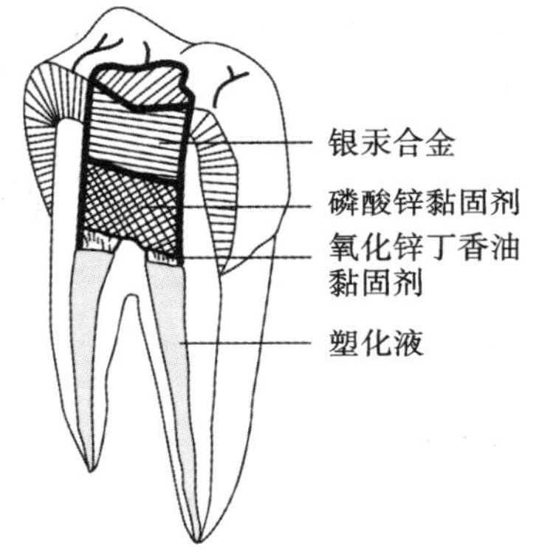

图 5-44　牙髓塑化治疗

2. 牙髓塑化　配制塑化液，冲洗、干燥根管，隔湿。用镊子夹取或探针尖蘸塑化液至根管口，继而用光滑髓针或 15 号 K 锉导入根管，用棉球吸干根管口多余的塑化液。反复操作 3～4 次，最后一次塑化液不要吸干。

3. 充填　清洁窝洞，用氧化锌丁香油黏固剂与磷酸锌黏固剂双层垫底后永久充填，也可用氧化锌丁香油黏固剂暂封 1 周如无症状后永久充填(图 5-44)。

（六）并发症及处理

1. 残髓炎　多由根管内有过多残髓或根管遗漏导致塑化不全而引起。患牙应重新塑化治疗或行根管治疗。

2. 化学性根尖周炎　多由预备器械超出根尖孔或适应证选择不当，导致塑化液流出根尖孔所致。患牙表现为轻度咬合痛，轻度叩痛，但牙龈无红肿，无压痛。应调𬌗，抗感染，继续观察。

3. 急性根尖周炎　多由器械超出根尖狭窄处或治疗时机选择不当所致。患牙表现为剧烈持续性胀痛，叩痛明显，牙龈红肿，伴压痛。应建立引流，疏通根管，抗感染止痛。

4. 慢性根尖周炎　多在术后远期出现。多由根管遗漏或塑化不全所致，患牙出现咬合不适、叩痛或出现窦道，X 线片显示根尖周透射区变大或原来根尖周无异常者出现了透射区，提示治疗失败。患牙应重新塑化治疗或行根管治疗。

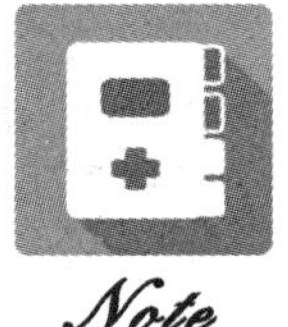

Note

5. 塑化液烧伤 多由医师操作不当导致塑化液流失于黏膜、皮肤上而引起。立即用干棉球擦去塑化液，然后局部涂甘油。

九、显微根管治疗及根管外科手术

（一）显微根管治疗

显微根管治疗是借助牙科手术显微镜（dental operating microscope）和显微器械进行根管治疗的方法。20 世纪 80 年代初手术显微镜首次应用于口腔内科临床，此后，应用手术显微镜进行牙髓病和根尖周病的治疗成为一个新的研究领域。

显微根管治疗的优点：①提供充足的光源进入根管，并将根管系统放大，使术野清晰；②术者能看清根管内部结构，确认治疗部位，在直视下进行治疗，操作简便高效；③术中可即刻检查治疗质量，减少治疗的不确定性，提高治疗的成功率。

显微根管治疗的缺点：①根管狭窄时，进入根管下部的光线不足，不易看清根尖结构；②位于死角的结构如根管弯曲下段不可见，需借助根管内镜进行检查；③在显微镜下对深度、距离的判断必须经过一段时间才能适应；④操作时间较长、放大倍率较高、光线太强时，术者眼容易疲劳，可出现眩晕、恶心症状，高频率使用显微镜后常会出现眼酸涩，故术者应注意眼的保健，防止眼病的发生。

1. 牙科手术显微镜和治疗器械

1）牙科手术显微镜的结构及工作原理 显微镜一般由支架系统、光学放大系统、照明系统和附件 4 个部分组成。

（1）支架系统 用于支撑和稳定显微镜，通常由底座、连接臂和关节锁等组成，可分为吸顶式、壁挂式、地面附定式和落地移动式等类型。

（2）光学放大系统 ①物镜：物镜的焦距通常为 200 mm 或 250 mm，调节物镜的距离可以使视野更清晰。②放大转换器：可以进行 3～6 倍的手动变倍或电动连续变倍。③双筒目镜：使用双筒目镜能看到立体视野。

牙科手术显微镜的放大倍率为 2～30 倍。当放大倍率为 2～4 倍时，所见视野较广，常用于术区定位；6～16 倍适宜根管治疗操作；大于 20 倍以上的高倍放大倍率，则用于观察牙及根管内较细微的结构。

（3）照明系统 牙科手术显微镜的光源为卤素灯、氙灯或 LED，光线经一组镜片反射后通过物镜进入术区，术区的光线经物镜和中间的一组放大透镜后进入目镜。牙科手术显微镜上配有调节光照度的旋钮，当放大倍数增加时，进入目镜的光线会减少，应适当增加光照度。进行显微根管治疗时，所有的牙位均需要采用反射口镜，间接观察髓腔根管系统。

（4）附件

①图像采集系统：主要是摄像机或照相机，可以通过分光器与显微镜相连接，视频信号可以显示在监视器上或被存储。视频信号的质量与照明效果、放大效果及摄像机的采样质量有关，如使用氙灯照明时组织的颜色更加饱和；放大透镜的质量越好，成像越清晰。

②助手镜：即观察目镜，可使助手与术者看到同样清晰的术野；也可在显微镜上接一个摄像机，让助手在监视器上观察手术进程。

2）显微根管治疗器械 显微根管治疗或显微根尖手术是精细的手术，需要一些特殊的器械，以便形成良好的操作视野。常用的显微根管治疗器械如下。

（1）微型手机及显微车针 微型手机工作头较普通手机小，操作时不会阻挡视线。显微车针为长颈车针且工作头直径细小，便于深入根管内操作。

（2）面反射口镜 与普通口镜相比减少了折射，其反射成像准确清晰。

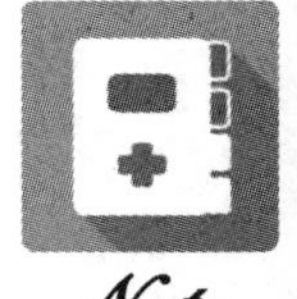

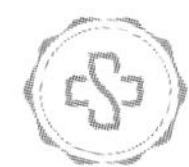

(3) 显微口镜　面反射口镜的一种。显微口镜的镜面有大小不同的直径，便于深入根管中反射根中及根尖的情况。

(4) 根管探针　用于探寻细小或钙化的根管口，还可以用来辨别牙本质的硬度。

(5) 显微根管锉　ISO 标准分为 8～40 号，用于在显微镜下寻找根管及探查根管方向。带有手柄，操作时不会阻挡视线。

(6) 显微吸引器　其口径为 0.5～2 mm，能到达根管中部进行有效吸引，有助于避免将水滴误认为是根管异物。

(7) 显微冲洗器　可深入根管中部和尖部，进行有效、到位冲洗。

(8) MTA 输送器　用于使用 MTA 进行根管侧穿修补或根尖封闭时，其工作头细小，便于将 MTA 准确放置于穿孔处或根尖孔。

(9) 显微充填器　工作端细小，用于根尖切除后的根尖倒充填。

2. 显微根管治疗的应用　显微根管治疗主要包括显微镜辅助下的常规根管治疗、复杂根管系统的根管治疗、根管治疗并发症的处理、根管再治疗及根尖外科手术等。

1) 显微镜辅助下的常规根管治疗　利用显微镜，能清晰观察到根管细微结构，提高根管的清洁和预备成形效果，提高充填质量，直观准确地把握整个治疗过程。

(1) 定位根管口，寻找遗漏根管　临床上易发生遗漏的是上颌磨牙近中第 2 颊根管及近中第 3 颊根管、上颌前磨牙第 2 颊根管、下颌切牙的第 2 根管、下颌磨牙的第 4 根管或第 5 根管。这些根管大多细小而隐蔽，或是根管口钙化或是位置较深。显微镜的局部放大和照明作用，是帮助寻找隐藏或遗漏根管的有利条件。

(2) 判断遗漏根管的大致方位　在髓腔入口处做相应的扩展，建立直线通道，充分暴露所有根管口，在牙科手术显微镜下用超声器械去除钙化并辅助使用探针探测根管口，最后用根尖定位仪确定根管的存在。

2) 复杂根管系统的根管治疗

(1) 钙化根管的疏通　钙化根管在临床上较常见，主要表现为 X 线片上根管影像不清或根管细小，开髓后无法探及根管口或根管不通。牙科手术显微镜下，钙化根管内的修复性和继发性牙本质色泽较暗，呈黑色或褐色；高倍放大时通常可见细小的眼管。可使用 8 号或 10 号 K 锉、C 锉或 C 先锋锉直接疏通根管。若根管完全钙化，可在显微镜下用小号球钻或超声工作尖，沿根管方向逐步去除钙化组织，直至根管疏通。牙科手术显微镜下引导机用器械切削修复性或继发性牙本质，可使治疗过程更精确，有效避免根管偏移和根管壁穿孔的发生。

(2) 变异根管的治疗　根管形态变异较大，在横截面上呈扇形、椭圆形或 C 形时，使用常规根管治疗技术可能出现部分根管壁被过度预备，而另外部分根管壁未能清理的现象。在牙科手术显微镜下操作，容易发现残留的坏死组织及牙本质碎屑，便于确定根管清理的部位；能够检查和控制每个根管冠部预备的形状，使根管壁预备得尽可能光滑，形成连续的锥度。当根管预备完成后，用纸尖吸干根管，再用牙科手术显微镜检查根管内的清理情况。

3) 根管治疗并发症的处理

(1) 根管内折断器械和根管桩的取出　根管预备时器械分离是临床上较为常见的并发症，可发生于根管的任何部位。治疗前需根据 X 线片了解折断器械的种类、长度及其粗细、在根管内的部位、根管壁的厚度及有无弯曲等，预测取出折断器械的难易程度。当器械折断于根尖时，牙科手术显微镜的光线很难进入，取出难度较大；当器械折断于根管中上段时，在牙科手术显微镜下定位折断器械，然后根据折断器械在根管中的确切位置及其在根管中的松紧程度，选择不同的处理方式。如：器械折断于根管的上部，而且与根管壁尚有一定空隙，可用 K 锉或 H 锉制作旁路，再用超声锉或显微镊等将器械取出；若折断器械与根管壁嵌合紧密，则需用机械性的方法，如超声振动、专用夹取折断器械的 Masserann 技术等。使用 Masserann 技术时

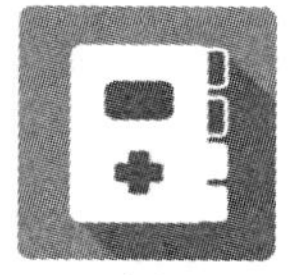

Note

应在牙科手术显微镜下操作，避免切削过多的牙体组织，防止牙体强度的降低和根管壁穿孔。

(2) 根管壁或髓室底穿孔的显微治疗　根管壁或髓室底穿孔通常会有以下表现：①当用小号锉探测根管时，局部根管壁较软，如同插入海绵内，提示与牙周组织有通连；②根管中有不明原因的出血；③X线片上根管内的器械在根尖孔以外的地方进入牙周组织；④根管内器械未达根尖，而根尖定位仪提示器械位于根尖孔外。在牙科手术显微镜下可进一步明确穿孔的部位(颊侧或舌侧，近中或远中)、穿孔的大小及非手术修复的可能性。

知识链接

穿孔修复方法

穿孔修复方法可分为非手术性修复及手术性修复两种。

1. 非手术性修复　适用于穿孔发生于髓腔底部，或是根管颈1/3及中1/3处，且器械能方便地由原髓腔开口进行操作的患牙。使用牙科手术显微镜定位穿孔及穿孔周围组织，并将充填材料置入穿孔处，可以有效阻隔根管与牙周组织的通连，防止对牙周组织的刺激。临床上可利用两种不同特性的屏障技术进行穿孔治疗。一种是可吸收屏障技术，将具有良好生物相容性、可吸收的充填材料如可吸收胶原等，放入穿孔周围的组织中，下端与牙周组织直接接触，上端与穿孔的外表面形状一致，可以达到止血目的并防止对牙周组织造成进一步损伤；然后使用玻璃离子黏固剂、复合树脂等材料修复根管壁上的穿孔。另外一种为不可吸收屏障技术，直接使用具有生物相容性的不可吸收性材料如生物水泥MTA等修复根管壁上的穿孔。

2. 手术性修复　此法通常适用于非手术修复预后不佳者，如穿孔的范围很大，或因外吸收造成的不规则穿孔，或无法使用非手术性方法进行修复。此时需借助牙科手术显微镜，在翻瓣去骨后，将穿孔或吸收的范围查清，再用充填材料填补穿孔。

(3) 根管内台阶及根尖偏移的处理　根管弯曲是导致预备中出现台阶和根尖偏移的重要因素。当根管弯度＞20°时，台阶和偏移的发生率明显升高。根管预备时未能形成冠方直线通路、错误估计根管的弯曲走向、工作长度的测量失误、使用大号未预弯的不锈钢器械进入弯曲根管、不按照顺序使用器械等操作失误均可导致根管内台阶的形成。

处理根管内台阶和偏移时，首先应仔细阅读X线片，了解根管形态及走向、台阶和偏移发生的部位、根尖病变的情况。消除根管台阶时，首先在显微镜下用G钻或超声器械敞开根管中上段并冲洗根管。然后使用预弯的8号或10号的根管锉，探寻原根管的走向。进入原根管后，小幅度提拉或旋转并逐渐加大运动幅度，直至台阶消除。根管通畅后，依次使用大号器械预备根管。处理轻度的根尖偏移时，可在偏移的根尖孔上预备一个根充挡，但需去除部分牙本质。治疗中度的根尖偏移时，应在根管尖部采用屏障材料形成充填屏障和控制出血。在牙科手术显微镜下利用显微器械或MTA输送器将MTA送至根尖偏移处，待MTA硬固后再完成根管充填。重度的根尖偏移，部分病例仍可在牙科手术显微镜下采用根尖屏障技术进行治疗；部分病例由于根尖部分破坏过大，可考虑手术治疗或拔除。发生根尖偏移的根管应在牙科手术显微镜下使用热牙胶充填技术进行充填。

4) 根尖未发育完成牙的牙髓治疗　发生牙髓炎或根尖周病的年轻恒牙，需要行根尖诱导成形术，以促进根尖发育完成或根尖形成钙化桥，封闭根尖孔。选择在牙科手术显微镜下行根尖诱导成形术，可取得良好效果。

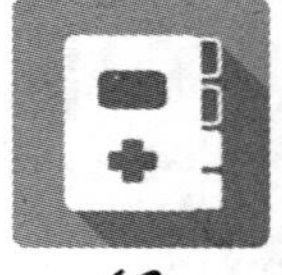

氢氧化钙制剂是最常使用的根尖诱导剂。对患牙进行完善的根管消毒预备后，按工作长

度，将氢氧化钙制剂严密充入根管，定期观察，更换根管内封药，直至根尖发育完成或根尖钙化桥形成。这类病例，由于根尖开放，常难以获得准确的工作长度，无法将氢氧化钙制剂准确放入根尖区。在牙科手术显微镜下操作，可直接观察到根尖部，便于将氢氧化钙制剂准确放置于根尖区。

治疗根尖未发育完成的牙，还可以使用 MTA 作为根尖封闭剂形成根尖屏障，封闭根尖孔。根管预备消毒完成后，在牙科手术显微镜下，用 MTA 输送器将 MTA 送入距根尖 3～4 mm 处，垂直加压严密充填，拍摄 X 线片，确定形成密实良好的根尖屏障后，在 MTA 表面放置湿棉球暂封观察 1 周后，剩余根管用热牙胶技术充填。

5）根管再治疗　干髓术、牙髓塑化治疗或根管治疗失败的病例，需进行完善的根管治疗或根管再治疗，以保存患牙。根管再治疗的首要步骤是根管内充填物的去除，根管内的充填物主要包括牙胶、根管封闭剂和粘桩材料。

根管内牙胶的去除技术包括溶剂溶解、加热软化、手用或机用器械去除等。牙胶能否被清除干净主要与牙胶充填的致密度、超充还是欠充、根管形态及去除技术 4 个方面有关。充填越致密，去除难度越大；欠充的牙胶较容易去除，而超出根尖孔的牙胶在操作中常与根管内牙胶分离，留在根尖周组织中。使用手术显微镜可以直接观察牙胶的去除过程并检查清除效果。根管内封闭剂通常随着牙胶一同被去除。

粘桩材料多为磷酸锌水门汀、复合树脂或玻璃离子水门汀。在牙科手术显微镜下，可以通过颜色差异区分粘桩材料与根管壁，并辨别粘桩材料的类型。利用超声器械切削粘桩材料，冲洗后检查材料是否被去除干净。

（二）根管外科手术

随着根管治疗器械的不断发展，技术水平的日趋成熟，根管治疗的成功率有了明显提高。但部分患牙采用常规根管治疗难以治愈，必须辅以外科手术治疗。临床上常用的根尖外科手术，包括根尖刮治术、根尖切除术及根尖倒充填术。

1. 根尖外科手术适应证　根管治疗或再治疗失败；严重的根管解剖变异如牙根重度弯曲、根管重度钙化等解剖因素使根管治疗器械和充填材料无法到达根尖区；需要通过探查手术明确诊断者。

2. 根尖外科手术禁忌证　患牙附近有重要的解剖结构，如上颌窦、下牙槽神经等，手术有可能产生损伤或带来严重后果者；患者患有严重高血压、血液病、心内膜炎、风湿性心脏病等全身疾病；根尖周炎的急性期及严重的牙周病变。

3. 根尖外科手术的步骤

1）术前准备　术前向患者详细说明根尖手术的程序及术中和术后可能出现的问题、预后等；对患者进行全身检查及口腔检查，拍摄 X 线片；常规术前给药，并做好手术器械及材料准备。

2）局麻　麻醉范围包括患牙及与其相邻的两颗牙齿，行局部浸润麻醉或阻滞麻醉。

3）切口和瓣膜设计　切口范围应该暴露整个病变区，瓣膜可设计为半月形瓣、扇形瓣及龈沟内全厚瓣（图 5-45）。

4）翻瓣　用骨膜分离器从垂直切口进入，翻起黏骨膜瓣，暴露骨壁。

5）去骨　翻瓣后，可见根尖区骨壁上骨质缺损或窦道存在。对骨壁完整的患牙，需先确定患牙根尖的位置，用高速球钻切削骨组织，并用大量生理盐水持续冲洗，直至充分暴露根尖部。

6）根尖刮治　根尖病变组织暴露后，用刮匙仔细刮除根尖周肉芽等病变组织，注意保护重要的神经、血管。

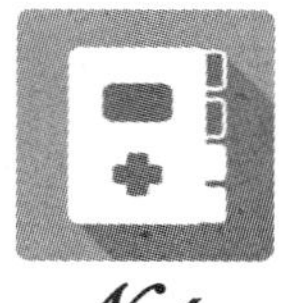

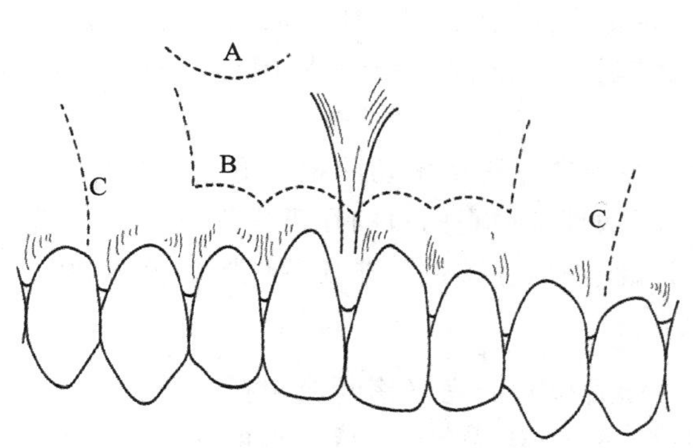

图 5-45 切口瓣膜设计

A. 半月形瓣；B. 扇形瓣；C. 龈沟内全厚瓣

7）根尖切除　刮除根尖区病变组织后，有部分患牙需要切除部分根尖，以彻底去除附着在根尖上的病变组织。研究表明，根尖切除 3 mm 时，93％的根管侧支和 98％的根尖分叉被去除。根尖断面与牙体长轴垂直时，根尖微渗漏较小。

8）根尖倒预备　根尖切除后，需要彻底清理和成形，根管尖端 3 mm，制备相应洞形，以容纳倒充填材料。现代临床技术中，根尖倒预备多使用超声技术来完成（图 5-46）。

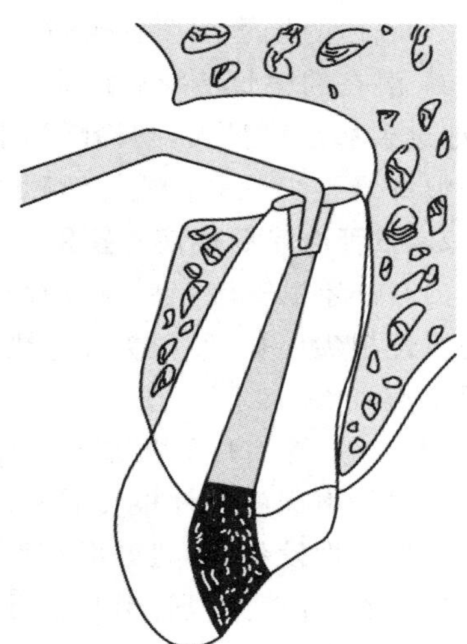

图 5-46 超声根尖倒预备

9）根尖倒充填　根尖倒预备后，使用充填材料，封闭所有根管系统。目前临床多使用 MTA 作为首选倒充填材料。

10）瓣膜的复位与缝合　用生理盐水冲洗手术区，然后将瓣膜复位缝合。

11）术后处理　术后服用抗生素和止痛药，5～7 日拆线。定期复查。

十、根管治疗后疾病的诊断及处理原则

（一）病史采集

对于发生根管治疗后疾病的患牙，必定有根管治疗史。因此，除了解患者全身情况外，还应重点围绕既往根管治疗及治疗后的情况收集病史。

（二）检查

根管治疗后疾病的检查主要包括常规检查、X 线检查和组织学检查。

1. 常规检查

1）视诊　牙体是否完整，有无龋坏、隐裂或冠折，修复体有无破损、松动；牙周有无牙龈红肿、牙周袋溢脓、根分叉病变；根尖区黏膜有无红肿或窦道等。

2）叩诊、咬诊、扪诊　观察患牙是否出现疼痛或不适。

3）探诊　冠方充填物或修复体有无异常，龈方有无窄而深的牙周袋。

2. X 线检查

1）根尖片　若根尖周出现新的透影区或原有透影区扩大，则提示有根管治疗后疾病的发生。若根尖周病损既无扩大，亦无缩小，患牙无根尖周病变的临床症状或体征，则每年定期复

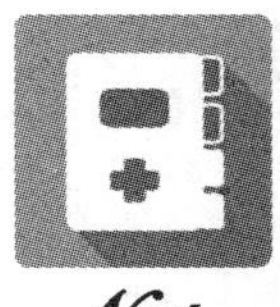

查，观察4年以上，若透射区范围无变化，则可能为愈合瘢痕。

2）锥形束CT　可三维观察牙根、根管及其周围组织的影像，尤适用于一些特殊复杂的病例。

3. 组织病理学检查　在根尖外科手术切除根尖和根尖周病损后，若对病损诊断不明确，可行组织病理学检查。组织病理学检查的目的在于排除根尖周区域发生的与根管治疗及根管感染无关的疾病，如上皮源性囊肿、牙源性和非牙源性肿瘤及非肿瘤性的骨质破坏类疾病。

（三）诊断

1. 诊断标准　根管治疗后疾病的完善诊断应包括如下几点：明确患牙；评估患牙根管系统状态及根尖周组织病损状态，确定根管治疗后疾病的病因。一般根管治疗后6个月开始进行临床和X线检查，每隔1年复查，以对临床疗效进行评估，并判断有无根管治疗后疾病。

1）无根管治疗后疾病　无症状，根尖周无透射影。

2）确诊的根管治疗后疾病　有症状，出现新的根尖透射影或原有透射影范围扩大。

3）潜在的根管治疗后疾病　无症状，透射影范围不变或变小。此种情况，应每隔1年复查，如透射影范围扩大，则诊断为根管治疗后疾病。如复查4年后透射影范围无改变，则可能为瘢痕纤维组织性愈合或持续感染引起的慢性病损。

2. 根管治疗后疾病的鉴别

（1）患牙根管治疗后持续存在根尖周透射影，在诊断时应注意以下情况　①感染根管引起的慢性根尖周炎；②根尖外感染引起的慢性根尖周炎；③根尖周真性囊肿；④异物反应；⑤根尖周瘢痕。

（2）对根管治疗后出现新的根尖周透射影或原有透射影范围扩大，应注意以下情况　①感染根管引起的急性根尖周炎；②感染根管引起的急性根尖周脓肿；③感染根管引起的慢性根尖周炎急性发作；④感染根管引起的慢性根尖周炎急性发作形成脓肿；⑤感染根管引起的慢性根尖周炎；⑥感染根管引起的慢性根尖周脓肿；⑦感染根管引起的面部蜂窝织炎；⑧根尖外感染；⑨根尖周袋状囊肿；⑩根尖周真性囊肿；⑪异物反应。

（四）处理原则

对于根管治疗后疾病的处理，主要存在以下4种方案。

（1）追踪观察及再评估。

（2）根管再治疗。

（3）根尖外科手术治疗。

（4）拔牙。

若患牙在牙髓摘除术或感染根管治疗后出现临床症状，但根管充填良好，可先行观察。

若患牙根管再治疗是因根管外感染、异物反应、真性囊肿、无法从冠方建立通路，但原有根管充填物严密且冠方封闭良好，或有根管再治疗无法处理的台阶和分离器械失败等原因，则可考虑行根尖外科手术治疗。

当患牙已无保留价值时，可给予拔除。

本章小结

牙髓病包括牙髓炎、牙髓坏死、牙髓钙化和牙内吸收等，其中以牙髓炎最多见。根尖周病多为牙髓病的继发病。牙髓病及根尖周病的病因多为感染引起，临床常见龋病引起牙髓病，再进一步发展为根尖周病。

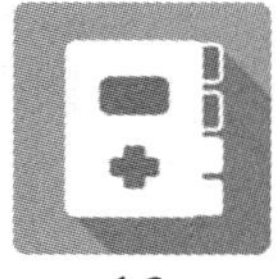

牙髓病和根尖周病的临床表现复杂多样，正确诊断是制订合理治疗计划和治疗成功的基

础。本章详细介绍了如何通过病史采集和正确的临床检查方法，对疾病做出准确的诊断，详细介绍了牙髓病和根尖周病的临床表现、鉴别诊断。

牙髓病及根尖周病的治疗方法主要包括根管治疗术、牙髓塑化治疗、直接盖髓术、间接盖髓术、牙髓切断术等，其中以根管治疗术最为常用。

牙髓病和根尖周病的临床分类复杂多样，制订合理的治疗计划是治疗成功的基础。本章详细介绍了各型牙髓炎、根尖周病的治疗方法，详细介绍了根管治疗术的概念、适应证，常用根管预备技术的基本步骤及注意事项，以及牙髓塑化治疗、直接盖髓术、间接盖髓术和根尖诱导成形术的操作步骤等，同时对现在流行的显微根管治疗方法及根管外科手术也有涉及。

目标检测

简答题

1. 简述牙髓病和根尖周病的病因。
2. 牙髓病是如何分类的？
3. 急性牙髓炎有哪些疼痛特点？
4. 急性牙髓炎应与哪些疾病相鉴别？
5. 急性根尖周炎的三个阶段各有何临床特点？
6. 急性化脓性根尖周炎积聚在根尖附近的脓液排出途径有哪些？
7. 急性根尖周脓肿与急性牙周脓肿如何鉴别诊断？
8. 简述慢性根尖周炎的分类及 X 线表现。
9. 简述急性牙髓炎和根尖周炎的应急治疗。
10. 根管扩大的要点是什么？
11. 根管充填的意义是什么？

（武竞业　刘洪利）

参考答案

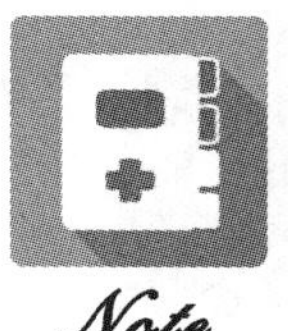

Note

·第三篇·

牙周病

第六章　牙周病概述

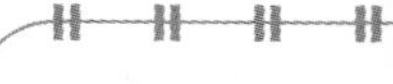

学习目标

1. 掌握　牙周组织应用解剖和生理。
2. 熟悉　牙周病的流行病学特点。

本章 PPT

第一节　牙周组织应用解剖和生理

牙周组织由牙龈、牙周膜、牙槽骨和牙骨质组成。牙骨质虽然属于牙体组织，但它与牙周膜、牙槽骨一样，都是由牙发育期牙囊中分化的细胞组成，且它与牙龈、牙周膜和牙槽骨共同构成了一个功能系统。该系统将牙牢固地附着于牙槽骨，承受咬合力，同时使口腔黏膜与牙体硬组织间呈现一种良好的封闭状态。故将牙龈、牙周膜、牙槽骨和骨质合称为牙周组织。

一、牙龈

牙龈是指覆盖于牙槽突表面和牙颈部周围的口腔黏膜上皮及其下方的结缔组织。它由游离龈、附着龈和龈乳头三个部分组成(图 6-1、图 6-2)。

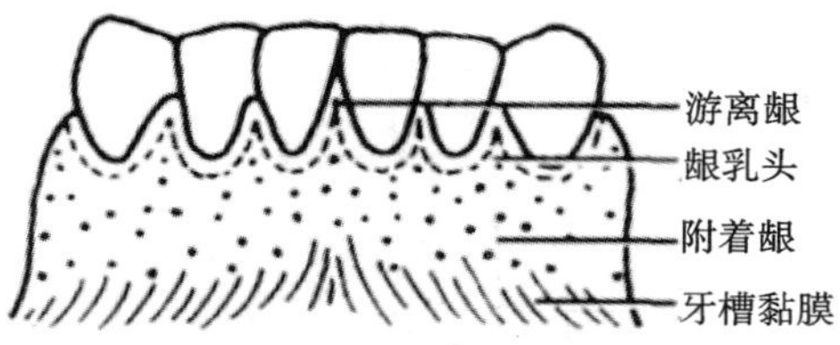

图 6-1　牙龈解剖图

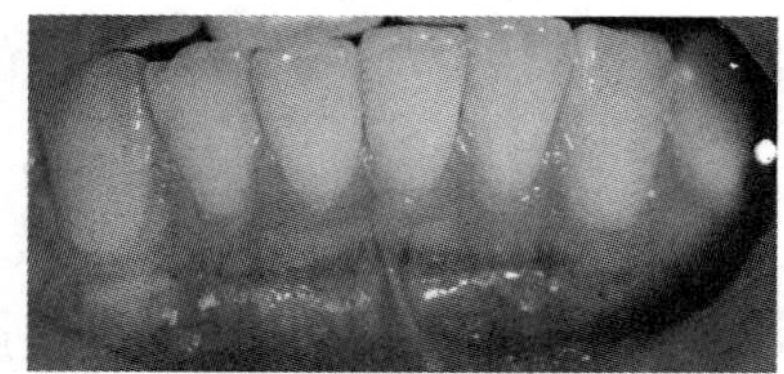

图 6-2　牙龈实例图

1. 游离龈　又称边缘龈，呈领圈状包绕牙颈部，宽约 1 mm，正常呈粉红色，菲薄而紧贴牙面。游离龈与牙面之间形成的间隙称龈沟。牙完全萌出后，龈沟的底部位于釉牙骨质界，临床健康的牙龈，龈沟组织学深度平均为 1.8 mm。龈沟的深度是一个重要的临床指标，临床上用牙周探针来探查龈沟深度，称为牙周探诊深度，正常的探诊深度不超过 3 mm。

2. 附着龈　与游离龈相连续，均为角化上皮，有时将附着龈与游离龈合称为角化龈。由于附着龈缺乏黏膜下层，而富含胶原纤维的固有层直接紧附于牙槽骨表面的骨膜上，血管较少，因此，附着龈呈粉红色，坚韧、不能移动。附着龈与骨面附着牢固，表面角化程度高，对局部刺激有较强的抵抗力。附着龈的表面有橘皮样的点状凹陷，称为点彩(图 6-3)，在牙龈表面干燥时较明显、易见。牙龈有炎症时点彩减少或消失，当牙龈恢复健康时点彩又重新出现，部分牙龈健康的人可以没有点彩。附着龈的根方为牙槽黏膜，二者之间有明显的界线，称膜龈联

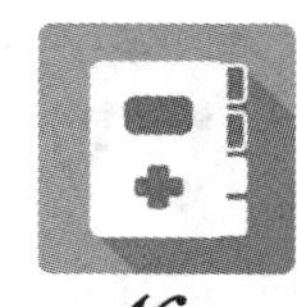

Note

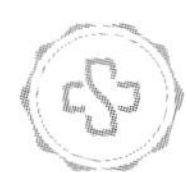

合。膜龈联合的位置在人的一生中基本是恒定的，牙槽黏膜上的上皮无角化，上皮薄，无钉突，其下方的结缔组织较为疏松，且血管丰富，因而牙槽黏膜颜色深红，移动度大。牵动唇、颊，同时观察黏膜的移动度，即可确定膜龈联合的位置，从而测量附着龈的宽度。

3. 龈乳头 又称牙间乳头，呈锥形充满于相邻两牙接触区根方的楔状隙中，龈乳头的侧缘和顶缘由相邻牙的游离龈延续而成，中央部分由附着龈构成。每颗牙的颊、舌侧龈乳头在邻面接触区的下方汇合，该处略凹下，称为龈谷(图 6-4)。龈谷上皮无角化、无钉突，对局部刺激物的抵抗力较低，牙周病易始发于此。

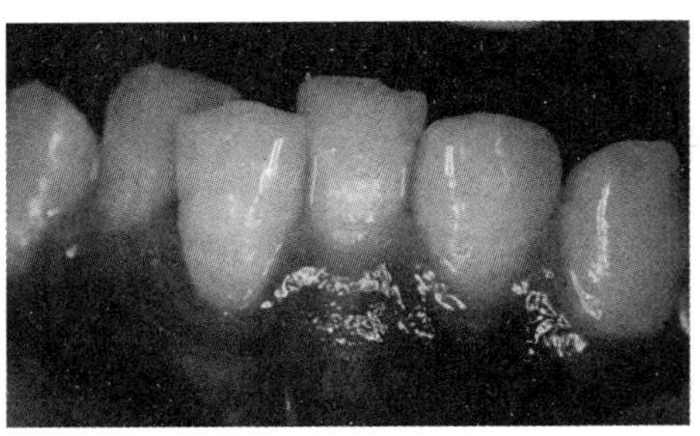

图 6-3 点彩

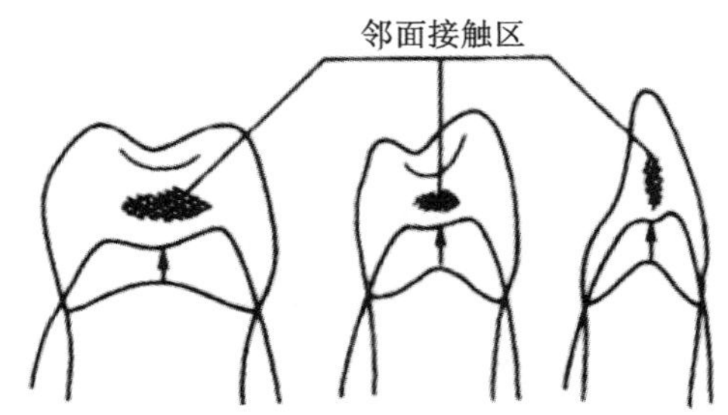

图 6-4 龈谷

4. 龈牙结合部 牙龈组织借结合上皮与牙面连接，良好封闭了软硬组织交界处(图 6-5)。结合上皮无角化层，也无上皮钉突，细胞间隙较大，细胞之间的联系较松弛，上皮通透性较高，因此它较易被机械力所穿透或撕裂，在用牙周探针探测健康的龈沟时，探针常会穿透到结合上皮内，而不是将结合上皮从牙面剥离，致使临床探诊深度大于组织学的龈沟深度。

5. 生物学宽度 当牙主动萌出或是用人工牵引使牙继续萌出时牙槽嵴顶随之增高；当将牙压入牙槽窝时，牙槽嵴亦随之发生吸收；此两种情况下，结合上皮附着的位置与牙槽嵴顶之间的关系不变。因此，通常将龈沟底与牙槽嵴顶之间的恒定距离称为生物学宽度，它包括结合上皮(约 0.97 mm)和牙槽嵴顶以上的牙龈结缔组织(约 1.07 mm)，共约 2.04 mm。即使随着年龄增大或在病变情况下，上皮附着向根方迁移，牙槽嵴顶随之降低，但沟底与嵴顶间的生物学宽度仍保持不变(图 6-6)。

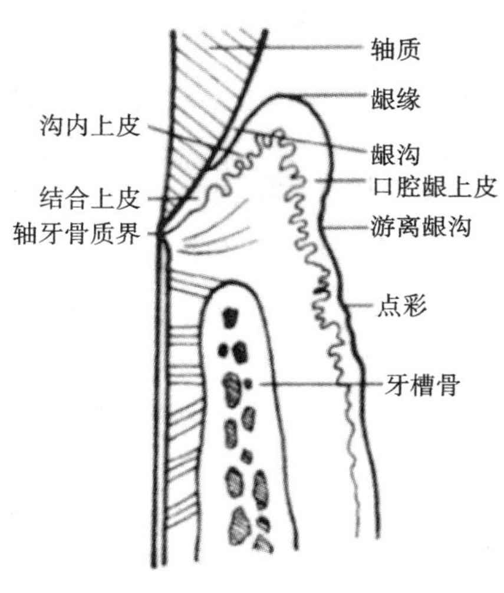

图 6-5 龈牙结合部

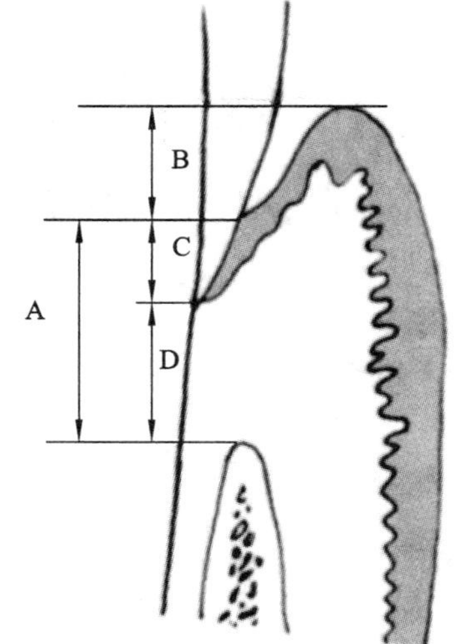

图 6-6 生物学宽度

A. 从龈沟底到牙槽嵴顶为生物学宽度；B. 龈沟深度为 1～2 mm；C. 结合上皮宽度约 0.97 mm；D. 牙槽嵴顶上方的结缔组织宽度约 1.07 mm，生物学宽度＝C＋D，约为 2.04 mm

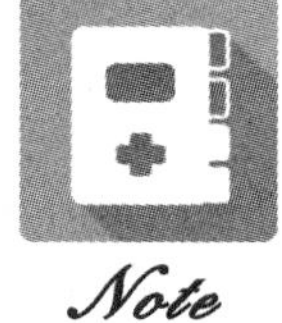

Note

二、牙周膜

牙周膜，又称牙周韧带，是围绕牙根并连接牙根和牙槽骨的致密结缔组织，它与牙龈结缔组织相连接，其最重要的成分是胶原构成的主纤维。主纤维呈束状排列，一端埋入牙骨质内，另一端埋入牙槽骨，从而将牙悬吊固定在牙槽窝内(图 6-7)。主纤维末端埋入牙骨质和牙槽骨的部分称为 Sharpey 纤维。根据牙周膜主纤维束的位置和排列方向可分为五组。

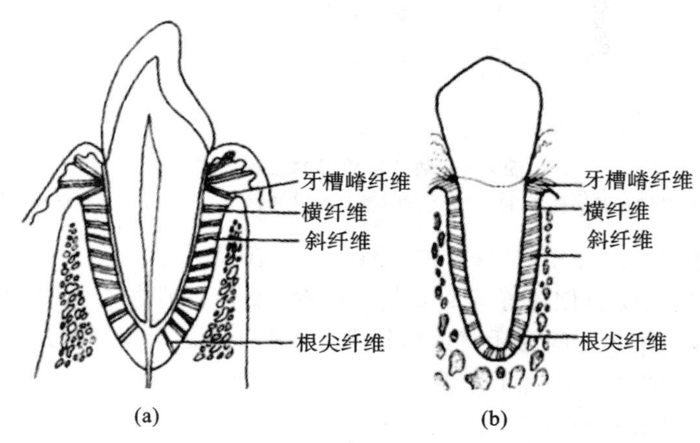

图 6-7 牙周膜主纤维

1. 牙槽嵴纤维 起自结合上皮根方的牙骨质，斜行进入牙槽嵴，其功能是将牙向牙槽窝内牵引，并对抗侧方力。

2. 横纤维 该组纤维在牙槽嵴纤维的根方，呈水平方向走行，一端埋入牙骨质，另一端埋入牙槽骨中。

3. 斜纤维 起于牙骨质，斜行向冠方进入牙槽嵴，是牙周膜数量最多、力量最强的一组纤维。可承受咀嚼压力，并将该力转变为牵引力均匀传递到牙槽骨上。

4. 根尖纤维 位于根尖区，从牙骨质呈放射状进入牙槽窝底部的骨内，此组纤维较小，该组纤维具有固定根尖、保护进出根尖孔的血管和神经的作用。牙根未完全形成的牙无此纤维。

5. 根间纤维 此纤维存在于多根牙各根之间，有防止多根牙向冠方移动的作用。

牙周膜的宽度(厚度)随年龄及功能状态而异，一般为 0.15～0.38 mm，以牙根中部支点附近最窄，牙槽嵴顶及根尖孔附近较宽。这种微小的差异在 X 线片上不能显示，整个牙周膜呈围绕牙根的窄黑线。

三、牙骨质

牙骨质覆盖于牙根表面，硬度与骨相似。牙骨质是牙体组织的一部分，但它的参与使牙稳固于牙槽窝内，有承受和传递𬌗力的生理功能，还参与牙周病变的发生和修复，其新生组织也来源于牙周膜细胞，故也可将其视为牙周组织的一种组成部分。

牙骨质在近牙颈部最薄，向根尖方向逐渐增厚。在牙颈部的牙骨质与牙釉质交界处即为釉牙骨质界，有三种形式：60%～65%的牙为牙骨质覆盖牙釉质；约 30%为二者端端相接；另 5%～10%为二者不相接，其间牙本质暴露。后一种情况，牙龈退缩而牙颈部暴露易导致牙本质敏感。而且，在牙周治疗时，牙颈部菲薄的牙骨质也容易被刮去而暴露牙本质(图 6-8)。

四、牙槽骨

牙槽骨亦称牙槽突，是上、下颌骨包围和支持牙根的部分(图 6-9)。容纳牙根的窝称为牙

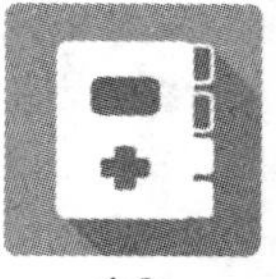

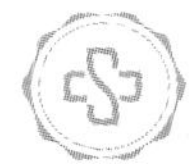

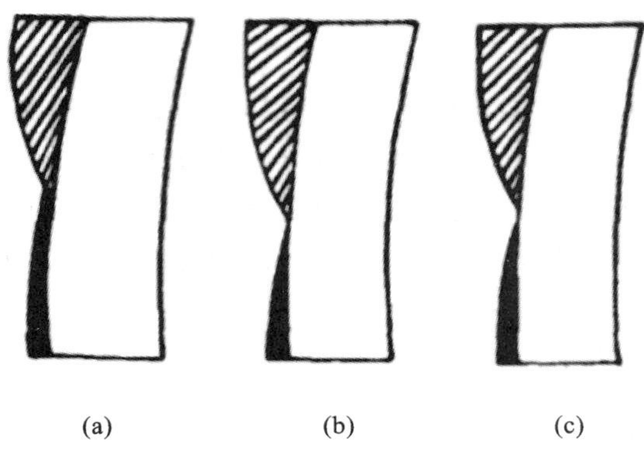

图 6-8　釉牙骨质界的三种形式

(a)牙骨质覆盖牙釉质;(b)牙骨质与牙釉质端端相接;(c)牙骨质与牙釉质不相接

槽窝,牙槽窝的内壁称为固有牙槽骨,其在X线片上呈围绕牙根的连续的致密白线,又称为硬骨板。当牙槽骨因炎症或𬌗创伤等开始发生吸收时,硬骨板消失或模糊、中断。牙槽窝在冠方的游离端称牙槽嵴,两牙之间的牙槽骨部分称为牙槽间隔。牙槽突的最冠方,即邻近牙颈部处称为牙槽嵴顶。牙槽嵴顶和釉牙骨质界的距离在青年人平均为1.08 mm,在X线𬌗翼片上,牙槽嵴顶到釉牙骨质界的距离平均为1.15 mm,一般认为此距离≤2 mm均为正常。

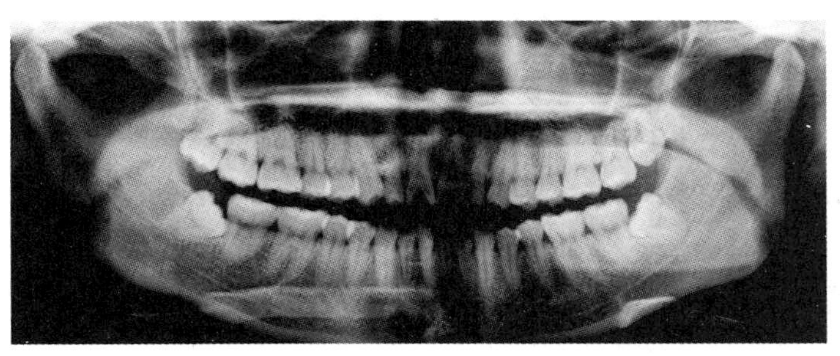

图 6-9　牙槽骨的X线片

牙槽骨是牙周组织中(也是全身骨骼系统中)代谢和改建最活跃的部分,其改建受全身和局部因素的影响。全身因素可能是性激素、甲状旁腺素、骨钙素等,而局部因素包括牙功能改变及炎症等。牙和牙槽骨承受𬌗力,在受到侧方压力时,受压侧牙槽骨发生吸收,受牵引侧有骨新生。生理范围内的𬌗力使吸收和新生保持平衡,牙槽骨的形态和高度保持相对稳定。

五、牙周组织的增龄性改变

随着年龄的增长,牙龈上皮角化程度降低,钉突减少或无改变,牙龈结缔组织中的细胞数量减少,细胞间质增加,但膜龈联合线位置较为恒定。在牙周膜,增龄使弹性纤维增多,血管数量减少、细胞有丝分裂活性降低,胶原纤维和黏多糖减少。牙槽骨的增龄性改变与机体其他部位骨骼系统的增龄性改变相似,包括骨质疏松、血管减少、代谢率及修复功能下降。牙骨质及牙槽骨的牙周膜侧更加不规则,牙骨质的量随年龄的增长而不断增加。

六、前牙美学区的临床特点

1. 牙龈组织的健康状态　牙龈炎症不仅破坏了牙周组织的完整性,而且引起牙龈颜色、质地和龈牙结合部的改变,对于高微笑型的患者,牙龈状态的这些改变将显露无遗,即炎症过程中,牙龈呈暗红色,质地松软,点彩消失,表面水肿光亮。

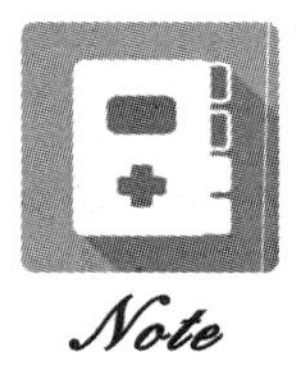

Note

2. 龈缘曲线、上颌切端连线及下唇曲线之间的位置关系　上下切牙、尖牙的龈缘曲线应与上颌切端曲线及下唇曲线平行一致，还应该与口角线、瞳孔连线平行。中切牙和尖牙的龈缘高点连线应在同一水平，且位于侧切牙龈缘高点的根方 0.5～1.0 mm，一般双侧龈缘曲线对称，而侧切牙的龈缘高点低于中切牙和尖牙的龈缘高点。

3. 龈缘高点 龈缘高点指的是唇侧扇贝状龈缘最根方的点，在上颌牙列通常位于牙长轴远中。正是由于前牙的正常位置和排列产生了这一形态学特征，在上颌中切牙此现象尤为明显，左、右上颌中切牙呈现镜像对称的特征。

4. 牙间龈乳头 龈乳头形态取决于邻牙表面外形。相邻两牙间距越近，龈乳头就越细窄。当两牙间距小于 0.3 mm 时，由于牙槽嵴顶缺如，龈乳头消失。相反，相邻两牙间距越宽，龈乳头则变得宽平，有时还会出现“黑三角”。

综上所述，要体现美观效果的牙周组织特点，首先要控制牙龈炎症，拥有健康的牙周组织；其次通过科学的方法追求理想美观的牙龈外形，即维持和重建龈缘曲线、上颌切端曲线、下唇曲线三者的一致性，获得双侧龈缘线的对称性，使上中切牙龈缘高点位于牙长轴远中，保留和再现牙间龈乳头，避免出现“黑三角”。

第二节　牙周病现状

一、牙周病的流行情况

我国卫生部门分别于 1982—1984 年、1995—1997 年、2005—2007 年、2015—2017 年共组织四次全国性的龋病、牙周病流行病学调查，以了解我国不同人群的口腔健康状况及变化。

第一次全国口腔健康流行病学调查发现，中小学牙龈炎的患病率为 66.8%。第二次全国口腔健康流行病学调查发现牙龈探诊出血阳性率随年龄增长而降低，但牙周炎患病率随着年龄的增加而增高。第三次全国口腔健康流行病学调查显示，牙龈出血检出率 35～44 岁年龄组最高，达到 77.3%；牙周探诊深度和牙周附着丧失随年龄的增加而增加。第四次全国口腔健康流行病学调查发现，35～44 岁居民中，口腔内牙石检出率为 96.7%，牙龈出血检出率为 87.4%，与十年前相比上升了约 10 个百分点，提示中年人牙周健康水平仍有待提升。

牙龈炎在儿童和青少年中较为普遍，患病率在 70%～90%，青春期后，牙龈炎的患病率随年龄的增长而缓慢下降。牙周炎主要发生在成年以后，且随着年龄增长，牙周炎的患病率逐渐增高，35 岁患病率明显增高，到 50～60 岁时达高峰，以后患病率有所下降，可能与部分牙周破坏严重的牙被拔除有关。

二、牙周病流行的影响因素

1. 口腔卫生因素 口腔卫生目前仍然被认为是诱发牙周病及影响其病情程度的最主要因素，因为口腔卫生不佳容易导致或加速牙菌斑、软垢、牙石等病源性因素在牙面的积聚，诱发和促进牙周病损的形成，并且使病情迁移难愈；牙菌斑指数、牙石指数等也可作为参考指标，用以评判牙周病的严重程度，因为牙菌斑和牙石量的多少与牙周病之间多有正相关性。

2. 社会经济和心理因素 环境和精神压力等不仅能直接从生理代谢方面影响人体的免疫和内分泌状态（如增加肾上腺皮质激素的分泌、抑制人体免疫防御功能等），而且间接从心理和行为方面改变人们的生活习惯及护理措施，如增加吸烟概率和数量、降低刷牙次数和刷牙时间、减少定期去医院检查或复诊治疗的依从性等。国外研究显示，受教育程度高和经济收入高者的牙周病患病率相对较低，分析其结果可能与这些人对口腔健康的重视程度和日常口腔护

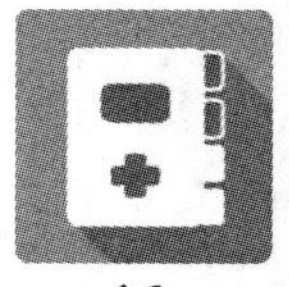

理程度不同有关。

3. 家族因素 家族成员的牙周病患病状态及病史可以间接反映出家族成员的疾病易感性，包括免疫能力、遗传特质、微生物种群特异性、生活习惯等的综合影响，在临床实践中特别强调不仅应注意认真询问家族成员的全身病史、口腔病史、口腔症状表现、口腔治疗史等，而且应注意患者本身的体征，必要时需将家族成员一并纳入检查范围，以免遗漏。

三、牙周病的好发部位

牙周病损有较明显的部位特征，对于同一个患者，其口腔内各颗牙齿患牙周病的概率或易感性也有所差异，即使同一颗牙齿，其各个牙面的牙周病患病情况和程度也均有所不同。牙菌斑和牙石量、牙周炎症程度、牙槽骨吸收程度等综合比较分析的结果表明，前牙、后牙，上颌、下颌等不同部位牙周病的患病率有差别，以下颌切牙和上颌磨牙较易受累。

牙槽骨吸收的总体分析结果显示，除下颌前牙外，上颌较下颌更重，邻面大于颊舌侧，切牙和磨牙区大于尖牙和前磨牙区，最少受累的是上颌尖牙和前磨牙区。这些结果与牙萌出时间、顺序、在牙弓中所处位置、承受咬合力量大小、牙菌斑和牙石分布特点、咬合关系等均相关。

本章小结

本章主要介绍牙周组织应用解剖和生理、牙周病流行病学，为后续内容的学习如牙周病的病因及牙周病的诊断及治疗打下基础，要求掌握牙周病的概念及牙周组织的解剖特点，熟悉牙周组织的增龄性改变及前牙美学区的临床特点。为做好牙周病的预防，要了解牙周病的流行病学特点。

目标检测

一、名词解释

1. 牙周组织　2. 点彩　3. 膜龈联合　4. 龈谷　5. 生物学宽度　6. Sharpey 纤维　7. 硬骨板

二、简答题

1. 正常牙龈组织的解剖特点有哪些？
2. 牙周膜的主纤维包括哪些？它们的作用分别是什么？
3. 釉牙骨质界的三种连接形式是什么？
4. 牙周病的好发部位有哪些？

（吴甘茶）

参考答案

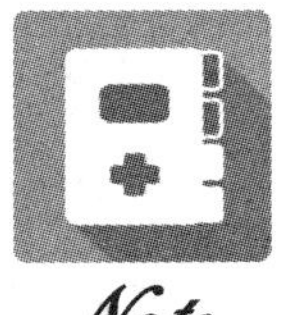

第七章　牙周病的发病因素

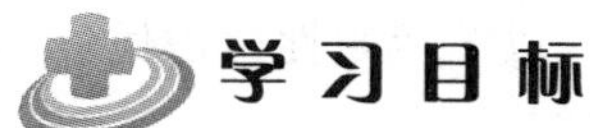
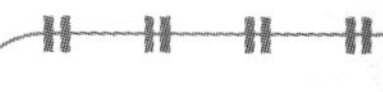

1. 掌握　牙周病的始动因素和局部促进因素。
2. 熟悉　牙周病的全身影响因素。
3. 了解　牙周病宿主的免疫炎症反应。

本章 PPT

第一节　牙周病发病的微生物因素

一、牙菌斑生物膜是牙周病的始动因子

（一）牙菌斑生物膜的概念

生物膜是微生物在自然界存在的主要生态形式，是适合于微生物生存的实体，它广泛存在于海洋、湖泊、土壤、船底和沉积物等，也存在于人体和动物的口腔、肠道、膀胱与皮肤等部位。1898 年，Black 首先将菌斑这个名词引入口腔医学，将胶黏在牙面上的不能被水冲去的细菌斑块称为牙菌斑(dental plaque)。牙菌斑生物膜是口腔中不能被水冲去或漱掉的细菌性斑块，是由基质包裹的互相黏附或黏附于牙面、牙间或修复体表面的软而未矿化的细菌性群体，是口腔细菌生存、代谢和致病的基础。一方面，牙菌斑生物膜的细菌不同于悬浮的单个细菌，它们是整体生存的微生物生态群体，细菌凭借牙菌斑生物膜这种独特结构，黏附在一起生长，相互附着很紧，难以清除；另一方面，牙菌斑生物膜的形成是一种适应过程，使细菌能抵抗表面活性剂、抗生素或宿主防御功能的杀灭作用，使各种细菌长期共存，在合适的微环境中发挥不同的致病作用。

（二）牙菌斑生物膜的形成

牙菌斑生物膜的形成过程大致可分为三个基本阶段。

1. 获得性薄膜(acquired pellicle)的形成　最初由唾液蛋白或糖蛋白吸附至牙面，形成一层无结构、无细胞的薄膜。它形成的速度很快，在刚清洁过的牙面上，数分钟内便可形成，1～2 h 迅速成层增厚，厚度为 1～20 μm，在龈缘区较厚，牙尖区较薄，由蛋白质、碳水化合物和脂肪等组成，能为细菌黏附提供特殊受体，具有选择性吸附细菌至牙面的作用，可促进早期细菌的黏附定植，还为其他细菌附着提供表面，能决定细菌附着的顺序，又可作为细菌的营养，因此，获得性薄膜是牙菌斑生物膜形成的基础。

2. 细菌黏附(adhesion)和共聚(coaggregation)　获得性薄膜一旦形成，口腔内的细菌便陆续定植于其上。不同属(种)细菌表面分子间的特异性识别黏附称为共聚。

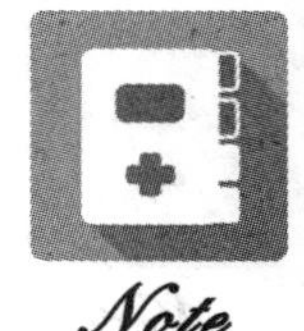

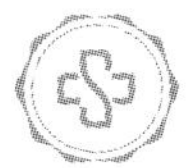

3. 牙菌斑生物膜的成熟 细菌通过黏附和共聚相互连接,使牙菌斑成为有规则的细菌群体,定植菌迅速繁殖、生长或扩散,导致牙菌斑细菌数量和种类增多,形成复杂菌群。一般12 h的牙菌斑便可被牙菌斑显示剂着色,9天后便形成各种细菌的复杂生态群体,10～30天的牙菌斑成熟达高峰。

(三) 牙菌斑生物膜的分类

牙菌斑生物膜根据其所在部位,以龈缘为界,分为龈上菌斑(supragingival plaque)和龈下菌斑(subgingival plaque)两种。

1. 龈上菌斑 位于龈缘以上的牙菌斑,主要分布在牙冠的颈1/3处和其他不易清洁的窝沟、裂隙、邻接区及龋洞表面等部位,以革兰阳性菌占优势,与龋病发生、龈上牙石形成有关,龈缘附近的龈上菌斑还会危害牙周组织。

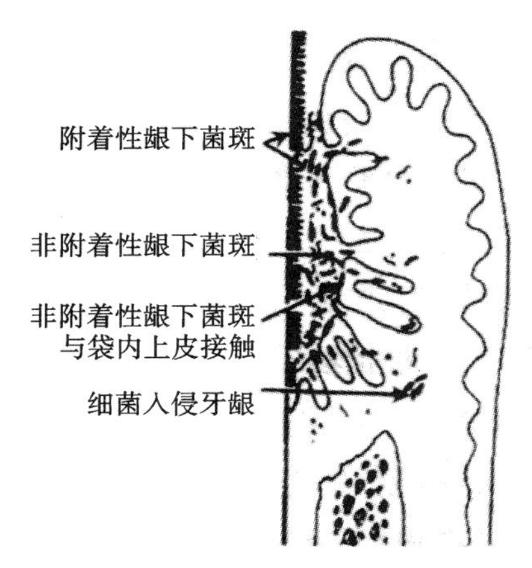

图 7-1 龈下菌斑示意图

2. 龈下菌斑 位于龈缘以下的牙菌斑,分布在龈沟或牙周袋内,分为附着性龈下菌斑(attached subgingival plaque)和非附着性龈下菌斑(unattached subgingival plaque)两个部分(图7-1)。

1) 附着性龈下菌斑 龈缘以下附着于牙根面的龈下菌斑,它由龈上菌斑延伸到龈沟或牙周袋内,结构、成分与龈上菌斑相似,主要为革兰阳性球菌、杆菌及丝状菌,还可见少量革兰阴性短杆菌和螺旋体等。附着性龈下菌斑与龈下牙石的形成、根面龋、根面吸收及牙周炎有关。

2) 非附着性龈下菌斑 龈缘以下位于附着性龈下菌斑的表面或直接与龈沟上皮、袋内上皮接触的龈下菌斑,为结构较松散的菌群,主要为革兰阴性厌氧菌,如牙龈卟啉单胞菌、福赛坦氏菌和具核梭杆菌等,还包括许多能动菌和螺旋体。在牙周炎快速进展时,非附着性龈下菌斑明显增多,毒力增强,与牙槽骨的快速破坏有关,与牙周炎的发生发展关系密切,被认为是牙周炎的"进展前沿"。

二、重要的牙周致病菌

牙菌斑中绝大多数细菌为口腔正常菌丛,是人类与微生物长期共存进化过程中形成的微生物群,对宿主无不良影响,仅少数细菌与牙周病的发生、发展密切相关。在各型牙周病的病损区,常可分离出一种或几种优势菌,它们具有显著的毒力或致病性,能通过多种机制干扰宿主防御能力,具有引发牙周破坏的潜能,称为牙周致病菌。临床常见的重要牙周致病菌包括以下几种。

1. 伴放线聚集杆菌 因常与放线菌共生,也被命名为放线共生放线杆菌,公认与牙周炎(特别是侵袭性牙周炎)关系密切。其为革兰阴性短杆菌,微需氧,无芽孢、无动力,表面有许多细小的突起、菌毛等附着器,较容易定植在牙周袋内,能入侵牙周组织。它可产生许多毒性因子,如白细胞毒素、细菌素、趋化抑制因子、细胞毒素因子、内毒素、胶原酶和抗生素抵抗因子等,致病作用主要包括三个方面:①降低宿主抵抗力:它是唯一能分泌白细胞毒素的细菌,导致白细胞死亡,释放溶酶体,造成牙周组织的破坏,还可阻止白细胞向炎症部位集中,降低牙龈局部的防御力。②骨吸收作用:它具有内毒素,能刺激巨噬细胞释放白介素及肿瘤坏死因子等,造成牙槽骨吸收。③组织破坏作用:能产生细胞毒素因子和成纤维细胞抑制因子,能抑制牙周组织内成纤维细胞合成胶原,胶原酶能降解牙周组织中的胶原和结缔组织,促使附着丧失,形

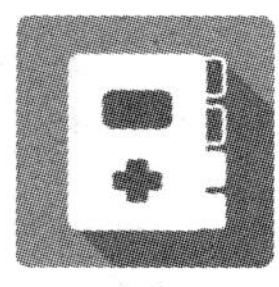

成牙周袋，破坏牙周组织。

2. 牙龈卟啉单胞菌 牙周病尤其是慢性牙周炎病变区或活动部位最主要的优势菌，它的存在与牙周炎治疗后复发或病情继续加重有关。革兰阴性无芽孢的球杆菌，专性厌氧，表面有纤毛，在血平板上可形成特征性的黑色菌落。

3. 福赛坦氏菌 革兰阴性梭形球杆菌，专性厌氧，两头尖细，中间膨大。常在重度牙周炎的附着丧失处的龈下菌斑中检出，常与牙龈卟啉单胞菌、齿垢密螺旋体或具核梭杆菌同时检出，吸烟者的检出率明显较高。

4. 具核梭杆菌 龈上菌斑、龈下菌斑、牙周袋及感染根管等口腔感染部位的优势菌，其检出数量、频率与牙周组织的炎症、破坏程度之间存在着正相关关系。它是口腔坏疽性病变的主要病原菌，如急性坏死性溃疡性龈炎、牙源性颌面部感染等，常在与螺旋体、链球菌或福赛坦氏菌等的混合感染中起协同作用。革兰阴性无芽孢的梭形杆菌，专性厌氧，两端尖锐，中间膨大。有致病潜力，可与早、晚期定植菌共聚，能产生内毒素，造成牙周组织的破坏。

5. 中间普氏菌和变黑普氏菌 革兰阴性杆菌，专性厌氧，长短不一，与中、重度牙龈炎，急性坏死性溃疡性龈炎和慢性牙周炎有关，可从牙周袋、冠周袋、感染根管和头颈部感染部位中检出。在妊娠期龈炎中为主要优势菌。

6. 黏性放线菌 革兰阳性杆菌，兼性厌氧，可弯曲，末端膨大，长短不一，主要定植在牙菌斑、牙石、龈沟、口腔黏膜和唾液等部位。一般认为它直接损伤牙周组织的毒力较弱，但其定植后的环境适合许多有毒力或需要复杂营养的革兰阴性厌氧菌生长，可进一步造成牙周组织破坏。此外，它刺激炎症反应的作用较强，能引起宿主对其抗原的过敏反应，间接影响牙周健康。

7. 齿垢密螺旋体 细长螺旋形细胞，末端尖削和稍弯，能自主运动，多呈旋转运动。革兰染色不易着色，主要存在于牙菌斑的外表面，与龈沟和袋内上皮接触，可入侵牙周组织，在一定条件下具有致病性。

知识链接

口腔共栖菌和口腔正常菌群

人类口腔中寄居着700种以上的微生物，有需氧菌、兼性厌氧菌和专性厌氧菌，还有螺旋体、真菌、支原体、病毒等。口腔中绝大多数细菌是人类与微生物长期共存进化过程中形成的微生物群，与人体共享空间，共生共栖，和谐生活，为口腔共栖菌。口腔共栖细菌能最大限度地利用口腔局部环境生长，刺激宿主的防御系统，或促使宿主耐受，宿主能持续有效地控制共栖细菌，防止其入侵组织。

正常情况下，寄居在口腔的许多细菌以错综复杂的共栖方式，保持着菌群之间的相对平衡，同时保持着菌群与宿主之间的动态平衡，这种平衡对于维持口腔健康很重要，它们一般对宿主无害，甚至有益，称为口腔正常菌群，或称为固有菌群。它们的作用如下：①作为生物屏障，抑制外源性微生物；②维持口腔或全身（如消化道）微生物的生态平衡；③刺激宿主免疫系统；④发挥营养功能，如有些细菌会产生维生素K等。这种宿主与生活在体内的细菌和谐共栖，反映了宿主和细菌之间的长期适应、高度演变和动态平衡，在口腔健康中扮演着重要角色。

正常菌群不是固定不变的，各种微生物群体的优势在消长和波动，它们的种类和数量取决于物理、化学和生物因子的影响，还可随口腔卫生习惯、饮食、年龄等口腔局部或全身情况变动。因此，所谓的口腔正常菌群是相对的、动态的、可变的和有条件

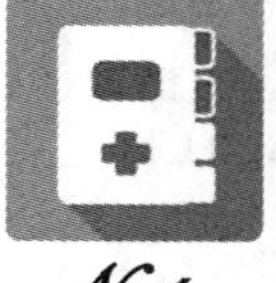

的，当正常菌群失去相互制约作用或微生物和宿主失去平衡时，便会变得有害，具体表现如下：①导致内源性感染；②为外源性感染提供条件；③致敏宿主等，造成牙周组织的破坏。

第二节　牙周病发病的危险因素

一、牙周病的局部促进因素

局部促进因素（local contributing factors）是指影响牙周健康的口腔、牙和殆的局部因素。这些局部因素会促进或有利于牙菌斑的堆积；或造成对牙周组织的损伤，使其容易受细菌的感染；或对已存在的牙周病起加重或加速破坏的作用。

（一）牙石

牙石（dental calculus）是沉积在牙面或修复体表面的已钙化或正在钙化的牙菌斑及沉积物，由唾液或龈沟液中的矿物盐逐渐沉积而成，不能用刷牙的方法去除。

1. 牙石的分类　以龈缘为界，根据沉积的部位，牙石可分为龈上牙石（supragingival calculus）和龈下牙石（subgingival calculus）（图 7-2、图 7-3）。

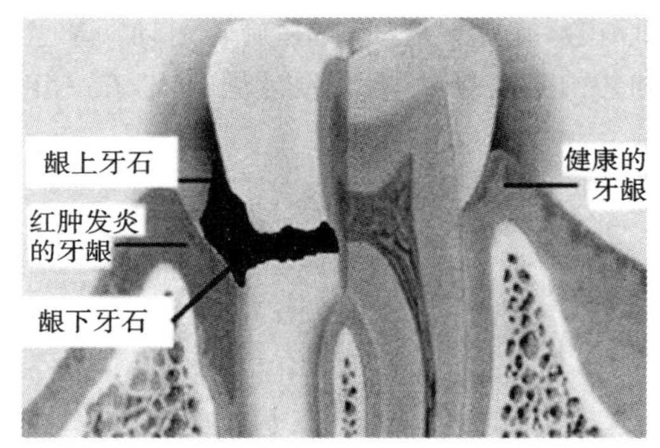

图 7-2　龈上牙石、龈下牙石示意图

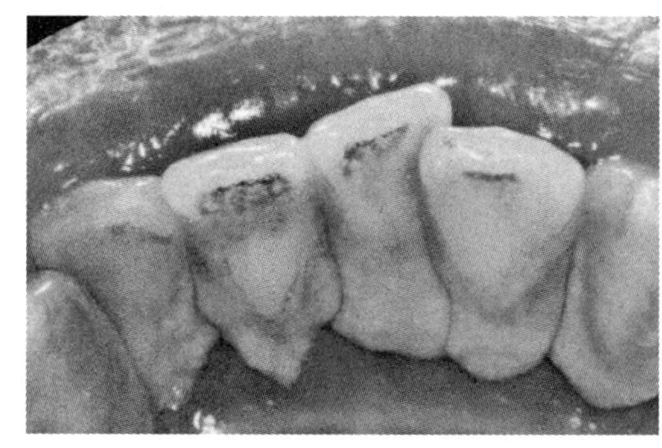

图 7-3　龈上牙石

（1）龈上牙石　沉积在临床牙冠，直接可看到的牙石，呈黄或白色，亦可因吸烟或食物着色而呈深色。一般体积较大，尤其是在与唾液腺导管开口相应处的牙面上沉积更多，如下颌前牙舌面和上颌磨牙颊面。

（2）龈下牙石　在龈缘以下的牙面上，肉眼看不到，需探针才能查到的牙石，有时在 X 线片上也可见。龈下牙石呈褐色或黑色，较龈上牙石体积小而硬，与牙面的附着更牢固，见于大多数牙周袋内，通常从釉牙骨质界延伸至袋底附近，在龈缘下分布较均匀，但以邻面和舌、腭面较多。

2. 牙石的形成　牙石的形成过程包括三个基本步骤，分别为获得性薄膜形成、牙菌斑成熟和矿物化。获得性薄膜形成和牙菌斑成熟实际上是牙菌斑的形成过程，牙菌斑成为后来矿化沉积的有机基质，即矿化的核心。最初小晶体开始沉积在牙菌斑基质中，然后基质完全钙化，细菌也钙化。晶体沉积在牙菌斑内是钙化形成的通常途径，与此同时矿化物也可沉积在龈上菌斑积聚的表面。钙化先呈小灶状，逐渐增大，并互相融合成大块牙石。早期的牙菌斑内有

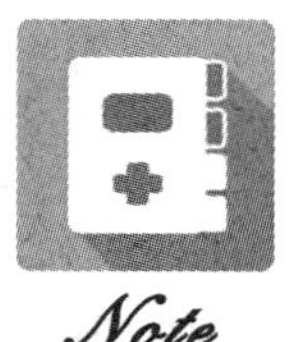

Note

少量无机成分，在牙菌斑形成后1～14天即开始矿化，逐渐形成牙石。龈上牙石的矿化成分来源于唾液，龈下牙石的则来源于龈沟液。牙石形成的速度因人而异，同一个体口腔内不同牙位的牙石沉积速度也不同，这与机体代谢、唾液成分、龈沟液成分、牙菌斑量、食物性质等有关，如食软而带黏性的食物易沉积牙石。此外，牙石的沉积还和牙齿排列不齐、牙面或修复体表面粗糙、口腔卫生情况差等有关。儿童牙石少于成人，可能与菌系不同有关。

3. 牙石的成分 70%～80%是无机盐，其余为有机物和水。其中钙约占40%，磷约占20%，还有少量镁、钠、碳酸盐和铜、锌等微量元素，至少2/3的无机盐是以结晶形式存在，主要是羟基磷灰石、磷酸氢钙和磷酸盐的三斜晶系等。

4. 牙石的致病作用 牙石与牙周病的关系密切，流行病学调查表明，牙石量与牙龈炎症呈正相关。虽然牙石本身坚硬粗糙，对牙龈可能有一定的机械刺激，但牙石的致病作用主要是因为粗糙的表面为牙菌斑继续积聚和矿化提供了良好的部位，能加快牙菌斑的形成速度，引起组织的炎症反应。此外，牙石的多孔结构也容易吸收大量的细菌毒素，牙石还会妨碍口腔卫生措施的实施。因此，牙石也是牙龈出血、牙周袋加深、牙槽骨吸收、牙周病发展的一个重要致病因素，去除牙石是牙周病治疗和疗效维护的基本原则。

（二）解剖因素

某些牙体和牙周组织的发育异常或解剖缺陷，常成为牙周病发生的有利条件，或加快牙周病的进程。

1. 牙解剖因素

1）根分叉磨牙 尤其是上颌磨牙常因牙周炎累及根分叉使病变加重而失牙。根分叉的解剖位置易使牙菌斑积聚，附着丧失达分叉水平，使牙周治疗和口腔卫生措施难以施行。根分叉累及的水平和垂直深度因釉珠、根柱长度，分叉入口的大小和分叉顶部的解剖变异等条件而异。

根分叉病变的严重程度主要取决于附着丧失的量和釉牙骨质界到分叉入口的距离，即根柱的长度。根柱短的在骨丧失较少时即可发生根分叉暴露，而根柱长的根分叉病变因为牙根表面的牙槽骨覆盖严重不足，即使只有轻度病变预后也很差。上颌磨牙的根柱较下颌磨牙长，离根尖最近的分叉是上颌第一磨牙的远中根，还有上颌前磨牙；根柱最短的是下颌第一磨牙，在牙周炎早期就会暴露根分叉。而根分叉入口（即根分叉的角度）的大小对于牙周治疗的成败极为重要。多数根分叉的入口小于新标准的Gracey刮治器的宽度，这种解剖形态增加了磨牙根分叉治疗的难度，即使进行手术治疗，窄根分叉区仍难以彻底清洁。

2）根面凹陷 又称根面凹槽。在所有的磨牙中有不同程度的存在。凹槽存在于分叉顶部、根的表面，通常难以诊断，除非在给患者进行非手术治疗或牙根手术时麻醉下才能检查出来。凹陷的存在使牙菌斑积聚，促使附着丧失的进展。所有上颌前磨牙的邻面均有凹陷，近中面的凹陷要深于远中面，根分叉的位置也常接近根尖。

3）颈部釉突（enamel projection）和釉珠（enamel pearls） 釉质在釉牙骨质界的根方异位沉积呈指状突起伸向根分叉处，有的突起还能进入根分叉区内，被称为颈部釉突，是根分叉病变的发病因素。颈部釉突对根分叉的影响取决于突起的范围。1964年，Masters和Hoskins采用的分类法沿用至今（图7-4）。

Ⅰ类：沿釉牙骨质界向根分叉延伸的短而明显的改变。

Ⅱ类：颈部釉突接近根分叉区，但无接触。

Ⅲ类：颈部釉突延伸入根分叉区。

Roussa发现，Ⅰ类和Ⅲ类突起较常见，下颌第二磨牙的颈部突起较上颌或下颌第一磨牙更常见。

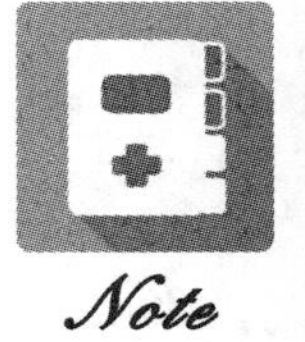

Note

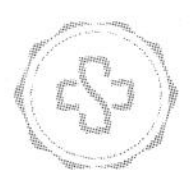

釉珠的发生率低于釉突，一般在 1.1%～9.7%，但是也与根分叉病变的发病有关（图 7-5）。

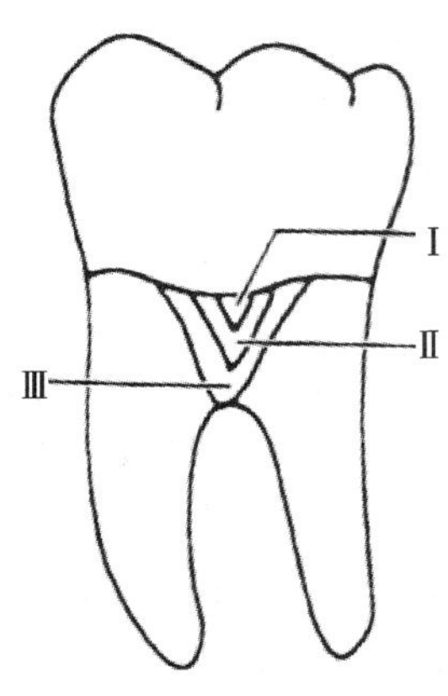

图 7-4　颈部釉突分类

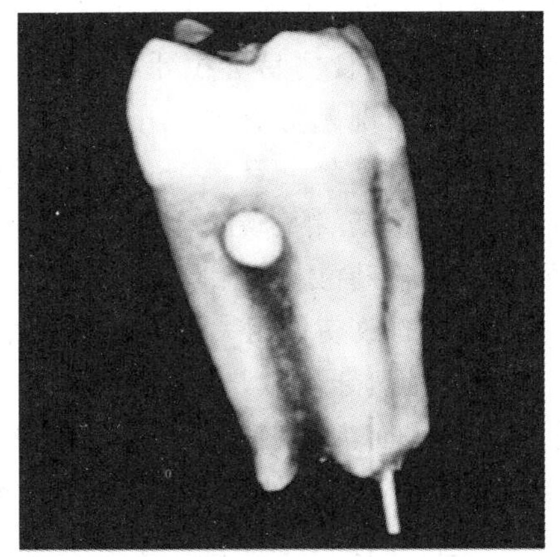

图 7-5　釉珠

4）腭侧沟　又称畸形舌侧沟，多发生于上颌侧切牙。它是一种发育异常，是由内釉上皮和 Hertwig's 上皮根鞘内陷产生的沟，从上颌切牙的腭侧窝延伸至根面，甚至可接近根尖区。沟内易滞留牙菌斑，牙菌斑在沟槽的深部得以积聚而不易清除，且结合上皮不易附着，因而形成窄而深的牙周袋，有的甚至反复形成脓肿而出现窦道。因此具有根向延伸的腭侧沟的患牙预后较差。

5）牙根形态异常　如牙根过短或过细、锥形牙根、磨牙牙根融合等均使这些牙对殆力的承受能力降低，疾病进展快。

6）冠根比例失调　重症牙周炎患者、牙周炎治疗或手术后，或其他原因造成牙周组织高度降低，牙槽骨吸收，特别在同一牙各个面的牙槽骨均有不同程度吸收时，临床牙冠变长，冠根比例失调，牙周膜内的应力随牙槽骨高度的降低而逐渐增大，牙槽骨吸收超过根长的 20%以后，应力的增长幅度明显增大，因而可进一步造成牙周组织创伤。

2. 骨开裂（dehiscence）或骨开窗（fenestration）　在上、下颌的前牙区、下颌前磨牙区及上颌第一磨牙区，由于唇颊侧骨板很薄，牙的颊向错位、牙隆凸过大或骨质吸收等，可能发生牙槽嵴畸形，根面的骨质很薄，甚至缺失，根面仅覆盖骨膜和增厚的牙龈，容易发生牙龈退缩或深牙周袋。若骨剥裸区延伸至牙槽嵴边缘，即出现 V 形的骨质缺损，称为骨开裂，易引起牙龈呈 V 形退缩；有时骨嵴顶尚完整，而根面牙槽骨缺损形成一圆形或椭圆形的小裂孔即为骨开窗。牙槽嵴畸形能使膜龈手术的情况复杂化。

3. 膜龈异常　膜龈是指覆盖牙槽突的口腔黏膜部分，包括牙龈（角化上皮）和相邻接的牙槽黏膜。膜龈状况是指角化龈的量、牙龈退缩的量、有无异常的系带及前庭的深度等。膜龈异常是指牙龈和牙槽黏膜的宽度、形态异常，和（或）二者的关系异常，此种异常可能伴有其下方的牙槽骨异常，这些状况对于需要修复治疗或正畸治疗的患者尤其重要。

1）系带附着异常　唇颊系带附着位置过高而进入牙龈或龈乳头，使游离龈缘和龈乳头在咀嚼或唇颊活动时被拉离牙面，加重了牙菌斑滞留和牙周病的发生及牙龈退缩，对于前庭较浅和附着龈较少的区域而言，此问题尤为突出。

2）附着龈宽度　角化龈包括附着龈和游离龈，角化龈的宽度减去牙周探诊深度即是实际附着龈的部分。一般在上、下颌牙齿的颊侧正中以及下颌牙齿的舌侧正中进行测量。因为附着龈紧密地附着于骨膜上，临床上一般认为附着龈是抵御感染、防止附着丧失的屏障。对于附着龈过窄者可实施附着龈增宽术。

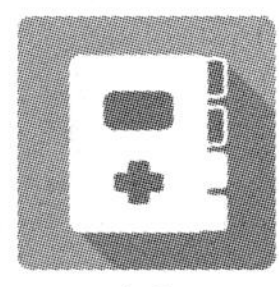
Note

Sietler 和 Bissada 研究了角化龈宽度、修复体龈下边缘和感染发生的关系，发现修复体边缘在龈下及角化龈较窄（宽度<2.0 mm）的牙齿更易患龈炎，而修复体边缘齐龈或在龈上的牙齿，无论角化龈宽窄，龈炎的发生率并无差异。因此修复体边缘在龈下且角化龈较窄的牙齿要引起特别的注意。对于此种患者并且牙菌斑控制不良者，最好采取措施增加角化龈的宽度。

（三）牙齿位置异常、拥挤和错殆畸形

个别牙的错位、扭转、过长或萌出不足等，均易造成接触区位置改变或边缘嵴高度不一致等，导致牙菌斑堆积、食物嵌塞，因而好发牙周病。当缺失牙长期未修复时，邻近的牙常向缺牙间隙倾斜，在倾斜侧常产生垂直型骨吸收和深牙周袋。错殆畸形与牙周病有一定的关系，如前牙拥挤者易患牙周病，可能因排列不齐，妨碍了口腔卫生措施的实施，使牙菌斑堆积。对于口腔卫生控制良好的患者，牙槽骨吸收与牙列拥挤间没有任何关系。

（四）其他促进因素

不少牙周炎症和牙周组织的破坏是由于不适当的牙体治疗和修复体所引起或加重的，即所谓的医源性因素。

1. 充填体悬突 采用银汞合金进行Ⅱ类洞充填时，常在邻面形成悬突，由于此区域难以进行彻底清洁，使得牙菌斑在此处聚集。悬突能造成牙菌斑量的增加、牙菌斑成分改变，使得健康菌群转变为牙周致病菌群，还能刺激龈乳头引起炎症，甚至牙槽骨吸收。

2. 修复体的设计 修复体的龈缘位置、密合程度与牙周病变有密切关系。修复体表面粗糙、与牙面的密合程度不佳、黏结剂表面外溢或日久溶解后出现牙体与修复体之间的裂缝等，易成为细菌生长堆积的条件，刺激牙龈出现炎症。设计不良的局部义齿会增加牙菌斑的堆积和对基牙的咬合负担。过凸的修复体外形对牙龈不利，易造成凸处与龈缘之间的牙面上牙菌斑堆积。如果修复体未能恢复适当的接触区、边缘嵴及外展隙，则易造成食物嵌塞。

3. 修复体材料 修复体材料的光洁度和性能对牙龈有不同的影响，如硅黏固粉、树脂充填材料等对牙龈的刺激大于精细抛光的烤瓷、黄金、银汞合金等。

4. 正畸治疗 各种矫治器均会促进牙菌斑堆积，引起牙龈炎，甚至牙龈增生，或使原有的牙龈炎症明显加重。正畸治疗的对象大多为儿童，有的正处于萌牙或替牙期，此时上皮附着尚在釉质上，如将矫治器过于伸入龈下，将造成对牙龈的刺激。矫正力量也要适当，过大、过快都会造成牙周膜及邻近牙槽骨的坏死和吸收，此时再加上牙龈及牙周膜的炎症，将会造成不可逆的牙周组织破坏。

（五）殆创伤

殆创伤（trauma from occlusion）指不正常的殆接触关系或过大的殆力，造成咀嚼系统各部位的病理性损害或适应性变化，出现牙周组织的损伤。造成牙周创伤的殆关系称为创伤性殆（traumatic occlusion），如咬合时牙齿的过早接触、过高的修复体、牙尖干扰、夜磨牙等，正畸治疗时加力不当也可造成牙周创伤。

正常的咬合力对牙周组织是一种功能性刺激，对于保持牙周组织的正常代谢和结构状态是必需的，如在对颌牙缺失时，失去咬合功能的牙齿的牙槽骨可变稀疏。健康的牙周组织对于增大的殆功能具有一定的生理性适应调整能力，这种适应能力因人、因牙而异，也因殆力的大小、方向、持续时间等而异，其中以力的作用方向最为重要。

从殆力与牙周组织两个方面来考虑，殆创伤又可分为：①原发性殆创伤（primary occlusal trauma），指异常的殆力作用于健康的牙周组织。②继发性殆创伤（secondary occlusal trauma），指殆力作用于病变的牙周组织，或虽经治疗但牙周组织已减少的牙齿。由于牙周组织减少，原来可以耐受的正常强度的咬合力已变成超负荷，超过了剩余牙周组织所能耐受的程度，因而导致继发性殆创伤。③原发性和继发性殆创伤并存，在临床上，牙周炎患者常两者并

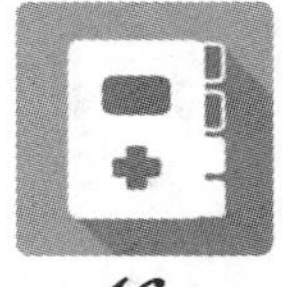

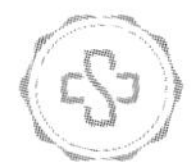

存，难以区别原发性和继发性𬌗创伤。

𬌗创伤是由于咬合力和牙周支持力之间不平衡所产生的，因此造成𬌗创伤的因素应从咬合力和支持力两个方面来考虑。

1. 咬合力异常 见于原发性𬌗创伤，与𬌗力大小、分布、方向、频率及持续时间有关，其中以力的作用方向最为重要。

1）咬合力方向 牙在咀嚼运动过程中，可以承受来自各个方向的咬合力，咬合力的方向大致可分为三种。

（1）垂直压力 与牙长轴平行的咬合力。由于牙周膜主纤维的排列呈水平或斜行方向，因此对于与牙长轴一致的垂直压力具有最大的耐受性，此时斜纤维束处于张力状态，可将𬌗力传递到牙槽骨壁，促使新骨形成；但是，过大的垂直压力可使根尖区的牙周组织受压，造成根尖区骨吸收。

（2）侧向压力 或称水平力，指与牙长轴成大于45°角的𬌗力。侧向压力使受力一侧的牙周膜纤维受压，牙槽骨吸收，另一侧的纤维受牵引。过大的侧向压力甚至可使牙移位。

（3）扭转力 使牙发生扭转的咬合力，对牙周组织的损伤最大。

2）咬合力分布不均匀 如果在咬合运动时，在全口牙未接触前，有个别牙或者几颗牙先发生接触，这种情况称为早接触，比同颌其他牙先接触的牙称为早接触患牙。整个牙列的咬合力分布不均匀，集中在某个或某几个有早接触的患牙上，使其受到超过其承受范围的过大咬合力，便可引起牙周组织损伤。早接触可发生在牙排列紊乱、过高的修复体、牙移位或倾斜、深覆𬌗、𬌗面形态异常及牙尖干扰等情况。

2. 牙周支持力不足 见于继发性𬌗创伤。牙周组织的病变，如牙槽骨吸收、牙周膜纤维疏松和减少、排列紊乱，使牙周支持力量不足，此时即使咬合力正常，也可成为过重的负担，而导致牙周组织的进一步损伤。牙周创伤的程度，除𬌗力因素外，还取决于患牙的牙周组织适应能力。𬌗力如超过牙周组织支持潜能，便可造成牙周组织创伤，首先出现的病理改变是组织损伤，继而组织修复，最终为组织改形重建。

总之，牙周炎的始动因子是牙菌斑，疾病的本质是炎症导致的牙周组织破坏，而炎症扩散至牙周组织的途径和破坏的程度，则在一定程度上受咬合力的影响，因此，𬌗创伤是一个重要的局部促进因素。

（六）食物嵌塞

食物嵌塞（food impaction）是指在咀嚼过程中，食物被咬合力楔入相邻两牙的牙间隙内，是导致局部牙周组织炎症和破坏的常见原因之一。由于嵌塞物的机械刺激作用和细菌的定植，除引起牙周组织的炎症外，还可引起牙龈退缩、龈乳头炎、邻面龋、牙槽骨吸收和口臭等。食物嵌塞可以引起牙龈炎和牙周炎，也可以加重牙周组织原已存在的病理变化。

在正常情况下，邻牙之间有紧密的接触关系，完善而牢固的接触点能防止食物通过接触点进入牙间隙。良好的边缘嵴和窝沟形态及牙的外形均能防止食物在咀嚼过程中被挤压入两牙之间。

根据食物嵌塞的方式，可分为两大类。

1. 垂直型嵌塞（vertical food impaction） 食物从𬌗面垂直方向嵌入牙间隙内，此型食物嵌塞嵌入较紧，不易剔除。造成垂直型食物嵌塞的原因大致可分为以下三个方面。

（1）两邻牙失去正常的接触关系，出现缝隙（尤其是窄缝），则食物易嵌入。这种情况发生于：①邻面龋破坏了接触区和边缘嵴；②充填物或全冠等修复体未恢复接触区；③牙齿的错位或扭转等，使接触区的大小和位置异常；④缺失牙未及时修复，邻牙向缺牙间隙倾倒，使相邻牙之间失去接触；⑤患牙周病的牙过于松动，接触不佳等。

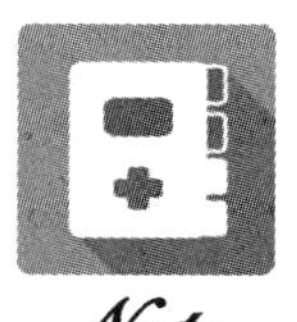

(2) 来自对颌牙的楔力或异常的殆力。①牙形态异常,某个牙尖过高或位置异常,正好将食物楔入,致使对颌牙接触点发生瞬间分离,能将食物挤入牙间隙的楔状牙尖称为充填式牙尖。②不均匀的磨耗所形成的尖锐牙尖或边缘嵴可将食物压入对颌两牙之间。③不均匀的磨耗或牙齿的倾斜,使相邻两牙的边缘嵴高度不一致,在咬合时也可使食物嵌入两牙之间。这种情况还可见于拔除下颌第三磨牙后,上颌第三磨牙因无对颌牙而下垂,在上颌第二、三磨牙之间嵌塞食物;下颌第三磨牙近中倾斜,低于下颌第二磨牙的殆平面时,则下颌第二、三磨牙间嵌塞食物。④在上、下颌牙对咬时发生的水平分力,可使牙间暂时出现缝隙。

(3) 邻面和殆面的磨损使食物的外溢道消失,致使食物被挤入牙间隙。正常的接触区周围应有外展隙,殆面的裂沟应延长到边缘嵴或颊、舌面,形成食物向颊、舌侧溢出的通道,即可避免出现食物嵌塞。正常的边缘嵴还可阻止食物滑入牙间隙。

2. 水平型嵌塞(horizontal food impaction) 除了咬合力引起的食物嵌塞之外,唇、颊和舌的压力等都能将食物压入牙间隙。牙周炎患者由于龈乳头退缩和牙周组织的高度降低,龈外展隙增大,在进食时,唇、颊和舌的运动可将食物压入牙间隙造成水平型嵌塞。

临床上检查食物嵌塞的原因时,常可发现多个因素并存,应分别解决。

食物嵌塞可引发牙龈和牙周的炎症,出现下列表现和症状:①两牙间发胀或有深隐痛;②牙龈出血,局部有臭味;③龈乳头退缩;④牙周袋形成和牙槽骨吸收,严重者可发生牙周脓肿;⑤牙周膜可有轻度炎症,导致牙齿咬合不适或叩诊不适;⑥根面龋。

(七) 不良习惯

1. 口呼吸(mouth breathing) 口呼吸患者常兼有上唇过短、上前牙牙龈外露,患牙龈炎和牙龈肥大的机会较大。有许多患者的牙龈增生区是以唇线明确为界的。一般认为,口呼吸患者的牙龈表面外露而干燥,牙面缺乏自洁作用,牙菌斑堆积而产生龈炎。

2. 吐舌习惯(tongue thrusting) 由于某些先天异常如巨舌症等,或由幼时形成的不良习惯造成。有些人常将舌头置于上、下牙之间,或在吞咽时将舌前伸,顶住前牙。吐舌习惯对牙(尤其前牙)造成过度的侧方力,使牙倾斜或移位,致使前牙出现牙间隙、开殆、牙松动等,也可使上、下牙的殆关系紊乱及食物嵌塞等。

3. 牙刷创伤(toothbrush trauma) 使用不合适的牙刷或刷牙方法不当可引起牙软、硬组织的损伤。使用新牙刷,尤其是硬牙刷可能引起牙龈表面的糜烂或溃疡。边缘龈较薄处被磨损后会导致牙龈退缩,根面暴露,还可在釉牙骨质界处形成楔形缺损。对于此类患者应建议使用软毛牙刷、摩擦剂较细的牙膏,避免横向刷牙。

4. 其他 如咬唇(颊)习惯,使下颌位置偏斜;不正确地使用牙线、牙签或其他不恰当的工具剔牙;吮指、咬指甲或咬铅笔、夜磨牙或咬紧牙;职业性习惯,如木匠咬钉子,乐器吹奏者的唇、齿习惯等,均可对唇颊、牙周膜及骨、牙体及殆关系造成一定的影响。

(八) 牙面着色

牙面着色通常与食物、化学物质、烟草及色源细菌有关。

1. 食物和化学物质 一些食物如茶叶、咖啡、饮料、槟榔等易使牙面着色。某些金属色素进入口腔,可沉积于牙面或渗入牙组织,形成不易去除的颜色。此外,抗牙菌斑的药物氯己定(洗必泰)也能引起牙面、舌黏膜等部位着色。良好的个人卫生措施有助于预防或减少牙面着色。

2. 烟草 长期吸烟可使焦油沉积于牙面,形成烟斑,使牙面呈黄色、褐色或黑色。烟斑在牙面的分布以下前牙舌侧和上磨牙腭侧最多,主要集中在颈 1/3 处牙面、邻面和点隙裂沟处,可随牙菌斑散在分布,呈不规则点状,或在龈缘处呈狭窄带状,或形成宽厚坚实的柏油样块,甚至扩展到整个牙冠。烟斑常与牙面的牙菌斑、牙石结合,使牙石呈黑色,甚至还有烟斑渗透到

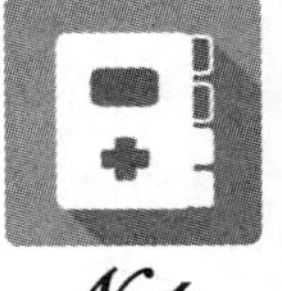

Note

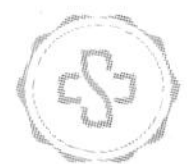

釉小柱，故不易除去。牙面着色本身对牙龈刺激不大，主要影响美观，但由于色素往往沉积在牙菌斑、牙石上，故它可作为判断口腔卫生情况和微生物多少的指标。大而厚的色斑沉积物能提供牙菌斑积聚和刺激牙龈的粗糙表面，继而造成或加重牙周组织炎症。

综上所述，局部促进因素可妨碍牙菌斑的去除或促进牙菌斑的积聚，甚至导致牙周组织的破坏。因此，发现并尽可能地去除可导致疾病发展的牙菌斑滞留因素是十分必要的。

二、牙周病的全身影响因素

牙周致病菌的存在是牙周病发生的必要条件，但单有微生物尚不足以引起病损，宿主的易感性也是基本要素。大量的临床事实和流行病学研究表明，一些口腔卫生不良的人群也可以不发生牙周病，或长期停留在牙龈炎阶段，而不发展为牙周炎；相反，有些人牙菌斑量很少，却发展成迅速而广泛的牙周组织破坏。20 世纪 80 年代以来，大量的研究揭示了宿主反应在牙周病发生、发展过程中起着十分重要的作用，即宿主对致病菌的反应因人而异，宿主免疫反应不足或过度都可以导致疾病程度加重。目前，已经明确易感的宿主及某些能增加宿主易感性的因素是影响牙周病的方式、类型、进程和对治疗反应的重要因素。然而，宿主易感因素的作用是非常复杂的，它们与牙周炎之间构成复杂的相互关系，而非简单的因果关系。

（一）遗传因素

尽管牙周炎的发生是细菌、毒素因子和机体间的防御功能的平衡被打破所致，但是近年来越来越多的研究表明，与遗传有关的宿主易感性可能是侵袭性牙周炎和重度牙周炎发病的主要决定因素之一，能影响和改变宿主对微生物的反应，并决定疾病的进展速度和严重程度。单纯遗传因素不会引起牙周病，但某些遗传因素可增加宿主对牙周病的易感性。

1. Chediak-Higashi 综合征 一种罕见的常染色体隐性遗传病，45%的患者有家族史。多数患者早年死于重度感染，50%以上在 10 岁之前死亡。患者的中性粒细胞结构异常，巨大的溶酶体包涵体是其细胞特征，大包涵体由嗜天青颗粒和特异性颗粒融合而成。中性粒细胞的功能也异常，包括趋化、脱颗粒和杀菌功能下降。细胞有正常吞噬功能，但不能脱颗粒，细胞内杀菌的能力降低。此病的口腔表现为重度牙周炎和口腔溃疡。

2. 低磷酸酶血症（hypophosphatasia）和缺触酶血症 低磷酸酶血症多为常染色体隐性遗传病，但也有显性遗传，在牙发育期起作用，患者的牙槽骨吸收和附着丧失可能是发育异常，而不单是牙周炎的结果。患者血清和组织中缺乏碱性磷酸酶，尿中可检测到碱性磷酸酶。患牙牙骨质完全缺如或发育不全，髓腔大、牙本质矿化低，有球间沉积，临床主要表现为乳牙过早脱落。缺触酶血症为常染色体隐性遗传病，此病除日本外极少见，特征是牙龈和牙槽骨的进行性坏死，导致牙脱落。

（二）性激素

内分泌功能紊乱对牙周病发生和发展的影响至为重要。牙周组织是一些性激素的靶器官，牙龈和牙周膜细胞中含特异性的雌激素、黄体酮和睾丸素受体。性激素水平改变和牙周炎症程度有密切关系。女性激素水平升高使牙龈组织对牙菌斑等局部刺激物的反应性增强，雌二醇和黄体酮还可能被某种细菌利用，使龈下菌斑的组成发生改变，产生更明显的炎症反应，或使原有的慢性炎症加重。

雌激素在人体内具有广泛的生物学活性，它不仅对众多靶组织（如生殖道、乳腺、骨骼、牙周组织等）的生长发育和功能有调节作用，还能影响免疫细胞的功能和细胞因子的表达，从而调节机体的炎症反应，甚至对某些病原微生物也有一定的影响。妇女在生理和非生理（如激素替代疗法和使用激素类避孕药）情况下，激素水平的变化会导致牙周组织的明显改变，尤其在原已有牙菌斑诱导性牙龈炎症存在的时候更是如此。许多研究表明，妊娠妇女的牙菌斑指数

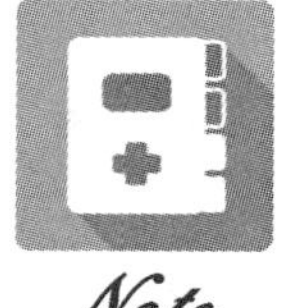
Note

与妊娠前相比无明显改变，但牙龈炎症的发生率和严重性却增加，分娩后炎症可消退。同样，青春期少年牙龈炎的程度加重而牙菌斑量并无增加。

妊娠或服用激素类避孕药时牙龈炎症加重，可能是血液和龈沟液中激素浓度增高的结果。妊娠期龈炎由牙菌斑引起，因激素水平增高而加重，牙周临床指数如牙龈探诊深度、出血指数和龈沟液量均增加，这些炎症状况可通过良好地控制牙菌斑来减轻。血浆雌激素和黄体酮水平增高有利于牙菌斑内的中间普氏菌繁殖，因而妊娠期牙龈炎症的加重可能是由牙菌斑成分的改变，而不是牙菌斑量的增加所致，青春期龈炎也可能存在类似的机制。雌激素和黄体酮与炎症介质相互作用有助于解释为何激素水平波动时炎症会加重。

（三）吸烟

吸烟（smoking）是人类许多疾病的一个重要病因，属于个人行为因素。吸烟与脑卒中、心血管病、胃溃疡和口腔及喉、食管的癌症、胰腺癌有关，是慢性阻塞性肺疾病的主要原因，是孕妇产出低出生体重儿的危险因素。吸烟更是牙周炎发生发展的一个重要危险因素，吸烟不仅提高了牙周炎的发病率，还会加重牙周炎病变的严重程度。吸烟的危险程度与吸烟的量成正比。吸烟也影响牙周炎的治疗效果，包括对非手术治疗、手术治疗和牙周组织再生治疗的效果产生负面影响，使牙周炎易复发。

烟草中含 4000 种以上的毒素，如一氧化碳、致癌物亚硝基胺和成瘾的兴奋剂尼古丁等。许多研究均证实吸烟是牙周病的高危因素，吸烟者较非吸烟者牙周炎的患病率高、病情重、失牙率和无牙率均高。牙槽骨的吸收程度与吸烟量有关，与局部牙菌斑多少无关。吸烟与维护期中牙周炎的复发也有关，呈剂量依赖性。

吸烟增加了附着丧失和骨丧失的危险性，使牙周组织的破坏加重，因而吸烟状况可作为评估个体牙周炎危险因素的一个重要指标。因此，戒烟应是牙周病预防和治疗的一个重要方面，口腔医师应在日常临床工作中高度重视戒烟的宣传教育工作。

（四）有关的系统病

易感牙周炎的个体受许多因素包括全身系统性疾病和身体状况的影响。增加牙周炎危险的系统性疾病不仅有上述罕见或少见的遗传性疾病，其他系统性疾病和状况如内分泌疾病和激素变化、血液疾病和免疫缺陷、精神压力和心理障碍、营养不良等也会增加患牙周炎的风险，并影响牙周治疗的效果。

1. 糖尿病（diabetes mellitus） 一类常见的内分泌代谢疾病，是牙周病的危险因素之一。糖尿病的各种并发症可累及多个器官，已成为致残率、死亡率仅次于肿瘤和心血管病的第三大疾病。近年来，在口腔科就诊的糖尿病患者人数不断上升，有些患者因为牙周炎、牙周脓肿而就诊，经检查不仅患有牙周病而且患有糖尿病。因此，对于重度牙周炎和牙周脓肿的患者不仅应检查牙周状况，还应检查血糖和糖化血红蛋白。目前，已有学者提出牙周炎是糖尿病的第六并发症。

2. 艾滋病（acquired immune deficiency syndrome，AIDS） 由人类免疫缺陷病毒（human immunodeficiency virus，HIV）感染所致。患者全身免疫功能低下，容易发生口腔内的机会性感染，HIV 感染或艾滋病患者发生牙周的感染性病损包括牙龈线性红斑、坏死性溃疡性牙龈炎和牙周炎等。发生在 HIV 阳性患者的慢性牙周炎进程要比未感染者快。

3. 吞噬细胞数目减少和功能异常 中性多形核白细胞是维护牙周组织健康的至关重要的防御细胞，无论其量的减少还是其功能的缺陷都与牙周组织的重度破坏有关。粒细胞缺乏症（agranulocytosis）又称恶性中性粒细胞减少症（malignant neutropenia），主要见于 25 岁以上的成人，由血液循环中的粒细胞突然减少引起。50% 的患者有用药不当史，有些病因不明，也有先天性的。与粒细胞减少有关的药有镇痛药、吩噻嗪、磺胺、磺胺衍生物、抗甲状腺素药、

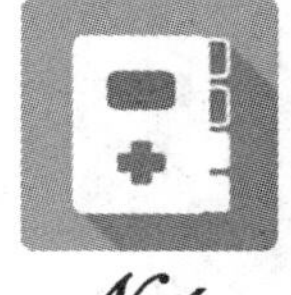

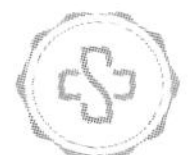

抗癫痫药、抗组胺药、咪唑类及其他药物等。

4. 骨质疏松症(osteoporosis) 特点是骨量的减少和骨组织的微细结构受损，骨的脆性增加，易发生骨折。雌激素对骨质有保护作用，据报告，妇女绝经后每年骨质吸收可达0.5%～1.0%，60岁以上的妇女约1/3受绝经后骨质疏松的影响。骨质的丧失并不引起症状，但易导致骨折，一些病例可能引起畸形，有学者指出牙槽骨可加快吸收。雌激素替代疗法治疗绝经后妇女能预防骨质疏松，维护骨密度。牙周炎和骨质疏松症有一些共同的危险因素，包括患病率随年龄增长而增加及受吸烟、疾病和药物的影响等。

(五) 精神压力

精神压力(stress)是机体对感受到的精神压力或不幸事件的心理和生理反应，它可增加激素(皮质激素、促肾上腺皮质激素、肾上腺素和去甲肾上腺素)及免疫介质(细胞因子、前列腺素)的释放，从而影响宿主防御系统的功能。精神压力不仅可以降低机体的抵抗力，而且可以改变个体的生活方式，如忽略口腔卫生，致使牙菌斑堆积过多而加重牙周炎。另外，有精神压力者，可能出现吸烟量增加、饮酒过度，同样也可以加重牙周病。

此外，老龄、男性、有牙周炎既往史、口腔卫生不良、牙科保健条件不够等均是牙周病的危险因素。如今的研究表明，先天的、后天的和环境危险因素决定和影响了牙周病的发生、进展和对治疗的反应。

第三节 牙周病宿主的免疫炎症反应

牙周病是慢性感染性疾病，微生物与宿主的相互作用决定了疾病的过程和进展。微生物可通过自身代谢产物引起组织破坏，直接发挥致病作用，或通过刺激和改变宿主反应间接起到致病作用。随着对牙周病发病机制的进一步了解，已清楚地认识到牙周病的大多数组织损害是由于宿主对感染的应答引起的，而不仅是感染的微生物直接引起的。宿主对微生物的应答作用可分为先天性免疫反应(innate immune response)和获得性免疫反应(acquired immune response)，宿主的反应由微生物的作用和宿主遗传特征(包括遗传因素)所介导，并受环境因素的影响，个体间差异很大，此后的组织破坏也不尽相同。

一、先天性免疫反应

牙周病的发生涉及一系列免疫炎症反应。先天免疫系统又称固有免疫系统或天然免疫系统，由不同的细胞(中性粒细胞、单核/巨噬细胞、肥大细胞和NK细胞)和因子组成。其中可溶性因子如补体(complement)、急性期蛋白(acute phase protein)和干扰素(interferon)具有广泛的活性。补体和急性期蛋白的固有功能是抗细菌和真菌，而干扰素可抗病毒感染。在感染期，这些因子的浓度增加，可达100倍。先天性(非特异性)免疫反应包括炎症反应，是抗感染的第一道防线，绝大多数有可能致病的细菌在导致明显的感染之前可被清除掉。

(一) 补体

补体是血清和体液中一组具有酶活性的蛋白质，其功能主要是抗感染和免疫调节。宿主对细菌感染的反应是活化补体，通过补体激活免疫细胞，清除微生物，加强免疫，达到控制炎症的目的。补体活化通过两个基本途径：一种是对抗体的反应，是特异性的激活，称为经典途径(classical pathway)；另一种是非特异的激活，发生在微生物感染时，称为旁路途径或替代途径(alternative pathway)。补体活化产生各种具有抗菌和免疫调节性能的多肽。

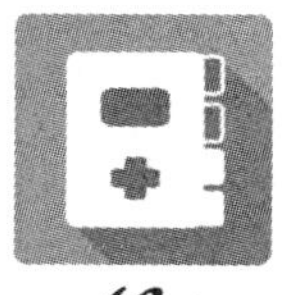

（二）急性期蛋白

当前研究较多的C反应蛋白代表了急性期蛋白。C反应蛋白调理细菌，有利于补体结合，使细菌较易被吞噬。牙周炎时急性期蛋白增加，C反应蛋白的增加与牙周病的活动期或未治疗的牙周病有关。

（三）中性多形核白细胞

中性多形核白细胞(polymorphonuclear leukocyte，PMN)主要是中性粒细胞(neutrophil)，在控制牙周微生物中发挥着重要作用，其数目的异常和功能的缺陷均会大大增加牙周炎的易感性和严重程度。中性多形核白细胞是结合上皮内和龈沟中的主要防御细胞，其功能包括从血管内皮细胞间隙移出、趋化、从上皮移出、吞噬细菌和吞噬后在溶酶体体内杀死细菌，这些功能都必须完整无缺才能有效地控制细菌感染。中性多形核白细胞的功能障碍与细菌入侵牙周组织引起感染和侵袭性牙周炎有关；其数目的下降也不利于保护牙周组织，与重度牙周炎有关。

如上所述，先天免疫反应与致病微生物为首次接触，免疫机制包括皮肤、黏膜上皮的物理屏障和炎症反应的血管和细胞成分。有效的反应可以快速消除炎症病损，或是根本不发生损害，无效反应则可能导致慢性病损或是破坏性的病损。如果第一道防线被突破，则适应性免疫系统被激活，对各种感染病原体产生特异性反应，从而消灭这种病原体，这种适应性或称获得性(特异性)反应，是宿主较有效抗致病菌的免疫反应。

二、获得性免疫反应

获得性免疫反应又称适应性免疫反应(adaptive immune response)，是个体在生活过程中与病原微生物等抗原物质接触后所产生的，在出生后形成，具有特异性，不能遗传。特异的适应性免疫的激活需要固有免疫的参与，固有免疫也在调节宿主-微生物相互关系中具有重要作用，参与先天免疫反应的单核-巨噬细胞在特异性免疫应答中起重要作用。

特异性免疫应答通常紧接在感染性疾病恢复之后，这种反应包含一系列细胞的相互作用，包括特异性细胞产物。原发感染导致宿主对病原微生物再次感染的易感性下降，而特异性免疫细胞和分子能识别和区别对待外来物。获得性免疫系统通常由体液免疫(humoral immunity)和细胞介导免疫(cell mediated immunity)组成。体液免疫的特点是产生抗体，这是一类能与刺激物发生作用、结构独特的蛋白质。细胞介导的免疫包括一系列活动，需要有活力的效应细胞参与。保护性获得性免疫类型因感染因子不同而不同。一般来说，体液介导的保护反应(免疫球蛋白)可有效地抵抗细胞外存在的感染微生物。相反，细胞内微生物感染主要通过细胞介导的免疫反应解决。

在血浆中或龈沟液中存在一些特异性抗体(免疫球蛋白)，这些抗体具有结合抗原的能力。目前认为，这些抗体的质和量都是重要的，不同患者的抗体水平、类型和亲和性强度不同。具有有效抗体的人要比抗体的质和量均有缺陷的人更不易患牙周炎。牙周组织的炎症和组织破坏伴随着抗体的质、量和特异性而变化。抗体行使功能有利于宿主清除牙周致病菌；抗体也可中和细菌成分，在细菌的定植和宿主细胞的相互反应中起重要作用。

本章小结

牙周病是多因素疾病，其中牙菌斑生物膜是最主要的致病因素，牙菌斑的细菌及其产物是引发牙周病必不可少的始动因子，参与了牙周病发展的全过程。除此之外，牙周病的发生、发展还受其他局部刺激因素的影响和全身因素的调控，各因素之间相互联系、互相影响。

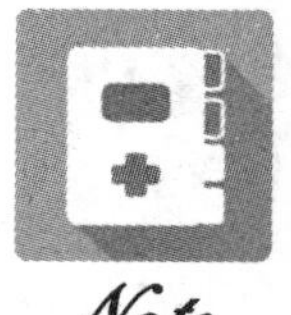

目标检测

简答题

1. 简述牙菌斑的形成阶段及分类。
2. 牙周病的局部促进因素有哪些?

(李　咏　刘洪利)

参考答案

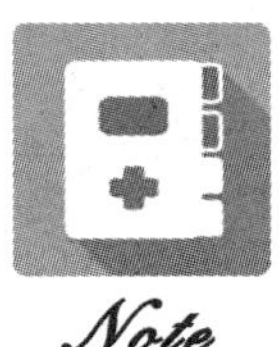

第八章　牙周病的主要症状和临床病理

学习目标

1. 掌握　牙龈炎症的主要临床表现、牙周袋的分类及牙槽骨吸收的类型。
2. 熟悉　牙齿松动和移位的原因。
3. 了解　牙周袋的病理及牙槽骨吸收的病理。

本章 PPT

第一节　牙龈炎症和出血

牙龈炎和牙周炎是感染性疾病，主要感染源为堆积在牙颈部及龈沟内的牙菌斑中的微生物。牙菌斑微生物及其产物长期作用于牙龈，引起机体的免疫应答反应，首先导致牙龈的炎症反应。牙龈炎的病变局限于牙龈上皮组织和结缔组织内，当炎症扩延到深部牙周组织，引起牙龈及牙周膜胶原纤维溶解破坏及牙槽骨吸收，导致牙周袋的形成，此时发展为牙周炎。牙龈炎为牙周炎的前期(先导)阶段，但并非所有牙龈炎均会发展成牙周炎。两者在牙龈组织中的病理和临床表现十分相似，均为慢性非特异性炎症，只是炎症的范围和程度有所不同。本节所述的炎症和出血在牙龈炎和牙周炎中均可存在，应根据有无牙周袋形成、牙槽骨吸收等其他特征来区别两者。

一、临床病理

Page 和 Schroeder 根据临床和组织学的观察资料，将从健康牙龈到牙周炎的发展过程分为初期病损(initial lesion)、早期病损(early lesion)、确立期病损(established lesion)、晚期病损(advanced lesion)四个阶段，但它们之间并无明确界限，而是移行过程(图 8-1)。

(一) 初期病损

在牙龈炎的初期，当牙菌斑沉积在牙面时，牙龈炎症很快发生，24 h 内结合上皮下方的微血管丛即出现明显的变化，组织学可见牙龈血管丛的小动脉、毛细血管和小静脉扩张。此时微循环内的流体静压增加，毛细血管的内皮细胞之间形成细胞间隙。由于微血管床的渗透压增加，液体和血浆蛋白渗出到组织中，并通过上皮进入龈沟形成龈沟液，血管周围的胶原纤维减少。

随着病损的扩大，龈沟液流量增加，微生物的毒性产物在组织和龈沟内被稀释，并从龈沟内被冲洗出。龈沟液渗出的量与牙龈炎症程度成正比，其中包括来自血浆的蛋白防御性成分，如抗体、补体、蛋白酶抑制物和其他巨球蛋白等。在牙菌斑堆积的第 2～4 天，细胞反应已很明显。在牙菌斑微生物和宿主细胞产生和分泌的趋化物质的作用下，白细胞穿过结缔组织到达

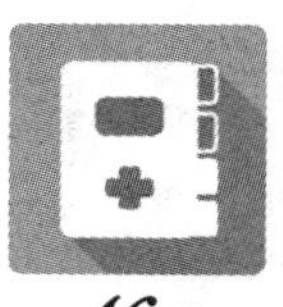

Note

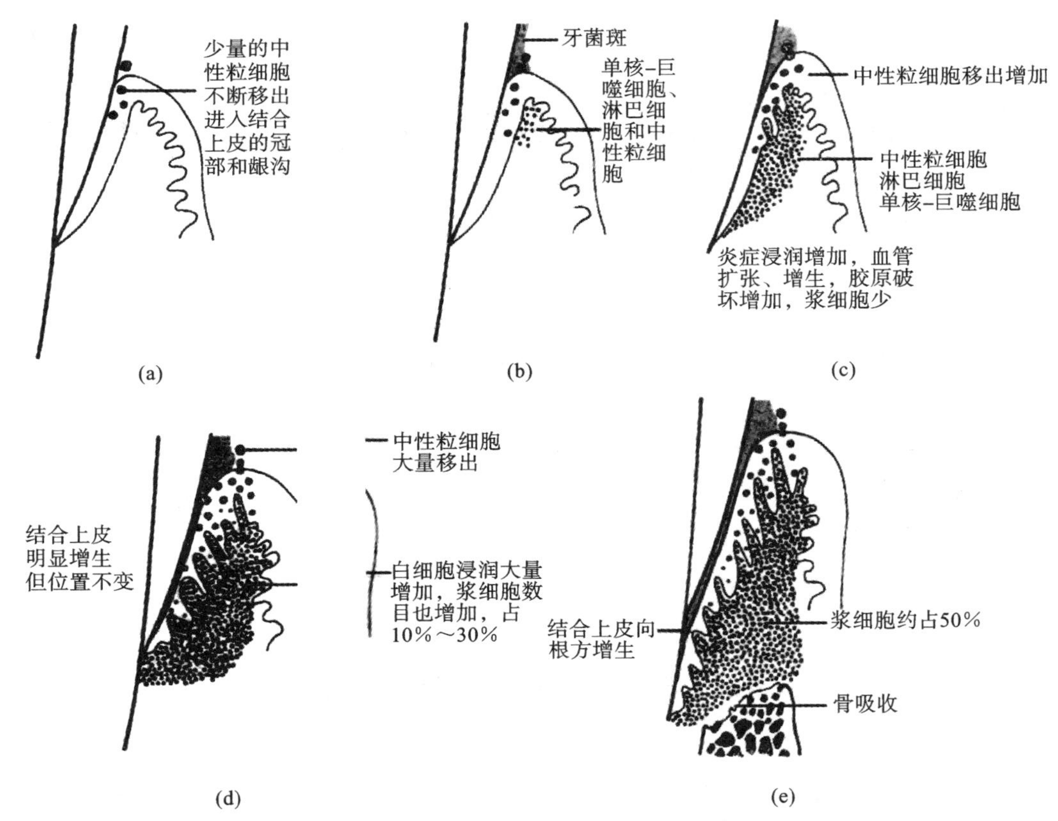

图 8-1　牙龈炎向牙周炎发展的病理变化

(a)正常龈；(b)初期病损；(c)早期病损；(d)确立期病损；(e)晚期病损

结合上皮和龈沟区积聚。此期的炎症浸润区约占结缔组织的 5%。

这种初期病损在临床上表现为健康的牙龈，可视为正常的生理状况。上述防御反应若能有效地抵御微生物的挑战，则不发展为疾病状态。

（二）早期病损

牙龈炎的早期，在牙菌斑堆积后 4～7 天，组织学见结合上皮下方的血管扩张、数目增加。淋巴细胞和中性粒细胞是此期的主要浸润细胞，浆细胞很少见。炎症细胞浸润约占结缔组织体积的 15%，病损内成纤维细胞退行性变，有较多的白细胞浸润。同时，浸润区的胶原继续破坏达 70%，主要波及龈牙纤维和环状纤维。结合上皮和沟内上皮的基底细胞增生，出现上皮钉突，反映了机体对牙菌斑防御屏障的加强。此期病损在临床上可见炎症表现，牙龈发红，探诊出血。

早期病损的持续时间还不明确，由此期进入确立期病损所需的时间因人而异，可能反映个体易感性的差异。

（三）确立期病损

牙龈炎已确立，随着牙菌斑不断积聚，牙龈炎症状况也进一步加重，组织和龈沟内的液体渗出和白细胞移出增加。临床上已有明显的炎症和水肿，牙龈色暗红，龈沟加深，牙龈不再与牙面紧贴，此期也可被视作慢性龈炎病损。

在典型的确立期病损中，大量的浆细胞主要位于近冠方的结缔组织，围绕着血管。当炎症不断向深部和根方延伸，组织深处也发生胶原丧失和白细胞浸润。此期沟内上皮和结合上皮继续增生，钉突向结缔组织深处延伸以维持上皮的完整性和形成屏障，但上皮附着的位置不

Note

变。沟内上皮有大量白细胞浸润，中性粒细胞穿过上皮向龈沟移出。此时的沟内上皮比正常的结合上皮通透性更强，使物质进出下方的结缔组织，并可能出现暂时的溃疡。

确立期病损可能有两种转归：一种是病情稳定长达数月或数年；另一种则发展为活动型，成为进行性破坏性病损。

（四）晚期病损

本期也可称为牙周破坏期，随着炎症的扩展和加重，上皮向根方生长并从冠方与牙面剥离，形成牙周袋，牙菌斑也继续向根方延伸，并在袋内的厌氧生态环境下繁殖。炎症细胞向深部和根方的结缔组织延伸浸润。牙周炎病损除了具有确立期病损的所有特征外，重要的区别是结合上皮从釉牙骨质界向根方增殖和迁移，形成牙周袋，牙槽嵴顶开始有吸收，牙龈结缔组织内的胶原纤维破坏加重，并有广泛的炎症和免疫病理损害。一般认为浆细胞是此期病损的主要浸润细胞。临床上探及牙周袋和附着丧失，X线片可见牙槽骨的吸收。

二、临床表现

（一）牙龈出血

由健康龈到牙菌斑所引起的初期变化在临床上检测不到，但发展到早期病损、确立期病损和晚期病损即牙周炎阶段，则临床体征和症状较明显。牙龈炎症的最初临床表现是龈沟液量的增多和龈沟探诊出血。健康的牙龈即使稍用力刷牙或轻探龈沟均不引起出血，而在初期或早期龈炎阶段，轻探龈沟即可出血，它比牙龈颜色的改变出现得早些。绝大多数牙龈炎和牙周炎患牙均有探诊后出血，这是诊断牙龈有无炎症的重要指标之一，对判断牙周炎的活动性也有很重要的意义。牙龈出血(gingival bleeding)常为牙周病患者的主诉症状，多在刷牙或咬硬食物时发生，偶也可有自发出血。

组织学观察见牙龈结缔组织中毛细血管扩张和充血，沟(袋)内上皮增生，但上皮也可因溃疡而变薄，连续性中断，以致上皮保护性差，微小刺激即引起毛细血管的破裂和出血。

（二）牙龈颜色

色泽变化是牙龈炎和牙周炎的重要临床体征之一。正常牙龈呈粉红色，患牙龈炎时游离龈和龈乳头呈鲜红色或暗红色，重症龈炎和牙周炎患者的炎症充血范围可波及附着龈，与牙周袋的范围一致。当血管减少、纤维增生或上皮角化增加时，龈色变浅或苍白。

（三）牙龈外形

正常的龈缘应菲薄而紧贴牙面，附着龈有点彩。牙龈有炎症时组织肿胀，龈缘变厚，龈乳头圆钝，与牙面不再紧贴。点彩可因组织水肿而消失，表面光亮。但有些轻度炎症的牙龈，点彩仍可部分存在，也有的正常牙龈根本无点彩，故不能单以点彩的有无来判断牙龈有无炎症。在以炎症和渗出为主要病变者，牙龈松软肥大，表面光亮，龈缘有时糜烂渗出；在以纤维增生为主的病例，牙龈坚韧肥大，有时可呈结节状并盖过部分牙面。

（四）牙龈质地

由于结缔组织内炎症浸润及胶原纤维消失，原来质地致密坚韧的牙龈变得松软脆弱，缺乏弹性。有些慢性炎症患者的牙龈表面上皮增生变厚，胶原纤维增生，使牙龈表面看来坚硬肥厚，而龈沟和牙周袋的内侧壁仍有炎症，探诊仍有出血。

（五）探诊深度及附着水平

一般认为健康牙龈的龈沟探诊深度不超过3 mm。当患牙龈炎时，由于牙龈肿胀或增生，龈沟探诊深度可超过3 mm，但此时结合上皮仅开始向根方和侧方增殖，尚未与牙面分离形成牙周袋，即上皮附着水平仍位于正常的釉牙骨质界处，没有发生结缔组织附着的降低，故又称

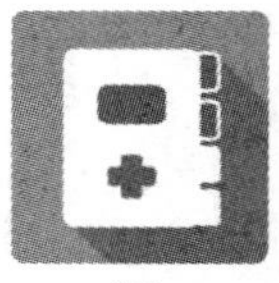

为龈袋或假牙周袋，这是区别牙龈炎和牙周炎的一个重要标志。当有牙周袋形成时，探诊深度超过 3 mm，而且袋底位于釉牙骨质界的根方，也就是说已发生了附着丧失（attachment loss，AL）。附着丧失是牙周支持组织被破坏的结果。在未经治疗的牙周炎患牙，附着丧失常与牙周袋并存，且探诊深度（袋底至龈缘的距离）常大于附着丧失（袋底至釉牙骨质界）的程度。患牙经过治疗，炎症消退，牙龈退缩，则常使釉牙骨质界暴露于口腔中（图 8-2）。

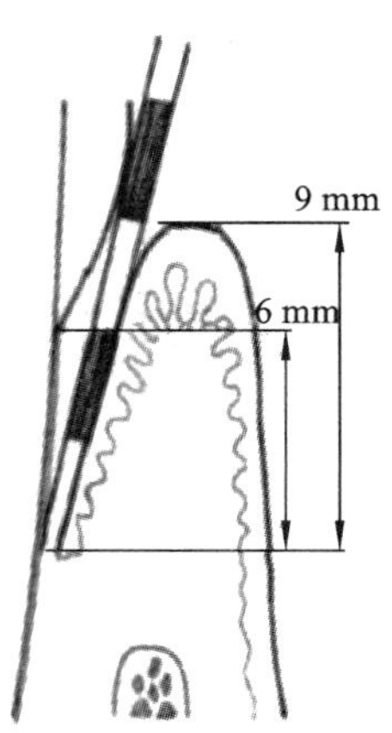

图 8-2　探诊深度和附着水平

牙龈有退缩，探诊深度为 9 mm，附着丧失为 6 mm

（六）龈沟液

龈沟液渗出增多是牙龈炎症的重要指征之一，因此测定龈沟液的量可作为判断炎症程度的一个较敏感的客观指标。常用的方法是将小滤纸条放入龈沟内 30 s 之后取出，用龈沟液测量仪测定或用精密天平称重；也可用茚三酮染色，根据染色的面积来判断龈沟液量的多少。

龈沟液内许多内容物的含量与牙龈的炎症有关，如多种白介素、酶和 PGE_2（前列腺素 E_2）等的水平随炎症加重而增高。

除以上各种表现外，龈缘还可有糜烂或肉芽增生，龈沟或牙周袋也可溢脓。

知识链接

探诊深度和龈沟深度

探测龈沟深度时，还应考虑到炎症的影响。组织学研究证明，用牙周探针探测健康的龈沟时，探针并不终止于结合上皮的最冠方（即组织学的龈沟底位置），而是进入结合上皮内 1/3～1/2 处。当探测有炎症的牙龈时，探针尖端会穿透结合上皮而进入有炎症的结缔组织内，终止于炎症区下方的正常结缔组织纤维的冠方。这是因为炎症结缔组织中胶原纤维破坏消失，组织对机械力的抵抗减弱，易被探针穿通。消炎后，结缔组织中胶原纤维新生，组织的致密度增加，探针不再穿透到结缔组织中，故探诊深度减小。因此，在炎症明显的部位，临床牙周探诊深度大于组织学上的龈沟（袋）深度。

第二节 牙周袋形成

牙周袋是病理性加深的龈沟，是牙周炎重要的病理改变之一。当患牙龈炎时，龈沟的加深是由牙龈的肿胀或增生使龈缘位置向牙冠方向移动所致，而结合上皮的位置并未向根方迁移，此为假性牙周袋，或称龈袋。而患牙周炎时，结合上皮向根方增殖，其冠方部分与牙面分离形成牙周袋，这是真性牙周袋。临床上的牙周袋有时包含上述两种情况，即龈缘向冠方迁移及沟底向根方延伸而成。

一、牙周袋形成的机制

在炎症牙龈的结合上皮根方的结缔组织中，有较多的炎症细胞及渗出，结合上皮由于炎症刺激而向根方增殖，出现钉突，并有大量中性粒细胞侵入结合上皮，使上皮细胞之间的连接更为疏松。当入侵的白细胞达到结合上皮体积60%以上时，影响上皮细胞的连接和营养，靠近冠方的结合上皮即从牙面剥离，使龈沟底移向根方而形成牙周袋。牙周袋的最初加深发生在结合上皮和牙面之间或结合上皮内。随着牙周袋的加深以及牙龈炎症肿胀的加剧，更有利于牙菌斑的堆积和滞留，由此更加重了炎症，加深了牙周袋，形成一个进行性破坏的恶性循环。

综上所述，牙周袋的形成始于牙龈结缔组织中的炎症及炎症所引起的胶原纤维破坏和结合上皮的根方增殖。

二、牙周袋的病理

（一）软组织壁

牙周袋一旦形成，袋上皮是细菌生物膜和结缔组织之间的唯一屏障。袋上皮薄，表面常有糜烂或溃疡，使细菌得以进入结缔组织和血管。袋底的结合上皮通常短于正常龈沟的结合上皮，细胞可以完好，也可能显示轻微至明显的退行性变。牙周袋的内（侧）壁发生严重的退行性变，袋内壁上皮显著增生，上皮钉突呈网状突起伸入结缔组织内并向根方延伸。这些上皮突起及内壁上皮水肿部位，有白细胞密集浸润。上皮细胞发生空泡变性，持续退行性变和坏死导致内壁溃疡，暴露下方明显的炎性结缔组织。浸润的白细胞坏死后形成脓液。牙周袋壁退行性变的严重性与袋的深度不一定一致。内壁溃疡可发生在浅袋，偶尔也可观察到深袋的内壁上皮相对完整，只有轻微的变性。牙周袋的袋口（龈缘）上皮一般完整且厚，有明显的钉突，形态类似牙龈炎的沟内上皮，有中性粒细胞移出。

除袋上皮的变化外，结缔组织也发生明显变化。结缔组织水肿及退行性变，浆细胞和淋巴细胞密集浸润，也有散在的中性粒细胞。血管数目增加，扩张、充血，进而导致循环阻滞。结缔组织内偶见单个或多个坏死灶。除了渗出和退行性变外，结缔组织还显示有内皮细胞增生，新形成的毛细血管、成纤维细胞和胶原纤维。

牙周炎是慢性炎症病损，在组织破坏的同时不断进行着修复。牙周袋软组织壁的状况是组织被破坏和修复相互作用的结果。破坏的特征是液体渗出和细胞浸润、胶原纤维溶解和减少，伴细菌引起的退行性变；修复的特征是血管形成和胶原纤维新生，以修复炎症引起的组织损害。但由于局部刺激物的存在，袋壁组织不可能彻底愈合，这些刺激物继续刺激液体和细胞渗出，并使新修复的组织成分退行性变。炎症和修复何者占优势，决定着牙周袋软组织的颜色、质地和表面结构。若炎症、渗出占优势，则牙龈颜色暗红或鲜红，质地松软，表面光亮；若修

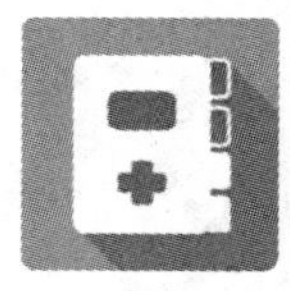
Note

复过程占优势，则袋壁坚韧，表面呈粉红色，但牙周袋最严重的病变发生于内壁，该处仍有溃疡或炎症、坏死，这时探牙周袋后会有出血，这对了解袋内壁的炎症状况很有帮助。总之，在疾病的不同阶段，随着条件的改变，破坏和修复过程可相互转化（表 8-1）。

表 8-1　牙周袋的临床表现与组织病理学改变

临床表现	组织病理学改变
牙龈呈暗红色	慢性炎症期局部血液循环阻滞
牙龈质地松软	结缔组织和血管周围的胶原被破坏
牙龈表面光亮，点彩消失	牙龈表面上皮萎缩，组织水肿
牙龈颜色粉红且致密	牙周袋的外侧壁有明显的纤维性修复，但袋内壁仍存在炎性改变
探诊后出血及有时疼痛	袋内壁上皮变性、变薄，并有溃疡，上皮下方毛细血管增生、充血
袋内溢脓	袋内壁有化脓性炎症

（二）根面壁

根面壁是指暴露于牙周袋内的牙根面。未经治疗的牙周袋内的根面均有牙石沉积，其上覆有龈下菌斑，使感染驻留，治疗复杂化。在牙石下方的根面牙骨质可发生结构、化学性质和细胞毒性方面的改变。

1. 结构改变　牙骨质表面脱矿：由于牙菌斑内细菌产酸及蛋白溶解酶，Sharpey 纤维被破坏，导致牙骨质脱矿、软化，易发生根面龋。在探诊或刮治时，软化的牙骨质易被刮除，而引起根面敏感。细菌还可进入牙本质小管，严重时，坏死的牙骨质可以从牙根表面剥脱，易发生根面龋和根面敏感。

牙骨质高度矿化：当牙龈退缩、牙根暴露于口腔时，脱矿的牙根面可发生再矿化。电镜观察可见完善的管状结晶，主要为羟基磷灰石。再矿化层厚 10～20 μm。病理性牙骨质表面还可呈颗粒状改变，可能是胶原变性或原来未矿化的胶原纤维。

2. 化学改变　袋内根面的牙骨质脱矿，钙、磷含量降低，而暴露于口腔中的牙根面则钙、磷、镁、氟等均可增多。

3. 细胞毒性改变　牙骨质中也可渗入有害物质，如细菌及内毒素均可进入牙骨质深达牙骨质牙本质界。体外试验表明，将牙周炎患牙的根面碎片与牙龈成纤维细胞共同培养时，成纤维细胞发生不可逆的形态变化，且无贴附作用；而对照组的正常牙根则对细胞生长和贴附无毒害作用。

根据根面壁的表面形态研究，牙周袋底可见 5 个区域。

(1) 牙石覆盖牙骨质区。

(2) 附着牙菌斑覆盖牙石。

(3) 非附着牙菌斑围绕附着牙菌斑向根方延伸。

(4) 结合上皮附着区：此区在正常龈沟时大于 500 μm，而在有牙周袋时通常减到 100 μm 以下。

(5) 结合上皮根方可有结缔组织纤维部分破坏区。

（三）袋内容物

牙周袋内含有牙菌斑、软垢、龈沟液、食物碎渣、唾液黏蛋白、脱落上皮和白细胞等，白细胞坏死分解后形成脓液。袋壁软组织经常受根面龈下牙石的机械刺激，引起袋内出血。袋内容物具有较大的毒性，将其过滤除去细菌及软垢后的过滤液注射到动物皮下后，能引起局部脓肿的形成。

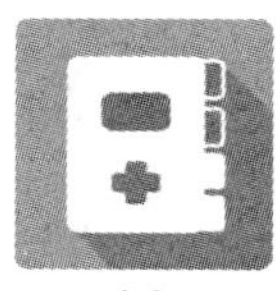
Note

三、牙周袋的分类

1. 牙周袋分类 1 根据其形态及袋底位置与相邻组织的关系,可分为两类(图 8-3)。

1) 骨上袋 牙周组织发生破坏后所形成的真性牙周袋,袋底位于釉牙骨质界的根方、牙槽骨嵴的冠方,牙槽骨一般呈水平型吸收。

2) 骨下袋 此种真性牙周袋的袋底位于牙槽嵴顶的根方,袋壁软组织位于牙根面和牙槽骨之间,也就是说,牙槽骨构成了牙周袋壁的一部分。

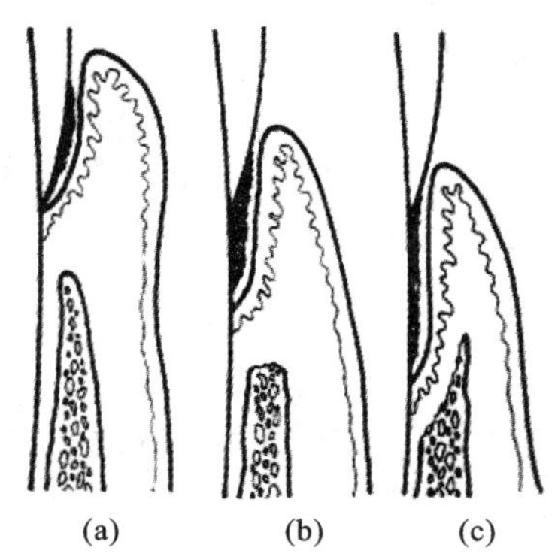

图 8-3 牙周袋的类型

(a)龈袋(假牙周袋);(b)骨上袋;(c)骨下袋

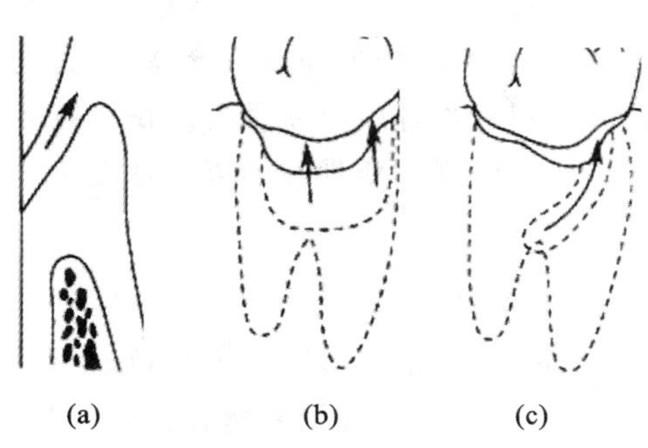

图 8-4 牙周袋的不同形状

(a)单面袋;(b)复合袋;(c)复杂袋

2. 牙周袋分类 2 按其累及牙面的情况分为三种类型(图 8-4)。

1) 单面袋 只累及一个牙面。

2) 复合袋 累及两个及以上牙面。

3) 复杂袋 一种螺旋形袋,起源于一个牙面,但扭曲回旋于一个以上的牙面或根分叉区。复合袋与复杂袋在检查中较易被遗漏,应予注意。

第三节 牙槽骨吸收

牙槽骨吸收是牙周炎的另一个主要病理变化。牙槽骨吸收使牙齿的支持组织丧失,牙齿逐渐松动,最终脱落或被拔除。牙槽骨是人体骨骼系统中代谢和改建最活跃的部分。在生理情况下,牙槽骨的吸收和新生是平衡的,故牙槽骨高度保持不变。当骨吸收增加、骨新生减少或两者并存时,即发生骨丧失(bone loss),使牙槽骨高度降低。

一、牙槽骨吸收的机制

近年来的研究已逐渐明确,与骨吸收有关的细胞由一系列因素来局部调节,如 IL-1、IL-6 和淋巴毒素(lymphotoxin)等。牙菌斑细菌释放脂多糖和其他产物到龈沟,刺激组织内的免疫细胞及成骨细胞释放炎症介质,激活的巨噬细胞和成纤维细胞分泌细胞因子和 PGE_2,诱导大量的破骨细胞形成和牙槽骨吸收。PGE_2 是牙槽骨吸收最有力的刺激因素,其他一些局部因素如细胞因子 IL-1、IL-6 等在牙周炎的进展和骨吸收中也发挥了重要作用。

二、牙槽骨吸收的病理

患牙周炎时,牙槽骨的吸收主要由局部因素引起,全身因素的作用尚不明确。引起牙槽骨

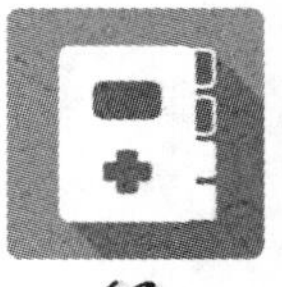

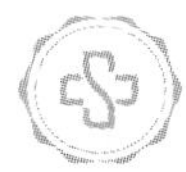

吸收的局部因素是慢性炎症和咬合创伤。炎症和创伤可单独作用或合并作用，从而决定骨吸收的程度和类型。

（一）炎症

慢性炎症是牙周炎骨破坏的最常见原因。当牙龈慢性炎症向深部牙周组织扩展到达牙槽骨附近时，骨表面和骨髓腔内分化出破骨细胞和单核-巨噬细胞，发生陷窝状骨吸收，或使骨小梁吸收变细，骨髓腔增大。破骨细胞和单核细胞是与骨吸收有关的两种细胞，破骨细胞主要去除骨的矿物部分，单核细胞在降解有机基质方面起作用。这两种细胞在动物实验性牙周炎的骨吸收表面都可见到。炎症浸润程度与骨吸收有关，但与破骨细胞数无关。

在距炎症中心较远处，即病变较缓和处，可有骨的修复性再生。在被吸收的骨小梁的另一侧，也可见到有类骨质及新骨的沉积。在牙周炎发展过程中，骨吸收和修复性再生常在不同时期、不同部位出现。新骨的形成可减慢牙槽骨的丧失速度，也是牙周治疗后骨质修复的生物学基础。

（二）创伤

在牙周炎时，常伴有咬合创伤，在受压迫侧的牙槽骨发生吸收，在受牵引侧则发生骨质新生。一般认为创伤引起的牙槽骨吸收常为垂直型吸收，形成骨下袋；而炎症则多引起水平型吸收。牙槽骨垂直型吸收也可发生于无创伤却有牙菌斑及慢性牙周炎的牙齿。在两个邻牙的牙槽骨间隔较宽处，在牙菌斑多而炎症重的一侧牙槽骨吸收多，而邻牙的炎症较轻，牙槽骨吸收较少，因此形成了垂直型吸收。

牙周组织正常时，结合上皮和牙槽骨之间的距离相对稳定，平均距离为 2 mm 左右（即生物学宽度）。

三、牙槽骨吸收的类型

在牙周炎时，同一牙的不同部位和牙面，可以存在不同形式和不同程度的牙槽骨吸收。牙槽骨的破坏方式可表现为如下几种形式。

（一）水平型吸收

水平型吸收（horizontal resorption）是最常见的吸收方式。牙槽间隔、唇颊侧或舌侧的嵴顶边缘呈水平型吸收，而使牙槽嵴高度降低，通常形成骨上袋。

（二）垂直型吸收

垂直型吸收（vertical resorption）又称角形吸收（angular resorption），指牙槽骨发生垂直方向或斜行的吸收，与牙根面之间形成一定角度的骨缺损，牙槽嵴的高度降低不多（除非伴有水平吸收），而牙根周围的骨吸收较多。垂直型吸收大多形成骨下袋，即牙周袋底位于骨嵴的根方。

骨下袋根据骨质破坏后剩余的骨壁数目，可分为下列几种。

1. 一壁骨袋 牙槽骨破坏严重，仅存一侧骨壁。这种袋常见于邻面骨间隔区，因该处的颊、舌侧和患牙的邻面骨壁均被破坏，仅有邻牙一侧的骨壁残留。一壁骨袋若发生在颊、舌侧，则仅剩颊或舌侧的一个骨壁。

2. 二壁骨袋 骨袋仅剩留两个骨壁。最多见于相邻两牙的骨间隔破坏而仅剩颊、舌两个骨壁。此外，亦可有颊邻骨壁或舌邻骨壁。

3. 三壁骨袋 袋的一个壁是牙根面，其他三个壁均为骨质，即邻、颊、舌侧皆有骨壁。这种三壁骨袋常见于最后一个磨牙的远中面，由于该处牙槽骨宽而厚，较易形成三壁骨袋。

4. 四壁骨袋 牙根四周均为垂直型吸收所形成的骨下袋，颊、舌、近中和远中四面似乎均

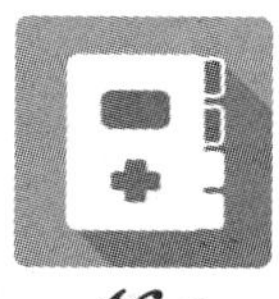
Note

有骨壁，牙根“孤立地”位于骨下袋中央，而骨壁与牙根不相贴合。因此，虽称四壁袋，实质上相当于四面均为一壁袋，该种治疗效果较差。

5. 混合壁袋 垂直吸收各个骨壁的高度不同。在牙周手术中，常可见骨下袋在近根尖部分的骨壁数目多于近冠端的骨壁数。例如，颊侧骨板吸收较多，则可在根方为颊、舌和远中的三壁袋，而在冠端则仅有舌和邻的二壁袋，称为混合壁袋。

骨下袋最常见于邻面，但也可位于颊舌面。骨下袋和骨上袋的炎症、增生和退行性变都相同，它们的主要区别是软组织壁与牙槽骨的关系、骨破坏的类型、牙周膜越隔纤维的方向。骨上袋的牙槽嵴顶和纤维附着在牙的相对根方，一般形态和构造不变，而骨下袋的牙槽骨呈垂直型或角形吸收，其牙槽嵴顶纤维束的走行也发生改变。在邻面，越隔纤维从骨下袋袋底一侧的根面沿牙槽骨斜行越过嵴顶而附着于邻牙较靠冠方的牙骨质中；在颊侧面，则主纤维束从骨下袋底部的牙根面沿牙槽骨斜行越过嵴顶而与骨外膜汇合。

（三）凹坑状吸收

凹坑状吸收指牙槽间隔的骨嵴顶吸收，其中央与龈谷相应的部分被迅速破坏，而颊舌侧骨质仍保留，形成弹坑状或火山口状缺损（图 8-5）。它的形成原因可能是邻面的龈谷区是牙菌斑易于堆积、组织防御力薄弱的部位，龈谷根方的牙槽骨易发生吸收。此外，相邻两牙间食物嵌塞或不良修复体等也是凹坑状吸收的常见原因。

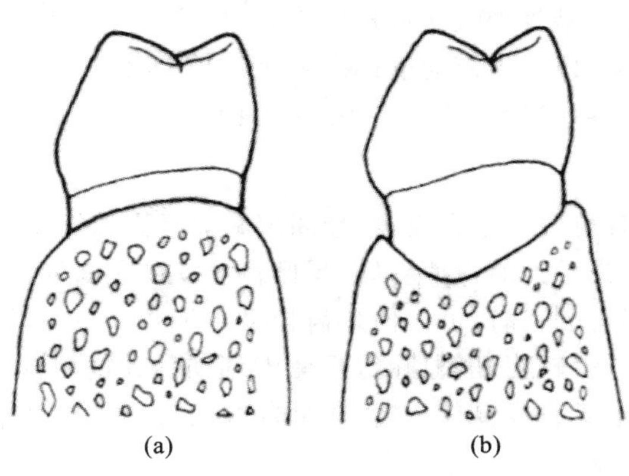

图 8-5 凹坑状吸收

(a)正常嵴顶；(b)凹坑状吸收

（四）其他形式的骨变化

由于各部位牙槽骨吸收不均匀，原来整齐而呈薄刃状的骨缘变得参差不齐。正常情况下，牙间骨隔较高，而颊舌面骨嵴较低，呈波浪形。当牙间骨隔破坏而下凹，而颊舌面骨嵴未吸收时，骨嵴呈现反波浪形的缺损。

由于外生骨疣或扶壁骨形成、适应性修复等，唇、颊面骨增生，牙槽嵴呈“唇”形或骨架状增厚。这些虽是骨组织对破坏的代偿性修复的表现，但常造成不利于牙菌斑控制的形态改变。

四、牙槽骨吸收的临床表现

牙槽骨吸收的方式和程度可以通过 X 线片来观察，但 X 线片主要显示牙齿近远中的骨质情况，而颊舌侧骨板因牙与组织重叠而显示不清晰。牙周炎的骨吸收最初表现为牙槽嵴顶的硬骨板消失，或嵴顶模糊呈虫噬状。嵴顶的少量吸收使前牙的牙槽间隔由尖变平或凹陷，在后牙则使嵴顶由宽平变凹陷，以后牙槽骨高度降低。有研究者报告牙槽骨量减少 30％以上时，才能在 X 线片上看到高度的降低。正常情况下，牙槽嵴顶到釉牙骨质界的距离为 1～2 mm，若超过 2 mm 则可视为有牙槽骨吸收。骨吸收的程度一般按吸收区占牙根长度的比例来描

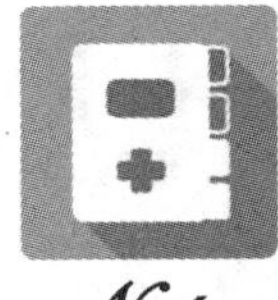

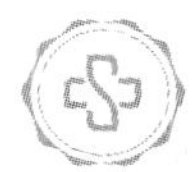

述，如吸收为根长的 1/3、1/2、2/3 等。邻面的垂直吸收在 X 线片上很容易被发现，大多数垂直吸收形成骨下袋，但在 X 线片上难以确定是几壁骨袋，只有在手术翻开牙龈后才能确定，凹坑状吸收也难以在 X 线片上显示。应该指出，良好的 X 线片投照条件及正确的投照角度是提供正确的临床诊断的保证。

第四节　牙齿松动和移位

一、牙齿松动

牙齿在生理状态下有一定的松动度，主要是水平向，也有极微小的轴向松动度，均不超过 0.02 mm，临床上不易觉察。在病理情况下，牙齿松动超过生理范围，这是牙周炎的主要临床表现之一。引起牙齿松动的原因如下。

（一）牙槽嵴吸收

牙槽嵴的吸收使牙周组织减少，是牙齿松动最主要的原因。由于牙周炎病程进展缓慢，早期牙齿并不松动。一般在牙槽骨吸收达根长的 1/2 以上时，特别是牙齿各个面的牙槽骨均有吸收时，临床冠根比例失调，使牙齿松动度逐渐增大。单根牙比多根牙容易松动，牙根短小或呈锥形者比粗而长的牙齿容易松动，邻牙丧失或接触不良者也较易松动。

（二）㓟创伤

有咬合创伤时，牙槽骨可发生垂直吸收，牙周膜间隙呈楔形增宽，牙齿松动，但单纯的创伤不会引起牙周袋的形成。当过大的力消除后，牙槽骨可以自行修复，牙齿松动度恢复正常。当患有牙周炎的牙齿同时伴有创伤时，可以使牙齿松动度明显增大。临床上若见到牙槽骨吸收不严重而牙周膜增宽，且牙齿较明显松动时，应考虑创伤存在的可能性。常见于夜磨牙、紧咬牙、早接触及牙尖干扰、过高的修复体及正畸加力过大等。急性外伤也可使牙齿松动甚至脱臼。

（三）牙周膜的急性炎症

如急性根尖周炎或牙周脓肿等可使牙齿明显松动，这是由牙周膜充血水肿及渗出所致，急性炎症消退后牙齿可恢复稳固。

（四）牙周翻瓣手术后

由于手术产生创伤及部分骨质被去除，组织水肿，牙齿有暂时性松动度增加，一般在术后数周牙齿即能逐渐恢复稳固。

（五）女性激素水平变化

妊娠期、月经期及长期口服激素类避孕药的妇女都可能有牙齿松动度增加的情况，其他如生理性（乳牙替换）或病理性牙根吸收（如囊肿或肿瘤压迫等）也可使牙齿松动。

二、牙齿移位

引起牙齿病理性移位的主要因素有两类。

（一）牙周组织的破坏

牙齿在牙弓中的正常位置有赖于健康的牙周组织及其足够的高度。牙周炎使牙槽骨吸收，牙周组织减少后，患牙所受到的力之间失去平衡，即发生了继发性㓟创伤，使牙齿向受力

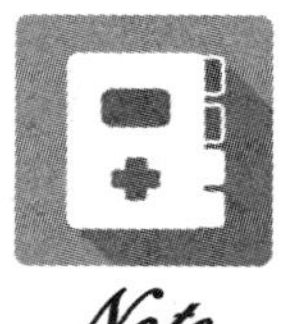
Note

的方向发生移位。牙周肉芽组织也会使患牙向殆方挺出或移位。有些牙周炎患牙在经过治疗消除牙周袋后，可以自行复位。

（二）殆力的改变

殆力的改变为施加于牙齿上的各种力的改变。正常的接触区、良好的牙齿形态及牙尖斜度、牙列的完整性、力与唇颊舌肌力的平衡等都是保持牙齿正常位置的重要因素。若上述因素出现异常，可对牙周组织产生异常的侧向力，使牙齿发生移位。邻牙缺失后长期得不到修复也会使牙齿向缺牙间隙倾斜，使对颌的牙齿过长，这些都可导致食物嵌塞、龋齿和牙周炎等。

牙齿病理性移位好发于前牙，后牙也可发生。一般向殆力方向移位较多见，常伴有牙齿扭转。侵袭性牙周炎患者常在患病早期即可发生上、下前牙的唇向移位，出现较大的牙间隙，称为扇形移位。

本章小结

牙周病是感染性炎症性疾病，临床上常表现出牙龈色、形、质的改变，牙龈出血，牙周袋形成，牙槽骨吸收，牙齿松动和移位等症状。本章要求掌握炎症对探诊深度的影响、探诊深度及附着水平的临床意义、骨上袋与骨下袋的区别。

目标检测

简答题

1. 牙周袋的分类有哪些？
2. 牙槽骨吸收的破坏形式有哪些？
3. 牙齿松动和移位的原因有哪些？

（李　咏）

参考答案

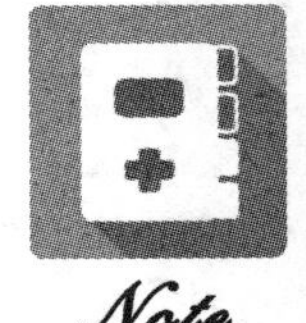

第九章　牙周病的检查及病历书写

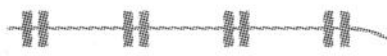

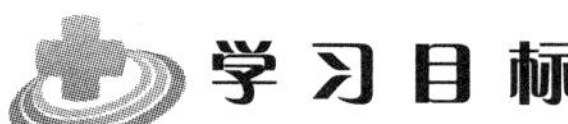

1. 掌握　病史采集，牙周组织检查，X 线检查，填写牙周记录表。
2. 熟悉　𬌗与咬合功能的检查。
3. 了解　牙周其他辅助检查方法。

本章 PPT

案例导入

患者，女 19 岁，学生，自觉上、下前牙有缝隙半年，影响美观求治。

问：

1. 问诊时应注意采集哪些病史？
2. 口腔检查时应检查哪些内容？
3. 是否需要拍 X 线片？为根尖片还是全口曲面体层片？
4. 检查完患者后病历该如何书写？

第一节　牙周病的检查

当患者初次就诊时，采集全面的病史和检查尤为重要，并在随后的复诊时进行完善更新。

一、病史采集

病史采集是牙周病检查和诊断的重要组成部分，为临床医患交流提供了良好机会。用患者易懂的语言，全面地询问病史，进行仔细的临床检查并寻找危险因素，将所得的资料进行综合分析，让患者充分知情，并取得患者的同意和配合。

1. 主诉、牙周病病史采集　从主诉、病史收集的信息，了解患者就诊的目的。主要包括：患者意识到疾病后的持续时间；判断疾病是否仅仅是局限性的或是否存在系统因素；症状的性质是否随时间发生改变；是否有任何加剧或缓解症状的因素；患者是否曾接受过对此疾病的治疗，治疗时间及治疗效果如何；口腔卫生习惯，如刷牙方法、次数及其他口腔卫生措施，同时还应询问家族成员的牙周病病史。

2. 全身病史采集　接诊时先观察患者的一般情况，如精神状态、有无急性病容、神志是否清楚等。询问患者是否有过体检，已确诊患何种全身疾病，是否服药，服药的种类、剂量及服药持续时间等。

内分泌系统疾病：询问患者是否有糖尿病及相关的症状，何时确诊，是否治疗等。育龄妇

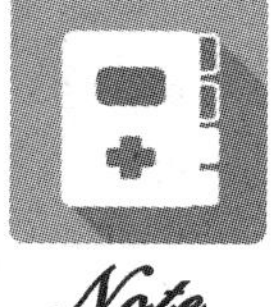

女应询问月经史，是否怀孕，是否有长期服用避孕药。

出血性疾病：询问是否有自发性出血或是轻微创伤后出血不止，是否曾确诊为某种血液病。

心血管疾病：是否已确诊为心血管疾病，冠心病还是风湿性心脏病，高血压史及服药情况如何。

感染性疾病：是否曾患有肝炎，是否曾患结核病，是否有 HIV 感染的易感因素等。

过敏史及嗜好：吸烟史及吸烟量如何，是否对某种食物或药物过敏。

3. 口腔病史采集 询问牙周组织以外的口腔疾病情况：是否有夜磨牙史，是否有颞下颌关节病及治疗情况如何，是否有吐舌、口呼吸等不良习惯，正畸治疗史及义齿修复情况等。

了解口腔其他疾病的历史，如牙体牙髓病（根尖周炎）、黏膜病（口腔黏膜白斑、扁平苔藓、天疱疮等）、颌骨外伤、颌骨肿瘤等。

4. 牙周病病史采集 主要通过问诊收集病史，了解患者就诊的目的，详细询问牙周病的主要症状及发生时间、可能的诱因、发展过程、以往治疗经过及疗效、口腔卫生习惯，如刷牙方法、次数及其他口腔卫生措施。

二、牙周组织检查

（一）口腔卫生状况检查

1. 菌斑检查

1）直接观察法 通过肉眼或是口镜反光观察，或用探针尖端侧划牙面。以 Silness 和 Löed 菌斑指数记录。该指数着重评价近龈缘区菌斑的厚度和量，不单纯看菌斑的分布范围。检查时不需要借助菌斑显示剂，用气枪吹干牙面后，肉眼直接观察并用探针尖端探划牙面，确定龈缘附近牙面的菌斑量。指数分级标准（图 9-1）如下。

（1）0—近龈缘处的牙面上无菌斑。

（2）1—龈缘区的牙面有薄的菌斑，但视诊不可见，若用探针尖的侧面可刮出菌斑。

（3）2—在龈缘或邻面可见中等量菌斑。

（4）3—龈沟内或龈缘区及邻面有大量软垢。

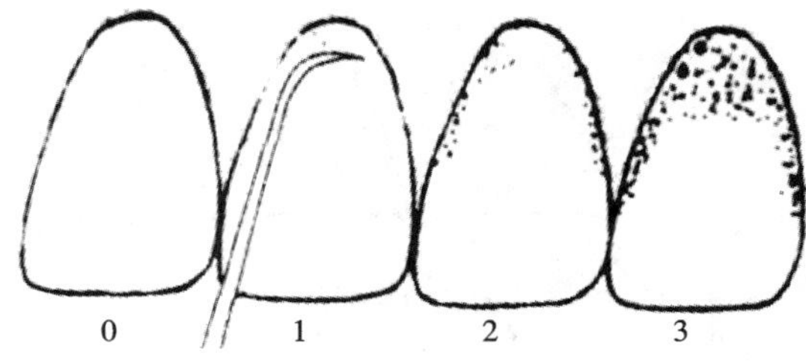

图 9-1 菌斑指数

2）菌斑显示法 用菌斑显示剂对菌斑染色后，观察菌斑的量和分布。

（1）常用菌斑显示剂 1%或 2%碱性品红，5%藻红（四碘荧光素钠）溶液，4%酒石黄溶液。

（2）染色方法 将蘸有菌斑显示剂的小棉球或棉签在龈乳头处轻轻挤压，使菌斑显示剂扩散至整个牙面，完成后用清水漱口。切忌用蘸有菌斑显示剂的小棉球或棉签在牙面涂擦，因其会改变菌斑的原始状态，不能真实反映菌斑的量和分布状况。

（3）临床常用菌斑指数对菌斑进行评价 双变数（有或无）指数（O'Leary 1967）：菌斑染色后用菌斑牙面数占所有检查牙面数的比例来表示患者的菌斑水平，临床上常用于评价患者

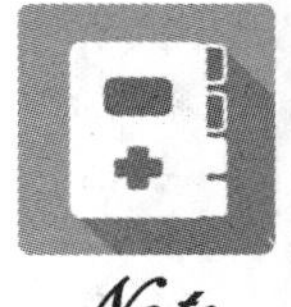

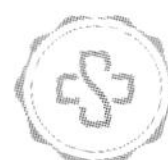

的菌斑控制情况。每颗牙为 4 个面，记录每个牙面菌斑的有或无，然后计算有菌斑牙面的百分率。菌斑百分率＝有菌斑牙面数/(受检牙数×4)×100％。一般以有菌斑的牙面数不超过总牙面数的 20％为口腔卫生较好的指标。

覆盖率指数(Turesky 1970)：由 Quigley 和 Hein 于 1962 年提出，1970 年 Turesky 等对其进行了修改，菌斑染色后，依据菌斑覆盖牙面的多少来对其做出评价。指数分级标准(图 9-2)如下。

(1) 0—牙面无菌斑。

(2) 1—牙颈部龈缘处有散在的点状菌斑。

(3) 2—牙颈部菌斑宽度不超过 1 mm。

(4) 3—牙颈部菌斑覆盖面积超过 1 mm^2，不足牙面 1/3。

(5) 4—菌斑覆盖面积在牙面 1/3 与 2/3 之间。

(6) 5—菌斑覆盖面积占牙面 2/3 以上。

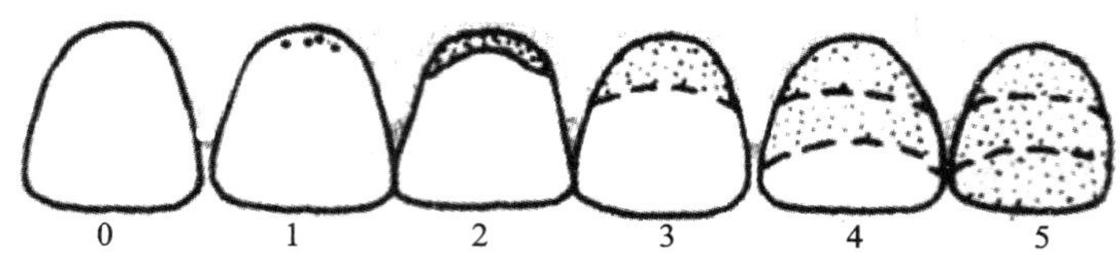

图 9-2　Quigley-Hein 菌斑指数改良法

2. 结石检查　以龈缘为界，牙石可人为地分为龈上牙石和龈下牙石，实际上龈上牙石和龈下牙石是连续的。临床上要观察牙石是否存在、量的多少以及其分布。牙石的量可以用牙石指数来表示(图 9-3)。

(1) 0—无牙石。

(2) 1—龈上牙石覆盖牙面不超过 1/3。

(3) 2—龈上牙石覆盖牙面介于 1/3 与 2/3 之间和(或)龈缘有斑点状龈下牙石。

(4) 3—龈上牙石超过牙面 2/3 和(或)龈缘龈下牙石连续成片。

临床上常用＋、＋＋、＋＋＋表示牙石的多少，＋表示牙石附着在颈部不足牙冠的 1/3；＋＋表示附着超过 1/3，但不足 2/3；＋＋＋表示附着超过牙冠的 2/3。

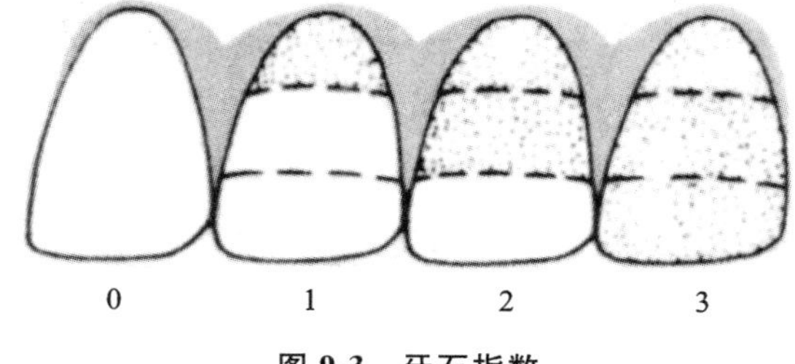

图 9-3　牙石指数

(二) 牙龈检查

检查牙龈的色、形、质，探诊是否出血及检查牙龈附着情况等。

1. 健康牙龈　正常牙龈呈粉红色，边缘菲薄，呈刀刃状，紧贴在牙颈部，牙龈质地坚韧而富有弹性，用探针探测龈沟时不会出血。正常生理情况下，牙齿刚萌出时，牙龈缘位置在釉质上，随着年龄的增长，龈缘位置可移至釉牙骨质界，到老年时龈缘可位于牙骨质面，在外观上出现牙龈退缩。

2. 炎症牙龈　牙龈有炎症，牙龈颜色变鲜红色或暗红色，质地松软而失去弹性，牙龈肿胀，边缘厚钝，甚至肥大增生，促使菌斑堆积，更加重了龈炎。当探诊检查时，牙龈易出血。临

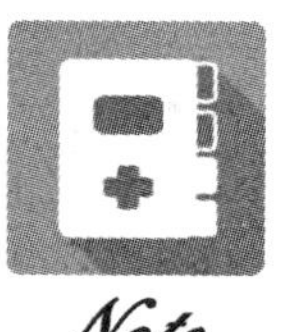

Note

床上用于反映牙龈炎症的牙龈指数，可以比较准确而客观地判断牙龈炎症情况。

1）牙龈指数(gingival index，GI) 由 Löe 和 Silness 提出的牙龈指数，按牙龈病变的程度分级，检查时仅将牙周探针放到牙龈边缘龈沟开口处，并沿龈缘轻轻滑动，牙龈组织只被轻微地触及。具体记分标准如下。

(1) 0—牙龈健康。

(2) 1—牙龈有轻度炎症，牙龈颜色有轻度改变并轻度水肿，探诊不出血。

(3) 2—牙龈有中度炎症，牙龈色红，水肿光亮，探诊出血。

(4) 3—牙龈有严重炎症，牙龈明显红肿或有溃疡，并有自动出血倾向。

2）出血指数(bleeding index，BI) 用钝头牙周探针轻轻探入龈沟或袋内，取出探针 30 s 后，观察有无出血和出血程度。具体记分标准如下。

(1) 0—牙龈健康，无炎症或出血。

(2) 1—牙龈有轻度炎症，探诊不出血。

(3) 2—牙龈有轻度炎症，探诊后点状出血。

(4) 3—牙龈有中度炎症，探诊出血沿牙龈缘扩散。

(5) 4—牙龈有中度炎症，探诊出血并溢出龈沟。

(6) 5—牙龈有明显炎性肿胀，探诊出血或自动出血。

3）探诊出血 根据探诊后有无出血，记录牙周探诊出血(BOP)阳性或阴性，被作为指示牙龈有无炎症的较为客观的指标。

操作方法：一种是用钝头牙周探针的尖端置于龈缘下 1 mm，轻轻沿龈缘滑动后观察片刻看有无出血，此法只能反映龈缘的炎症状况，对于牙周袋深度大于 4 mm 的牙周袋位点探诊出血的阳性检出率低于探袋底法。另一种方法是轻轻探到袋底或龈沟底，取出探针后观察 10～15 s 看有无出血，此种方法称为探袋底法，须特别需要注意探诊时的压力。

(三) 牙周探诊

牙周探诊是牙周病，特别是牙周炎诊断中最重要的检查方法，其主要目的是了解有无牙周袋或附着丧失，并探测其深度和附着丧失。牙周袋深度是指龈缘到袋底的距离，附着丧失是指釉牙骨质界至袋底的距离。

1. 牙周探诊工具 临床上常用的牙周探针顶端为钝头，顶端直径为 0.5 mm，探针上可有刻度。

(1) Williams 探针：刻度为 1、2、3、5、7、8、9、10 mm。

(2) UNC15 探针：每 1 mm 均有刻度标记，每 5 mm 有加粗的颜色标记。

(3) CPI 探针：尖端为一直径为 0.5 mm 球状体，刻度标记分别为 3.5、5.5、8.5、11.5 mm。

(4) 非金属探针：每 1 mm 均有刻度标记，每 5 mm 有加粗的颜色标记，常用于种植体探诊，防止对种植体表面产生划痕。

2. 牙周探诊方法

(1) 采用改良握笔式握持探针，探诊时支点要稳。

(2) 探入力量要轻，可在天平秤上体验探入力量的大小，还可将探针插入指甲缝，当指甲变白或有痛感时，即为力量。

(3) 探针应与牙体长轴平行，即颊舌向和近远中向均要平行，顶端紧贴牙面，避开牙石，直达袋底。

(4) 在检查邻面时，要紧靠接触区探入，探针可稍向对侧倾斜以便探入接触点下方的龈谷处，不可不倾斜，也不能过度倾斜。

(5) 以提插的方式移动探针，如“走步”样沿牙面探查，以发现牙周袋的形态。

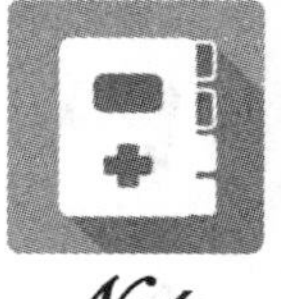

(6) 全口牙齿探诊时，要按照一定顺序进行，通常的顺序如下：18 或 17 颊远中→27 或 28 颊远中→27 或 28 舌远中→17 或 18 舌远中；48 或 47 颊远中→37 或 38 颊远中→37 或 38 舌远中→47 或 48 舌远中。牙周探诊要能反映牙周袋在牙面的分布，每颗牙通常记录六个代表位点：颊侧远中、中央、近中，舌侧远中、中央、近中(图 9-4)。

3. 牙周探诊内容及记录

1) 探诊深度(probing depth，PD)　临床上的实际深度，即进入龈缘下牙周探针长度的数值。影响探诊深度的因素包括探诊的力量和角度、牙龈的炎症状况、探针本身的粗细及尖端的形态。牙周袋深度(pocked depth，PD)指从龈缘到组织学袋底(结合上皮最冠方)的距离，这是一个组织学的概念，临床上很难获得(图 9-5)。

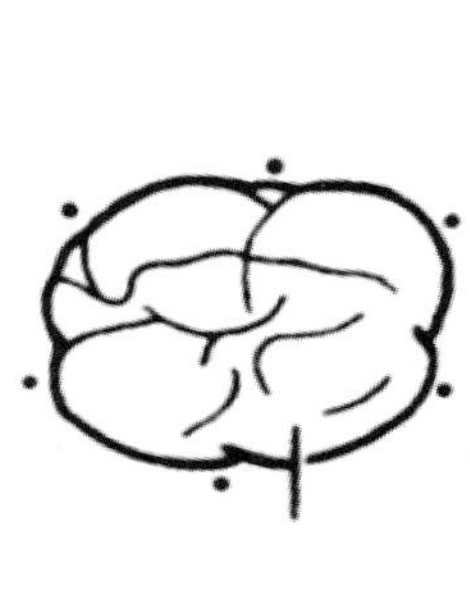

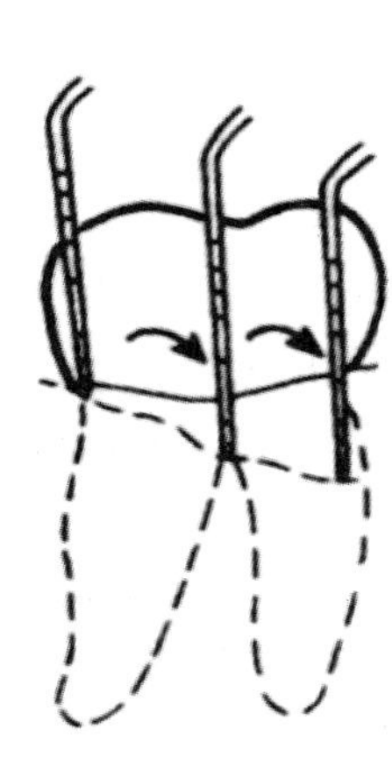

图 9-4　牙周探诊的位点及方法

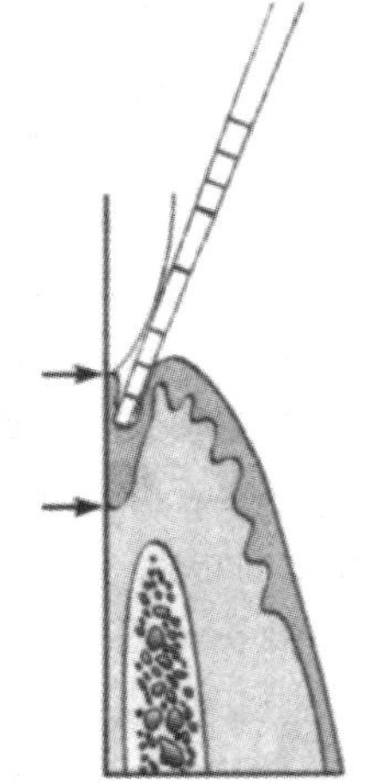

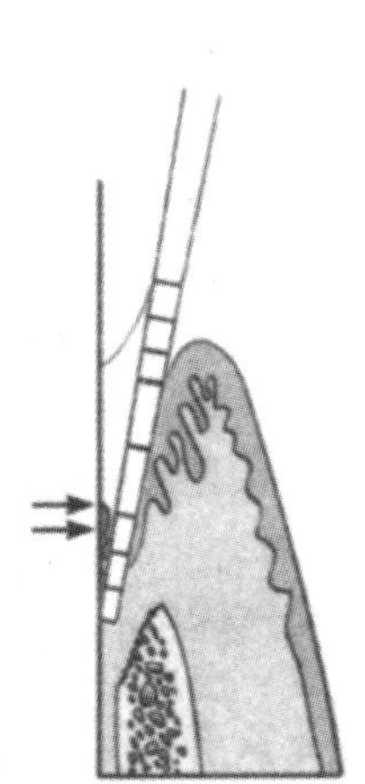

图 9-5　牙周袋探测示意图

2) 附着丧失　袋底到釉牙骨质界的距离，是反映牙周组织破坏的客观指标。临床上探诊深度有时不能准确反映牙周组织的实际破坏。例如，药物性牙龈增生患者，牙龈向冠方增生形成假性牙周袋，探诊深度可以大于 4 mm，而实际却无牙周组织的破坏。牙周炎伴有牙龈退缩的患者，以探诊深度作为判断牙周组织破坏的指标，只会低估了牙周组织的破坏程度。因此附着丧失的评价对制订治疗计划、确定手术与否及手术方案的制订、预后估计及疗效判断均有意义。

临床附着丧失的计算(图 9-6)：当釉牙骨质界在牙龈缘之上时，附着丧失＝探诊深度＋牙龈退缩(釉牙骨质界到龈缘的距离)；当釉牙骨质界在牙龈缘之下时，附着丧失＝ 探诊深度－牙龈退缩。

(四) 牙齿松动度检查

正常情况下，牙有轻微的生理性松动度，主要是水平方向的松动度。患有牙周炎时，牙槽骨吸收、咬合创伤、急性炎症及其他牙周支持结构的破坏使牙的松动度超过了生理性松动度的范围，出现了病理性的牙松动。

1. 检查方法　前牙用牙科镊夹住切缘，做唇舌向方向摇动；在后牙，闭合镊子，用镊子尖端抵住𬌗面窝，向颊舌或近远中方向摇动。

2. 检查结果记录　常分为三度记录。

1) 以松动幅度计算　Ⅰ度松动：松动度超过生理松动度，但松动幅度在 1 mm 以内。Ⅱ度松动：松动幅度为 1～2 mm。Ⅲ度松动：松动幅度大于 2 mm。

2) 以牙冠松动方向计算　Ⅰ度松动：只有颊(唇)舌(腭)方向松动。Ⅱ度松动：颊(唇)舌(腭)方向松动，伴有近远中方向松动。Ⅲ度松动：颊(唇)舌(腭)方向松动，伴有近远中方向松

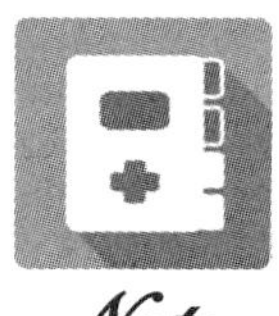
Note

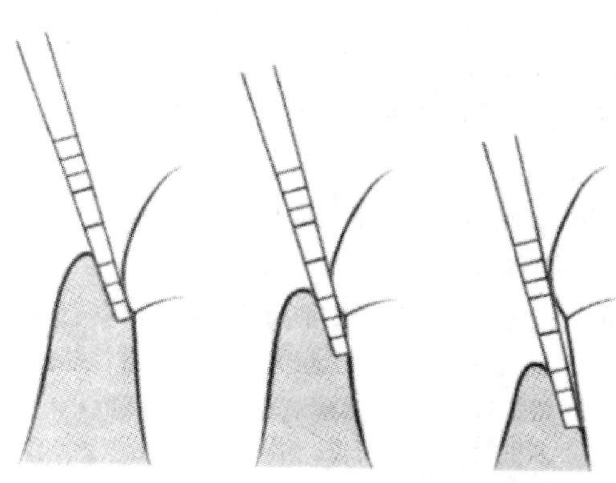

图 9-6 附着丧失示意图

动和垂直向松动。

三、𬌗与咬合功能检查

𬌗创伤就是因为早接触、𬌗干扰等使牙承受的𬌗力过大或产生侧向力，而使牙周组织出现的损伤。过大的𬌗力超出牙周组织的适应能力，而侧向力可使牙周组织承受不均匀的压力或张力，两者均可以使牙周组织发生病理改变、牙体硬组织磨耗或牙根吸收、颞下颌关节功能紊乱、咀嚼肌群痉挛疼痛。

（一）𬌗检查

1. 牙尖交错𬌗 应观察下颌位置是否在正中位，上、下颌牙是否达到最广泛且密切接触的𬌗关系，上、下前牙的中线是否一致，有无牙列拥挤或牙错位、扭转，有无深覆𬌗、深覆盖或反𬌗、对刃𬌗、锁𬌗等，𬌗磨耗程度是否均匀。

2. 早接触检查 当下颌从休息位置慢慢向上移到上、下牙发生接触时，如果只有少数牙甚至个别牙接触，而不是广泛的密切接触，这种个别牙的接触，称为早接触。检查咬合有无异常时，首先要检查有无早接触及早接触的位置。

3. 𬌗干扰的检查 在前伸咬合达到前牙切刃相对的过程中，后牙一般无接触，若后牙有𬌗接触，则称为前伸𬌗干扰。侧方咬合时，工作侧牙接触，非工作侧牙一般无接触，若有𬌗接触，则为侧方𬌗干扰。

检查前伸𬌗干扰时，可用牙线或用镊子夹玻璃纸条放在后牙区，若前伸时后牙能咬住牙线或玻璃纸，则说明后牙有𬌗干扰。检查侧方𬌗干扰时，可将牙线或玻璃纸放在非工作侧，当下颌侧向运动时，若非工作侧能咬住牙线或玻璃纸，说明非工作侧有𬌗干扰。

（二）𬌗检查的方法和步骤

在检查前必须调节好椅位，使患者坐正，双眼正视前方，并教会患者正确地进行各种咬合运动，方法步骤如下。

1. 视诊 通过视诊初步确定𬌗关系、有无早接触或𬌗干扰等，再用其他方法进一步确定位置。

2. 扪诊 用示指的指腹轻按于可疑患牙唇（颊）面近颈部，让患者做咬合运动，手指感到有较大的震动或松动度的牙，可能有早接触的存在。但若早接触的牙不松动，不一定有明显的震感。

3. 咬合纸法 擦干可疑牙𬌗面，将薄的咬合纸放于可疑牙𬌗面上，令患者做正中咬合，然后取出咬合纸检查，正常情况下在𬌗面的蓝色（红色）印记比较均匀，如果出现浓密的蓝点（红点）且范围较大，甚至将纸咬穿，在牙面上可见中心白点而周围为蓝色（红色），此点即为早

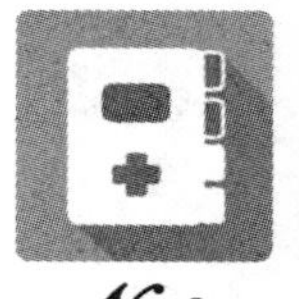

接触点。

4. 蜡片法 用厚度均匀的薄蜡片，烤软后放在可疑患牙的𬌗面，令患者做正中咬合，待蜡片冷却后取出，然后对光透照检查蜡片上的咬合印记，若有非薄透亮甚至穿孔区，即为早接触点。

5. 牙线 主要用于检查有无𬌗干扰存在，按上述检查法确定有𬌗干扰的牙位后，进一步用其他方法确定该牙上的𬌗干扰部位。

6. 研究模型 对复杂而一次不易查清的创伤性𬌗，可制备研究模型，将𬌗关系转移到𬌗架上做进一步检查分析。

（三）食物嵌塞

在咀嚼过程中，咬合力可使食物碎块或纤维嵌入相邻两牙的牙间隙内，称为食物嵌塞。

根据食物嵌塞的方式可分为水平型和垂直型食物嵌塞两类。

1. 水平型食物嵌塞 常见为龈乳头退缩后食物嵌塞，龈外展隙中可见团块食物残渣，或有龈缘充血。

2. 垂直型食物嵌塞 患者能明确指出牙位，并常见邻间隙内嵌有纤维性食渣。检查𬌗面及边缘嵴有无磨损、斜嵴是否改向、邻面接触区是否增宽、颊舌外展隙是否变窄、对颌牙齿有无充填式牙尖或尖锐边缘嵴，有无牙齿松动、移位、缺牙或排列不齐等情况，并用探针检查食物嵌塞部位有无纤维性食物残渣、牙齿有无邻面龋等。

四、放射影像学检查

X 线片是牙周炎诊断和疗效评估的一个重要的依据，但应与临床检查相结合，做出综合的分析和判断。

（一）牙周组织的常用 X 线片投照方法

牙周组织的 X 线检查常用三种投照方法，分别为根尖片、𬌗翼片及全口曲面体层片。观察全口牙及牙周组织可以拍摄全口曲面体层片，可观察全口牙槽骨吸收方式和程度，还能对上下颌骨、双侧髁突进行比较全面的观测，但显示细微结构较根尖片差，再加上有时断层与牙槽骨厚度不完全吻合，必要时需再加拍某个牙位的根尖片。

（二）X 线片可观察的内容

1. 牙槽骨高度 在牙根周围的固有牙槽骨表现为连续阻射的白线状致密影，又称为硬骨板。骨松质的骨髓腔呈透射，骨小梁呈阻射、相互交织成网状。正常牙槽嵴顶位于釉牙骨质界的根方 1～2 mm，不超过 2 mm，这是确定有无骨吸收的重要参照标志。在标准根尖片上，当牙槽骨嵴顶到釉牙骨质界的距离超过 2 mm 时，牙槽骨高度降低，则可认为有牙槽骨吸收。牙槽骨吸收的程度以牙根长度（釉牙骨质界到根尖的距离）为标准，记录牙槽骨吸收占根长的 1/3、1/2、2/3，或记录牙槽骨嵴顶位于颈 1/3、中 1/3、根尖 1/3 处。

2. 牙槽骨吸收类型 分为水平型吸收与垂直型吸收。水平型吸收为牙槽骨高度呈水平状降低，骨吸收面呈水平状或杯状凹陷。前牙因牙槽嵴窄，多呈水平型吸收。垂直型吸收为 X 线片显示骨的吸收面与牙根间有一锐角形成，又称角形吸收，多发生牙槽间隔较宽的后牙。

3. 牙槽骨吸收的范围 确定骨吸收的范围对于诊断牙周病是有帮助的，如侵袭性牙周炎为广泛型还是局限型主要依据骨吸收的范围来判断。

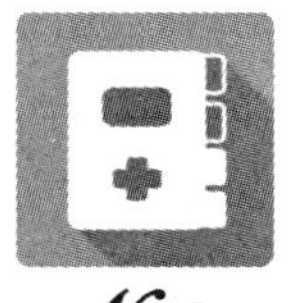
Note

4. 硬骨板情况 正常时硬骨板清晰而连续。牙周炎、𬌗创伤时硬骨板连续性可中断、模糊甚至消失。牙周治疗后，如果硬骨板出现说明牙周破坏停止，疾病进入静止期。经过牙周治疗后硬骨板的出现也是慢性牙周炎患者可以开始正畸矫治的一个比较可靠的标准。

5. 牙周膜间隙 正常时牙周膜间隙窄而均匀，宽度为 0.18～0.25 mm，在 X 线片上有一定的空隙，在殆创伤存在的情况下牙周膜间隙增宽。

6. 骨小梁 观察骨小梁的密度及排列方向。

7. 根分叉病变 在Glickmam分度中，Ⅱ度根分叉病变中在X线片一般仅显示分叉区有局限的牙周膜增宽，或是骨质密度有小范围的降低；下颌磨牙的Ⅲ度、Ⅳ度病变在X线片上可见完全的透影区。

8. 其他内容

1）根形态 是否为锥形根或弯曲根，部分侵袭性牙周炎患者的牙根尖细。

2）根裂 根纵裂还是横裂。

3）根长度 釉牙骨质界到根尖的长度。牙根短的牙齿一旦出现牙周破坏很容易到达根尖，预后不好，临床上往往更关注牙根在牙槽骨中的实际长度。

4）牙体治疗情况 牙体充填情况、根管治疗情况等。

五、其他辅助检查方法

牙周病的变化和发展是不规律的，并非一个持续的过程，既有急性快速发展变化，又有治疗后复发的可能。但不同严重程度的牙周病损可以出现同一临床症状，如探诊出血可以发生于附着丧失或探诊深度浅的牙龈炎部位，也可发生于具有深牙周袋的部位，它仅反映出炎症状况，但并不能反映出实际的组织病损程度，这就需要做进一步的检查，以确定病变的性质。随着相关学科的迅速发展，牙周病的一些新的辅助诊断方法对于揭示疾病的本质、程度，优化治疗计划、评价疗效和在维护期的监测等具有重要意义，医师可以根据科学研究的需要和自己的工作条件酌情选用。以下介绍一些辅助诊断的方法。

（一）牙周微生物学检查

对大多数牙周病患者来说，彻底清除菌斑、牙石，多能取得良好效果，因此不需要做微生物检查鉴定病原菌。但有少数牙周炎（尤其是侵袭性牙周炎）患者对常规治疗反应欠佳，或病情不易控制，需要寻找优势病菌，并使用针对性的抗菌药物，治疗后还要检查该细菌的消除情况。对这些患者需要进行微生物的检查，可以根据条件选用下列方法。

1. 培养法 细菌培养法是微生物检查的"金标准"，可用于细菌分类，生物学特性、药敏、致病性、细菌毒力等研究。由于牙周炎是厌氧菌为主的感染，其培养条件要求比较高，所需周期比较长。从龈下菌斑中培养出某种细菌，可以确信其确实存在，反之却不能成立，由于体外很难模拟出体内的实际情况，从龈下菌斑中没有培养出某种细菌，并不能得出龈下没有这种细菌的确切结论。

2. 龈下菌斑涂片检查法

1）刚果红负染色法

（1）原理 酸性染料刚果红将背景染色，菌体不着色。

（2）方法 用无菌刮匙刮取龈下菌斑，置于滴有2%刚果红水溶液的载玻片上，均匀涂开呈薄层，自然干燥后，在盛有浓盐酸的广口瓶上熏至呈深蓝色，然后镜检，此方法可以观察到微生物的形态。

2）暗视野显微镜检查法

（1）原理 可观察细菌形态和活细菌的运动，较传统的涂片染色法简便、快速，能在椅旁进行检测。

（2）方法 用无菌刮匙刮取龈下菌斑，加入含有1%明胶的生理盐水中，制成悬液，在暗视野显微镜油镜下观察多个视野，根据微生物形态和运动能力将其分为球菌、能动菌、螺旋体及其他菌，计算每类细菌所占的比例。牙周健康处球菌比例高，螺旋体和能动菌的比例低，该方

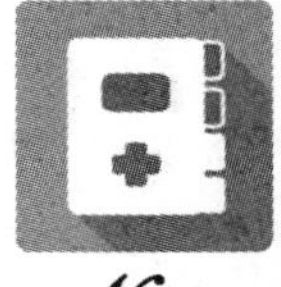

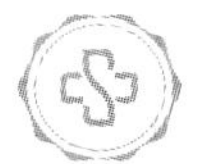

法可用于临床研究和疗效观察。

3. 免疫学技术 免疫荧光法用特异性细菌抗体选择性地与菌斑中相应的细菌抗原结合，通过荧光标记抗体，在荧光显微镜下呈现出荧光者为阳性，表明有该特异性细菌的存在，其阳性检出率与培养法的符合率为 80%～100%。

酶联免疫吸附试验（ELISA）：用 ELISA 检测某种牙周致病菌时，将特异性抗体吸附于固相载体上，加入待检样本和酶结合物，再利用酶催化其底物呈颜色反应，来检测菌斑抗原，即待检样本中有某种牙周致病菌的存在。

4. DNA 探针技术 该技术又称分子杂交技术，是利用 DNA 分子的变性、复性以及碱基互补配对的高度精确性，对某一特异性 DNA 序列进行探查的新技术。此法的优点是特异性强、快速、省时，可用于细菌的分类和菌种的鉴定。

5. 聚合酶链反应（PCR） 利用 DNA 聚合酶，以目标细菌的某个 DNA 片段寡聚核苷酸等为引物，扩增该 DNA 片段，可在短时间内得到大量的特定基因或 DNA 片段。PCR 方法用于检测微生物应注意的最大问题是污染问题，极微量的污染就可以导致假阳性结果。

（二）压力敏感探针检查

由于使用普通牙周探针时，探诊的力量难以控制，再加上探诊角度的误差，探诊欠准确，重复一致性欠佳，尤其当纵向观察一部位的 PD 变化时，可靠性略受影响，为了控制探诊力量，并使误差减到最小，可通过电子装置来辅助进行牙周探诊，如 Florida 探针、Alabama 探针等压力敏感探针。其特点如下：一是恒定地控制探诊的力量，以保证每次探查时均使用统一的压力，可以避免因压力差异所造成的探诊结果误差，因而重复性好；二是探诊结果可直接输入并储存在计算机内，使用比较方便；三是有附着水平的参考标志，包括自动定位釉牙骨质界或以可重复的咬合边缘做支撑和标志。

（三）X 线数字减影技术和牙科 CT 检查

自 20 世纪 80 年代 X 线数字减影技术被引入牙周病领域后，牙片数字减影已被越来越多地用来作为检查牙槽骨动态变化的客观手段。其基本原理是在计算机辅助下，对同一部位不同时间拍摄的一系列 X 线片进行处理，将有意义的图像从不相关的影像（如正常无变化的组织影像）中分离出来，减去所有不变的结构，将特征性的结构变化显示出来。

牙科 CT 又称为锥形束计算机化断层摄影技术（cone beam computed tomography，CBCT），应用于口腔牙齿及牙周检查有独特优势，由 X 线管在一定时间内围绕头部行 360°旋转，获得 360 幅 X 线平片原始数据，再通过计算机设定不同的层厚及运行程序，在任何方向上进行包括轴位图像、冠状位图像、矢状位图像和曲面成像的重建，并可以在扫描范围内得到任何方向、任何层面及任意间隔的截面图。

（四）牙齿松动度检查

用常规的手持牙科镊子检测牙齿的松动度带有很大的主观性，且重复性差。牙齿松动度测量仪提供了相对客观的指标，其原理是用一恒速的小圆柱轻微快速冲击牙面，仪器能以数字显示牙周膜对该冲击力的阻力，牙齿越松则阻力越小，显示数值越大。

第二节　牙周病病历书写

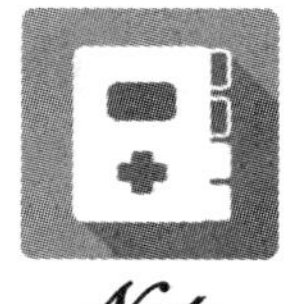
Note

病历是检查、诊断和治疗工作的全面记录，是总结经验、评价医疗质量和进行科学研究的重要依据和原始资料，在特定条件下，它还是法律裁定的正式依据，因此必须以严肃认真的态度写好病历。病历书写要求正规而又扼要，内容要准确，项目齐全，书写清楚，不得涂改。对于牙周专科病历，还有一些特殊的指标和变化情况应予以记录，主要内容应围绕牙周病的演变和治疗过程以及与口腔其他疾病的关系进行记录，与牙周病相关的全身病也应予以记述。用图表或文字的形式将患者每颗牙的牙周组织破坏情况记录下来，有利于牙周病的疗效评估及牙周病患者复查时进行对比，必须认真记录。

一、病史

应以牙周病病史为主，同时包括相关的口腔病史及系统病史，应包括主诉、现病史、既往史、家族史。主诉是指主要疾病的部位、症状和时间，力求一句话简明表述。现病史为对主诉的进一步陈述，包括主诉及其相关的自觉症状，依先后次序记述从发病到就诊时的病情演变过程，着重记述现阶段的情况以及患者自觉认为可能的病因及诱发因素，曾做何种治疗及其疗效等。既往史、家族史及系统病史则有选择地记录与主诉及牙周病有关的部分。

二、检查内容

检查以对牙周组织改变的观察为主，同时也应对口腔其他相关部位做全面的检查，还应做必要的生化检验等相关辅助检查，检查内容包括如下几点。

1. 牙周组织　病历书写的主要检查内容，详见本章第一节。

2. 口腔黏膜　某些病损如溃疡、斑纹、色素沉着等同时涉及牙龈及其他口腔黏膜，需要全面检查。

3. 牙及其周围组织　龋齿、牙髓及根尖周病变与牙周病关系非常密切，如邻面龋引起的食物嵌塞、慢性根尖周炎引起的牙龈窦道等都直接或间接影响牙周组织的健康，并影响着病损的转归。

4. 颞颌关节　牙周患者也有殆关系的异常，如深覆殆、磨牙症等患者可出现颞颌关节的不适或弹响等症状，因此必要时可请专科医师会诊。

5. 其他检查　根据病情需要可做其他检查，如血液学化验，包括血糖、血细胞分析、血脂等生化指标的检测。

牙周病常常涉及多颗牙，检查指标多，因此需要常规对全牙列的所有牙齿按牙位将探诊深度、附着丧失、炎症程度、出血情况、根分叉病变、牙齿松动等数据记录在牙周检查专用表或图上，必要时还可以画出牙周袋深度及牙槽骨吸收的示意图，使病情一目了然。

三、病历书写

1. 首诊病历　在记录一般病历各项内容（姓名、性别、出生年月、出生地、民族、籍贯、职业、邮编、地址、电话、门诊号、X 线片号、就诊日期等）之后，记录所采集的各项病史，并记录前面所述各项牙周检查内容的结果。格式及简要要求如下。

主诉：

现病史：

既往史：

家族史：

牙周检查所获得的各项结果：包括牙周检查的各项内容结果，简要归纳如下。

口腔卫生状况：菌斑、软垢、牙石的量与分布。

其他不良刺激物：不良修复体，食物嵌塞等。

牙龈组织情况：牙龈的色、形、质、出血（包括探诊出血）情况，有无溢脓、牙龈退缩、附着龈

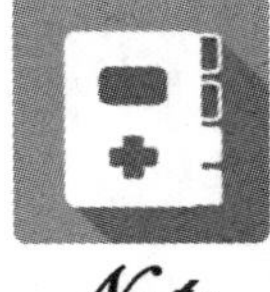

过窄等。

不同牙的探诊深度(袋深度)、有无附着丧失及附着丧失的量以及牙周袋的位置、范围等。

磨牙有无根分叉病变,若有,其程度如何。

牙齿有无松动和移位。

咬合关系:关系有无异常、有无咬合创伤等。

如有 X 线片,则应观察并描述牙周组织在 X 线片上的表现。如果尚无 X 线片,则拍片后在复诊时观察并描述 X 线片的表现。

其他口腔、颌面部情况以及口腔黏膜、牙体疾病、牙列缺损、修复体情况等,必要的化验检查或活检结果。

诊断:

初步治疗设计:

处理:记录当日处理内容

签名:

复诊时间

2. 复诊病历

复诊(主诉):上次治疗后的反应及存在的主要问题。

检查:治疗后牙周组织的愈合情况,目前存在的问题。

治疗计划有无改变。

处理:记录当日处理内容。

签名:

复诊时间

[病历示例一]

初诊,日期

患者,女性,22 岁,学生。

主诉:刷牙出血一年余,加重一周伴口腔异味。

现病史:患者一年前刷牙时牙龈有少量出血,出血可以自行止住。自认为是“上火”,曾自服牛黄上清丸、维生素 C 及头孢拉定片未见明显效果。近 1 周出血加重,晨起有口腔异味,故来我院就诊。无特殊嗜好,每日刷牙 2 次,每次 1～3 min,横刷法。

既往史:否认肝病、血液病、糖尿病等慢性病史,否认药物过敏史。

家族史:父母身体健康。

口腔检查:口腔卫生不良,牙面沉积大量软化,牙石(+)。牙龈呈暗红色,牙龈边缘肿胀,龈乳头圆钝,质地松软,表面光亮,探诊易出血,龈沟探诊深度为 2～3 mm,未探及附着丧失。松动度(-),叩痛(-),咬合关系正常。

辅助检查:血象检查未见异常,X 线片显示全口牙槽骨未见吸收。

初步诊断:慢性龈炎。

治疗计划:

(1) 口腔卫生宣教:掌握 Bass 刷牙方法、牙线使用方法等。

(2) 牙周基础治疗:龈上洁治术。

(3) 定期复查:牙周治疗后,每隔 3～6 个月定期复查。

处理:

(1) 口腔卫生宣教:指导 Bass 刷牙方法、牙线使用方法。

(2) 超声波龈上洁治,3% H_2O_2 冲洗,抛光,上碘甘油。

医师签字:※※※

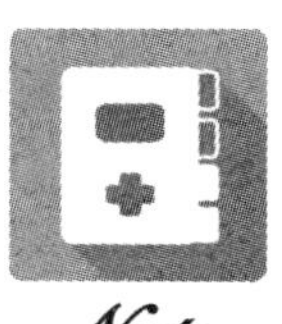

Note

[病例示例二]

初诊,日期

患者,女性,48岁。

主诉:牙龈出血10年,牙齿咀嚼无力、松动半年。

现病史:患者10年前刷牙时即有牙龈出血,未引起重视,自服中药(药品名称不明),未到医院治疗,近半年来,自感牙龈出血加重,牙根酸软,咀嚼无力,牙齿松动,故来我院就诊。无特殊嗜好,每日刷牙2次,每次1~3 min,横刷法。

既往史:否认肝病、血液病、糖尿病、高血压等慢性病史,否认药物过敏史。

家族史:家人身体健康,无类似疾病。

口腔检查:口腔卫生差,牙面沉积大量软化,牙石(++)。全口牙龈呈暗红色、肿胀,质地松软,表面光亮,探诊易出血,探及牙周袋4~9 mm,探及附着丧失4~7 mm。下颌第二磨牙松动Ⅱ度,上颌第一磨牙松动Ⅰ度,根分叉病变为Ⅱ度。咬合关系未见异常,未见咬合创伤。全口曲面体层片示:全口牙槽骨普遍水平吸收,吸收为根长1/2~2/3,下前牙可见大量龈下结石。

初步诊断:慢性牙周炎。

治疗计划:

(1) 口腔卫生宣教:掌握Bass刷牙方法、牙线使用方法等。

(2) 牙周基础治疗:龈上洁治、龈下刮治,根面平整。

(3) 待牙周基础治疗炎症控制后,下颌第二磨牙可行松动牙固定术。

(4) 待牙周基础治疗炎症控制后复查,对于牙周袋仍在5 mm以上或仍有探诊出血的牙位可选择牙周翻瓣术,对于上颌第一磨牙可行牙周组织再生手术。

(5) 定期复查:牙周治疗后,每隔3~6个月定期复查。

处理:

(1) 口腔卫生宣教:指导Bass刷牙方法、牙线使用方法。

(2) 超声波龈上洁治,3% H_2O_2 冲洗,抛光。

(3) 1周后复查。

医师签字:※※※

[复诊病例一]

复诊,日期

主诉:刷牙出血略缓解,牙齿仍有松动。

口腔检查:口腔卫生一般,牙面见有少量软垢及龈下结石。全口牙龈仍呈暗红色,质地松软,表面光亮,探诊易出血,探及大量龈下结石。

治疗处理:

(1) 口腔卫生宣教:再次指导Bass刷牙方法、牙线使用方法。

(2) 超声波龈下刮治,3% H_2O_2 冲洗,抛光。

(3) 1周后复查。

医师签字:※※※

[复诊病例二]

复诊,日期

主诉:刷牙出血略缓解,牙齿仍有松动。

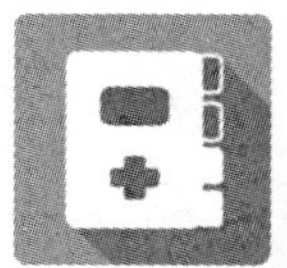

口腔检查：口腔卫生一般，牙面见少量龈下结石。全口牙龈略呈暗红，质地松软，表面光亮，探诊出血，探及根面粗糙及龈下结石。

治疗处理：

(1) 口腔卫生宣教：再次指导 Bass 刷牙方法、牙线使用方法。

(2) 超声波龈下刮治，根面平整，3% H_2O_2 冲洗，抛光。

(3) 1 周后复查。

医师签字：※※※

本章小结

收集病史和牙周检查是诊断和治疗牙周病的基础。只有通过准确的问诊，结合客观、全面的检查才能对牙周病的类型、严重程度和预后做出准确的判断，才能制订出个性化的治疗方案。牙周病的治疗过程是一个伴随牙周检查的过程，因此通过本章的学习，要求学生掌握病史采集、牙周组织检查及 X 线检查方法，将检查结果正确地记录在牙周检查记录表中；还要熟悉𬌗与咬合功能的检查及病历书写；了解牙周微生物检查、压力敏感探针检查、牙齿松动度检查等其他辅助检查。

目标检测

一、名词解释

1. 牙龈指数　2. 出血指数　3. 探诊出血　4. 探诊深度　5. 牙周袋深度　6. 附着丧失

二、简答题

1. 牙周检查包括哪些内容？
2. 临床上如何进行牙周探诊？
3. 牙周病历书写包括哪些内容？
4. 病史采集中对于全身病史应侧重采集哪些内容？

（吴甘茶　刘洪利）

参考答案

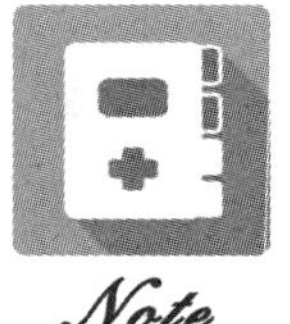

第十章　牙周病的分类及各类牙周病临床表现与诊断

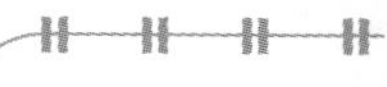

学习目标

1. 掌握　牙龈病、牙周炎的病因、临床表现和治疗；牙周炎的伴发病变。
2. 熟悉　反映全身疾病的牙周炎。
3. 了解　牙周病的分类。

本章 PPT

第一节　牙周病的分类

一、分类目的和依据

疾病的分类(classification)是建立在人类对该病的认识的基础上的，它又转而指导临床的诊断、治疗和预后判断；准确而统一的分类法，还有助于对该病的病因、发病机制等进行深入的研究。自 19 世纪以来，牙周病的名称和分类纷杂而多变，这种情况正反映了人们对牙周病的认识还很不统一，由此也影响了人们对各种不同研究结果和资料的比较和分析。随着人们对牙周病本质认识的深化，分类法也在不断地发展和变化。纵观历来的分类方法可归纳如下。

1. 按病理学分类　如炎症、退行性变、萎缩、增生、创伤等。

2. 按病因分类　如细菌性、功能性、创伤性、药物性、特发性感染等。

3. 按临床表现分类　如急性、慢性、快速进展性；单纯性、复杂性、复合性；局限型、广泛型等。

二、1999 年牙周病新分类

1999 年召开的牙周病分类国际研讨会上，专家们提出了新的分类法，主要针对 1989 年的分类法做出以下变动。

(1) 增加了牙龈病的分类，分为菌斑性牙龈病和非菌斑性牙龈病两大类。

(2) 用“慢性牙周炎”取代“成人牙周炎”。因为该型牙周炎虽常见于成人，但也可发生于青少年或任何年龄。

(3) 用“侵袭性牙周炎”取代“早发性牙周炎”和“快速进展性牙周炎”。

(4) 顽固性牙周炎缺乏明确的定义，它难以与因治疗不彻底而未能控制病情者，或治疗成功后又复发的病例区分，故不能算独立疾病。

(5) 将坏死性溃疡性牙龈炎与坏死性溃疡性牙周炎合并称为坏死性溃疡性牙周病，因为目前的科学资料尚不能确定两者为同一疾病的不同阶段或是两种疾病。

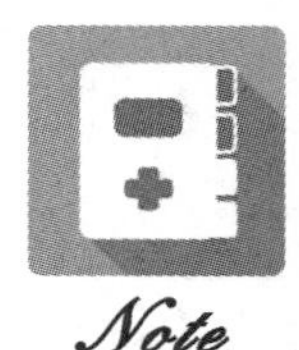

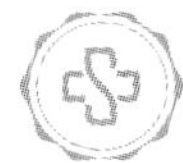

(6) 将牙周脓肿、牙周-牙髓联合病变、软硬组织的先天或后天形态异常单独列出(实际上它们作为易感因素或牙周炎的伴发病损,可发生于任何类型的牙周炎,而不应与牙周炎并列)。

该分类法在当前为国际牙周病学界所认可和使用,但任何一种分类法都不是完美无缺的,随着人们对牙周炎认识的不断加深,它将得到充实和修正。

1999 年新分类法的大纲如下。

①牙龈病(gingival diseases)。

②慢性牙周炎(chronic periodontitis)。

③侵袭性牙周炎(aggressive periodontitis)。

④反应全身疾病的牙周炎(periodontitis as a manifestation of systemic diseases)。

⑤坏死性牙周病(necrotizing periodontal diseases)。

⑥牙周组织脓肿(abscesses of the periodontium)。

⑦伴牙髓病变的牙周炎(periodontitis associated with endodontic lesions)。

⑧发育性或后天性(获得性)异常(developmental or acquired deformities and conditions)。

第二节　牙　龈　病

牙龈病(gingival diseases)是指一组发生于牙龈组织的病变,包括牙龈组织的炎症及全身疾病在牙龈的表现,仅侵犯牙龈组织而未侵犯深层牙周组织,分为菌斑引起的牙龈病(如慢性龈炎、青春期龈炎、妊娠期龈炎及药物性牙龈增生等)和非菌斑引起的牙龈病(如病毒和真菌等引起的牙龈病、全身疾病在牙龈的表现及遗传性病变等)。

一、慢性龈炎

慢性龈炎(chronic gingivitis)又称边缘性龈炎(marginal gingivitis)或单纯性龈炎(simple gingivitis),是菌斑性牙龈病中最常见的疾病。病损主要位于游离龈和龈乳头。其患病率高,涉及的人群广,世界各地区、各民族、各年龄段的人都可以发生,几乎每个人在其一生中的某个时间段都可发生不同程度和不同范围的慢性龈炎。该病的诊断和治疗并不复杂,但因其患病率高,治愈后仍可复发,且一部分慢性龈炎的患者可发展成为牙周炎,因此,预防其发生和复发就显得尤为重要。

【病因】 龈缘附近牙面上堆积的菌斑是引起慢性龈炎的主要原因,此外,软垢、牙石、食物嵌塞、不良修复体及牙错位拥挤等也可促进菌斑的积聚,促使龈炎的发生和发展。

【临床表现】 牙龈的炎症一般局限于游离龈和龈乳头,严重时也可波及附着龈,以前牙区为主,尤其是下前牙区最为显著,也可波及全口牙。临床上有一部分患者以牙龈组织的炎性肿胀为主要表现,同时伴有细胞和胶原纤维的增生,在过去曾被称为"增生性龈炎"(hyperplastic gingivitis)(图 10-1)。

1. 自觉症状　慢性龈炎的患者常在刷牙或咬硬物时牙龈出血,这也是患者就诊的主要原因。一般无自发性出血,可伴牙龈发痒、发胀、不适及口臭等症状。近年来,随着社会交往的不断增加,口腔异味(口臭)也是患者就诊的重要原因和常见的主诉症状。

2. 局部检查

1) 牙龈色泽　正常牙龈呈粉红色。患慢性龈炎时,游离龈和龈乳头变为鲜红色或暗红色,这是由牙龈结缔组织内血管增生、充血所致。炎性水肿明显的患者,牙龈表面光亮,尤以龈乳头处明显。病变较重时,炎症充血范围可波及附着龈。

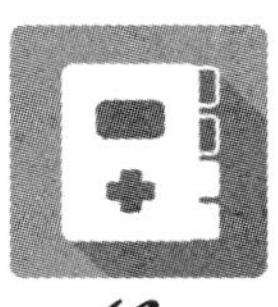

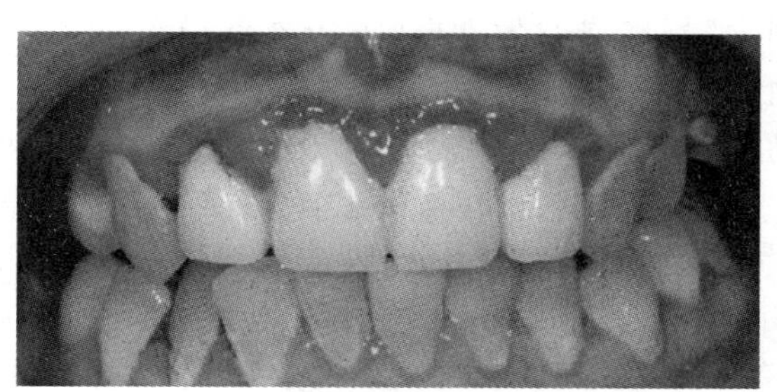

图 10-1 慢性龈炎

2）牙龈形状 正常牙龈的龈缘菲薄呈扇贝状紧贴于牙颈部，龈乳头充满牙间隙，附着龈有点彩，点彩的多少或明显与否因人而异。患慢性龈炎时，由于组织水肿，龈缘变厚，不再紧贴牙面，龈乳头变圆钝肥大，有时可呈球状增生，甚至可覆盖部分牙面。附着龈水肿时，点彩也可消失，表面光滑发亮。少数患者的牙龈炎症严重时，可出现龈缘糜烂或肉芽增生。

3）牙龈质地 正常牙龈的质地致密而坚韧，尤其是附着龈处的上皮下方具有丰富的胶原纤维，使其牢固地附着于牙槽骨表面。患牙龈炎时，由于结缔组织水肿和胶原被破坏，牙龈可变得松软脆弱，缺乏弹性。但当炎症较轻且局限于龈沟壁一侧时，牙龈表面仍可保持一定的致密度，点彩仍可存在。当牙龈以增生性反应为主时，龈乳头和龈缘呈坚韧的实质性肥大，质地较硬而有弹性。

4）龈沟深度 健康的龈沟探诊深度一般不超过 3 mm，当牙龈有炎症时，由于组织水肿或增生，龈沟的探诊深度可达 3 mm 以上，此时结合上皮虽可有向根方或侧方的增殖，但上皮附着（龈沟底）的位置仍在釉牙骨质界处，临床上不能探到釉牙骨质界，也就是说此时尚无附着丧失，也无牙槽骨吸收，形成的是假性牙周袋。是否有附着丧失是区别牙龈炎和牙周炎的关键指征。1999 年牙周病的新分类标准中提出，有些牙周炎患者经过彻底的治疗后，炎症消退、牙龈退缩、牙周组织的高度降低，此时若发生由菌斑引起的龈缘的炎症，但不发生进一步的附着丧失，此种情况亦可诊断为慢性龈炎，其治疗原则及转归与单纯的慢性龈炎一样。但读者应明确原发的牙龈炎应是指发生在没有附着丧失的牙龈组织的慢性炎症。

5）龈沟探诊出血 健康的牙龈在刷牙或轻探龈沟时均不引起出血。患牙龈炎时，用牙周钝头探针轻探龈沟即可引起出血，即探诊后出血（bleeding on probing，BOP）。在龈炎的早期或患牙的炎症主要局限于龈沟壁上皮一侧时，牙龈表面炎症不明显，但探诊后出血，对龈炎的早期诊断很有意义。

6）龈沟液量增多 健康牙龈有极少量的龈沟液，牙龈有炎症时，龈沟液量增多，其中的炎症细胞也明显增多，有些患者还可出现龈沟溢脓现象，这是由龈袋内壁的化脓性炎症所致。龈沟液量的增加可作为评估牙龈炎症的一个客观指标。

【诊断和鉴别诊断】

1. 诊断 根据主诉和临床表现及龈缘附近牙面有明显的菌斑、牙石堆积等刺激因素即可诊断。

2. 鉴别诊断

1）与早期牙周炎鉴别 出现附着丧失和牙槽骨的吸收，X 线片可以确定诊断。

2）血液病引起的牙龈出血 白血病、血小板减少性紫癜、血友病、再生障碍性贫血等血液系统疾病均可引起牙龈出血，血液学检查可以协助诊断。

3）坏死性溃疡性龈炎 牙龈自发性出血，龈乳头和边缘龈坏死，疼痛明显。

4）艾滋病相关性龈炎 艾滋病感染者较早出现的口腔症状之一。临床可见游离龈的龈缘呈明显的火红色线状充血带，称牙龈线性红斑（linear gingival erythema，LGE），附着龈可有

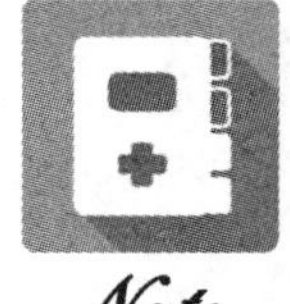

点状红斑，患者自述有刷牙后出血或自发性出血。在去除局部刺激因素后，牙龈的充血仍不消退。目前认为LGE与白色念珠菌感染有关。艾滋病患者的口腔内还可出现毛状白斑、卡波西肉瘤等，血清学检测有助于确诊。

5）对于以牙龈增生为主要表现的慢性龈炎患者，尚需与以下疾病相鉴别：①药物性牙龈增生；②牙龈纤维瘤病；③白血病引起的牙龈肥大；④浆细胞性龈炎（plasma cell gingivitis）：又名牙龈浆细胞增多症（gingival plasmacytosis）或浆细胞性肉芽肿（plasma cell granuloma），本病比较少见，病因不明，有研究者报道与局部接触过敏原有关。主要发生于牙龈，可累及附着龈，唇、舌侧龈均可受累，有研究者报告也可发生于口角和舌。临床表现为多颗牙或全口牙的牙龈鲜红、肿大，松软而脆弱，表面呈结节状或分叶状，上皮菲薄，呈半透明状，极易出血。可有牙齿松动、移位，一般不发生附着丧失。有时可合并不同程度的感染，有溢脓和口臭。手术切除是主要治疗方法，但较易复发。

【治疗】

1. 去除病因 消除局部刺激因素，龈上洁治术可彻底清除菌斑和牙石，消除造成菌斑滞留和刺激牙龈的因素，牙龈炎症可在数日内消退，结缔组织中胶原纤维新生，牙龈的色、形、质可完全恢复正常。牙龈炎症较重者，可配合局部药物治疗，常用的局部药物有1%～3%过氧化氢溶液、0.12%～0.2%氯己定（洗必泰）及碘制剂。

2. 手术治疗 对于少数牙龈纤维增生明显，炎症消退后仍不能恢复正常牙龈形态的患者，可施行牙龈成形术，以恢复牙龈的生理外形。

3. 防止复发 积极开展口腔卫生宣教，指导患者学会控制菌斑的方法，保持良好的口腔卫生状况，定期（每半年到一年）进行复查和预防性洁治。

二、青春期龈炎

青春期龈炎（puberty gingivitis）指发生在青春期少年的慢性非特异性牙龈炎，是受内分泌影响的牙龈炎之一，男女均可患病，但女性稍多。

【病因】

1. 局部因素 菌斑和软垢是主要因素，牙齿不易清洁，口腔卫生差，造成菌斑滞留。

2. 全身因素 青春期少年体内性激素水平发生变化。牙龈是性激素的靶器官，由于内分泌的改变，牙龈对致炎物质的易感性增加，加重牙龈对菌斑等局部刺激的反应，引起牙龈炎或使原有的慢性龈炎加重。

【临床表现】 青春期发病，好发于前牙唇侧的龈乳头和龈缘，患者主诉症状常为刷牙或咬硬物出血、口臭等。检查见牙龈呈鲜红或暗红色，肿胀明显，龈乳头呈球状突起，光亮，质地松软，探诊易出血（图10-2）。有龈袋形成，但附着水平无变化，无牙槽骨吸收。

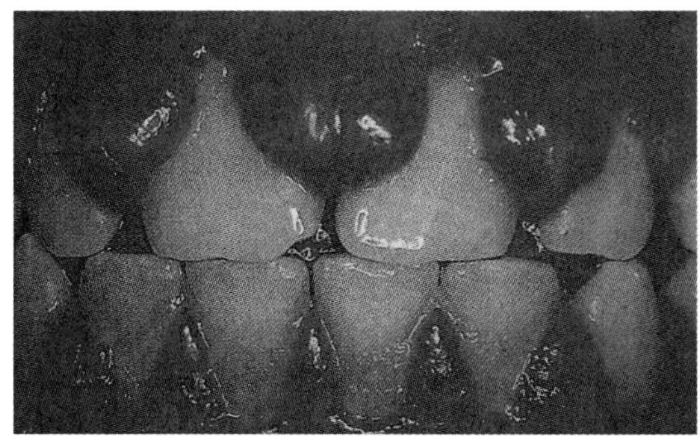

图10-2 青春期龈炎

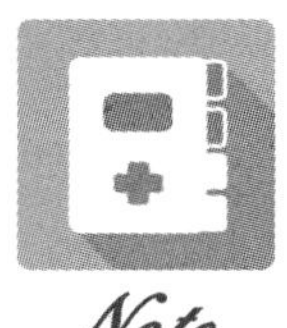
Note

【诊断】

1. 年龄 处于青春期。

2. 炎症情况 牙龈组织的炎症反应较强，即牙龈的炎症反应超过了局部刺激物所能引起的程度。

【治疗】

1. 去除局部刺激因素 治疗青春期龈炎的关键，通过龈上洁治术去除菌斑、软垢及牙石等，必要时配合局部药物治疗如龈袋冲洗、局部上药及含漱等。

2. 手术治疗 病程长，牙龈过度肥大增生者，青春期后需手术切除增生的牙龈。

3. 防止复发 进行口腔卫生宣教，教会患者正确刷牙和控制菌斑的方法，养成良好的口腔卫生习惯，以防复发。

三、妊娠期龈炎

妊娠期龈炎(pregnancy gingivitis)指妇女在妊娠期间，由于体内雌激素水平升高，原有的牙龈慢性炎症加重，发生牙龈肿胀、肥大或形成龈瘤样病变，分娩后病损可自行减退或消失。

【病因】

1. 局部因素 菌斑及局部刺激物是妊娠期龈炎的直接原因，口腔卫生良好者本病发生率低，反之则增高。

2. 全身因素 妊娠时性激素(主要是黄体酮)水平增高，使牙龈毛细血管扩张、淤血，炎症细胞和渗出液增多，牙龈对局部刺激的反应增强，使原有的慢性牙龈炎症反应加重或改变了特性。妊娠期龈炎患者的菌斑中的中间普氏菌数量明显增多成为优势菌，该菌数量及临床症状随妊娠月份增加及黄体酮水平增高而加重。

【临床表现】

1. 龈炎 患者在妊娠前即有不同程度的牙龈炎，从妊娠 2～3 个月后出现明显症状，至 8 个月时达到高峰，分娩后龈炎可减轻至妊娠前水平。病损可发生于少数牙或全口牙龈，以前牙为重，龈乳头最明显。牙龈呈鲜红或暗红色，质地松软，表面光滑，触之极易出血(图 10-3)。一般无疼痛，严重者龈缘出现溃疡和假膜时，可有轻度疼痛。

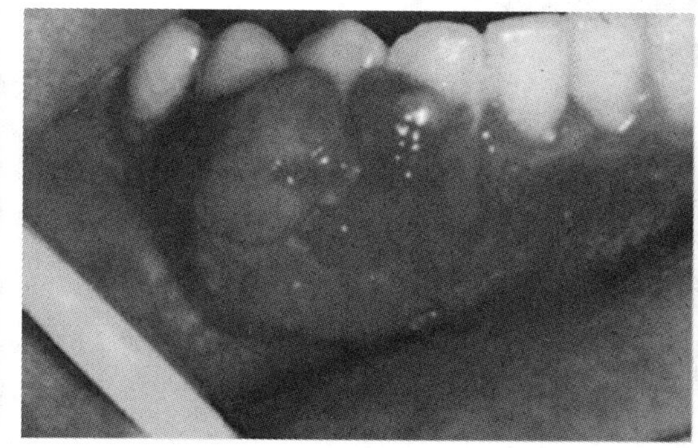

图 10-3 妊娠期龈炎

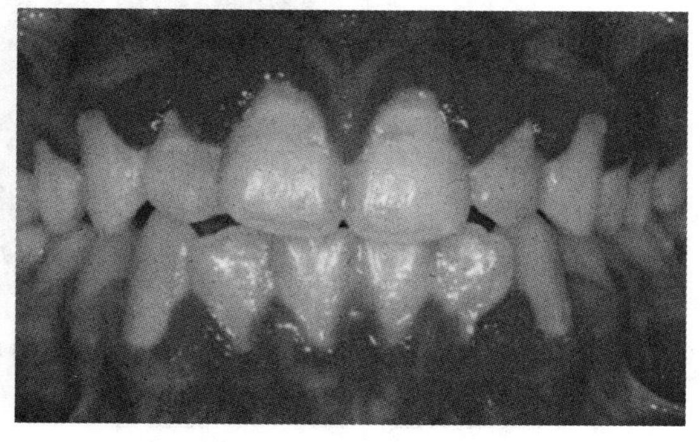

图 10-4 妊娠瘤

2. 妊娠瘤 又称妊娠期龈瘤或孕瘤，发生于单颗牙的龈乳头，尤其是下前牙唇侧龈乳头较多见。通常开始于妊娠第 3 个月，龈乳头出现增生物，迅速增大，直径一般不超过 2 cm，色鲜红光亮或呈暗紫色，表面光滑，质地松软，极易出血，瘤体常呈扁圆形或小的分叶状，有蒂或无蒂(图 10-4)。一般无症状，瘤体过大可妨碍进食或被咬破而出血感染。妊娠瘤非真性肿瘤，而是发生在妊娠期的炎性血管性肉芽肿，分娩后，能逐渐自行缩小。

【诊断】 育龄妇女的牙龈呈鲜红色，高度水肿肥大，且有明显出血倾向，或有龈瘤样表征，

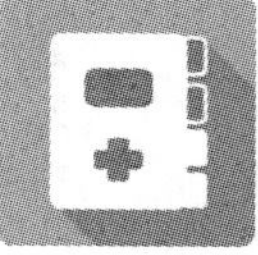

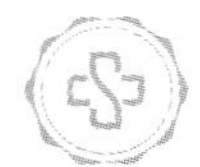

若已怀孕，便可诊断。妇女长期服用激素类避孕药也可出现类似症状。

【治疗】 同慢性龈炎，尽量避免使用抗生素等全身药物治疗，以免影响胎儿发育。

1. 去除一切局部刺激因素 去除菌斑、牙石、不良修复体等。操作仔细，动作轻柔，尽量减少出血和疼痛。

2. 口腔卫生宣教 严格控制菌斑。

3. 局部药物治疗 病情严重患者，如龈袋溢脓，可用3%过氧化氢液和生理盐水冲洗，也可使用刺激性小、不影响胎儿生长发育的含漱液，如1%过氧化氢液等。

4. 手术治疗 体积较大的妊娠期龈瘤妨碍进食者，在彻底清除局部刺激因素后在妊娠期的4～6个月手术切除。术中应避免流血过多，术后应严格控制菌斑，以防复发。

四、白血病的牙龈病损

白血病的牙龈病损（leukemia-associated gingival lesion）指发生在白血病患者牙龈的病损。白血病是一种造血系统的恶性肿瘤，血液中大量不成熟的异常白细胞浸润在身体各脏器和部位（包括牙龈）。不少白血病患者以牙龈肿胀和牙龈出血为首发症状就诊于口腔科，需口腔科医师做出正确诊断，以免延误病情。

【病因】 白血病患者末梢血中的幼稚、无功能白细胞，在牙龈组织内大量浸润积聚，致使牙龈肿大，甚至出血。口腔自洁作用差，使菌斑大量堆积，又加重了牙龈的炎症。

【临床表现】

1. 全身情况 儿童及青年多见，起病急，全身乏力、发热、贫血等。

2. 口腔情况 牙龈肿大，常为全口性，可波及边缘龈、龈乳头和附着龈，外形不规则，呈结节状，重者可覆盖部分牙面。牙龈发绀呈暗红或苍白色，组织松软脆弱，龈缘处组织可有坏死、溃疡和假膜覆盖。牙龈有明显的出血倾向，龈缘常有渗血，且不易止血，牙龈和口腔黏膜可见淤点或淤斑（图10-5）。可伴有疼痛、口臭、局部淋巴结肿大。

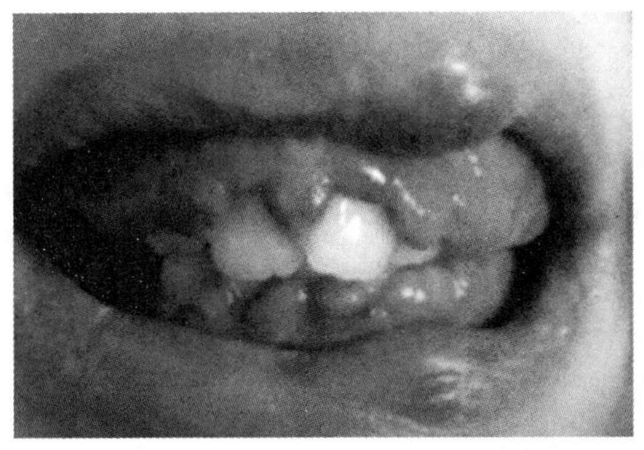

图10-5 白血病的牙龈病损

3. 实验室检查 血象和骨髓检查异常。

【诊断】 临床表现及骨髓检查可明确诊断。

【治疗】

1. 全身治疗 及时与内科医师配合进行全身系统治疗。

2. 口腔治疗 保守为主，切忌手术或活体组织检查，以免发生出血不止或感染、坏死。出血不止时，可采用局部压迫或局部及全身药物止血，必要时可放牙周塞治剂。无出血时，可用3%过氧化氢液轻轻清洗再敷抗菌药或碘制剂，用0.12%～0.2%氯己定溶液含漱有助于减少菌斑、消除炎症。全身条件允许时，可行简易洁治，加强口腔护理并保持口腔卫生。

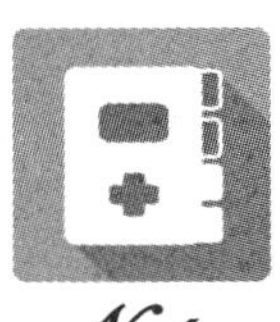

Note

五、急性坏死性溃疡性龈炎

急性坏死性溃疡性龈炎(acute necrotizing ulcerative gingivitis,ANUG)是指发生于龈缘和龈乳头的急性坏死性炎症。1898 年 Vincent 首次报道此病,故又称 Vincent(文森)龈炎。因在患处发现大量梭形杆菌和螺旋体,故又称为梭杆菌螺旋体性龈炎。第一次世界大战期间,在前线的战士中曾流行此病,故又名“战壕口”。

【病因】

1. 基础病变 已存在的慢性龈炎或牙周炎是本病发生的重要条件。深牙周袋内或冠周炎的牙龈适合螺旋体和厌氧菌的繁殖,当存在某些局部组织的创伤或全身因素时,细菌大量繁殖,并侵入牙龈组织,导致发病。

2. 微生物的作用 19 世纪末,Vincent 和 Plaut 提出本病是由梭形杆菌和螺旋体引起的特殊感染,随后研究发现中间普氏菌也是此病的优势菌。目前普遍认为坏死性溃疡性龈炎是一种由多种微生物引起的机会性感染,要求有局部抵抗力降低的组织和宿主,才能使这些微生物的毒力造成损害。

3. 吸烟的影响 绝大多数患者有大量吸烟史。吸烟可能使牙龈小血管收缩,影响牙龈局部的血液循环,口腔内白细胞的趋化功能和吞噬功能有所降低,这些因素会加重牙龈的病变,易发生此病。

4. 身心因素 与本病的发生密切相关,如精神紧张、过度疲劳、睡眠不足者易发生本病。上述各种因素通过增强皮质激素的分泌和影响自主神经系统,改变了牙龈的血液循环、组织代谢等使局部组织抵抗力降低而引发本病。精神压力又可能使患者疏忽口腔卫生、吸烟增多等。

5. 其他因素 如营养不良,特别是缺乏维生素 C;某些全身性消耗性疾病包括恶性肿瘤、血液病、严重的消化道疾病及艾滋病等使机体免疫功能降低的因素易诱发此病。

【临床表现】

1. 好发人群 多见于青壮年男性吸烟者,在不发达国家或贫困地区也可发生于极度营养不良或患麻疹、黑热病等急性传染病的儿童。

2. 病程 发病急,病程短,常为数天至 1~2 周。

3. 症状

1) 出血 患处牙龈极易出血,甚至有自发性出血。

2) 疼痛 牙龈自发痛,且疼痛感明显,或有牙齿撑开感或胀痛感。

3) 口臭 由于组织坏死,常有特殊的腐败性口臭。

4) 全身不适 轻者无明显的全身症状,重症患者可有低热、疲乏、淋巴结肿大等全身症状。

4. 特征性损害 以龈乳头和边缘龈坏死为其特征性损害,以下前牙多见。初期时龈乳头充血水肿,在个别龈乳头的顶端发生坏死性溃疡,上覆有灰白色污秽的坏死物,去除坏死物后可见龈乳头的颊、舌侧尚存,而中央凹下如火山口状。病变迅速沿牙龈边缘向邻牙扩展,使龈缘如虫噬状,坏死区出现灰褐色假膜,易于擦去,去除坏死组织后,其下为出血创面,龈乳头被破坏后与龈缘成一直线,如刀切状。病损一般不波及附着龈,在坏死区与正常牙龈间常有一窄“红边”为界(图 10-6)。

5. 并发症

1) 坏死性龈口炎(necrotizing gingivostomatitis) 急性期如未能及时治疗且患者抵抗力低,坏死还可波及与牙龈病损相对应的唇、颊侧黏膜,而成为坏死性龈口炎。

2) 走马牙疳 机体抵抗力极度低下者还可合并感染产气荚膜梭菌,使面颊部组织迅速坏死,甚至穿孔,称为走马牙疳,此时患者有全身中毒症状甚至导致死亡。目前,走马牙疳在我国

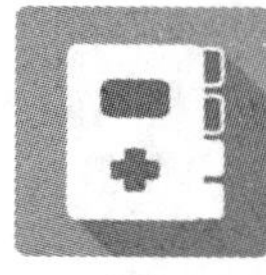
Note

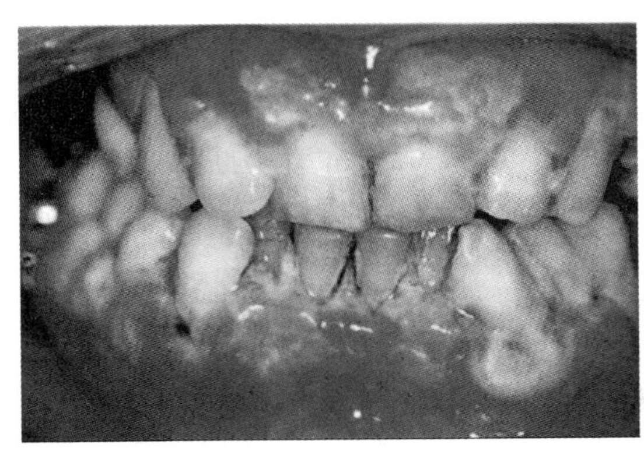

图 10-6　急性坏死性溃疡性龈炎

已基本绝迹。

3）慢性坏死性龈炎（chronic necrotizing gingivitis）　由急性期治疗不彻底或反复发作所致。临床表现为龈乳头严重破坏，甚至消失，乳头处的龈高度低于龈缘高度，呈反波浪形，龈乳头处颊舌侧牙龈分离，甚至可从牙面翻开，其下的牙面上有牙石和软垢，牙龈一般无坏死物。

4）坏死性溃疡性牙周炎（necrotizing ulcerative periodontitis，NUP）　若治疗不及时，或患者存在某些免疫缺陷，病损可波及深层牙周组织，引起牙槽骨吸收、牙周袋形成和牙齿松动。在 1999 年的新分类法中将坏死性溃疡性龈炎和坏死性溃疡性牙周炎合并为“坏死性牙周病”。

【诊断和鉴别诊断】

1. 诊断　根据上述临床表现，包括起病急、牙龈疼痛、自发性出血、腐败性口臭及龈乳头和龈缘坏死，诊断较易。病变区的细菌学涂片检查可见大量梭形杆菌和螺旋体与坏死组织及其他细菌混杂，有助于诊断本病。慢性期的诊断主要根据反复发作的牙龈坏死、疼痛和出血、龈乳头消失、腐败性口臭等。

2. 鉴别诊断

1）慢性龈炎　该病呈慢性过程，病程长，虽有龈乳头和边缘龈的红肿，探易出血和轻度口臭，但无自发痛，无自发性出血，牙龈无坏死，无特殊的腐败性口臭。

2）疱疹性龈（口）炎　为单纯疱疹病毒感染所致，好发于 6 岁以下儿童。起病急，开始有 1～2 天发热的前驱期。牙龈充血、水肿波及全部牙龈而不局限于边缘龈和龈乳头。典型的病变表现为牙龈和口腔黏膜发生成簇状小水疱，溃破后形成多个小溃疡或溃疡相互融合。假膜不易擦去，无组织坏死，无腐败性口臭。病损可波及唇和口周皮肤。

3）急性白血病　该病的牙龈组织中有大量不成熟的白细胞浸润，使牙龈广泛明显肿胀、疼痛，可伴有坏死。有自发性出血和口臭，全身有贫血及衰竭表现。血象检查白细胞计数明显升高并有幼稚白细胞，是诊断该病的重要依据。

4）艾滋病　由于患者细胞免疫和体液免疫功能低下，常由各种细菌引起机会性感染，可合并坏死性溃疡性龈炎和坏死性溃疡性牙周炎。

【治疗】

1. 局部治疗

1）去除局部坏死组织　急性期先轻轻去除龈乳头及龈缘的坏死组织，并初步去除大块龈上牙石。

2）局部使用氧化剂和抗菌剂　用 1%～3%过氧化氢液局部擦拭、冲洗和反复含漱，有助于去除残余的坏死组织。当过氧化氢遇到组织和坏死物中的过氧化氢酶时，能释放出大量的新生态氧，能杀灭或抑制厌氧菌。在清洁后的局部涂布或放置甲硝唑药膜等抗厌氧菌的制剂。

2. 全身治疗

1）支持治疗 全身给予大量维生素 C、易消化的蛋白质等，充分休息。

2）药物治疗 重症患者可口服或肌注甲硝唑、替硝唑等抗厌氧菌药物 2～3 天，有助于控制疾病。

3. 口腔卫生指导 立即更换牙刷，保持口腔清洁，养成良好的口腔卫生习惯，以防复发。

4. 对因治疗 对全身性因素进行矫正和治疗，劝其戒烟等。

5. 急性期缓解后的治疗 急性期过后，对原已存在的慢性牙龈炎或牙周炎应及时治疗，通过洁治术和刮治术去除菌斑、牙石等一切局部刺激因素，对外形异常的牙龈组织，可通过牙龈成形术等进行矫正，以利于局部菌斑控制和防止复发。

六、急性龈乳头炎

急性龈乳头炎（acute papillary gingivitis）是指病损局限于个别龈乳头的急性非特异性炎症，是一种较为常见的牙龈急性病损。

【病因】 龈乳头受到理化刺激为直接原因。

(1) 食物嵌塞造成龈乳头的压迫及食物发酵产物的刺激。

(2) 不恰当的使用牙签或其他剔牙工具，过硬、过锐的食物刺伤，邻面龋尖锐边缘的刺激等。

(3) 修复体的不良边缘或不良修复体刺激龈乳头。

【临床表现】 龈乳头发红肿胀，探触和吸吮时易出血，有自发性胀痛和明显探触痛。疼痛有时可表现为明显的自发痛和中等度的冷热刺激痛。牙可有轻度叩痛，这是因为龈乳头下方的牙周膜也有炎症和水肿。

【诊断】 据临床表现和病史可做出诊断。

【治疗】

1. 彻底去除病因 去除局部刺激因素，如食物嵌塞、充填物悬突等。

2. 消除急性炎症 局部使用抗菌消炎药物如 1%～3%过氧化氢液、碘制剂等。

七、药物性牙龈增生

药物性牙龈增生（drug-induced gingival hyperplasia）是指长期服用某些药物而引起牙龈的纤维性增生和体积肥大。

【病因】

1. 药物因素 本病发生的主要原因，长期服用某些药物如抗癫痫药（苯妥英钠）、钙拮抗剂（硝苯地平）、免疫抑制剂（环孢菌素 A）可使牙龈发生纤维性增生。

2. 局部刺激 不是药物性牙龈增生的原发因素，但菌斑、牙石、食物嵌塞等引起的牙龈炎症能加速和加重药物性牙龈增生的发展。

【临床表现】 常发生于全口牙龈，以上、下前牙区较重，且只发生于有牙区，拔牙后增生的牙龈组织可自行消退。增生起始于唇、颊侧或舌、腭侧龈乳头，呈小球状突起于牙龈表面，病变继续发展，和龈缘连在一起，严重时波及附着龈。增生的牙龈呈淡粉红色，质地坚韧，略有弹性，一般不易出血，表面呈桑葚状或分叶状，基底与正常牙龈之间可有明显的沟状界线。牙龈增生严重者，可覆盖部分或全部牙冠，妨碍进食，也影响美观和口腔卫生。增生的牙龈还可将牙齿挤压移位，多见于上前牙（图 10-7）。多数患者无自觉症状，无疼痛，合并牙龈炎症时牙龈呈深红色或暗红色，质地松软，易出血。停药后增生的牙龈组织可逐渐消退。

【诊断和鉴别诊断】

1. 诊断 据牙龈实质性增生的特点及长期服用相关药物史较易做出诊断，但应仔细询问

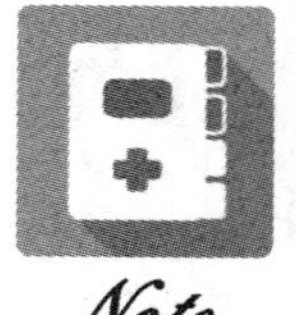

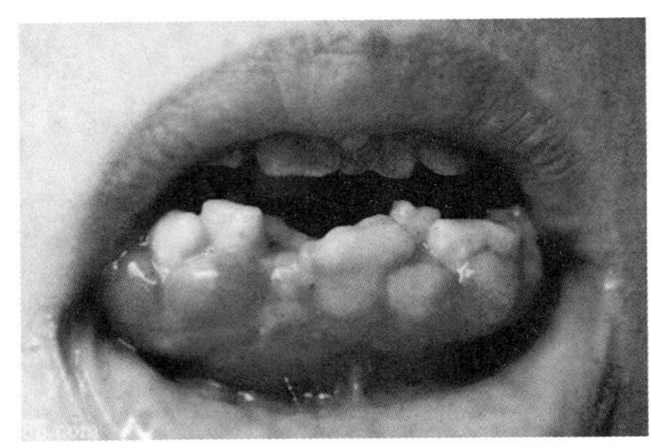

图 10-7　药物性牙龈增生

全身病史。

2. 鉴别诊断

(1) 白血病引起的牙龈肥大　常为全口性牙龈肿大，且易出血，可做骨髓检查明确诊断。

(2) 遗传性牙龈纤维瘤病　此病无长期相关服药史，可有家族史，牙龈增生范围广、程度重。

(3) 以牙龈增生为主要表现的慢性龈炎　无长期相关服药史，炎症一般较明显，好发于前牙唇侧牙龈和龈乳头，增生程度较轻，覆盖牙冠一般不超过1/3，有明显的局部刺激因素。

【治疗】

1. 停用或更换引起牙龈增生的药物　最主要、最根本的治疗。

2. 局部治疗　去除局部刺激因素，牙龈有明显炎症的患者，可用3%过氧化氢液冲洗龈袋，并在袋内置入抗菌消炎药。

3. 手术治疗　牙龈增生明显的患者，虽经上述治疗，增生的牙龈仍不能完全消退，在全身病情稳定后行牙龈成形术。

八、牙龈纤维瘤病

遗传性牙龈纤维瘤病(hereditary gingival fibromatosis)又名家族性(familial)或特发性(idiopathic)牙龈纤维瘤病，为牙龈组织的弥漫性纤维结缔组织增生，较为罕见。

【病因】　病因不明，可能为常染色体显性或隐性遗传病，但也可无家族史。

【临床表现】　本病可在幼儿时就发病，最早可发生在乳牙萌出后，一般开始于恒牙萌出之后。牙龈广泛增生，可累及全口的边缘龈、龈乳头和附着龈，甚至达膜龈联合处，以上颌磨牙腭侧最严重。增生的牙龈常覆盖牙冠2/3以上，重者可覆盖整个牙冠(图10-8)，妨碍咀嚼，影响恒牙萌出，牙可因增生的牙龈挤压移位。增生的牙龈颜色正常，质地坚韧，表面光滑，有时也呈颗粒或结节状，点彩明显，不易出血。

【诊断和鉴别诊断】

1. 诊断　据典型临床表现，或有家族史，可做出诊断。

2. 鉴别诊断

1) 药物性牙龈增生　有相关服药史，无家族史。牙龈增生主要累及龈缘和龈乳头，一般不波及附着龈，增生牙龈一般覆盖牙冠1/3左右，伴发慢性龈炎者较多。

2) 以牙龈增生为主要表现的慢性龈炎　局部刺激因素明显，多伴有炎症，主要侵犯前牙的龈乳头和龈缘，增生程度较轻，覆盖牙冠一般不超过1/3。无家族史和相关服药史。

【治疗】

1. 手术治疗　以牙龈成形术为主，恢复牙龈原有的外形和生理功能，但术后易复发，复发

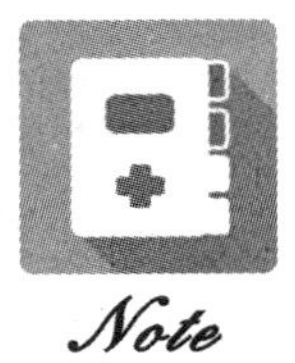
Note

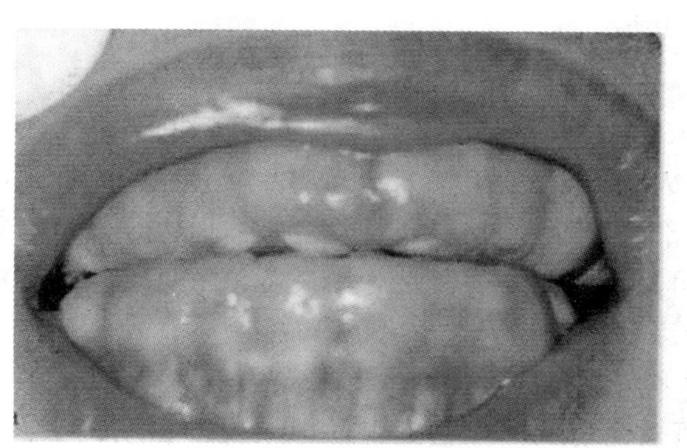

图 10-8　牙龈纤维瘤病

率与口腔卫生情况有关。

2. 局部治疗　龈上洁治术配合药物治疗，控制菌斑。

知识链接

牙龈炎发病与年龄的关系

牙龈炎的发病与年龄的关系不大，任何人群在任何年龄阶段都可以发生牙龈炎，但是生活中有一些人是牙龈炎的高发人群，因此大家要做好预防措施，以免牙龈炎危害口腔健康。

1. 青少年易患牙龈炎　青少年牙龈炎也被称为青春期牙龈炎，与体内激素水平的变化有关。进入青春期后，体内性激素水平升高，牙龈组织对菌斑等局部刺激敏感性、反应性增强，如果青少年每次刷牙都马马虎虎，牙齿上的食物残渣未能完全去除，牙齿上和牙龈周围布满菌斑，就很容易发生牙龈炎。

2. 孕妇易患牙龈炎　很多女性的牙龈平时还比较正常，妊娠时则会出现牙龈红肿发炎，实际上妊娠并不是引起牙龈炎的直接原因，只是因为妊娠时，孕妇血液中的激素改变加重了炎症反应。妊娠期间，孕妇体内黄体酮的水平大大升高，使得牙龈组织中的毛细血管扩张、血管渗透性增加，炎症细胞和液体渗出增多，导致牙龈肿胀。还有部分孕妇会发生牙龈增生，甚至妊娠瘤。

此外，如果患者牙龈出血，还伴有头晕、疲乏、鼻出血、周身散发性出血点或淤斑、月经过多、经期延长、发热及淋巴结肿大、外伤后牙龈出血不止等情况，就可能不只是患有牙龈炎，而可能患有贫血、白血病或血小板减少等血液病，需要做全身检查。

第三节　牙　周　炎

牙周炎(periodontitis)是由菌斑中的微生物所引起的牙周支持组织（牙龈、牙周膜、牙槽骨和牙骨质）的慢性感染性疾病，可导致牙周组织的破坏。其临床表现包括牙龈炎症和出血，牙周袋形成和炎症，进行性附着丧失和牙槽骨吸收，最后可导致牙齿松动和脱落。它是导致牙齿脱落、咀嚼器官被破坏的主要疾病，也是我国成年人失牙的首要原因。

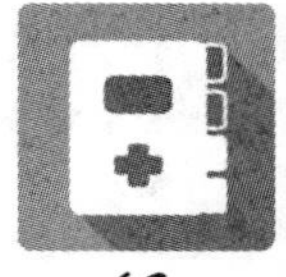

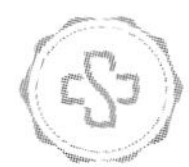

一、慢性牙周炎

慢性牙周炎(chronic periodontitis)原名成人牙周炎或单纯性牙周炎,更改名称是因为此类牙周炎虽常见于成年人,但也可发生于儿童和青少年,且由于本病的进程缓慢,通常难以确定真正的发病年龄。大部分慢性牙周炎呈缓慢性加重,但也可出现间歇性的活动期,此时牙周组织的破坏加速,随后可转入静止期。慢性牙周炎是最常见的一类牙周炎,其病程长,进展慢,发病率高。慢性牙周炎患者约占牙周炎患者的95%。

【病因】 牙周炎为多因素疾病。

1. 始动因素 菌斑微生物及其产物是引发牙周炎的始动因子。堆积在龈牙结合部的牙面和龈沟内的菌斑微生物及其产物引发牙龈的炎症反应和肿胀,使局部微生态环境更有利于一些革兰阴性厌氧菌的滋生,使牙龈的炎症反应加重,范围扩大到深部牙周组织,导致牙周袋形成、附着丧失和牙槽骨吸收,成为牙周炎。

2. 局部促进因素 凡是能加重菌斑滞留的因素,如牙石、食物嵌塞、咬合创伤、不良修复体、牙排列不齐及牙解剖形态异常等均可加重和加速牙周炎的进展。

3. 全身影响因素 全身疾病如糖尿病、免疫缺陷、营养不良等也会促进牙周炎的发展。此外,某些环境、行为因素如精神压力、吸烟等也是其危险因素。

【临床表现】

1. 发病特点 此病可发生在任何年龄,多见于成年人,但也可见于儿童和青少年。起病缓慢,早期主要表现为牙龈的慢性炎症,呈缓慢或中等速度进展,也可有快速进展期。病程长,可达10年以上,随着年龄增长,发病率和严重程度也增加。

2. 发病部位 本病一般同时侵犯全口多数牙齿,且有一定的对称性,也有少数患者仅发生于一组牙(如前牙)或少数牙。各部位的牙齿患病机会和进展速度也不一致。磨牙和下前牙区以及邻面因菌斑易堆积,较易发病,且病情较重。牙周炎的发病具有牙位特异性和位点特异性。

3. 临床特征 本病的临床表现为牙龈炎症、牙周袋形成、附着丧失、牙槽骨吸收,最后牙齿松动、脱落,丧失咀嚼功能(图10-9)。

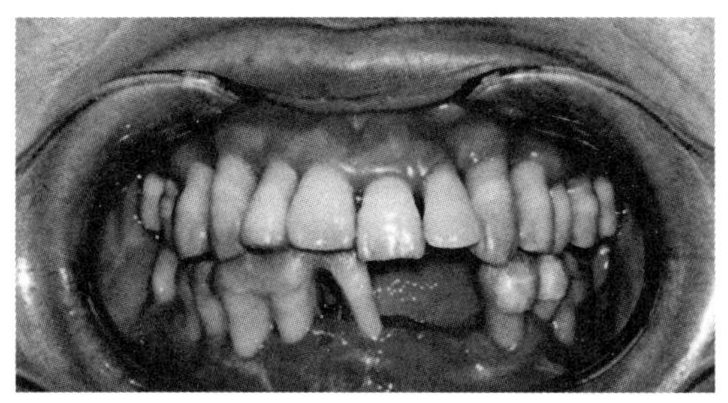

图10-9 慢性牙周炎

(1) 牙龈炎症 患处牙龈呈现不同程度的慢性炎症,表现为牙龈呈暗红色或鲜红色,质地松软,点彩消失,边缘圆钝且不与牙面贴附,探诊时易出血。少数患者病程较长或治疗不彻底,牙龈有部分纤维性增生、变厚,表面炎症不明显。

(2) 牙周袋形成 牙龈炎症病变向牙周深部组织发展,牙龈结缔组织中的胶原纤维减少、被破坏,结合上皮向根方增殖形成牙周袋。牙周探诊后,牙周袋内壁有出血,也可溢脓,这是因为牙周袋内壁常有上皮溃疡和结缔组织炎症。

(3) 附着丧失 能探到釉牙骨质界即有附着丧失,一般牙周袋探诊深度超过3 mm,但如

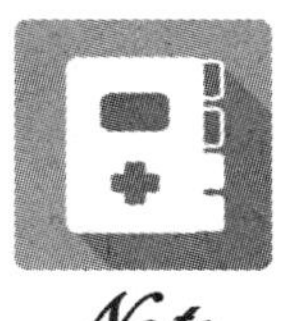

Note

有牙龈退缩，探诊深度在正常范围时可能也有附着丧失，因此附着丧失能更准确地反映牙周支持组织的破坏程度。

(4) 牙槽骨吸收　牙槽骨高度和密度降低即发生牙槽骨吸收，水平或垂直吸收至一定程度，可致牙松动、脱落。

4. 临床症状　牙周炎早期即已出现牙周袋形成、附着丧失和牙槽骨吸收，但因程度较轻，一般无明显不适，主要表现为刷牙或进食时出血或口内异味，但通常不引起患者的重视。形成深牙周袋后，牙周附着丧失和牙槽骨吸收发展到一定程度，在多根牙可累及根分叉区，并出现牙松动、病理性移位、咀嚼无力或疼痛，甚至发生急性牙周脓肿等，患者才去就诊，此时已为晚期。

5. 临床分型　根据附着丧失和牙槽骨吸收波及的患牙数(范围)可将慢性牙周炎分为局限型和广泛型。全口牙中有附着丧失和牙槽骨吸收的位点数不大于30%者为局限型，若大于30%的位点受累则为广泛型。

6. 临床分度　根据牙周袋深度、结缔组织附着丧失和牙槽骨吸收的程度，可分为轻、中、重度，上述指标中以附着丧失为重点，它与炎症的程度大多一致。

(1) 轻度　牙周袋深度≤4 mm，附着丧失 1～2 mm，X 线片显示牙槽骨吸收不超过根长的 1/3。牙龈有炎症和探诊出血，牙齿一般不松动，可有或无口臭。

(2) 中度　牙周袋深度≤6 mm，附着丧失 3～4 mm，X 线片显示牙槽骨水平型或角型吸收超过根长的 1/3，但不超过根长的 1/2。牙龈有炎症和探诊出血，也可有脓液，牙齿可能有轻度松动，多根牙的根分叉区可能有轻度病变。

(3) 重度　牙周袋深度＞6 mm，附着丧失≥5 mm，X 线片显示牙槽骨吸收超过根长的 1/2，甚至达根长的 2/3。牙龈炎症较明显，可发生牙周脓肿，多根牙有根分叉病变，牙多有松动。

7. 其他伴发病变和症状　慢性牙周炎患者除有上述四大特征(牙龈炎症、牙周袋形成、附着丧失、牙槽骨吸收)外，晚期常可出现以下其他伴发病变和症状。

(1) 牙齿移位　由牙松动和牙槽骨吸收而引起。

(2) 食物嵌塞　由牙松动、移位和龈乳头萎缩所致。

(3) 继发性殆创伤　由牙周支持组织减少，牙松动、移位，牙不均匀磨耗等引起。

(4) 急性牙周脓肿　深牙周袋内脓液引流不畅或抵抗力低下时可出现。

(5) 牙敏感及根面龋　牙龈退缩使牙根暴露、牙自洁作用差等引起牙对温度刺激敏感，甚至出现根面龋。

(6) 口臭　由牙周袋溢脓和牙间隙内食物嵌塞而引起。

(7) 逆行性牙髓炎　深牙周袋接近根尖时可引起牙髓逆行感染。

【诊断和鉴别诊断】　牙周炎的诊断依据为牙龈炎症、出血，牙周袋形成，牙槽骨吸收和牙松动、移位。中度以上的牙周炎诊断并不困难，但早期牙周炎应与牙龈炎相鉴别(表 10-1)。牙周炎的早期诊断和治疗特别有意义，须通过仔细检查而及时诊断，以免贻误治疗。牙周脓肿还应与根尖脓肿相鉴别。

表 10-1　牙龈炎和早期牙周炎的区别

项目	牙龈炎	早期牙周炎
牙龈炎症	有	有
牙周袋	假性牙周袋	真性牙周袋
附着丧失	无*	有，能探到釉牙骨质界
牙槽骨吸收	无	嵴顶吸收或硬骨板消失

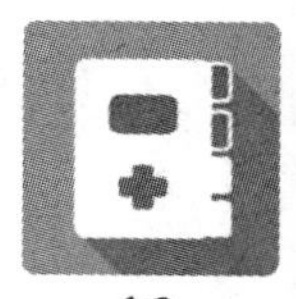

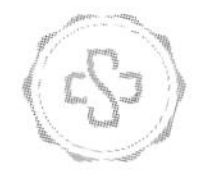

续表

项目	牙龈炎	早期牙周炎
治疗结果	病变可逆,组织恢复正常	炎症消退,病变静止,但已破坏的支持组织难以完全恢复正常

注:* 1999年分类法对牙龈炎的定义为在一定条件下可以有附着丧失。

【治疗】 在确诊为慢性牙周炎后,还应根据病情确定患者全口和每个患牙的病变程度,目前是否为活动期等;还要通过问诊、仔细的口腔和全身检查及必要的实验室检查等,尽量找出与牙周病有关的全身易感因素如吸烟、营养不良、内分泌失调等,以利于制订治疗计划和判断预后。

慢性牙周炎的治疗目标应是彻底清除菌斑、牙石等病原刺激物,消除牙龈的炎症,使牙周袋变浅和改善牙周附着水平,并争取适当的牙周组织再生,而且要使疗效能长期稳定地保持。针对近年来关于牙周炎可能成为某些全身疾病的易感因素的观点,对可能的高危患者应注重强化治疗,并把消除全身易感因素列入治疗计划中。牙周病的治疗追求的是保持牙齿长期的功能、舒适和美观,而不仅着眼于治疗期间能保留的牙数。为达到上述目标,需要采取一系列综合治疗措施。由于口腔内各个患牙的病变程度、解剖条件、局部刺激因子的多少等各异,因此须针对各个患牙的具体情况,制订适合于总体病情及个别牙的治疗计划。而且在治疗过程中,还需要根据患者的反应及时对治疗计划进行调整和补充。

1. 局部治疗

(1) 控制菌斑 菌斑在牙面上不断快速形成,在清洁过的牙面上数秒钟内即可有新的细菌黏附,因此不能单靠医师的治疗,必须向患者讲明菌斑的危害及坚持不懈清除菌斑的重要性,并指导其掌握发现并清除菌斑的方法。此种教育应贯穿于治疗的全过程,患者每次就诊时,医师应检查和记录其菌斑控制的程度,并反馈给患者,尽量使有菌斑的牙面只占全部牙面的20%以下。

(2) 彻底清除牙石,平整根面 无论牙周炎为何种类型、病情轻重如何、有无全身疾病和宿主背景,均须彻底清除牙面的菌斑和牙石,这是控制牙周感染的第一步,也是目前最有效的基础治疗手段。

龈上牙石的清除称为龈上洁治术,龈下牙石的清除称为龈下刮治术或深部刮治术。龈下刮治术除了刮除龈下牙石外,还须将暴露在牙周袋内的含有内毒素的病变牙骨质刮除,使根面符合生物学要求,有利于牙周支持组织重新附着于根面,形成新附着,又称为根面平整术。龈下刮治术的主要目的是尽量清除微生物和搅乱菌斑生物膜,防止和延缓龈下菌斑的重新形成。根面平整时不可过度刮削根面牙骨质,以免发生牙齿敏感。

经过彻底的洁治和根面平整后,临床上可见牙龈的炎症和肿胀消退,出血和溢脓停止,牙周袋变浅、变紧,这是由于牙龈退缩及袋壁结缔组织中胶原纤维的新生使牙龈变得致密,探针不再穿透结合上皮进入结缔组织内,也可能有新的结缔组织或长结合上皮附着于根面。龈上洁治术和龈下刮治术是牙周病的基础治疗手段,其他任何治疗手段只应作为基础治疗的补充手段。

(3) 牙周袋及根面的局部药物治疗 大多数患者在根面平整后,组织能顺利愈合,不需药物处理。对一些炎症严重、肉芽组织增生的深牙周袋,在刮治后必要时可用复方碘液处理袋壁,它有较强的消炎、收敛作用,应注意避免烧灼邻近的黏膜。

近年来,牙周袋内局部放置抗菌药物取得了较好的临床效果,尤其是缓释剂型药物。其能长时间释放到牙周袋内,消灭或减少袋内的致病菌。可选用的药物如甲硝唑、四环素及其同族药物如米诺环素、多西环素及氯己定等。但牙周袋内的药物治疗只能作为机械清除牙石的辅

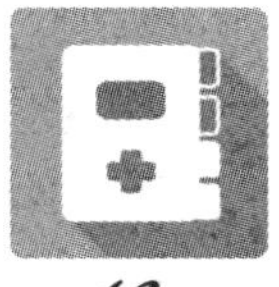
Note

助治疗，一般只在采用龈下刮治术后视需要才使用，绝不能取代除石治疗。因为刮治可最大限度地清除致病菌，并搅乱龈下生物膜的微生态，使药物得以接触微生物并将其杀灭。

(4) 牙周手术　基础治疗6～8周时，应复查疗效，若仍有5 mm以上深的牙周袋，且探诊仍有出血，或有些部位的牙石难以彻底清除，则可视情况决定再次刮治或进行牙周手术。手术可在直视下彻底刮除根面或根分叉处的牙石及不健康的肉芽组织，还可修整牙龈和牙槽骨的外形、植骨或截除病情严重的患根等，通过手术改正牙周软硬组织的外形，形成一种有利于患者控制菌斑的生理外形。

近年来，术者通过实施牙周组织引导性再生手术，能使病变区牙根面形成新的牙骨质、牙周膜和牙槽骨的正常新附着，使牙周炎的治疗达到一个更高的层次。

(5) 建立平衡的𬌗关系　松动牙的结扎固定、各种夹板、调𬌗等治疗可使患牙消除继发性或原发性咬合创伤而减少松动度，改善咀嚼功能。夹板的设计和制作必须不妨碍菌斑的控制。对于有缺失牙需要修复的患者，可利用固定式或可摘式修复体上的附加装置，使松动牙固定。有些患者还可通过正畸治疗矫正错𬌗或病理性移位的牙齿，以建立合理的咬合关系。

(6) 拔除患牙　对于有深牙周袋、过于松动的严重患牙，如确已无保留价值者，应尽早拔除。这样可以消除微生物聚集部位；有利于邻牙的彻底治疗；避免牙槽骨的继续吸收，保留牙槽嵴的高度和宽度，以利于义齿修复；避免反复发作牙周脓肿；避免因患牙松动而使患者只用另一侧咀嚼。有条件时，最好在第一阶段治疗结束、第三阶段永久修复之前，制作暂时性修复体，以达到改善咀嚼功能、固定松动牙和美观的目的。

2. 全身治疗　大多数轻、中度慢性牙周炎患者对洁治和刮治有较好的反应，除非是重症患者、对常规治疗反应不佳者或出现急性症状者，一般不需使用抗菌药物。但对一些炎症和整体病情较重的患者可以在龈上洁治后，先全身给予抗菌药物，在炎症减轻的情况下，随即进行龈下刮治，这有利于较彻底地实施龈下刮治术。对于一些患有系统性疾病如糖尿病、消化道疾病、心血管疾病等的慢性牙周炎患者，在牙周治疗过程中也需要给予特殊处理，如在进行牙周全面检查和治疗(尤其是手术)前后需给予抗菌药物，以预防和控制全身和局部的感染，同时应积极治疗并控制全身疾病，以利于牙周组织的愈合。

吸烟者对牙周治疗的反应较差，应劝其戒烟。在戒烟的初期，牙龈的炎症可能有一过性的“加重”，探诊后出血有所增加。这是由烟草使小血管收缩、使牙龈角化加重的作用被消除而导致的。患者经过戒烟和彻底的牙周治疗后，将出现良好的疗效。

3. 维护治疗　大多数慢性牙周炎患者在经过恰当的治疗后，炎症消退，病情得到控制。但若不坚持维护治疗，病情很容易复发或加重。预防病情的复发有赖于患者持之以恒的日常菌斑控制，以及定期的复查、监测和必要的治疗。复查的间隔期根据病情和患者控制菌斑的程度来确定。复查内容包括口腔卫生情况、牙龈炎症及探诊后出血情况、牙周袋深度、根分叉病变、牙槽骨情况、修复体情况等，并进行必要的治疗。定期复查和维护期支持治疗是牙周炎疗效能长期保持的关键条件，应在基础治疗结束后，立即进入维护期。

二、侵袭性牙周炎

侵袭性牙周炎(aggressive periodontitis)是一组在临床表现和实验室检查(包括化验和微生物学检查)方面均与慢性牙周炎有明显区别的牙周炎。其特点是牙周结缔组织附着和牙槽骨的迅速丧失，牙周卫生情况较好，但病变进展迅速。其发生于身体健康者，具有家族聚集性。它包含了1989年旧分类中的三个类型，即青少年牙周炎、快速进展性牙周炎和青春前期牙周炎。旧的命名过分强调发病年龄及疾病进展速度，实际上这类牙周炎虽多发于青少年，但也可见于成年人。本病一般发展较迅猛，但也可转为间歇性的静止期，且临床上对进展速度不易判断。因此，1999年的国际研讨会建议更名为侵袭性牙周炎。侵袭性牙周炎按其患牙的分布情

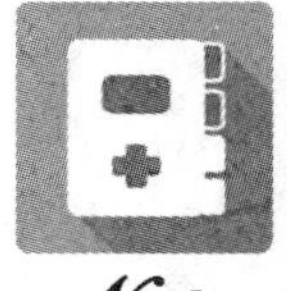

Note

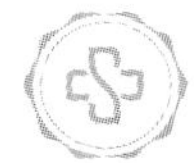

况可分为局限型和广泛型，它们具有一些共同的临床表现：①菌斑堆积量与牙周组织破坏的严重程度不相符；②伴放线聚集杆菌比例升高，在一些人群中牙龈卟啉单胞菌比例可能升高；③吞噬细胞异常；④巨噬细胞反应过度；⑤附着丧失和牙槽骨吸收有自限性。

【病因】 本病病因不明，但某些特定微生物的感染及机体防御能力的缺陷可能是引起本病的两个主要因素。

1. 微生物 伴放线聚集杆菌是主要致病菌，从患者患牙的龈下菌斑中可分离出此菌，且阳性率为 90%～100%。该菌对牙周组织有毒性和破坏作用，通过产生白细胞毒素杀伤人体白细胞，抑制中性多形核白细胞的趋化能力，产生内毒素及胶原酶等破坏结缔组织和骨的胶原纤维，阻止胶原合成和促进骨吸收。

2. 全身因素 研究表明本病患者有外周血的中性多形核白细胞趋化功能降低，有的学者报道该细胞的吞噬功能也有障碍，此种缺陷是由抑制中性多形核白细胞表面的趋化物受体数目减少及白细胞表面的糖蛋白减少而导致的。这种缺陷带有家族性，患者的同胞中有的也可患局限型侵袭性牙周炎，或虽未患牙周炎，却也有白细胞功能缺陷。此外，本病可能有遗传背景及种族易感性的差异。

3. 其他 吸烟的量和时间及口腔卫生情况的好坏对此病有一定影响。

【临床表现】 根据患牙的分布情况将侵袭性牙周炎分为局限型和广泛型，局限型病变局限于第一恒磨牙和切牙，广泛型波及全口多数牙(图 10-10、图 10-11)。

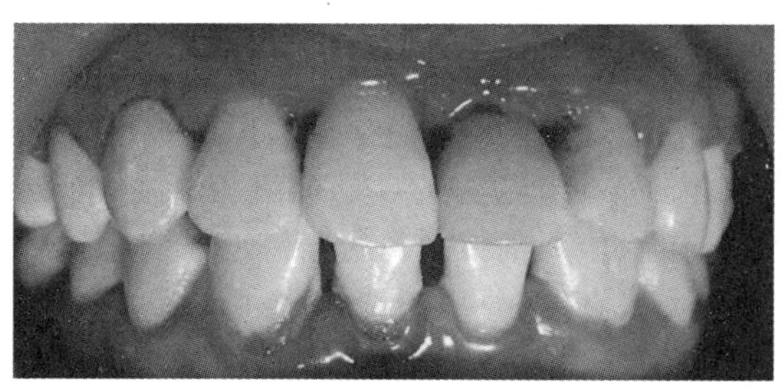

图 10-10 侵袭性牙周炎

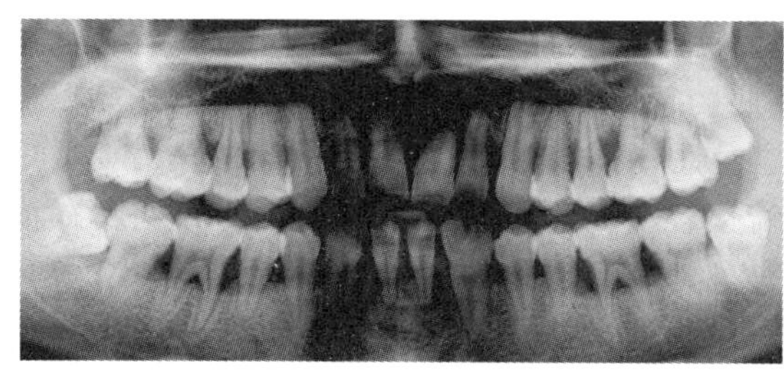

图 10-11 侵袭性牙周炎的 X 线片(与图 10-10 为同一患者)

1. 局限型侵袭性牙周炎 牙周病变局限于切牙和第一恒磨牙，至少两颗恒牙有邻面附着丧失，其中一颗是第一恒磨牙，非第一恒磨牙和切牙不超过两颗。其有以下临床特点。

(1) 年龄与性别 本病患者发病年龄一般较小，可始于青春期前后，因早期无明显症状，患者就诊时常为 20 岁左右，但也可发生于 35 岁以上的成年人。女性多于男性。

(2) 口腔卫生情况 较好，本病一个突出的表现是早期患者的菌斑、牙石量很少，牙龈表面的炎症轻微，但已有深牙周袋，牙周组织破坏程度与局部刺激物的量不成比例。牙龈表面虽无明显炎症，实际上在深牙周袋部位是有龈下菌斑的，而且袋壁也有炎症和探诊后出血，晚期还可以发生牙周脓肿。

(3) 好发牙位 典型的患牙病损局限于第一恒磨牙和上、下切牙，多为左右对称，但早期

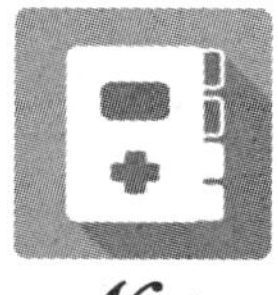
Note

的病变不一定波及所有的切牙和第一恒磨牙。1999 年新分类法规定，本病的特征如下：局限于第一恒磨牙或切牙，邻面有附着丧失，至少波及两颗恒牙，其中一颗为第一恒磨牙，其他患牙（非第一恒磨牙和切牙）不超过两个。

（4）X 线片所见　第一恒磨牙的邻面有垂直型骨吸收，若近远中均有垂直型骨吸收，则形成典型的“弧形吸收”，在切牙区多为水平型骨吸收。

（5）病程进展快　本病进展很快，牙周破坏速度比慢性牙周炎快 3～4 倍，在 5 年内，牙周附着破坏可达 50%～70%，患者常在 20 岁左右即已需拔牙或牙已自行脱落。

（6）早期出现牙齿松动和移位　在炎症不明显的情况下，切牙和第一恒磨牙可出现松动，自觉咀嚼无力。切牙可向唇侧远中移位，出现牙间隙，多见于上切牙，𬌗力的影响致其呈扇形散开排列。后牙移位较少见，可出现不同程度的食物嵌塞。

（7）家族聚集性　家族中常有多人患此病，患者的同胞有 50%患病概率。其遗传背景可能与白细胞功能缺陷有关。有人认为是 X 连锁性遗传或常染色体显性遗传（或隐性遗传）等所致，也有人认为是由牙周致病菌在家族中的传播所致。

2. 广泛型侵袭性牙周炎　其特征为受累患牙广泛，广泛的邻面附着丧失，侵犯第一恒磨牙和切牙以外的牙数在三颗以上。其临床特点如下。

（1）年龄　相对于局限型侵袭性牙周炎，该病患者的发病年龄相对较大，通常发生于 30 岁以下者，也可见于年龄更大者。

（2）发病部位　广泛的邻面附着丧失，累及除切牙和第一恒磨牙以外的至少三颗恒牙。

（3）病变程度　有严重而快速的附着丧失和牙槽骨破坏，呈明显的阵发性。在活动期，牙龈有明显的炎症，呈鲜红色，并可伴有龈缘区肉芽性增生，易出血，可有溢脓。

（4）局部刺激物　菌斑、牙石的沉积量因人而异，多数患者有大量的菌斑和牙石，也可很少。

（5）白细胞功能缺陷　部分患者具有中性粒细胞和（或）单核细胞的功能缺陷。

（6）全身症状　患者有时伴有全身症状，包括体重减轻、抑郁及全身不适等。

（7）治疗敏感性　一般患者对常规治疗（如刮治和全身药物治疗）有明显的反应，但也有少数患者经任何治疗效果都不佳，病情迅速加重直至牙齿丧失。

【诊断】　因本病初起时无明显症状，待患者就诊时多已为晚期，所以早期诊断及治疗对保留患牙极为重要。如果年轻患者的局部刺激因子与病变程度不一致，如牙石、菌斑等刺激物不多，炎症不明显，但发现有少数牙松动、移位或邻面深牙周袋等，应引起重视。重点检查其切牙及第一恒磨牙邻面，并拍摄 X 线片或𬌗翼片，有助于发现早期病变。做微生物学检查发现伴放线聚集杆菌或检查中性粒细胞有趋化和吞噬功能的异常，有助于诊断本病。对于侵袭性牙周炎患者的同胞进行牙周检查，有助于早期发现其他病例。

【治疗】

1. 早期治疗，彻底消除感染，防止复发　治疗基本同慢性牙周炎，洁治、刮治和根面平整等基础治疗必不可少。但因为伴放线聚集杆菌可侵入牙周组织，单靠机械刮治不易彻底消除感染，有的患者还需用翻瓣手术清除侵入组织的微生物。本病较易复发，应加强定期复查和后续治疗。根据每位患者菌斑和炎症的控制情况，确定复查的间隔期，开始时每 1～2 个月一次，半年后若病情稳定可逐渐延长。

2. 抗菌药物的应用　由于本病存在与菌斑堆积情况不相符的牙周破坏，因此，病原微生物的控制不只是减少菌斑的数量，更重要的是改变龈下菌斑的组成。有学者报告，单纯用刮治术不能消除侵入牙龈中的伴放线聚集杆菌，残存的微生物容易重新在牙面定植，使病变复发。因此主张全身性应用抗菌药物作为洁治和刮治的辅助治疗。口服四环素或多西环素，这两种药除有抑菌作用外，还有抑制胶原酶的作用，可减少牙周组织的破坏。因菌斑生物膜对细菌有

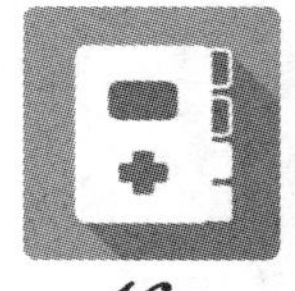

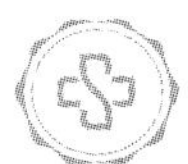

保护作用，局部或全身用药应作为机械治疗的辅助，主张在机械或手术治疗后立即口服甲硝唑和阿莫西林(羟氨苄青霉素)，两者合用效果尚佳，此时龈下菌斑的数量最少且生物膜也被破坏，能发挥药物的最大疗效。局部也可配合使用抗厌氧菌类抗菌药物治疗，在根面平整后的深牙周袋内放置缓释的抗菌制剂如甲硝唑、米诺环素、氯己定等也有良好疗效，可减少龈下菌斑微生物的重新定植，降低病变的复发率。

3. 调整机体防御功能 宿主对细菌感染的防御反应在侵袭性牙周炎的发生、发展方面起重要作用，近年来人们试图通过调节机体的免疫和炎症反应过程来减轻或治疗牙周炎。如在牙周基础治疗后服用以六味地黄丸为基础的固齿丸(膏)数月后，可明显降低复发率，患者的白细胞趋化、吞噬功能及免疫功能也有所改善。吸烟是牙周炎的危险因素，应劝其戒烟。还应寻找其他危险因素及宿主防御反应方面的缺陷并将其矫正。

4. 其他

(1) 牙移位的矫正治疗 病情不太重而有牙移位的患者，可在炎症控制后，用正畸方法将移位的牙复位排齐，但正畸过程中务必加强菌斑控制和牙周病情的监控，用力也宜轻缓。

(2) 自体牙移植 如患者第一恒磨牙破坏严重，而第三恒磨牙尚未萌出，X线片显示其牙根已形成1/3～2/3，则可将患病的第一恒磨牙拔除，而将发育中的第三恒磨牙通过自体牙移植的方法移植于第一恒磨牙的拔牙窝内，以期望移植牙的牙根继续形成，避免用义齿修复第一恒磨牙。

(3) 疗效维护 在牙周炎症控制后，长期疗效由患者的自我控制菌斑的依从性和维护治疗的措施所决定。采用各种必要的手段积极控制牙菌斑尤为重要。

三、反映全身疾病的牙周炎

反映全身疾病的牙周炎是一组以牙周炎作为突出表征之一的全身疾病。

(一) 艾滋病

艾滋病的全称为获得性免疫缺陷综合征(acquired immunodeficiency syndrome，AIDS)，是受到人类免疫缺陷病毒(human immunodeficiency virus，HIV)感染所致。约有30%的艾滋病患者首先在口腔出现症状，其中不少症状源于牙周组织的病变。

【病因】 HIV感染者由于全身免疫功能降低，容易发生口腔内的机会性感染，包括真菌、病毒、细菌等感染。对本病患者的牙周炎使用抗菌药物和龈下刮治有效。

【临床表现】 与艾滋病有关的牙周病损有以下几种。

1. 牙龈线性红斑(LGE) 在牙龈缘处有明显的鲜红的宽2～3 mm的红边，在附着龈上可呈淤斑状，极易出血(图10-12)。对常规治疗反应不佳，一般无牙槽骨吸收。

扫码看彩图

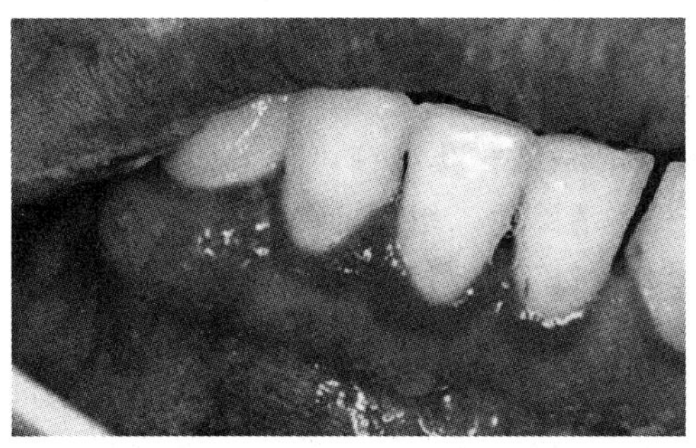

图10-12 艾滋病患者的牙龈线性红斑

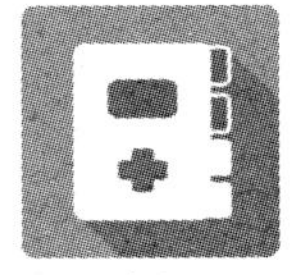

2. 坏死性溃疡性牙龈炎 临床表现与非HIV感染者十分相似，但发病迅速、病势较凶、病情严重。

3. 坏死性溃疡性牙周炎 它是由于患者抵抗力极度低下，由坏死性溃疡性牙龈炎或慢性牙周炎迅速发展而形成的。在HIV感染者中，坏死性溃疡性牙周炎的发生率为4%～10%，此病早期病变为龈乳头坏死、溃疡、疼痛和出血，有严重的牙槽骨吸收和牙周附着丧失，甚至死骨形成。严重者还可发展为坏死性溃疡性口炎，此种患者的短期死亡率较高。

4. 其他 艾滋病在口腔中的表现还有毛状白斑、白色念珠菌感染、复发性口腔溃疡等，晚期可发生卡波西肉瘤，其中约有一半发生在牙龈上，需做病理学检查证实。

【治疗】

1. 局部治疗 清除牙石和菌斑。可用0.12%～0.2%氯己定含漱剂含漱，它对细菌、真菌和病毒均有杀灭作用。

2. 全身治疗 首选甲硝唑，它不容易引起继发的真菌感染。

坏死性溃疡性牙龈炎和坏死性溃疡性牙周炎按常规进行牙周治疗后，患者疼痛常可在24～36 h消失，但牙龈线性红斑对常规牙周治疗反应较差，难以消失，常需全身使用抗菌药物。

知识链接

艾滋病小常识

世界卫生组织于1988年1月将每年12月1日定为世界艾滋病日，号召世界各国和国际组织在这一天举办相关活动，宣传和普及预防艾滋病的知识。以下是关于艾滋病的常见问答。

(1) 艾滋病传染性大吗?

正常生活接触不会传染艾滋病，如握手、拥抱、共同进餐、共同工作、咳嗽，使用公共浴室、公共浴池，蚊虫叮咬。所以正常照顾HIV感染者或艾滋病患者，也不会传染。这是因为HIV很脆弱，只能在血液和体液中活的细胞中生存，不能在空气、水和食物中存活，离开了这些血液和体液，这些病毒会很快死亡，而且其与乙肝病毒一样，进入消化道后就会被消化道内的蛋白酶所破坏。

(2) 艾滋病的主要传播途径是什么?

性传播(肛交风险最大)；经血传播(血液污染，吸毒共用针头等)；母婴传播(母亲传染给婴儿)。感染者的血液、精液、乳汁、阴道和宫颈分泌物等均有HIV存在；尽管泪液和唾液中也有HIV，但因为含量少，无传染性(无相关病例报道)。

(3) 发生一次性交，传染性有多大?

如果是没有保护的性交，男性同性恋肛交后传染艾滋病的概率为0.5%～3%。异性性交，男性传给女性的概率为0.1%～0.2%；女性传给男性的概率为0.03%～0.1%。

(4) 被针头扎了，会被传染艾滋病吗?

如果针头确实被艾滋病患者使用过，被感染的概率是0.3%。但吸毒共用针头，感染HIV的概率更高，达0.67%。

(5) 发病潜伏期(无症状期)是多长?

如果没有治疗过，一般为1～10年，平均为7～8年。尽管没有症状，但有传染性。

(6) 感染了HIV，一定会患艾滋病吗?

如果感染后及早治疗可明显延长潜伏期，甚至不发展成明显的艾滋病。

(7) 感染HIV后，早期有什么症状?

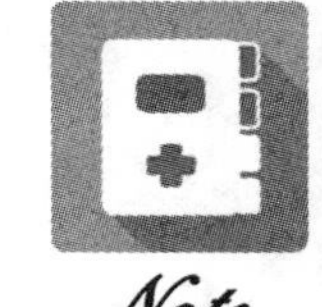

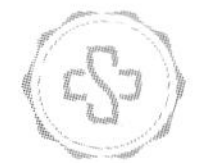

50%～70%感染者在 14 天后出现类似感冒的症状，包括发热、咽痛、头痛、肌肉关节痛和不适，可以有疹子，常有全身淋巴结肿大。这些症状可以在几天内消退，多数在 1 个月内消退，少数在 2～3 个月消退。HIV 进入体内 5 天左右，在外周血中可以检测到病毒成分，故此期可以血中检出 HIV RNA 和 P24 抗原，但抗体则在感染数周后才出现。

(8) 多久能查血证实 HIV 感染？

从感染到查血 HIV 抗体阳性的时间称为“窗口期”，为 2～12 周，一般为 4～6 周。

(9) 如果发生了高危性行为，怎么排除感染的可能性？

“窗口期”因人而异，一般为 2～12 周。可以在高危性行为后 2～4 周做初检，满 4 周时结果是阴性，则可排除感染率为 98%左右；满 8 周后复检，结果是阴性，可排除感染率 99.99%；只有约万分之一的人窗口期为 8 周到 3 个月。为了彻底排除感染的可能性，最好满 3 个月做最终复查，结果阴性即可完全排除。

(10) “阴性艾滋病”是怎么回事？

通过调查，国家卫生健康委员会已经证实所谓的阴性艾滋病属艾滋病恐惧症，并无未知病毒感染。艾滋病恐惧症俗称恐艾症，对阴性结果也持怀疑态度，总认为检测不准确或者现有试剂检测不出来自己的病毒，其实根本没有什么未知病毒，所以不必惊慌。

(11) 在医院查艾滋病会泄露隐私吗？

医院或其他检测机构对检测者的个人信息进行严格保密。艾滋病确诊后只告知本人，不会通知工作单位，更不会采取任何强制性措施。

(12) 女性感染了 HIV 能生育吗？

母婴传染率较高，达 30%～50%，生育应慎重；如生育应采取母婴阻断治疗，可将传染率降到 5%以下。尽管母婴阻断能实现，但全球每天还是约有 1200 名儿童染上 HIV，约有 800 名儿童死于艾滋病。

(13) 如何预防艾滋病？

首先洁身自好，避免高危性行为，使用安全套，避免共用针头(吸毒)，少用血液制品等。预防性和治疗性疫苗均尚未研制成功。

(二) 糖尿病

糖尿病(diabetes mellitus)与牙周病有着密切的关系，研究结果表明糖尿病本身不引起牙周炎，牙周炎是糖尿病的并发症。

【病因】 糖尿病的基本病理变化可使牙周组织对局部致病因子的抵抗力下降，破坏加重、加速，使牙槽骨吸收加速，组织愈合缓慢，出现牙周脓肿。牙周组织的破坏程度与糖尿病病情有关。

【临床表现】

1. 致病菌 以二氧化碳嗜纤维菌、厌氧弧菌和放线菌为主，可区别于慢性牙周炎和侵袭性牙周炎。

2. 病变情况 以切牙和第一磨牙较重，年龄增大后，病情可扩展至其他部位。病情不稳定的糖尿病患者，牙周组织炎症较重，牙龈红肿，易出血，牙周溢脓，牙槽骨破坏迅速，导致深牙周袋和牙明显松动(图 10-13)。血糖控制后，牙周炎的情况会有所好转。

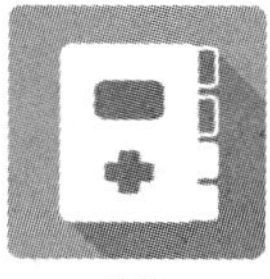

Note

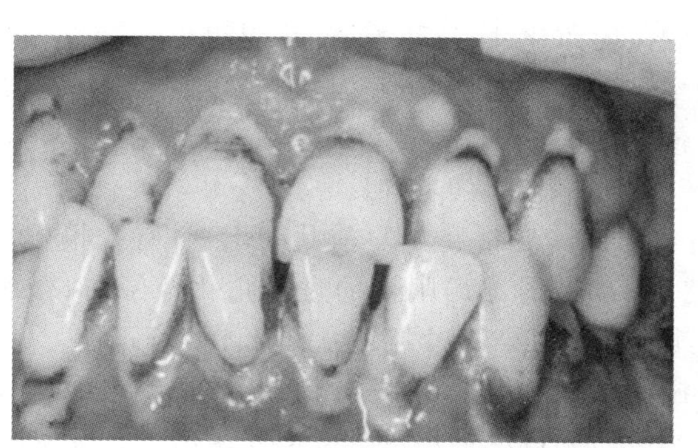

图 10-13 伴糖尿病的牙周炎(牙周袋溢脓)

【治疗】

1. 全身治疗 针对血糖过高,进行全身系统治疗,控制病情。

2. 局部治疗 进行彻底有效的局部治疗,去除局部刺激因素。待血糖稳定、病情控制后,再行复杂的牙周治疗。急性牙周脓肿需切开引流者,首先应用抗菌药物控制感染,再应急治疗。

(三) 白细胞功能异常

牙龈炎和牙周炎的主要病因是微生物感染,机体完善的防御反应起着平衡和调节的作用,使个体免于发病或长期处于牙龈炎状态而不发展为牙周炎,或处于牙周炎的静止期。当菌斑中的微生物发生改变或机体防御能力下降时,牙周炎便发生或进入活动进展期。中性多形核白细胞是机体防御细菌感染的第一道防线,在牙周的结缔组织、结合上皮、袋内壁上皮和牙周袋内均有大量的中性多形核白细胞及其他防御细胞。因此,当中性多形核白细胞功能出现异常时,牙周炎的发生便不足为奇了。此类疾病多为遗传性疾病。

1. 白细胞数目减少 轻者外周血中中性多形核白细胞为$(1\sim2)\times10^9$/L,重者可低至0.5×10^9/L 以下。大多数病例为特发性,可能有基因背景,也可继发于药物使用不当、放射治疗、某些全身疾病、各种感染或自身免疫病等。还有一种少见的周期性白细胞减少症,患者每隔 3 周白细胞数目明显降低一次,出现发热、感染等,持续一周后,白细胞又回升,如此反复循环。患者的口腔表现包括早发性牙周炎、复发性溃疡、牙龈疼痛等。

2. 白细胞功能异常 白细胞发挥功能包括如下步骤:白细胞贴壁及黏附于血管壁,移出血管壁并趋化至感染部位,识别并吞噬细菌,最后在细胞内将细菌杀死和消化。上述任何功能的削弱均会妨碍白细胞对菌斑微生物的抵抗,从而增加牙周炎的发生率和严重程度。

(四) Down 综合征

Down 综合征又名先天愚型,或 21 三体综合征,是一种由染色体异常所引起的先天性疾病。

【病因】 牙周病情的快速恶化可能与细胞介导和体液免疫缺陷以及吞噬系统缺陷有关。

【临床表现】 患者有发育迟缓和智力低下。约有一半患者有先天性心脏病,约 15%患儿于 1 岁前夭折。面貌特征为面部扁平,眶距增宽,鼻梁低宽,颈部短粗。常有上颌发育不足,萌牙较迟,错𬌗畸形、牙间隙较大、系带附着位置过高等。几乎所有患者均有严重的牙周炎,且其牙周破坏程度远超过菌斑、牙石等的局部刺激。全口牙齿均有深牙周袋及炎症,下颌前牙较重,有时可有牙龈退缩,病情迅速加重,有时可伴坏死性龈炎。乳牙和恒牙均可受累。

【治疗】 本病的治疗无特殊。彻底的常规牙周治疗和认真控制菌斑,可减缓牙周破坏。但由于患儿智力低下,常难以坚持治疗。

(五) 掌跖角化-牙周破坏综合征

掌跖角化-牙周破坏综合征又名 Papillon-Lefèvre 综合征,于 1924 年被首次报道,其特点

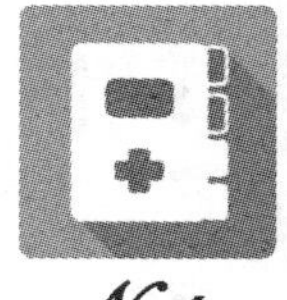

Note

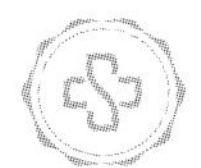

是手掌和脚掌部位的皮肤过度角化、皲裂和脱屑，牙周组织被严重破坏，有的病例还伴有硬脑膜的异位钙化。本病较罕见，人群中的患病率为百万分之一至百万分之四。

【病因】 本病为遗传性疾病，属于常染色体隐性遗传病。对本病患者的龈下菌斑进行培养后发现，菌群与慢性牙周炎的龈下菌群相似。

【临床表现】 皮损及牙周病变常在4岁前共同出现，有人报告可早在出生后11个月发生。皮损包括手掌、足底、膝部及肘部局限性的过度角化及鳞屑、皲裂，有多汗和臭汗。约有1/4的患者易发生身体其他部位感染。患儿智力及身体发育正常。

牙周病损在乳牙萌出不久即可发生，有深牙周袋，炎症严重，溢脓、口臭，牙槽骨迅速吸收，在5～6岁时乳牙即相继脱落，创口愈合正常。待恒牙萌出后又按萌出的顺序相继发生牙周破坏，常在10岁左右时即自行脱落或拔除。有的患者第三恒磨牙也会在萌出后数年内脱落，有人则报告第三恒磨牙不受侵犯。

【治疗】 本病对常规的牙周治疗效果不佳，患牙的病情继续加重，往往导致全口拔牙。

第四节 牙周炎的伴发病变

牙周炎的主要组织病理学变化是牙周袋形成和袋壁的慢性炎症、附着丧失及牙槽骨吸收。当牙周炎发展到重度阶段时，病变涉及某些特殊部位，如根分叉区、根管侧支区等，这时牙周病变的临床表现和治疗方法等也发生相应的改变和特殊情况，如牙周-牙髓联合病变、多根牙的根分叉病变、深牙周袋的急性或慢性脓肿、牙龈退缩使牙根暴露而出现牙齿敏感等问题。实际上这些情况主要是牙周炎后期阶段的伴发病变，并非独立疾病（冠周炎除外），它们可发生于任何一型牙周炎患者，只是由于解剖形态、牙髓状况等特殊条件，影响和（或）改变了临床表现，增加了诊断和治疗的难度。

一、牙周-牙髓联合病变

牙周-牙髓联合病变是指同一颗牙并存着牙周病变和牙髓病变，且互相融合连通。感染可源于牙髓，也可源于牙周，或两者独立发生，然而是相通的。牙周炎和牙髓根尖周病的发病因素和病理过程虽不完全相同，但牙周袋内和感染的牙髓内都存在以厌氧菌感染为主的混合感染，它们所引起的炎症和免疫反应有许多相似之处。因此，两者的感染和病变可以互相影响和扩散，导致联合病变的发生。

【解剖关系】 牙髓组织和牙周组织在解剖学方面是互相连通的，在组织发生学方面均来源于中胚叶或外中胚叶，两者间存在着以下连通途径。

1. 根尖孔 牙周组织和牙髓的重要通道，血管、神经和淋巴通过根尖孔互相连通，而感染和炎症也易交互扩散。

2. 根管侧支 在牙根发育形成过程中，Hertwig上皮根鞘发生穿孔，使牙囊结缔组织与牙髓组织相通，形成根管侧支（又称侧支根管），在根尖1/3处最多（图10-14），故在深牙周袋到达近根尖1/3处时，牙髓受影响的机会就大大增加。在多根牙的根分叉区副根管较多，牙髓的感染可通过髓室底的副根管扩散到根分叉区（图10-15）。

3. 牙本质小管 正常牙根表面有很薄的牙骨质覆盖，容易被磨掉，使牙本质暴露。牙本质小管贯通牙本质全层，菌斑中细菌的毒性产物、药物及染料等均可通过暴露的牙本质小管双向渗透而互相影响。

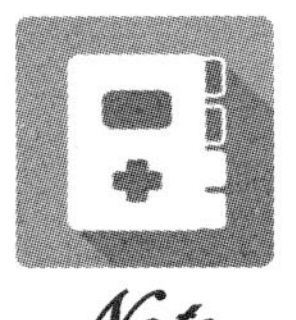

4. 其他 某些解剖异常或病理情况如牙根纵裂、牙骨质发育不良等。

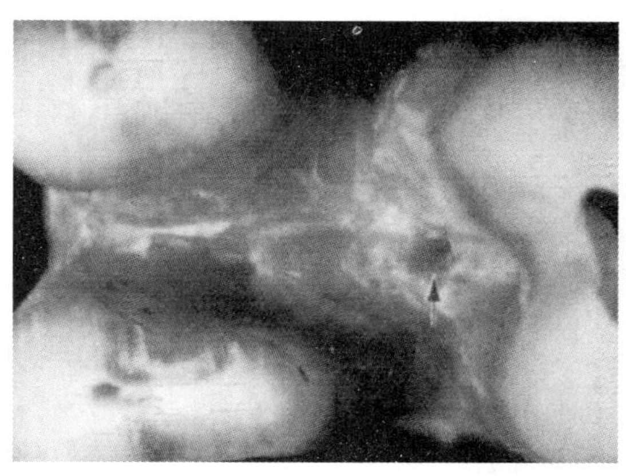

图 10-14 根管侧支的分布

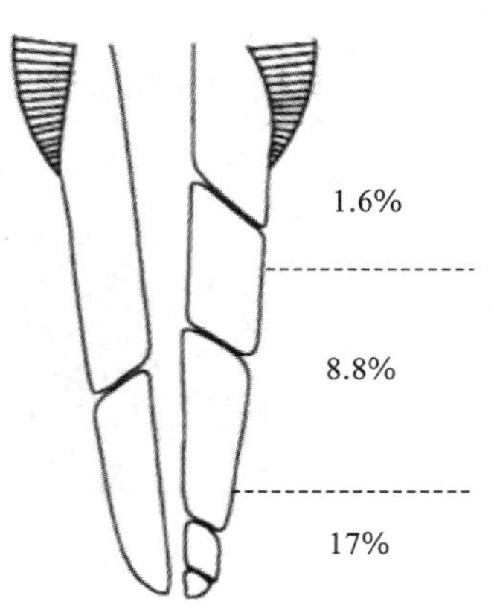

图 10-15 根分叉区的副根管口

【临床类型】

1. 牙髓根尖周病变引起牙周病 坏死牙髓中的细菌毒素及代谢产物可通过根尖孔或根管侧支引起根尖周病变或根分叉病变，进而形成牙周-牙髓联合病变。

(1) 根尖周感染的急性发作形成牙槽脓肿，脓液可沿阻力较小的途径向牙周组织排出(图10-16)。①脓液沿牙周膜间隙向龈沟(袋)排脓，迅速形成单一的、窄而深达根尖的牙周袋。多根牙也可在根分叉处形成窄而深的牙周袋。②脓液由根尖周组织穿透附近的密质骨到达骨膜下，向颊侧龈沟排出，形成较宽而深的牙周袋，但不能探到根尖。

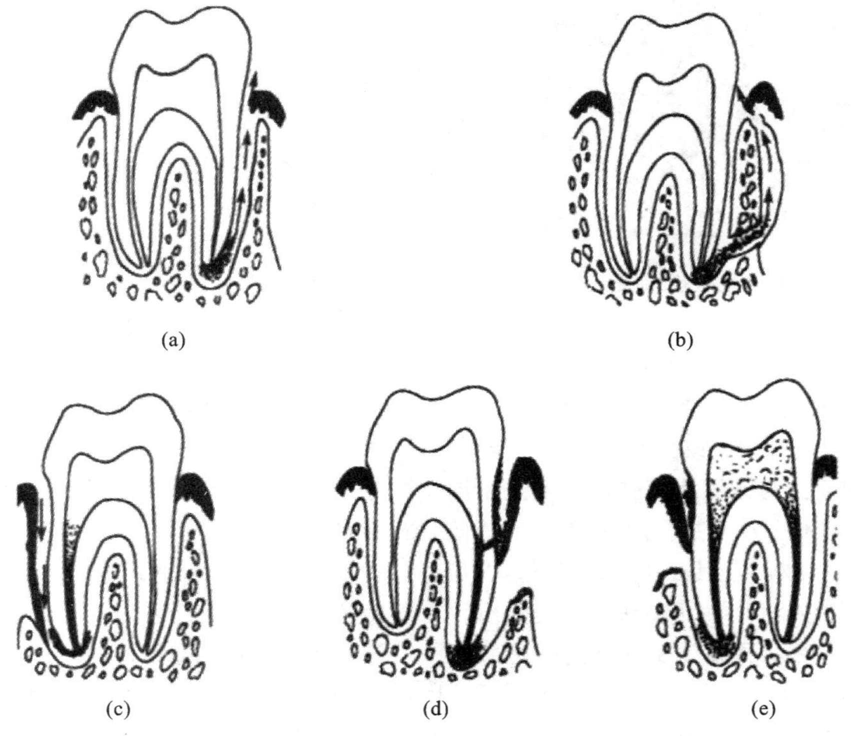

图 10-16 牙周-牙髓联合病变的类型

(a)根尖病变通过牙周膜向龈沟排脓；(b)根尖病变通过骨膜下向龈沟排脓；(c)逆行性牙髓炎；(d)牙周病变通过根管侧支影响牙髓和根尖周组织；(e)牙周病变与牙髓病变独立并存

(2) 牙髓治疗过程中或治疗后造成的牙周病变，如根管壁侧穿或髓室底穿通、髓腔或根管内封入烈性药(砷制剂、戊二醛、塑化液、干髓剂等)均可通过根分叉区或根管侧支伤及牙周

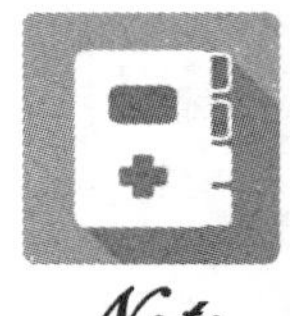

组织。

(3) 牙根纵裂的牙齿也可伴发局限的深牙周袋和牙槽骨吸收(图 10-17)。

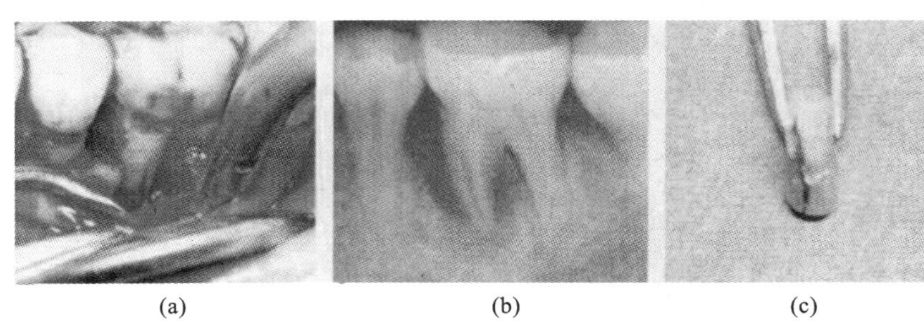

(a) (b) (c)

图 10-17 牙根纵裂

(a)裂根周围的牙槽骨吸收，形成深牙周袋；(b)X 线片；(c)截下的近中根有纵裂

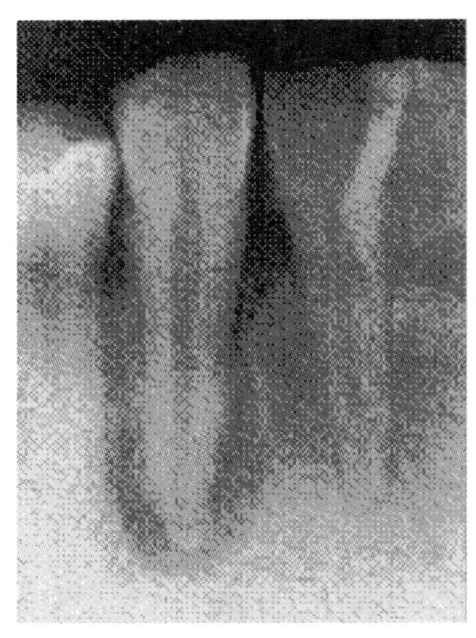

图 10-18 "烧瓶状"病变

本类型的共同特点如下：①牙髓无活力或活力异常；②牙周袋和根分叉区病变局限于个别牙或牙的局部，邻牙的牙周基本正常或有轻微病变；③X 线片显示与根尖病变相连的牙周骨质破坏，呈烧瓶状(图 10-18)。

2. 牙周病变引起牙髓病变

(1) 逆行性牙髓炎　由于深牙周袋内的细菌、毒素通过根尖孔或根尖 1/3 处的根管侧支进入牙髓，先引起根尖区的牙髓充血和发炎，在较长时间后，局限的慢性牙髓炎可急性发作，表现为典型的急性牙髓炎。检查时见患牙有深达根尖区的牙周袋或牙龈退缩，牙松动明显。

(2) 长期存在牙周病变者，牙周袋内的毒素可通过牙本质小管或根管侧支对牙髓造成慢性、少量的刺激，轻者引起修复性牙本质形成，重者或较长时间后可引起牙髓的慢性炎症、变性、钙化或坏死。

(3) 牙周治疗也可影响牙髓　根面刮治和平整时，将牙根表面的牙骨质刮去，常使牙本质暴露，造成根面敏感和牙髓的反应性改变。牙周袋内或牙根面的用药如复方碘液、碘酚、枸橼酸等均可通过根管侧支或牙本质小管刺激牙髓。

3. 牙周病变与牙髓病变并存　发生于同一颗牙齿上各自独立的牙髓和牙周病变。当病变发展到严重阶段时，二者可互相融合和影响(图 10-16)。

【治疗】　判断患牙是否有保留价值，并应尽量找出原发病变，积极处理牙周、牙髓的病灶，彻底消除感染源。牙周-牙髓联合病变的预后在很大程度上取决于牙周病损的预后。

1. 由牙髓根尖周病变引起牙周病的患牙　牙髓多已坏死或大部坏死的牙齿，应尽早进行根管治疗。病程短者，单纯进行根管治疗后，牙周病变即可完全愈合。若病程较长，牙周袋已存在多时，应尽快开始常规的牙周治疗，消除袋内的感染，促使牙周愈合。较合理的顺序如下：清除作为感染源的牙髓→清除牙周袋内的感染→完善的根管充填。本型预后一般较好。

2. 由牙周病变引起牙髓病变的患牙　牙髓活力较好时，可先行牙周治疗，消除袋内感染，以待牙周病变愈合。对牙周袋较深且牙髓活力较差或无活力的患牙，不宜过于保守，应在牙周治疗的同时行根管治疗，这有利于牙周病变的愈合。逆行性牙髓炎的患牙能否保留主要取决于该牙牙周病变的程度和牙周治疗的预后。如果牙周病变能得到控制，可先做根管治疗，同时开始牙周治疗，保留患牙；若牙周病变已十分严重，不易彻底控制炎症或患牙过于松动，可直接拔牙止痛。

3. 牙周病变与牙髓病变并存的患牙 应同时进行彻底的根管治疗和牙周治疗。

4. 不能确定病源的患牙 若牙髓活力较差或为死髓牙，可先进行根管治疗，配合牙周治疗；若牙髓活力好则先做系统的牙周治疗和调𬌗，若疗效不佳再视情况行根管治疗。

二、根分叉病变

根分叉病变(furcation involvement)是指牙周炎的病变波及多根牙的根分叉区，在该处出现牙周袋、附着丧失和牙槽骨破坏，可发生于任何类型的牙周炎。下颌第一磨牙发生率最高，上颌前磨牙最低。发生率随年龄增加而上升。

【病因】

1. 菌斑 本病的主要致病因素。根分叉区一旦暴露，则该处的菌斑控制和牙石清除就十分困难，使病变加速或加重发展，根分叉病变就是牙周炎向深部发展的一个阶段。

2. 咬合创伤 本病的一个促进因素。因为根分叉区是咬合应力集中的部位，一旦牙周炎症波及该区，咬合力作为协同破坏因素会使组织的破坏加速进行，常造成凹坑状或垂直型骨吸收。尤其是病变局限于一颗牙或单一牙根时更应考虑此因素。

3. 牙根的解剖形态

(1) 根柱的长度 根柱是指多根牙的牙根尚未分叉的部分，其长度为从釉牙骨质界至两根分开处的距离，长度因牙及牙面而异。根柱较短的牙，根分叉的开口离牙颈部近，一旦发生牙周炎，较易发生根分叉病变；而根柱长者不易发生根分叉病变，一旦发生则治疗较困难。

(2) 根分叉开口处的宽度及分叉角度 宽度及分叉角度越小，器械越难以进入根分叉区内，治疗越困难。

(3) 根面的外形 扁根常有向着根分叉的一侧沿冠根方向的犁沟状的凹陷(图 10-19)，一旦发生根分叉病变，沟状凹陷处较难清洁。

4. 牙颈部的釉质突起 约有 40%的多根牙在牙颈部有釉质突起，多见于磨牙的颊面(图 10-20)。该处无牙周附着，仅有结合上皮，故在牙龈有炎症时，该处易形成牙周袋。

5. 髓室底的副根管 磨牙牙髓的感染和炎症可通过髓室底的副根管扩散蔓延到根分叉区，造成该处的骨吸收和牙周袋。

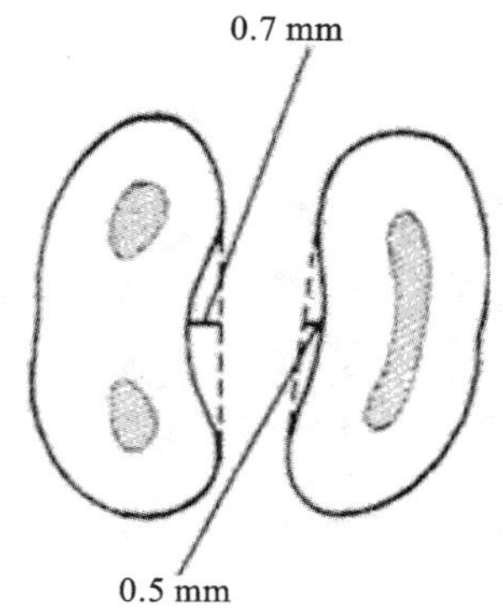

图 10-19 下颌第一磨牙的根面凹陷

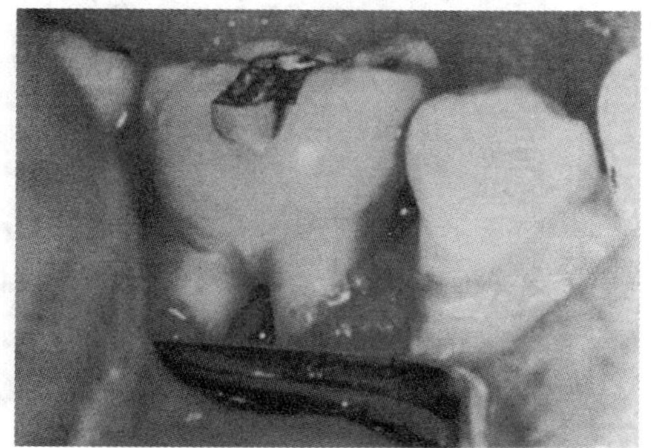

图 10-20 釉质突起伸入根分叉区

【临床表现】 正常根分叉区被牙槽骨间隔充满，从龈沟内是探不到的，一旦牙周组织破坏波及根分叉区，便可从临床上探查到。主要根据探诊和 X 线片来判断病变的程度。Glickman 将其分为四度(图 10-21)，此分类法有利于指导治疗和判断预后。

1. Ⅰ度根分叉病变 属于病变早期。从牙周袋内能探到根分叉的外形，但不能水平探入

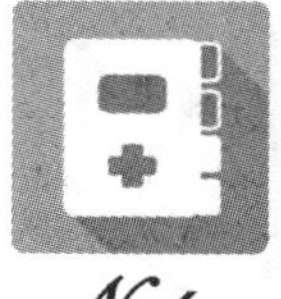

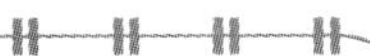

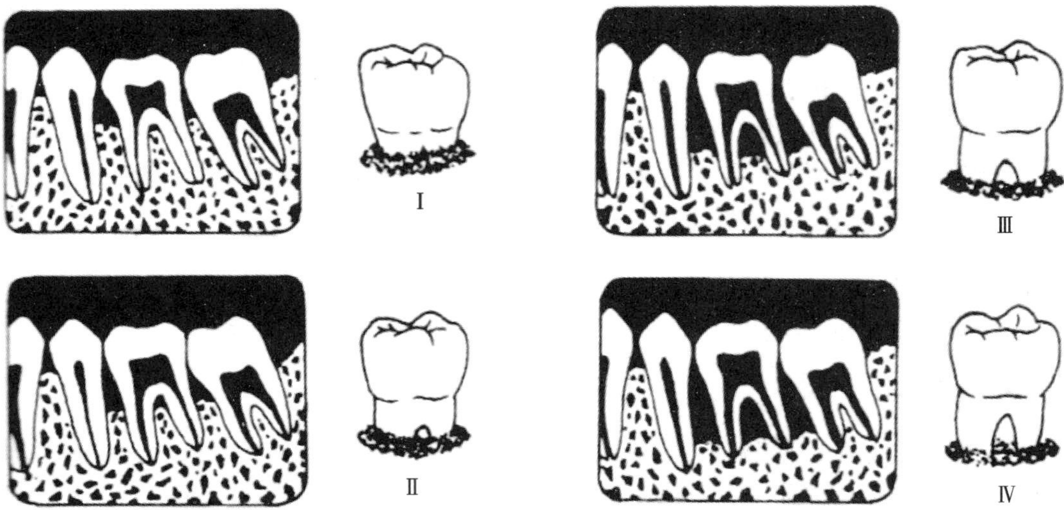

图 10-21　根分叉病变的分度(Glickman)

根分叉区,这是因为牙周袋属于骨上袋。根分叉区骨质吸收很轻微,X 线片上看不到改变。

2. Ⅱ度根分叉病变　根分叉区有骨质吸收,仅限于颊和(或)舌侧,但尚未与对侧相通。探针可水平探入根分叉区,但不能穿过。X 线片仅显示根分叉区的牙周膜增宽,或骨密度降低。

3. Ⅲ度根分叉病变　根分叉区的牙槽骨全部吸收,形成贯通性病变,探针能水平穿过,但它仍被牙周袋软组织覆盖而未直接暴露于口腔。X 线片显示该区骨质消失呈透射区。

4. Ⅳ度根分叉病变　病变波及整个根分叉区,根间牙槽骨间隔完全被破坏,牙龈退缩,使病变的根分叉区完全暴露于口腔。X 线片所示与Ⅲ度病变相似(图 10-22)。

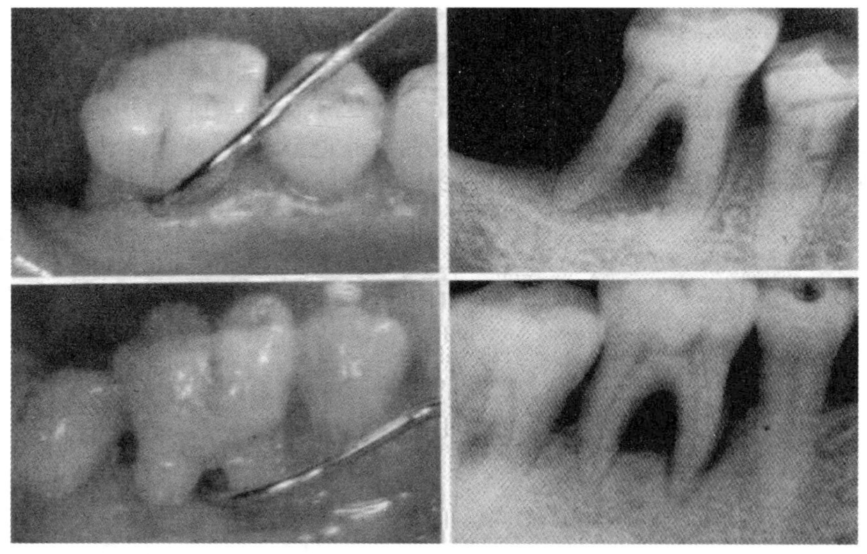

图 10-22　根分叉病变

注:口内像(左)和 X 线片(右),上图Ⅲ度,下图Ⅳ度。

另一种分度法是 Hamp 等提出的,它根据水平探诊根分叉区骨质破坏的程度来分度(图 10-23)。

Ⅰ度:用探针能水平探入根分叉区,探入深度未超过牙齿宽度的 1/3。

Ⅱ度:根分叉区骨质的水平性破坏已超过牙齿宽度的 1/3,但尚未与对侧贯通。

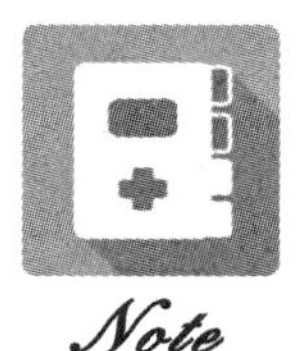

Note

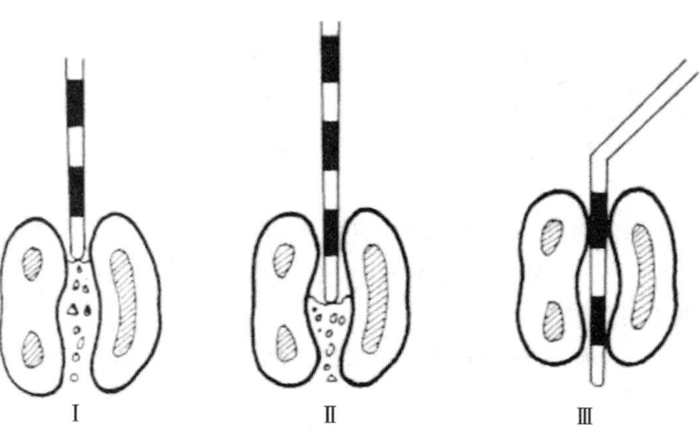

图 10-23　根分叉病变的分度(Hamp)

Ⅲ度:根分叉区骨质已有“贯通性”的破坏,探针已能通畅进入。

此外,因根分叉区易存积菌斑,该处牙周袋有明显炎症或溢脓、探诊后出血,引流不畅时易发生急性牙周脓肿。当病变使牙根暴露,患牙可出现对温度敏感、自发痛、根面龋等。晚期患牙可出现咀嚼痛、松动等。

【治疗】

1. 治疗目标

(1) 控制炎症,清除根分叉病变区内牙根面的菌斑、牙石。

(2) 通过手术等方法,形成一个有利于患者自我控制菌斑并长期保持疗效的局部解剖外形,阻止病变加重。

(3) 对早期病变,争取有一定程度的牙周组织新附着。

2. 治疗方法

(1) Ⅰ度根分叉病变　牙周袋浅,根分叉区牙槽骨的外形较好,仅做龈下刮治术。若牙周袋较深,且牙槽骨形态不佳,不符合生理外形,易造成局部菌斑堆积者,应在基础治疗后,行翻瓣术以消除牙周袋和修整骨外形以便于患者自我控制菌斑。

(2) Ⅱ度根分叉病变　①对骨质破坏不太多、根柱较长、牙龈能充分覆盖根分叉开口处的患牙,可在翻瓣术清除根面牙石及病变肉芽组织后,以自体骨或人工骨等生物制品填入根分叉区,将龈瓣复位至原高度,完全覆盖根分叉开口处,严密缝合。以达到根分叉区的牙周组织再生、形成新附着的目的。②对骨质破坏较多,牙龈有退缩,术后难以覆盖根分叉区者,可做根向复位瓣术和骨成形术,使根分叉区充分暴露,有利于患者自我控制菌斑,防止病变复发。

(3) Ⅲ度和Ⅳ度根分叉病变　因根分叉病变相通,可行颊侧根向复位瓣术和舌侧牙周袋切除术来充分暴露根分叉区,以利于控制菌斑。患牙各根病变程度不一者还可在完善的根管治疗后行截根术、分根术或半牙切除术,使根分叉区暴露,保存患牙。还应调𬌗,减轻其咬合负担。

三、牙周脓肿

牙周脓肿(periodontal abscess)是指位于牙周袋壁或深部牙周组织中的局限性化脓性炎症,可导致牙周膜和牙槽骨的破坏。它并非独立的疾病,而是牙周炎发展到晚期,出现深牙周袋后的一个常见的伴发症状,一般为急性过程,也可有慢性牙周脓肿。

【病因】

1. 脓液引流不畅　迂回曲折、涉及多个牙面的复杂型牙周袋,特别是累及根分叉区时,脓性渗出物不能顺利引流。深牙周袋内壁的化脓性炎症向深部结缔组织扩展,脓液不能向袋内

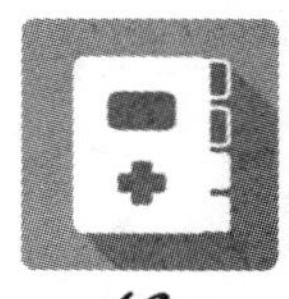

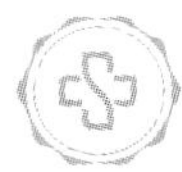

排出。

2. 牙周组织损伤　牙周治疗时，动作粗暴，损伤牙周组织，或将牙石推入牙周袋深部组织。牙髓治疗时根管、髓室底侧穿，以及牙根纵裂或患牙遭受创伤也可引起。

3. 治疗不彻底　深牙周袋的刮治术不彻底，虽袋口紧缩，但袋底处的炎症仍然存在，且得不到引流。

4. 机体抵抗力下降　有严重全身疾病(如糖尿病)或机体抵抗力降低时易发生。

【临床表现】　牙周脓肿一般为急性病程，可自行破溃排脓和消退，但若不积极治疗，或反复发作，可成为慢性牙周脓肿。

1. 急性牙周脓肿　发病突然，有剧烈搏动性疼痛。在患牙的唇(颊)、舌(腭)侧牙龈形成椭圆形或半球状突起，伴有牙龈红肿，表面光亮(图 10-24)。患牙有“浮起感”，有叩痛，松动明显。在脓肿后期，脓液局限，可扪及波动感，疼痛减轻，轻压牙龈可有脓液自袋内流出，或脓肿自行从表面破溃，肿胀消退。X 线片显示有牙周袋形成及牙槽骨吸收。脓肿可发生在单颗牙，也可同时发生于多颗牙或此起彼伏。患者一般无明显的全身症状，或有发热、局部淋巴结肿大等。

2. 慢性牙周脓肿　由急性期治疗不及时或反复发作所致。一般无明显症状，可见牙龈表面有窦道形成，挤压时开口处有少许脓液流出(图 10-25)。患牙可有咬合不适感，叩痛不明显。

扫码看彩图

扫码看彩图

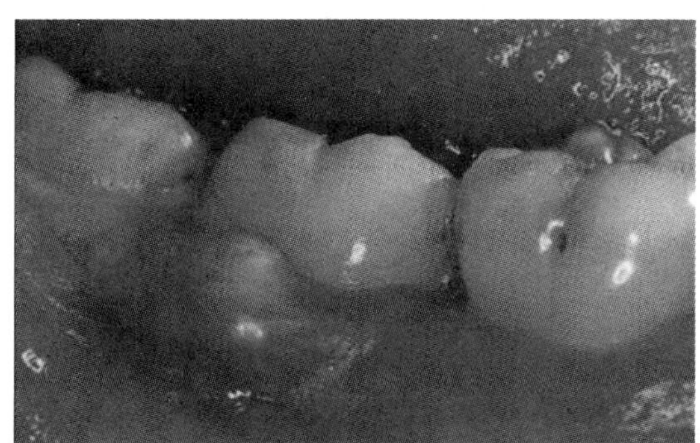

图 10-24　急性牙周脓肿

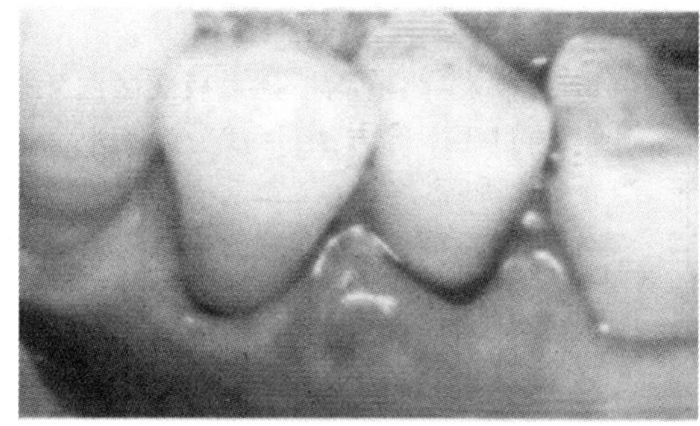

图 10-25　慢性牙周脓肿

【诊断和鉴别诊断】

1. 诊断　牙周脓肿的诊断应联系病史和临床表现，并参考 X 线片。

2. 鉴别诊断

(1) 牙龈脓肿　局限于龈乳头或龈缘的化脓性感染，呈局限性肿胀，无牙周炎病史，无牙周袋，X 线片无牙槽骨吸收。一般有异物刺入牙龈等明显的刺激因素，在去除异物、排脓引流后不需其他处理。

(2) 冠周脓肿　发生在不全萌出的牙冠周围组织内的局限性化脓性感染，常见于下颌第三磨牙萌出不全者，临床检查可明确诊断。

(3) 牙槽脓肿　与牙周脓肿的感染来源和炎症扩散途径不同，因此临床表现也不同(表 10-2、图 10-26)。

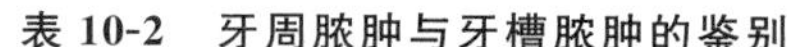

表 10-2　牙周脓肿与牙槽脓肿的鉴别

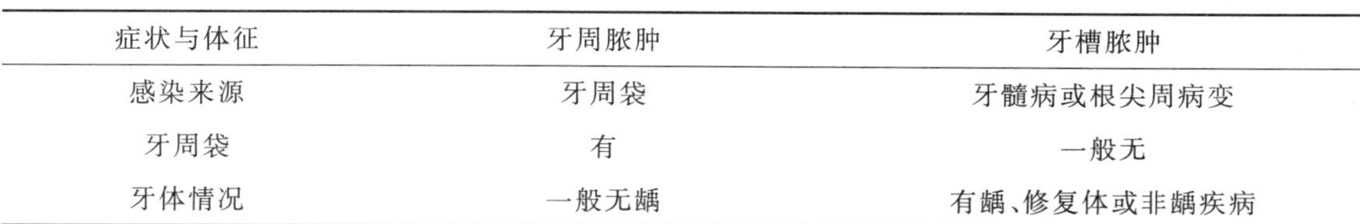

症状与体征	牙周脓肿	牙槽脓肿
感染来源	牙周袋	牙髓病或根尖周病变
牙周袋	有	一般无
牙体情况	一般无龋	有龋、修复体或非龋疾病

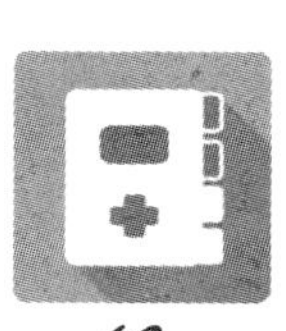

Note

续表

症状与体征	牙周脓肿	牙槽脓肿
牙髓活力	有	一般无
脓肿部位	局限于牙周袋壁，近龈缘	范围弥漫，中心位于根尖部
疼痛程度	相对较轻	较重
牙松动度	明显，消肿后仍松动	较轻，治愈后牙齿逐渐恢复稳固
叩痛	相对较轻	很重
X线相	牙槽骨嵴有破坏，可有骨下袋	根尖周有骨质破坏，也可无
病程	相对较短，一般为3～4天	相对较长，为5～6天

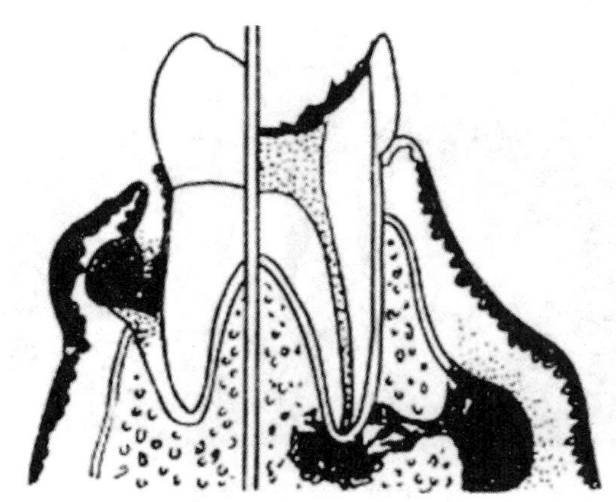

图 10-26　牙周脓肿和牙槽脓肿

【治疗】

1. 急性牙周脓肿　治疗原则是止痛、防止感染扩散及使脓液引流。

(1) 脓肿初期，脓液未形成前　清除大块牙石，冲洗牙周袋并将防腐抗菌药物如碘合剂放入牙周袋内，必要时全身给予抗菌药物或支持疗法。

(2) 脓液形成且局限，出现波动时　根据脓肿的部位，选择性进行牙龈表面或牙周袋内引流。切开后应彻底冲洗脓腔，然后涂防腐抗菌药物如碘合剂，禁用过氧化氢液冲洗脓腔，以免因新生氧的气泡进入组织而引起剧痛。切开引流后的数日内嘱患者用盐水或氯己定等含漱。对于患牙挺出而咬合接触疼痛者，可将明显的早接触点调磨。

2. 慢性牙周脓肿　可在洁治的基础上进行牙周手术如脓肿切除术或翻瓣术。

四、牙龈退缩

牙龈退缩(gingival recession)是指牙龈缘向釉牙骨质界的根方退缩致使牙根暴露，在严重的牙龈退缩处可发生牙槽骨吸收。可能是由牙周组织长期受到各种机械性损伤、刺激的作用累积而造成的，多发生于个别牙或一组牙上。

【病因】

1. 解剖因素　牙齿的唇(颊)向错位使唇侧牙槽骨变薄，在受到创伤或正畸力时，骨质易吸收，并发生牙龈退缩。附着龈过窄或唇、颊系带的高位附着也与牙龈退缩有关。

2. 局部刺激因素　不正确的刷牙方法(拉锯式横刷)、使用过硬的牙刷、牙膏中摩擦剂的颗粒太粗等都可刺激牙龈。特别是牙弓弯曲处的牙齿，易因机械摩擦而发生牙龈退缩和牙槽骨吸收。不良修复体(如低位卡环、基托边缘)的压迫或发生食物嵌塞，也可刺激龈缘。不良的

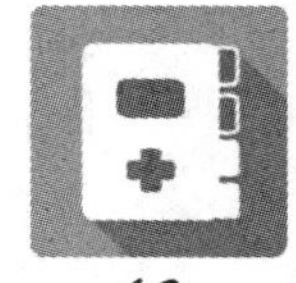

Note

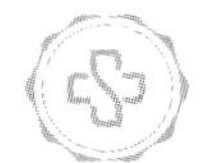

习惯如咬硬物等也与其有关。

3. 正畸力与咬合力 当牙受到过度咬合力或正畸治疗时，牙向唇、颊向移动，常发生牙龈退缩。这与唇、颊侧骨板和牙龈组织较薄有关。

4. 牙周炎症治疗后 患牙周炎时有牙周袋壁炎症、牙槽骨吸收和附着丧失，经过治疗后，因炎症消退，牙周袋壁退缩或牙周手术切除了牙周袋，致使牙根暴露。

【临床表现】

1. 影响美观 轻者无症状，但当牙根暴露、龈缘高低不齐时，影响美观。

2. 牙根敏感 在牙周刮治后，牙本质直接暴露于口腔内，当受到温度、机械或化学性刺激时，可引起牙激发性疼痛。

3. 食物嵌塞和根面龋 当伴有龈乳头退缩时，牙间隙增大，常致食物嵌塞，如未进行邻面菌斑控制，则易发生根面龋(图 10-27)。

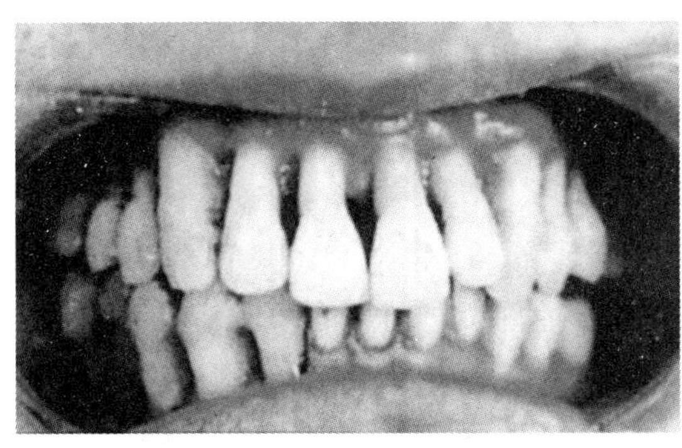

图 10-27　牙龈退缩

【治疗】 无论有无明确的原因，一旦发生牙龈退缩，则很难使牙龈组织再生和恢复原有的高度和形态，治疗主要是防止其加重。

(1) 去除致病因素，消除局部炎症　如采用正确刷牙方法，纠正不良的口腔卫生习惯，改正不良修复体，去除食物嵌塞，调整咬合力或正畸力等，并进行叩齿和牙龈按摩以促进牙周健康。

(2) 轻度、均匀的牙龈退缩一般无症状，不需处理。

(3) 修复或手术治疗　对于个别牙或前牙的牙龈退缩，牙根暴露影响美观者，可制作树脂义龈或进行侧向转位瓣手术、游离龈瓣移植术、结缔组织移植术等膜龈手术来覆盖暴露的根面，以改善外观。

五、牙根面敏感

牙根面敏感在临床上比较常见，有文献报告牙周病患者的牙根面敏感发生率达 68%～98%。

牙根表面覆盖着牙骨质，其中无神经、无血管。因此理论上讲，即使牙根暴露在口腔中，对外界刺激也是不会产生疼痛反应的。然而，由于牙颈部的牙骨质很薄(一般厚 16～50 μm)，而且有约 10%的牙颈部缺乏牙骨质覆盖，加上在牙周治疗过程中，常将根面的牙骨质刮除，牙本质直接暴露于牙周袋内或口腔内，会使温度、机械或化学性刺激等直接通过牙本质小管传入牙髓，产生敏感症状。

一般情况下，牙周治疗后一过性的牙根面敏感不需要特殊处理，但应在刮治前向患者解释清楚。少数症状严重、影响进食者，可用氟化钠凝胶(或 2%溶液)、含钾的制剂或精氨酸制剂等局部涂布，使用含钾盐等的脱敏牙膏，或含氟的矿化液含漱等，尽量避免使用烈性脱敏药物。

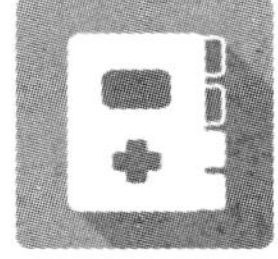
Note

六、呼气异味(口臭)

呼气异味亦称口腔异味(oral malodor),它是指人们在呼吸时呼出令人不愉快的气味,也可直接称为口臭(halitosis),临床上为避免刺激患者,常称之为口气。之所以称为呼气异味,是因为呼出的不愉快气味不仅限于源自口腔,有些不良气味由口腔以外的原因导致,只是通过呼气时排出。

对自觉有口臭者进行检查可发现有 3 种情况:多数人为真性口臭,即检查者用鼻闻或用仪器检测确认有呼气时的异味;而有 30%~40%的人未能检出异味,称为假性口臭;更有少数人在检测阴性的情况下仍坚称自己有口臭,则可诊断为口臭恐惧症。有研究认为假性口臭和口臭恐惧症者可能有不同程度的心理问题,最好有多学科医师(包括心理医师)参与诊治。

口臭可以是生理性或暂时性的,也可是病理性的。生理性口臭常见于晨醒时,这是因为夜间睡眠时唾液流量减少,口腔的活动减少,细菌的代谢活动增加,产生更多的异味,在进餐后和刷牙后即能消失。饥饿时也可有类似的口臭。食用某些食物如大蒜、葱、萝卜及吸烟、饮酒或服用某些药物(如甲硝唑)等也可引起暂时性的口臭。有些妇女在排卵日和月经前后呼气中的挥发性硫化物浓度可增加 2~4 倍,导致暂时性口臭。以上所述都不构成健康问题。病理性口臭则是指持续的慢性呼气异味,可以持续数月至数年。

【口臭的成分及形成】 人呼出的气体中可能含有 150 种不同分子,有的成分在低浓度时即可构成口臭,主要是挥发性硫化物(VSC),由口腔内的细菌在代谢过程中分解含硫的氨基酸(如甲硫氨酸、半胱氨酸、胱氨酸等)所产生。挥发性硫化物的主要成分为硫化氢(H_2S)、甲基硫醇(CH_3SH)和二甲基硫[$(CH_3)_2S$]。除 VSC 外,还有一些挥发性脂肪酸(如丁酸、丙酸等)、二胺类化合物(吲哚、尸胺、粪臭素等)也可引起口臭,它们的挥发性较弱,引起的臭味相对较轻。产生 VSC 的主要细菌是 G^- 厌氧菌,如牙龈卟啉单胞菌、具核梭杆菌、中间普氏菌、福赛坦氏菌等,也有某些 G^+ 菌如消化链球菌属细菌,这些细菌大量存在于唾液、牙周袋、龈沟液、舌背等处,能分解口腔内潴留的食物残屑、脱落细胞等转变为游离氨基酸,进而产生 VSC 和有机酸、短链脂肪酸等。因此,清除和减少口腔内的细菌和保持口腔清洁是消除口臭的主要方法。

【呼气异味的来源】

1. 源自口腔内的口臭 口腔内众多因素能导致异味,目前公认舌苔和牙周病是引起口臭的主要原因。

2. 口腔以外来源的口臭 在主诉口臭的人群中有少部分人的异味并不来源于口腔,而是由身体其他部位或系统的异常所产生的异味,如呼吸系统疾病、胃肠系统疾病以及代谢异常等。

【诊断】

1. 全面检查 应详细询问病史,进行全面的口腔检查,检测口臭的手段有感官法和仪器法。

2. 区别真性和假性口臭 采用感官法或仪器法均不能确定有口臭者,可能是假性口臭,宜择日重新测定,或辅以其他手段检查。

【处理原则】 针对口臭的来源采取综合措施。口腔来源的异味是由某些微生物在降解蛋白质的过程中产生的,因此清除和减少口腔内微生物和供它们分解的底物(如食物残渣等)是重要措施。

1. 治疗牙龈炎和牙周炎 彻底清除菌斑和牙石,并教会患者认真控制菌斑,保持口腔清洁,可明显降低 VSC 水平从而减轻口臭。

2. 化学疗法减少菌量 市场上销售的大量含漱液和牙膏宣称能改善口臭和清新口气。

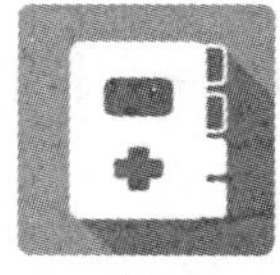
Note

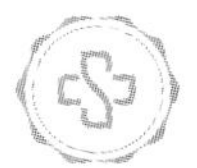

它们含有消毒防腐药，其中最有效的是氯己定。

3. 多学科合作 对口腔以外原因引起的口臭的确定和治疗，需要与内科、耳鼻喉科医师等多学科医师合作。对于口臭恐惧症患者，还应进行耐心的沟通并建议其向有经验的心理医师咨询。

本章小结

牙龈病是一组发生于牙龈组织的疾病，包括牙龈炎症及全身病变在牙龈的表现。牙龈病若得不到及时治疗，则一部分人的牙龈病变可向牙周深部组织发展，导致牙周病变。本章就临床常见牙龈病及牙周炎的病因、临床表现、诊断、治疗及预后进行了详细的介绍，要重点掌握牙龈炎与牙周炎的关系。

目标检测

简答题

1. 简述牙周-牙髓联合病变的临床类型及治疗方式。
2. 简述根分叉病变的分度。
3. 牙龈、冠周、牙周及牙槽脓肿的鉴别要点是什么？

（李　咏）

参考答案

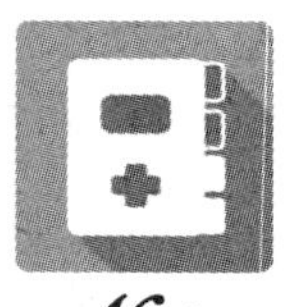
Note

第十一章　牙周病的治疗

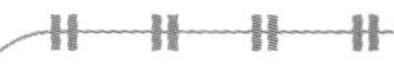

本章 PPT

学习目标

1. 掌握　牙周病的治疗程序；牙周病的基础治疗具体方法；牙周病的药物治疗具体方法；牙周病的手术治疗具体方法；牙周病的维护治疗方法。

2. 熟悉　牙周病的预后；牙周病危险评估。

3. 了解　牙周治疗中的感染控制。

牙周病学家认为牙周病可以引发与加重其他疾病，从而影响全身健康，而全身疾病也能影响牙周健康及牙周病的发展与转归。因此，牙周病一经诊断，就应根据患者的全身状况及局部病情尽早制订完善的治疗计划，同时，医师应针对患者的口腔情况和患者的自身情况，做出正确的预后判断。牙周病的预后与患者治疗的时间、治疗方案、全身病史、家族史、病变的进展、牙周组织的破坏程度及全身健康状况有关，同时患者的配合也极其重要。

第一节　牙周病的治疗计划

牙周病的治疗目标在于重新恢复健康的牙周组织，获得能够良好发挥功能的牙列，具体内容如下：①去除牙菌斑，消除炎症；②终止牙周支持组织的破坏，同时促进牙周组织的修复与再生；③恢复牙周组织的生理形态和功能；④创造自身维护的环境；⑤满足患者的美学需求。

牙周病与全身因素息息相关，所以治疗计划应强调综合治疗法，对每位患者要针对其具体病情制订相应的个性化治疗计划，有步骤地进行系统治疗。同时，牙周病的发展和治疗都是慢性过程，如果治疗不彻底或后期没有进行有效的维护，病情会复发甚至加重。因此，在治疗时，合适正确的治疗计划、稳定长效的维护治疗非常必要。

一、牙周病治疗的总体目标

1. 牙菌斑的控制和炎症的消除　牙周病发生的始动因子是牙菌斑，牙菌斑会不断地在牙面形成。因此，牙周炎患者必须重视牙菌斑的控制，做到每天彻底地清除牙菌斑。牙菌斑得到控制，炎症所导致的牙周不适、出血等症状可缓解，牙周破坏停止，减少复发，有利于维护牙周的健康。

2. 恢复牙周组织的生理形态　牙周组织炎症会造成一定的组织病损，如牙龈退缩、牙周袋、牙槽骨吸收、牙齿松动移位等，在炎症得到控制后，需要通过牙周手术来加以纠正，以恢复牙龈及牙槽骨的生理性外形。单纯的牙龈外形不正常，如牙龈退缩、附着龈过窄或系带过短等，也需要手术加以纠正，有利于维持牙周组织的健康和满足美观的要求。

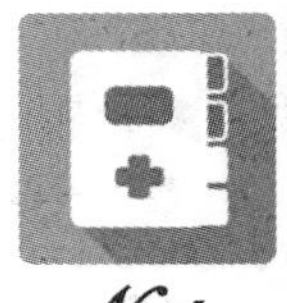

Note

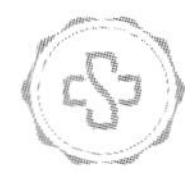

3. 恢复牙周组织的功能

(1) 调整咬合关系　良好的咬合关系可以为牙周组织提供正常的生理刺激,修复缺牙、调𬌗、固定松动牙等,有利于获得适宜的咬合关系。

(2) 纠正不良咬合习惯　夜磨牙、紧咬牙等不良咬合习惯,不但加重了牙周组织的负担,同时可造成𬌗创伤,因此应予以纠正。

4. 维持长期疗效,防止复发　常规治疗可以帮助患者暂时控制牙周病病情的发展,以免造成牙周病晚期病损——牙齿松动和脱落。但牙周病有周期性,易反复发作,患者会对治疗产生懈怠情绪,从而延误病情,所以维护治疗是牙周病治疗计划中至关重要的一个程序。在常规治疗后,要对患者进行细致且有针对性的口腔卫生指导,让患者实现自我控制牙菌斑,定期复查、复治等,使疗效得以巩固,以求长期或终身保留牙齿。

二、治疗程序

牙周病的治疗开始前应先根据患者牙周情况、全身情况制订个性化治疗计划,按计划分次序进行治疗。根据不同病情,进行不同程度的治疗。但所有的治疗都应建立在去除致病因素、控制牙菌斑的基础之上。

(一) 牙周病的基础治疗

本阶段的目的是消除刺激因素、控制牙龈炎症。具体措施包括指导患者自我控制牙菌斑的方法,如正确刷牙,正确使用牙线、牙签和牙间隙刷(图 11-1);施行龈上洁治术、龈下刮治术等;纠正食物嵌塞和创伤𬌗调整;药物治疗;拔除无保留价值的患牙;拆除不良修复体或充填体;改善全身状况。

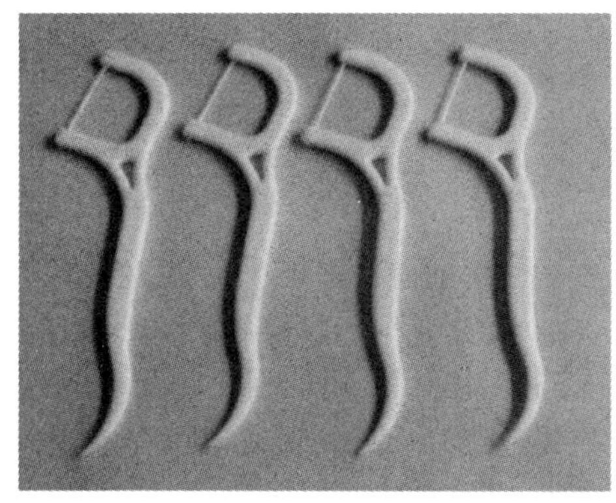

图 11-1　牙线

(二) 牙周病的手术治疗

牙周炎症得到基本控制、基础治疗后 1～3 个月,如仍存在以下问题:①5 mm 以上深的牙周袋;②探诊出血;③牙周组织结构或形态异常,则可考虑手术治疗。目的是清除感染的病变组织、修复骨缺损,以恢复牙周软硬组织的正常形态和功能。手术方法包括牙龈切除术、翻瓣术、植骨术、引导性组织再生术等。

(三) 牙周病的修复治疗

一般在牙周手术后 2～3 个月进行,此时牙龈外形基本稳定,可行固定义齿修复或可摘义齿修复,必要时进行永久性牙周夹板的制作等。对于需要调整咬合关系的患者,可进行正畸治疗,以建立良好的咬合关系。

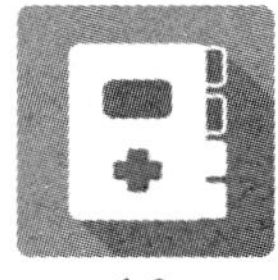

Note

（四）牙周病的维护治疗

也称牙周支持治疗，是牙周系统治疗不可或缺的部分，是前期常规治疗疗效保持的必要条件。一般要求患者每3～6个月定期复诊一次，检查内容包括牙菌斑的控制情况，牙龈及牙周状况，牙松动度及咬合功能等，必要时可拍摄X线片，监测牙槽骨的变化。针对复查发现的问题及时进行治疗，并向患者做针对性的口腔卫生指导。

第二节　治疗中的感染控制

口腔是个湿润多菌的环境，尤其是牙周病患者的局部病损区域会有大量致病菌存在。在医务人员与患者接触过程中，不可避免会有飞沫、唾液、血液的接触，而且近年来乙肝等传染性疾病，尤其是性传播疾病的感染率逐年增加，所以医务人员与患者之间的交叉感染必须受到重视。

在传染控制中应注意以下五个途径：①患者病损区致病菌扩散至健康组织或其他伤口处；②直接接触血液、体液、病损等；③间接接触污染的器械、手、综合治疗台等传染媒介；④吸入含致病菌的气雾或飞溅物；⑤手机供水管道中的存水反流或回吸。

医务人员应采取严格、有效的措施予以防范。牙周诊室控制感染的方法如下。

一、病史采集

询问患者有无全身疾病，尤其是传染性疾病，如肝炎、结核病、性病等。

二、检查

患者若有慢性传染性疾病，必须做有关的化验检查，以便决定其适当的治疗场所和治疗过程。

三、治疗器械的消毒

根据治疗过程中是否进入牙组织及进入的深度，可将治疗器械分类并分别采用不同的消毒方法。

四、防护性屏障

医师和洁治员在治疗过程中，尤其在用超声波洁牙机、手机、手持器械时，应使用防护性屏障，如一次性帽子、口罩、面罩、手套等。治疗过程中，污染手套不得任意触摸周围的物品，治疗结束后应用消毒剂浸泡后再摘除手套。尽量使用脚控开关来调节治疗椅，对于照明灯扶手开关等可用一次性覆物覆盖。

五、定期消毒

根据患者流动快的特点，每天对诊室进行空气消毒2次，用有效氯(500 mg/L)消毒剂擦拭诊疗桌、治疗椅、地面等。

六、治疗椅水管系统的消毒

应防止治疗手机对水的回吸及水路中水的反流，在每位患者治疗结束后，空放水30 s，在

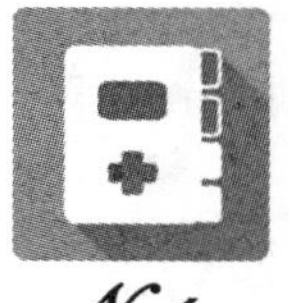

每天开始工作前再放水一分钟至数分钟。

总之，为保护患者的利益及医务人员的安全，在牙周病治疗过程中，必须严格遵守控制感染及传染的原则。

第三节　牙周病的治疗方法与疗效维护

一、牙周病的基础治疗

牙周病的基础治疗包括牙菌斑控制、龈上洁治术、龈下刮治术等一般治疗，以及药物治疗。

（一）牙菌斑控制

牙菌斑控制是治疗和预防牙周病的必要措施，作用是消除或阻止牙菌斑的形成、控制牙周组织炎症，从而恢复牙周的健康和维持牙周治疗的效果。牙菌斑控制的方法很多，包括机械法、化学法，目前以机械法清除牙菌斑的效果较好。机械性控制牙菌斑的方法有刷牙、使用牙线和牙间隙刷等。化学性控制牙菌斑常用的方法是用0.12%～0.2%的氯己定溶液含漱，但长期使用可能导致牙面及黏膜着色，而且作用只限于一定的时间和部位，故可作为机械法的辅助疗法。

（二）龈上洁治术

龈上洁治术是牙周病的最基本的治疗措施，指用洁治器械去除龈上菌斑、牙石、色渍，并磨光牙面，防止或延迟龈上菌斑和牙石的再沉积。常用的龈上洁治术有手动洁治术和超声波洁治术。

1. 手动洁治术

1）器械

（1）锄形洁治器　左右成对，工作端外形如锄，刃口一端为锐角，另一端为钝角。锐角端近牙颈部，深入龈沟，用于去除前、后牙颊舌面的龈上菌斑和龈上牙石。

（2）镰形洁治器　前、后牙各2件，工作端外形如镰刀。前牙镰形工作端成直角或大弯形，用于刮除前牙唇（颊）、舌面及邻面的龈上牙石和龈上菌斑。后牙镰形器柄与刃端不在同一平面，左右成对，方向相反，用于刮除后牙邻面的龈上菌斑和龈上牙石（图11-2）。

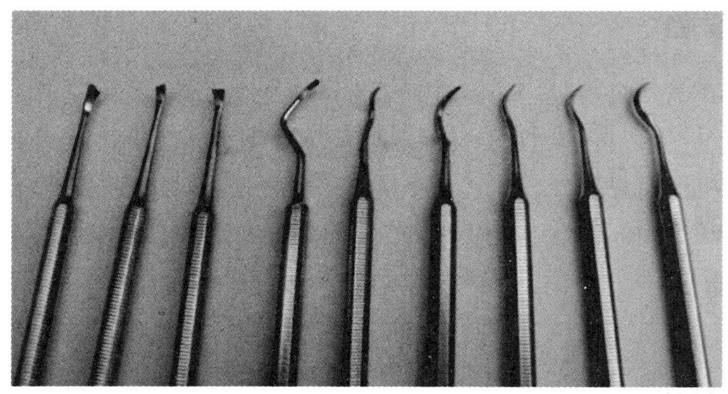

图11-2　镰形洁治器

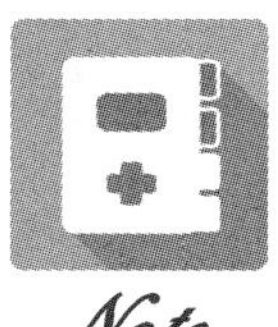

（3）磨光器　洁治后，牙面有刻痕，并不光滑，容易堆积牙菌斑，并且影响美观。常用橡皮杯、环状刷磨光牙面，延迟牙菌斑堆积（图11-3、图11-4）。

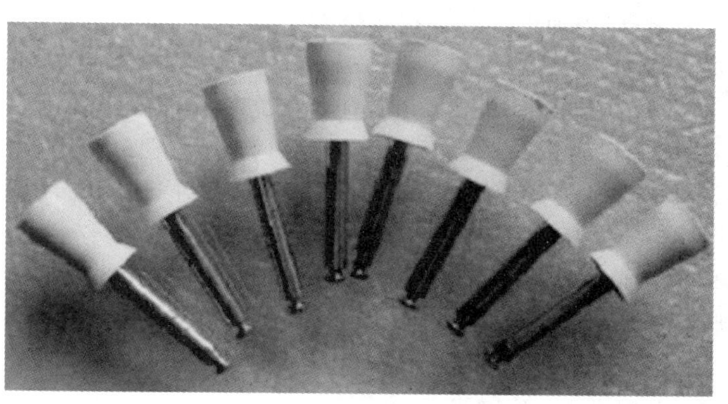

图 11-3 橡皮杯

2）基本方法

（1）握持器械和支点　多以改良握笔式执握器械，即用拇指、示指握持器械，中指指端顶住机械柄，无名指做支点。支点一般置于邻牙上，以腕部发力刮除牙石。

（2）洁治方法和顺序　洁治机械刀刃放于牙石底部，刀刃与牙面成 80°角。利用手指、腕和前臂肌肉的运动，用拉推力做垂直、水平或斜向刮治，尽量整块刮除牙石。先用镰形洁治器去除唇颊、舌腭面大块牙石，再用锄形洁治器去除细小牙石。洁治顺序是先上颌前牙、下颌前牙，再上颌后牙、下颌后牙，共分六个区段进行。

（3）磨光　洁治完毕后，在牙面涂磨光剂，用橡皮杯或环形刷磨光牙面。

（4）上药　洁治完成，冲洗、干燥，以镊子或探针将适量甘油置于牙周袋内。

2. 超声波洁治术　超声波洁治器是一种高效去除牙石的设备，其由超声波发生器和医用手机组成。其工作原理是将高频电能转换成超声振动能，通过换能器上工作端的高频振荡去除龈上菌斑和龈下牙石。每台超声波洁治器配有多种工作尖，可依牙石的大小和部位来选择所需的工作尖。其喷水装置能减小工作间产热对牙髓的伤害，并冲洗牙面。对于需去除大块牙石者，有省时、省力且抗菌效果好的优点，现已被临床广泛应用(图 11-5)。

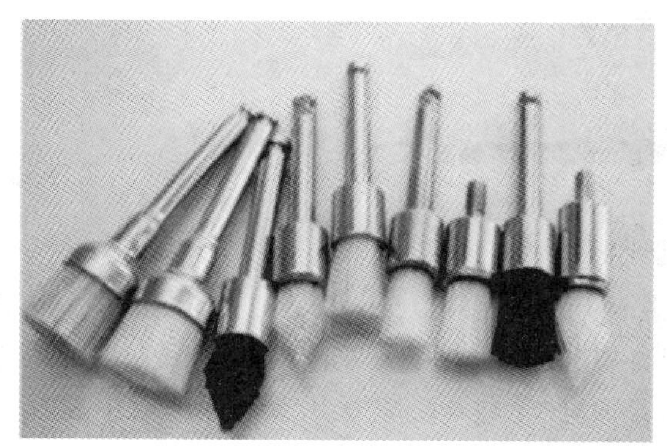

图 11-4 环状刷

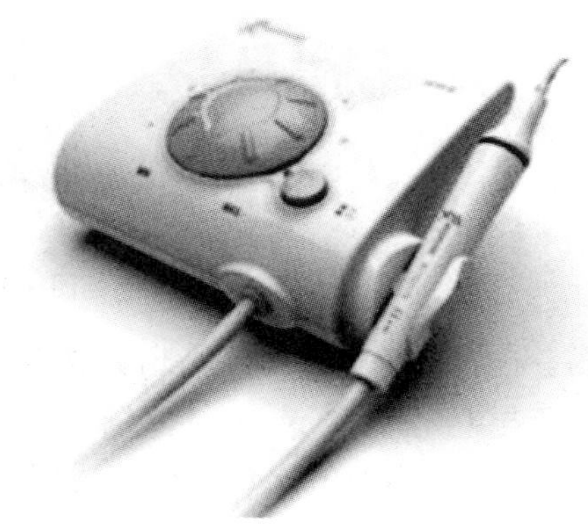

图 11-5 超声波洁治器

一般操作程序如下。

（1）消毒器械工作端　用专用消毒器消毒备用。

（2）排水、冲洗　每次使用前打开水阀用流水冲洗 2 min 以上，以排除管路积水中的大量细菌，防止感染。

（3）安装手机　选用经过高压消毒的手机，安装备用。

（4）频率调节　根据牙石多少适量调节输出功率，同时调节水流至产生气雾为止。

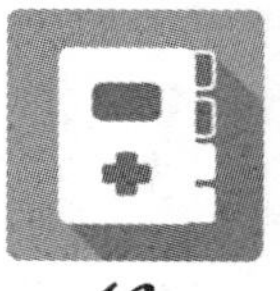

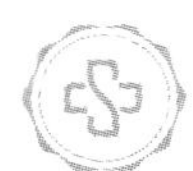

(5) 调整椅位、光源、口内消毒　同手动洁治术。

操作方法:用握笔法执持手机,在口外选好支点。一般工作端前部与牙面平行或以小于15°角轻触牙石下方,来回移动击碎并振落牙石。勿使工作端停在一处,以免造成牙齿表面损伤或产热引起牙髓敏感或损伤。

超声波洁治完成后,可手持器械继续洁治,有针对性地去除遗漏的牙菌斑和牙石,常规抛光牙面、冲洗和上药。

注意:严重心脏病或安装心脏起搏器的患者不宜使用超声波洁治术。

对于有肝炎、肺结核、艾滋病等传染病的患者也不宜使用超声波洁治术,以免血液、病菌随喷雾污染诊室空气。

(三) 龈下刮治术及根面平整术

龈下刮治术,是用精细器械刮除位于牙周袋内根面上的牙菌斑和牙石,同时,还需刮除牙根表面感染的病变牙骨质及嵌入其内的牙石,使刮治后的牙根面平整光滑(此即根面平整术),以利于牙周新附着的形成的方法。龈下刮治术分为超声波刮治术和手工刮治术两种。其中超声波刮治术基本同龈上洁治术,但术前要探明牙周袋各面深度、牙石部位与多少、根分叉情况,选用龈下工作端操作。工作端与根面平行,选择中低档功率做水平向有叠加的反复运动,从根方逐渐移向冠方。本节详细讲述手工刮治术的使用器械及操作方法。

1. 使用器械及用途

(1) 牙周探针　有刻度、钝头,可探测牙周袋的深浅(图 11-6)。

(2) 尖探针　探查龈下牙石的位置和数量。

(3) 匙形器　分通用型及 Gracey 刮治器两种,临床多使用 Gracey 匙形刮治器(图 11-7)。

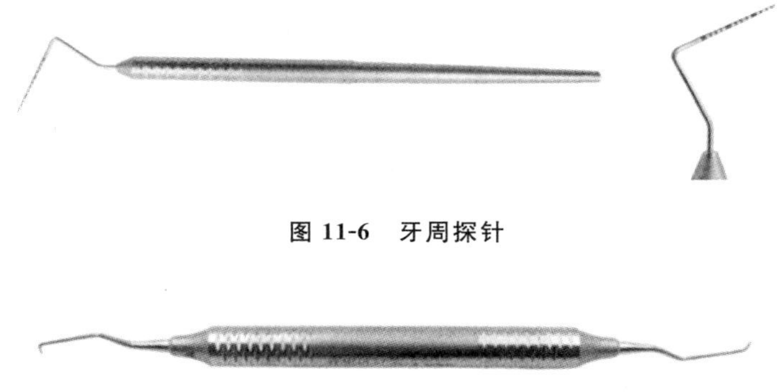

图 11-6　牙周探针

图 11-7　Gracey 刮治器

Gracey 刮治器共有 14 支,均为双头成对,其使用部位如下:Gracey 1/2 及 Gracey 3/4 适用于切牙与尖牙;Gracey 5/6 适用于切牙、尖牙与前磨牙;Gracey 7/8 适用于磨牙的颊舌面、前磨牙的颊舌面及邻面;Gracey 9/10 适用于磨牙各面;Gracey 11/12 适用于磨牙的近中面及前磨牙近远中面;Gracey 13/14 适用于磨牙的远中面。其中,较常用的型号为 Gracey 5/6、Gracey 7/8、Gracey 11/12、Gracey 13/14(图 11-8)。

(4) 龈下锄形器　前、后牙各一对,共 4 根,用于刮除唇、颊、舌、腭面龈下菌斑和龈下牙石。

(5) 根面锉　前、后各一对,用于锉光牙根面。

2. 操作方法与步骤

(1) 常规消毒与探查　消毒术区,必要时使用局部阻滞或浸润麻醉。用刻度探针探测牙周袋的深度和范围,用尖探针查明龈下牙石的位置和数量。

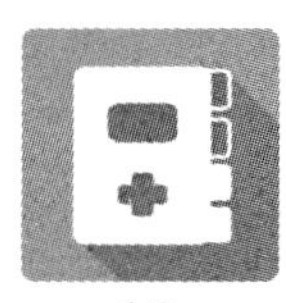

Note

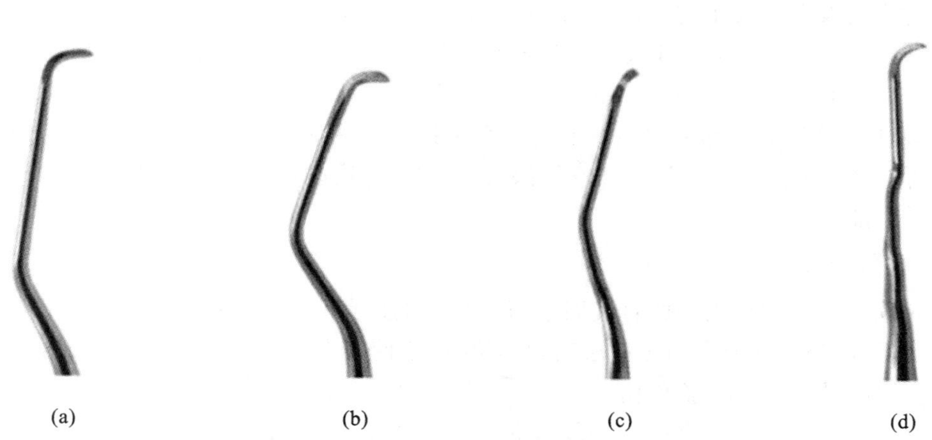

图 11-8 常用的 Gracey 刮治器型号及工作端

(a)Gracey 5/6 工作端;(b)Gracey 7/8 工作端;(c)Gracey 11/12 工作端;(d)Gracey 13/14 工作端

(2) 龈下刮治　先用匙形刮治器刮除各牙邻面的龈下菌斑和龈下牙石,再用锄形洁治器刮除各牙唇、颊、舌、腭面的龈下菌斑和龈上牙石。匙形刮治器工作端分 3 个部分(即上、中、下),操作时,只有下 1/3 部分与根面紧贴。匙形刮治器进入牙周袋时工作端与根面平行,达袋底后,匙形刮治器刃置根面牙石底部,刃面与根面交角成 45°角,钩住牙石后转成约 80°角,以提拉动作刮除牙石。如牙石较多,可反复提拉刮治,且每一步刮治均应与前一步有叠加。

(3) 根面平整　匙形刮治器进入牙周袋后,紧贴袋底牙根面、使刃口与根面约成 80°角,小幅度连续刮治,向冠方来回提拉,再斜向来回交叉刮治至根面平滑、支点要稳,动作幅度勿过大,压力宜小,以免伤及牙龈。

知识链接

根面平整的化学处理及生物学处理

1. 根面平整的化学处理　常用 50%枸橼酸溶液处理牙根面,不仅能降解根面内毒素,提高牙骨质的生物活性,还能使根面牙体硬组织脱矿,暴露胶原纤维,诱导新的纤维、牙骨质和骨的形成。

2. 根面平整的生物学处理　在刮治后,采用纤维结合蛋白、骨形成蛋白和细胞生长因子在根面做适当的生物性处理,可促进成纤维细胞与根面的附着,促进牙骨质和牙槽骨形成,有利于牙周新附着形成。

(四) 食物嵌塞的治疗

食物嵌塞有两种类型,即水平型食物嵌塞和垂直型食物嵌塞。前者常需要修复治疗,后者则可用如下方法矫治。

1. 调整边缘嵴　𬌗面过度磨损和边缘嵴高低不平是食物嵌塞的常见原因,选择合适的磨削工具,磨出斜向𬌗面的边缘嵴,恢复边缘嵴的高度。因牙齿磨耗,在调磨时应多次调𬌗,同时可进行脱敏治疗。

2. 重建食物溢出沟　后牙𬌗面严重磨损后,常使食物溢出沟变浅、变小甚至消失,从而造成邻面间隙食物嵌塞。此时恢复牙齿发育沟形态,如加深颊舌侧发育沟,有利于咀嚼的食物从沟内溢出。

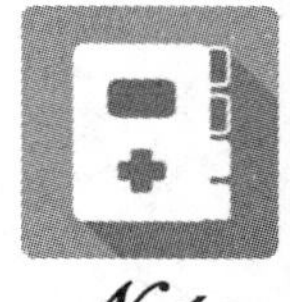

Note

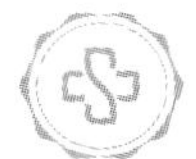

3. 恢复牙尖的生理形态 磨牙的不均匀磨损易形成尖锐的充填式牙尖，咀嚼时易将食物挤入对颌牙邻间隙中。此时可适当调低牙尖，并尽可能恢复牙尖原有的生理外形，消除不规则牙尖的外力作用。

4. 加大外展隙 相邻牙邻面过度磨损会使接触区变成面接触，颊舌侧外展隙缩小，食物易嵌入而不易排出，此时可用轮状砂石将邻面和轴面角磨改，加大外展隙，尽可能恢复点接触，以利于食物排出。

（五）𬌗治疗

𬌗创伤不是引起牙周炎的直接因素，但是会加速牙周炎的破坏过程，影响牙周组织的修复。同时，牙周炎发展导致的牙齿松动和移位，也会使𬌗创伤形成及加重。因此，在牙周炎的治疗过程中应尽可能消除𬌗创伤。治疗的最佳时机为牙周炎症控制后，以利于牙周组织的修复和重建。𬌗治疗是指通过多种手段建立功能性的平衡𬌗，具体方法很多，如调磨牙齿的外形、牙列修复、正畸矫治、松牙固定、松动移位牙拔除等，此处主要介绍调𬌗法及松牙固定术。

1. 调𬌗法

1）选磨原则

(1) 指导患者正确咬合，通过视诊、扪诊、咬蜡片和模型研究等方法找出早接触或𬌗干扰点，确定需选磨的患牙及部位。

(2) 磨改以消除早接触点为主，在磨改中应尽量将对牙周组织伤害最大的侧向力转为垂直向力。在消除早接触点的同时，应注意观察，消除后结果应使牙列达到广泛接触。

(3) 早接触点的选磨原则 ①若正中𬌗有早接触而非正中𬌗正常，此时不可磨改牙尖，应磨改牙尖对应的舌窝或𬌗窝的早接触区，一般在前牙磨改上颌牙舌窝，后牙磨改相应的𬌗窝（图 11-9）；②若正中𬌗正常而非正中𬌗有早接触，应磨改与牙尖对应的斜面，即上前牙的舌面窝至切缘或牙尖间的斜面，上颌磨牙颊尖的舌侧面或下颌磨牙舌尖的颊侧面（图 11-10）；③正中𬌗与非正中𬌗均有早接触，应磨改有早接触的牙尖或下前牙的切缘（图 11-11）。

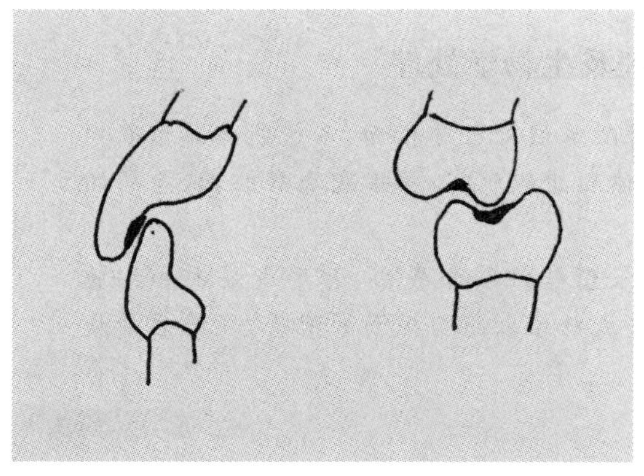

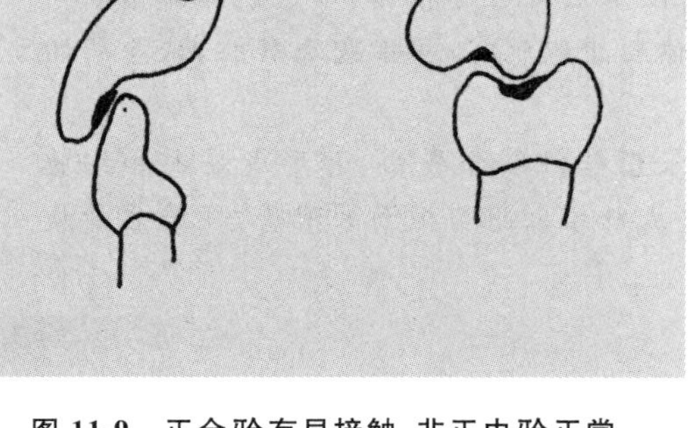

图 11-9 正合𬌗有早接触，非正中𬌗正常

图 11-10 正中𬌗正常，非正中𬌗不协调

(4) 𬌗干扰点的选磨原则 ①前伸𬌗时，多颗前牙保持接触，后牙不应有接触，若有接触，可对有接触的后牙进行磨改。②侧向𬌗时，工作侧有多颗牙接触，非工作侧一般不应有接触，若有接触，可调磨非工作侧有接触的干扰点。𬌗干扰点均位于磨牙的功能性牙尖上，因此，调磨不能降低牙尖高度，不要影响正中𬌗。

2）选磨方法

(1) 选择大小、形状合适的磨削工具，在有水冷却的条件下，中速间断磨改，避免产热而刺激牙髓。

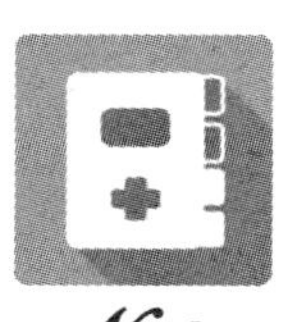

Note

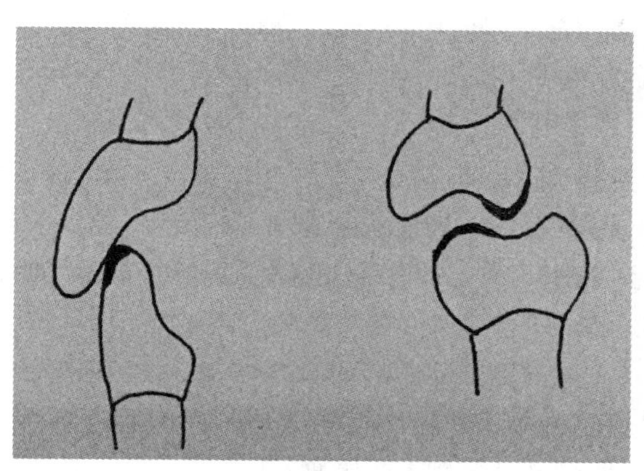

图 11-11 正合殆有早接触，非正中殆不协调

(2) 一般先磨改正中殆位的早接触点，尽量保留功能性牙尖高度，少量多次磨改，边磨改边检查，避免过度磨削。

(3) 磨改时若有松动牙，应以手指固定松动患牙，减少磨改对牙周的创伤。

(4) 调殆应分次进行，以免患者肌肉疲劳后咬合运动失调，影响诊断。

(5) 在调磨时，对敏感部位进行脱敏处理。

(6) 调磨结束后应抛光牙面，延迟牙菌斑的聚集。

2. 松牙固定术 随着牙周炎病情发展，由于殆创伤或牙槽骨吸收，多数牙周病患牙存在不同程度的松动。松动牙可导致牙齿及牙列的功能障碍，诱发继发性殆创伤。松牙固定术是将松动牙连接并固定到健康稳固的邻牙上，形成一个新的咀嚼单位，从而分散松动牙的殆力，减轻松动牙的负担，为牙周组织的修复创造条件的一种方法。

1) 适应证

(1) 外伤导致的牙齿松动、移位，经复位固定能保留者。

(2) 牙周炎常规治疗后炎症控制，但患牙仍松动，且牙槽骨吸收不足根长 1/3 者。

(3) 牙周手术前为减轻术中创伤者。

(4) 重度牙周病患牙需经根管治疗做骨内固定者。

2) 牙周夹板的种类和制作方法

(1) 暂时性牙周夹板 用不锈钢丝或树脂制作，也可两者联用。一般可维持 1～3 个月，甚至长达 1 年以上。暂时性牙周夹板制作简便，价格便宜，修补方便，但是异物感强，患者需要适应，同时增加了牙菌斑控制的难度。单纯钢丝结扎术目前在临床已经很少使用。

(2) 永久性牙周夹板 分可摘式与固定式两种。前者患者可自行摘戴，易清洁，同时可修复缺失牙；后者多利用连续全冠或联合嵌体将松动牙与健康邻牙连成一个整体，形成新的咀嚼单位。也可配合种植技术，制作牙周夹板，以获得最好的固位。特点是耐用，能长期保持。

3) 松牙固定术的注意事项

(1) 应保持患牙处于原本正常的位置，不可有牵拉移位等。

(2) 结扎固定后应注意牙周夹板的维护，嘱患者不咬过硬食物或频繁磨牙，定期复查。折断或破损时应及时修复。同时，应加强口腔卫生，防止牙菌斑堆积。

二、牙周病的药物治疗

药物治疗是指用药物控制和辅助治疗牙周病、抑制牙菌斑形成，包括针对病原微生物的抗菌疗法、阻断牙周组织破坏过程的阻断疗法和中医中药治疗。

牙周病药物治疗的原则如下。

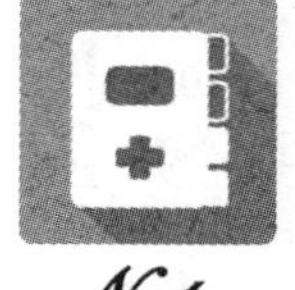

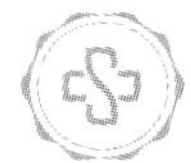

(1) 根据患者实际情况,充分评估用药指征,合理高效地使用药物。

(2) 用药前彻底清除牙菌斑、牙石。

(3) 尽量采取局部给药途径。

(一) 牙周病的全身用药

包括使用全身抗菌药物和全身非甾体抗炎药。

1. 全身抗菌药物及其用法

1) 硝基咪唑类药物

(1) 甲硝唑:能有效杀灭厌氧菌,对牙龈卟啉单胞菌、中间普氏菌、具核酸杆菌、螺旋体等均有较强的杀灭作用,是目前治疗厌氧菌感染的首选药。用法为每次 200~400 mg,每日 3~4 次,5~7 日为一疗程。主要副作用有恶心、厌食、头痛、共济失调等,停药后能消失。严重肝病、肾病及血液病者应慎用或禁用。

(2) 替硝唑:第二代咪唑衍生物,作用似甲硝唑,但疗效更佳,半衰期更长,疗程更短。用法为口服,首日 2 g,以后每次 0.5 g,每日 2 次,3~4 日为一疗程。

2) 大环内酯类抗生素　如螺旋霉素,抗菌谱和作用方法似红霉素,对革兰阳性杆菌、奈瑟菌、黏性放线菌、产黑色素类杆菌和螺旋体有较强的抑制作用,对革兰阴性杆菌也有一定效果。一般服药后 3 日显效,药效可维持较长时间。服药后,龈沟液内药物浓度高出血药浓度近 10 倍,是治疗急性牙周炎、牙周脓肿的有效药。用法为口服,每次 200 mg,每日 4 次,连用 5~7 日。该药与甲硝唑合用疗效更好。其毒性小,副作用少,偶有胃肠道不适反应。

3) 四环素类药物　系广谱抗生素,常用的有四环素、多西环素及米诺环素。该类药物对骨的亲和力较强,口服吸收后龈沟液内的药物浓度可达血药浓度的 2~10 倍。用法为口服。四环素,每次 0.5 g,每日 4 次,连用 3~7 日。多西环素,每次 0.1~0.2 g,每日 1 次,连用 3~5 日,首剂加倍。米诺环素,每日 200 mg,2 周为一疗程。

该类药的主要副作用多见于长期使用者,有胃肠道刺激反应、药疹、菌群失调等。肝、肾功能不全者及孕妇、婴幼儿禁用。

2. 全身非甾体抗炎药及其用法　牙周炎有一些炎症因子参与,如花生四烯酸经环氧化酶途径产生的代谢产物前列腺素是很强的促骨吸收因子,吲哚美辛类药能阻断环氧化酶的作用,常用于抑制前列腺素的合成,从而抑制和阻断牙周病的牙槽骨吸收。

(1) 吲哚美辛　每次 25 mg,每日 3 次,7 日为一疗程。主要副作用为胃肠道刺激症状。

(2) 布洛芬　每次 1 片,每日 2 次,7 日为一疗程。

(3) 芬必得　布洛芬的缓释剂型,每次 0.3 g,每日 2 次,连用 3 日。

布洛芬与芬必得的主要不良反应为过敏反应。

(二) 牙周病的局部用药

局部用药为牙周病药物治疗的首选方法,其用药剂量小,有局部针对性,效果可靠,毒副作用相对较小。

1. 牙周冲洗药　牙周冲洗就是使用抗菌药物对牙龈缘或牙周袋内进行冲洗,是牙周病治疗的常用辅助方法。具有清洁牙周、改善局部微生态环境的作用。但药物停留时间较短,疗效较为短暂。

常用钝弯针头的注射针筒冲洗,针头进入龈下 2~3 mm 稍加压冲洗。患者也可自行使用电动加压冲洗器。冲洗方式分为龈上冲洗、龈下冲洗两种方式。常用冲洗药物如下。

(1) 1%~3%过氧化氢溶液　与组织体液中的过氧化氢酶接触后能产生大量气泡和新生氧,具有清创、止血、灭菌、除臭等作用,形成有氧环境,可抑制和减少厌氧菌的生长繁殖。

(2) 0.12%~0.2%氯己定溶液　氯己定又名洗必泰,是双胍类高效广谱抗菌药物,它能

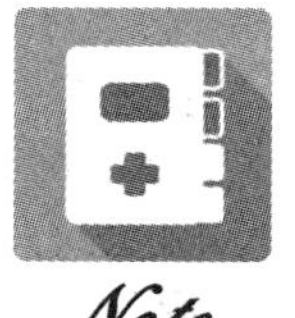

较快吸附于细菌表面,改变细胞膜渗透性而杀菌。每日冲洗,4周以上有明显效果。

(3) 10%四环素溶液　牙周冲洗后,四环素可吸附于牙根面并在牙周袋内溶解,从而抑菌。每日冲洗1次,每次药效可保持3~12日。

2. 牙周缓释剂　牙周缓释剂通过载体发挥作用,维持药物有效浓度时间长,效果较好。载体很多,分为液态、固态、半固态,分别对应的载体有纤维空心管、胶原膜、凝胶等,常用药物为米诺环素、甲硝唑、四环素。市场上出售的有派丽奥(盐酸米诺环素软膏)、甲硝唑凝胶等。

3. 含漱药　含漱药在口腔内停留时间有限,且很难进入牙周袋深处,故对牙周袋深部细菌无效,但对抑制牙龈及黏膜浅表炎症仍有帮助,对减少牙菌斑附着也有一定的作用。常用药物如下。

(1) 0.12%~0.2%氯己定溶液　每日2次,每次含漱1~3 min,有30%的药物会吸附于口腔黏膜或牙齿表面,缓慢释放,能减少牙菌斑的形成、抑制牙龈的浅表炎症。

(2) 复方氯己定含漱液　内含少量甲硝唑,临床常用。

(3) 复方硼砂溶液　又称朵贝氏液,内含硼砂、碳酸氢钠、甘油等,临床常用。

(4) 其他　2%盐水、1%过氧化氢液、0.02%呋喃西林溶液等。

4. 涂布收敛药　这类药的消毒防腐作用强,可凝固蛋白质,有灭菌、收敛功效,但刺激性强,易使组织产生瘢痕愈合,故已少用。

(1) 碘甘油　含碘化钾、碘、甘油等,有一定的收敛、灭菌作用。刺激性小,患者可自用。

(2) 碘酚　一种强腐蚀剂,能凝固蛋白质,使组织变性,可用于炎性肉芽组织创面。用镊子或探针送入牙周袋,应防外漏而灼伤正常黏膜。

(三) 中医中药治疗

祖国医学认为疾病是机体气血瘀滞、阴阳失调的结果。除局部外邪侵入外,更重要的是机体功能失调。因此中医辨证施治多从机体全身入手,在祛邪的同时,注意调和,增强机体抵抗力。可以弥补西医仅从局部治疗的不足。

1. 内服药

(1) 阴虚有热型　相当于单纯性牙龈炎。可见牙龈充血水肿,无牙周袋。全身症状为口干不思饮、咽干、口鼻内灼热感、手足心发热,月经提前、量多,头晕或有疲劳、睡眠差等,观之舌苔薄白、质稍红,脉象沉细。治疗则应养阴清热为主,佐以补气之物。

(2) 胃热炽盛型　相当于急性牙周炎、牙周脓肿。局部可见牙龈红肿、出血、牙齿松动甚至形成牙周脓肿。全身症状有口干喜饮,舌质红,脉弦数或浮数,伴下颌下淋巴结肿痛。治疗则应以清胃泻火为主。

(3) 肾虚胃热型　相当于中、晚期牙周炎、牙周脓肿。局部可见牙龈红肿、出血,牙齿松动,脓肿形成。全身症状有头晕、耳鸣、乏力、盗汗、腰酸背疼、手足心发热,舌苔薄黄、质红,脉细数,尺脉弱。治疗则应滋阴补肾、清胃热为主。

(4) 肾虚型　相当于侵袭性牙周炎。牙龈红肿不明显,牙松动、移位,咀嚼无力。全身症状有耳鸣、目眩、怕冷、失眠、腰酸、腿软、阳痿或月经失调,舌苔少或无苔、质淡或红,脉沉细,尺脉弱。治疗则应补肾固本为主。

2. 外用药　固齿散、黄玄含漱剂等。

三、牙周病的手术治疗

牙周病手术治疗的主要目的是彻底消除病灶,创造良好的牙周环境,恢复牙周组织的美观和功能。手术治疗属于第二阶段治疗,必须在牙周基础治疗后进行。术前应充分考虑手术适应证、禁忌证,对于全身状况欠佳或处于妊娠早期或月经期的患者,手术治疗均应暂缓,待全身

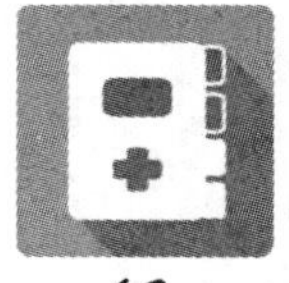

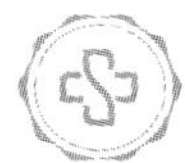

情况改善后再进行治疗评估。

(一) 牙龈切除术

牙龈切除术主要用于切除肥大或增生的牙龈组织或中度牙周袋、修整牙龈不良外形、重建牙龈外形等。

1. 适应证

(1) 牙龈肥大或增生,经完善的基础治疗未消除者。

(2) 中度牙周袋或假性牙周袋,骨吸收未超过牙根的 1/3 者。

(3) 备洞或冠桥修复时,牙龈覆盖过多,影响修复者。

(4) 智齿冠周炎盲袋形成,阻生智齿萌出可建立咬合,切除龈片有利于牙的萌出者。

(5) 牙龈瘤或妨碍进食的妊娠瘤,在恰当手术时机者。

2. 非适应证

(1) 未彻底进行牙周基础治疗,牙周组织有炎症者。

(2) 伴有骨下袋而需做骨修整者。

(3) 牙周袋过深,超过膜龈联合者。

3. 手术步骤

(1) 常规麻醉、消毒、铺巾。

(2) 测定牙周袋的深度。用牙周探针测量,牙周袋底用印记镊在牙龈表面做标记。

(3) 用手术刀在距标记线根方 2～3 mm 的牙龈处切开,与牙体长轴成 45°角斜形切至龈袋底。

(4) 完整去除切断的牙龈组织,用龈乳头刀切断龈乳头。

(5) 刮除残留的肉芽组织和牙石,修整龈缘至接近正常生理外形。

(6) 冲洗,压迫止血,放置牙周塞治剂。

(二) 翻瓣术

翻瓣术是用手术的方式切除牙周袋内壁,并翻起牙龈黏骨膜瓣,在直视条件下刮净龈下牙石和肉芽组织,修整牙槽骨,将牙龈复位、缝合,达到消除牙周袋或使牙周袋变浅、促进新附着形成目的的方法。

1. 适应证

(1) 深牙周袋或复杂性牙周袋,经基础治疗后,牙周袋深度仍大于等于 5 mm,且探诊出血者。

(2) 牙周袋超过膜龈联合,不宜做牙龈切除者。

(3) 需修整骨缺损或行植骨术、牙种植术者。

(4) 根分叉病变,需在直视下平整根面者或截根者。

2. 手术步骤

(1) 常规麻醉、消毒、铺巾。

(2) 切口　应根据手术目的、需暴露牙面和骨面的程度、复瓣水平来设计。

①水平切口:指沿龈缘及龈沟底所做的近远中向的切口,一般需包括术区患牙及左右各 1 个健康牙齿。先做内斜切口,即在龈缘 1～2 mm 处进刀,刀片与牙面成 10°角,刀尖指向根方,刀片以提插方式逐颗牙移动,每次插入均达牙槽嵴顶,做此切口的目的为切除炎症组织和袋内壁上皮。然后做沟内切口,将刀片从袋底切入直达牙槽嵴顶,目的是将欲切除的袋壁组织与牙面分离。最后做牙间水平切口,将刀片与牙面垂直,水平切断已被分离的袋壁组织。除颊、舌面外,重点深入邻间隙,从颊舌向将欲切除的龈乳头断离牙面。

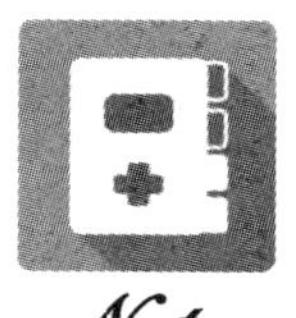

Note

②纵形切口:为更好暴露牙根和骨面,常在水平切口的近中端或两端做纵形切口,切口应

位于邻牙轴角处的附着龈或超过膜龈联合。一般将龈乳头包括在龈瓣内，以利于术后缝合及愈合。

(3) 翻瓣及平整　翻起全厚黏骨膜瓣，暴露病变区，用宽的镰形洁治器刮除已被分离的领圈状袋内壁和肉芽组织，然后在直视下刮除根面的牙石，仔细平整根面。

(4) 修整及复位　修剪掉龈瓣内面残留的肉芽组织和上皮，用生理盐水冲洗创口，将龈瓣复位。根据手术的目的和龈瓣复位的水平，分原位、根向、冠向及侧向 4 种复位。

(5) 缝合与塞治　龈乳头用间断缝合法或悬吊缝合法缝合，纵切口多采用间断缝合，缝合后创面用牙周塞治剂覆盖。

3. 术后护理　术后可用冰袋置术区 6 h，以减轻术后水肿。刷牙时勿刷手术区，可含漱，适当应用抗菌药物。1 周后拆线。术后 6 周内勿探测牙周袋，以防破坏新附着。

4. 翻瓣术后的组织愈合

(1) 愈合过程　翻瓣术后 24 h，龈瓣与牙面间有血凝块，大量白细胞渗出。术后 1～3 日，上皮爬行至龈瓣边缘并达牙冠。术后 1 周，结合上皮附着于牙根面，瓣下血凝块被结缔组织与肉芽组织代替，术后 2 周，胶原纤维开始形成并与牙面平行。术后 3～4 周，上皮与结缔组织的构建均已完成，龈沟内有正常上皮附着，结合上皮形成，牙槽嵴以上的牙龈纤维呈功能性排列。

(2) 愈合方式

①新附着形成：指原来已暴露在牙周袋中的病变牙根的表面有新的牙骨质形成，同时伴有新的牙周膜纤维长入，这些纤维束的另一端埋入新形成的牙槽骨内。新形成的结合上皮位于治疗前牙周袋的冠方，为牙周组织较理想的修复方式。

②长上皮结合：翻瓣术后复位的袋内壁与原来暴露于牙周袋内的牙根表面间被一层长而薄的上皮所隔开，该上皮只与牙根面紧贴，而非有机结合。在牙菌斑控制良好的情况下，长结合上皮结合处牙龈可长期保持健康。由于根面有上皮覆盖，新附着不能形成。

(3) 利于新附着形成和组织愈合的措施

①彻底切除袋内壁上皮。

②术中少暴露骨面或缩短暴露时间。术后龈瓣严密覆盖骨面以减少骨吸收。

③根面平整彻底，尽量保留近牙槽嵴处根面上健康的残余纤维。

④保护血凝块，术后防止感染，保持良好的口腔卫生习惯。

(三) 袋壁刮治术

袋壁刮治术是用手术的方式清除牙周袋壁的感染病变组织并尽可能保留牙龈组织、减轻创伤程度，促进牙周新附着形成的方法。

1. 适应证

(1) 牙周袋较深，不需做骨修整或骨成形者。

(2) 牙周袋涉及牙面少。

2. 器械　同前。

(1) 将刮匙伸入牙周袋底，一侧刃缘紧贴袋内壁，由袋底向冠方刮除袋壁感染的肉芽组织。

(2) 操作时，将一只手指抵紧牙周袋壁外的牙龈组织面，用于支撑和保护，这样既有利于刮治操作，又可通过指感掌握刮治的深浅、厚度，避免刮穿牙龈而造成损伤。

(3) 袋壁冠方仍与牙龈相连的感染肉芽组织，可用眼科小弯剪伸入袋内少许，进行修剪。

(4) 用温生理盐水反复冲洗，去除袋内刮下的细小肉芽组织，减少出血，清洁术野。

(5) 压迫牙龈，使刮除后的袋内壁与牙根面密贴，外敷牙周塞治剂，保护创面。术后一周内勿用术区牙齿咀嚼食物，使用含漱剂，保持口腔卫生；术后一周，拆除牙周塞治剂，加强自我

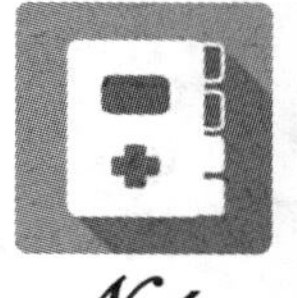

Note

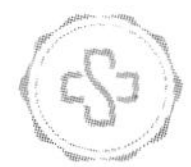

口腔保健，以后定期复查。

（四）引导性组织再生术

引导性组织再生术是在翻瓣术和清创的基础上，一种用生物膜材料覆盖根方的牙槽骨缺损处与冠方暴露的根面，机械性阻止牙龈结缔组织、上皮与根面接触，形成一个牙周组织修复空间，保证根方残余的牙周膜细胞先附着在根面上，从而形成新的牙骨质并有牙周膜纤维埋入，达到理想的牙周组织新附着形成目的的方法。

1. 基础原理 牙周炎经治疗后，愈合过程中再生细胞的来源有 4 种，即口腔黏膜上皮细胞、牙龈结缔组织细胞、牙槽骨骨髓腔细胞和牙周膜细胞。新附着能否形成取决于上述 4 种细胞的生长速度和条件，只有牙周膜细胞优先向冠方生长才能形成新的牙骨质、牙槽骨和牙周膜，达到理想的牙周组织再生的目的。因此，想要获得理想的牙周组织再生，应设法阻止口腔黏膜上皮细胞与牙龈结缔组织细胞抢先占据根面并为牙周膜细胞占据根面创造条件。

2. 使用材料 生物膜材料的性能直接影响引导性组织再生术的疗效。目前生物膜分两类，即非降解性生物膜和降解性生物膜。前者不能降解吸收，需二次手术取出，较常用聚四氟乙烯（PTFE）和膨胀聚四氟乙烯（e-PTFE），也可用硅酮膜或微孔滤膜。后者术后可降解吸收，不需二次手术取出。可吸收性膜材料包括天然材料和人工合成材料两类。天然材料有胶原膜、硬脑膜和氧化纤维膜等。人工合成材料有聚乳酸膜、聚羟基乙酸膜及其共聚物材料。生物膜材料应有以下特性：生物相容性好；阻止上皮细胞根向生长；保证根面和生物膜之间有一定的间隙，能与组织结合；保证在组织中愈合的位置稳定；临床可操作性强。

3. 适应证

（1）骨内袋，尤其是窄而深的二壁或三壁骨下袋。

（2）Ⅱ度和Ⅲ度早期根分叉病变，且牙龈高度足够者。

（3）种植体创面的早期愈合。

4. 手术步骤

（1）常规麻醉、消毒、铺巾。

（2）切口和翻瓣。沿龈缘或龈沟做水平切口，切透黏骨膜。在缺损区远中或近中至少相隔一颗牙的部位做垂直松弛切口，翻开黏骨膜瓣，充分暴露缺损区。

（3）清创和平整根面。清除袋内所有上皮和肉芽组织，彻底平整根面。

（4）生物膜的位置和固定。依缺损形态修整生物膜，使生物膜与牙颈部根面良好贴合，避免折叠，覆盖缺损区和牙槽骨边缘至少 2 mm，为新附着组织留存一定空间，悬吊缝合、固定。

（5）瓣的复位和缝合。黏骨膜瓣盖过生物膜 2～3 mm 缝合。

（6）放置牙周塞治剂，术后 10～14 天拆线。使用不可吸收生物膜者，术后 6～8 周应将生物膜取出。

（7）术后护理 术后应预防性全身应用抗菌药物，局部用药控制牙菌斑。术后 2 个月内，每周复查一次，清除牙菌斑。后期常规复查维护。

5. 影响引导性组织再生术疗效的因素

（1）患者口腔卫生状况、牙列中是否存留感染部位、是否吸烟。

（2）手术的正确设计、生物膜的正确放置、生物膜与根面的间隙保持和伤口的良好封闭都是手术成功的关键。

（五）根分叉病变的手术治疗

磨牙根分叉区有特殊的解剖结构，洁治术与刮治术均较难彻底清除根分叉区的牙石、牙菌斑，此区域也很难进行长期有效的牙菌斑控制。因此，根分叉病变常需要手术治疗。手术治疗的目标是去除根分叉区的炎症组织与坏死牙槽骨（牙骨质）、促使根分叉病变愈合、建立牙周新

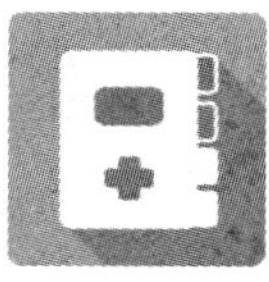
Note

附着。不同程度的根分叉病变应选用不同的手术方法。

1. 根分叉病变的治疗方法

（1）Ⅰ度根分叉病变　可用洁治、刮治、根面平整治疗。如果根分叉区有深牙周袋或有骨外形不良，在刮治和根面平整后还可采用翻瓣术和骨成形术，使牙周袋变浅。同时，进行骨外形的修整以形成良好的牙龈外形，有利于牙菌斑控制，从而达到长期保持牙周健康的目的。

（2）Ⅱ度根分叉病变　下颌磨牙的Ⅱ度根分叉病变可用植骨术或骨替代品植入术、引导性组织再生术或两者联合治疗，目的是获得牙周新附着。难以获得新附着的深度根分叉病变可采用根向复位瓣的方法，目的是消除牙周袋、充分暴露根分叉区，以建立便于自我牙菌斑控制的较好的解剖结构。

（3）Ⅲ度根分叉病变　可用截根术、半牙切除术或分根术治疗，也可拔除患牙。

2. 截根术　常指切除患根分叉病变的磨牙中有根折或牙槽骨破坏很严重的一个或两个牙根，清除根分叉病变，保留牙冠和健康的牙根，使患牙能保持一定功能的手术方法。常用于磨牙的Ⅲ度以上根分叉病变。

（1）适应证

①多根牙的一个或两个根（上颌磨牙）的牙槽骨破坏严重，伴有Ⅲ度或Ⅳ度根分叉病变，其余牙根病情较轻，牙齿松动不明显者。

②磨牙的一个根发生纵裂或横折，而其他根完好者。

③磨牙的一个根有严重的根尖病变，根管不通或有器械折断于根管内不能取出，影响治疗效果者。

（2）手术方法

①翻瓣：常规局麻下翻瓣，暴露根分叉区，彻底刮治、清创、平整根面。

②截根：用消毒高速涡轮手机配裂钻，在根分叉处将患根截断并取出。修整截根面的外形，形成流线状斜面。

③密封根管口：在根断面根管口处备洞，用银汞合金或树脂严密充填。也可在做根管治疗时，将需截除牙根的根管口稍扩大加深，从髓腔充填入银汞合金，可省去截根过程中的倒充填术。

④清创：将根分叉深部及拔牙窝内的病变组织刮尽，修整不规则的骨嵴外形。

⑤缝合与塞治：清洗创面后，将龈瓣尽量覆盖截根区的创面，复位缝合。放置牙周塞治剂。

（3）截根术后的护理及可能出现的并发症

①截根术后应适当调低牙尖以减轻咬合力，嘱患者尽量不用患牙咀嚼，必要时可用树脂夹板固定患牙3～4周以利于牙周组织愈合。

②截根术后可能发生的并发症是余留牙根的牙周破坏加重或根折。根折的原因是患牙支持减少，受力方向改变，原有的轴向力变为侧向力，易致患牙创伤。如术后未调低牙尖或根管治疗过程中造成根管壁过薄，或根管有内吸收都易导致牙根脆弱而发生根折。

3. 分根术　将下颌磨牙连冠带根从正中沿颊舌方向截开，使其分离为近中、远中两半，形成两个独立的类似单根牙的牙体。这样能较彻底地清除根分叉区深处的病变组织，消除该处的牙周袋，同时也能消除原有的根分叉病变，有利于牙菌斑的控制和自洁。被切割后暴露的牙本质和牙骨质部分，可用全冠修复体覆盖，以减少患龋的可能。

（1）适应证

①下颌磨牙根分叉区Ⅲ度或Ⅳ度病变，局部的深牙周袋不能消除者。

②患牙两个根周围有充分的支持骨，牙无明显松动者。

（2）手术方法

①根管治疗：术前常规根管治疗，髓室内用银汞合金充填。

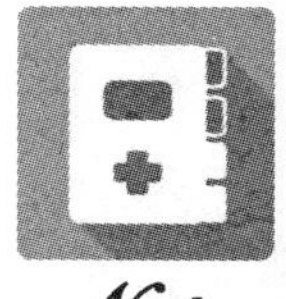

②切开：内斜切口尽量保留龈缘组织尤其是根分叉区，以利于术后形成两个“单根牙”间的龈乳头。必要时可在近、远中做垂直切口。

③翻瓣：翻开黏骨膜瓣，充分暴露根分叉区，彻底刮除病变组织。

④分根：用高速金刚砂钻或涡轮裂钻，从正对根分叉部位沿患牙牙冠的颊舌向发育沟切开，将患牙分为近、远中两半，形成两个独立的单根牙，修整近、远中两半牙体的外形。

⑤缝合与塞治：彻底清创并刮除深部的病变组织，冲洗、止血，龈瓣复位、缝合，放置牙周塞治剂。

⑥制作临时冠：伤口愈合期间应制作临时冠，以利于龈乳头的形成。可在6周后再做永久冠修复。

4. 半牙切除术 将下颌磨牙的牙周组织破坏较严重的一个牙根连同该半侧牙冠一起切除，保留病变较轻或正常的另一半，使患牙成为一个“单根牙”，从而达到治愈根分叉病变的目的。

(1) 适应证 主要适用于下颌磨牙根分叉病变，其中一个牙根周围牙槽骨吸收严重，另一个牙根周围组织较健康，患牙尚不松动且能进行根管治疗者。

(2) 手术方法

①术前常规根管治疗，髓室内以银汞合金充填。

②切口、翻瓣同截根术。如根分叉已完全暴露，也可不翻瓣。

③用高速金刚砂钻或涡轮裂钻，将患牙从牙冠向根分叉部位分为近、远中两个部分，切割的位置可略偏向患根侧，以多保留健侧的冠根。

④拔除患侧冠根，刮尽拔牙窝及根分叉区的原病变组织，必要时做骨修整。

⑤修整保留侧的断面边缘，形成良好的牙体外形。

⑥龈瓣复位缝合。

⑦伤口完全愈合后，进行牙体或牙列修复。

四、牙周病的修复治疗

牙周病的修复治疗包括松动牙拔除后的永久义齿修复和牙周夹板固定。

五、牙周病的疗效维护

牙周病的疗效维护包括自我维护、定期复查和维护治疗等方面。

(一) 自我维护

应教育患者掌握口腔的基本保健方法，如正确刷牙、使用牙线、适当进行牙龈按摩和叩齿等。

(二) 定期复查和维护治疗

牙周治疗后3～6个月应复查一次，牙周检查应包括口腔卫生状况、牙龈炎症程度、有无牙周探诊出血倾向、牙周袋深度、附着水平及牙齿松动度等，详细记录，必要时检查牙龈指数、牙菌斑指数、牙周指数等，根据病情半年至1年拍摄X线片观察牙槽骨、牙周膜等的变化。牙周病的维护治疗的措施如下。

(1) 根据牙菌斑染色情况指导患者有针对性地加强口腔卫生管理。

(2) 必要时实施龈上洁治术、龈下刮治术、根面平整术。

(3) 定期进行牙面抛光，必要时进行脱敏治疗。

(4) 及时发现𬌗创伤并调整、矫正食物嵌塞、拔除无保留价值的松动牙。

(5) 确定复诊的时间和后续治疗方法。

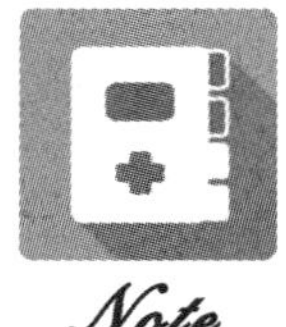
Note

第四节 牙周病的危险因素评估和预后

一、危险因素评估

判断牙周炎患者的预后，要对该患者进行危险因素分析。引起牙周炎的危险因素很多，如牙菌斑微生物、遗传因素、吸烟、糖尿病、中性粒细胞的功能降低、骨质疏松症、社会心理因素、咬合创伤等。面对特定的牙周炎患者，确定其危险因素，监测这些危险因素的变化至关重要。如果牙周炎患者的牙周病变发生发展的相关危险因素可以改变，那么，其预后应该良好。在众多的牙周炎危险因素中，局部因素(如牙菌斑微生物、咬合创伤)是可以改变的，行为因素如吸烟及社会心理因素也可能改变；某些全身因素如糖尿病可以控制，而遗传因素则不能改变。

已有大量的证据说明，吸烟是牙周病变发生发展的一个重要危险因素，吸烟与牙周病的相关性呈剂量依赖性。近年来，停止吸烟对牙周治疗有好处的证据如下：①流行病学研究显示，牙周组织的破坏程度在吸烟人群中重于过去吸烟(目前已戒烟)人群，不吸烟人群最轻。说明停止吸烟有可能减缓牙周组织的破坏。②对牙周治疗反应的纵向研究显示，牙周翻瓣术后的效果在吸烟的牙周炎患者中明显差于非吸烟的牙周炎患者，过去吸烟者对牙周翻瓣术治疗的反应类似于非吸烟者，只要保证不再吸烟。这说明停止吸烟可明显改善牙周炎患者对牙周治疗的反应。

当牙周炎患者合并糖尿病时，是否会影响牙周治疗效果，一直为大家所关注。有研究显示，只要血糖得到良好控制，对糖尿病患者采取的牙周非手术治疗的效果与非糖尿病牙周炎患者相比，差异无统计学意义。影响牙周炎患者治疗结果的因素还包括牙周病变的类型、病变程度和范围等。

二、牙周病的预后

(一) 牙周支持组织

一般而言，探诊附着水平能反映出牙周支持组织的实际情况。牙周袋的深浅程度与预后相关，牙周袋较浅的患者病原刺激物较易去除干净，预后较好。而牙周袋较深的患者代表牙槽骨吸收量较多，牙齿较难保留。在骨吸收中，垂直型骨吸收者的疗效和预后比水平型骨吸收者要好。

(二) 牙松动度

松动度较小的松动牙，在基础治疗后，炎症和𬌗创伤得到了改善，松动度可以减轻甚至可以较为稳固。松动度较大的松动牙，牙周支持组织破坏严重，预后往往不乐观。

(三) 余留牙数量

若口内余留牙数量较少，再做局部义齿修复时不能损伤余留牙健康。可以依患者自身情况判断，能否结合种植义齿方法辅助修复，以获得良好的咬合关系。让余留牙及义齿更好地发挥功能，保持美观。

(四) 患者依从性

在临床上，影响牙周炎患者治疗效果的最重要因素是患者的依从性。不管采用什么治疗方法，如果患者不保持口腔卫生，不能按期复诊，预后往往不佳。控制牙菌斑是牙周炎治疗成

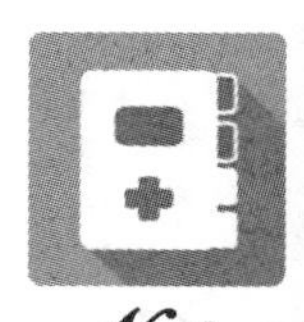

功的关键，对于不能很好保持口腔卫生的患者，定期复诊对于保持病变的稳定，防止进一步发展则更为重要。

有研究显示，尽管患者口腔卫生情况一般，若能间隔较短时间定期复诊，接受维持治疗，则仍能获得长期的病变稳定性。定期接受维持治疗对于阻止牙周病变的进一步发展至关重要。牙周炎患者如能依从医师的建议定期复诊接受维持治疗，即使在首诊时认为预后不好，需要拔除的牙齿，相当一部分仍能保持很长时间，有的甚至不用拔除。

（五）全身状况

牙周炎的发生发展均与全身状况密切相关，同样，牙周炎的预后也受全身因素的影响。常见的全身因素如下。

1. 系统性疾病 如糖尿病、免疫功能异常、营养不良等。

2. 吸烟 吸烟不但增加了局部刺激因素，还会降低局部和全身的免疫功能。

3. 遗传因素 如遗传因素增加了侵袭性牙周炎的易感性。

4. 精神压力 导致情绪变化，可改变患者对治疗的反应及积极性，从而影响预后。

5. 年龄 在其他条件相同的情况下，年轻人对疾病的抵抗力和恢复力较强，创面的愈合也较快。

本章小结

牙周病和很多全身疾病有相互影响的关系，在治疗上，应根据患者自身情况，制订个性化的治疗方案，并按照一定的程序进行治疗。手术治疗本身会对机体带来一定创伤，手术时机和手术方式要充分符合适应证，避免给患者带来不必要的损伤。牙周病的治疗是终身的，后期的维持治疗是保证前期治疗效果最好的方法。

目标检测

简答题

1. 牙周病的治疗程序是什么？
2. 简述翻瓣术的手术步骤。
3. 牙周病的维护治疗的措施是什么？

（刘艺萍　刘洪利）

参考答案

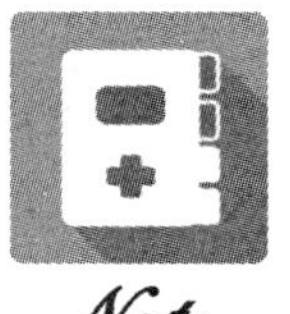
Note

第十二章　口腔病灶感染

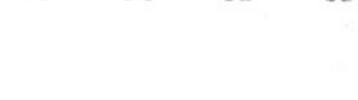

本章 PPT

学习目标

1. 掌握　口腔病灶的定义；口腔病灶的临床意义。
2. 熟悉　口腔病灶的感染机制；口腔病灶的诊断、治疗及预防。
3. 了解　病灶、病灶感染的定义。

一、病灶、病灶感染和口腔病灶

1. 病灶　局限性的被感染的组织和器官，本身可表现或不表现症状。

2. 病灶感染　病灶内致病微生物、毒素或代谢产物通过血液循环或淋巴循环等途径，引起远隔器官或组织发生疾病或症状。

3. 口腔病灶　口腔内的一些慢性炎症性疾病，如牙周病可波及多数牙，感染面积大，致病微生物多，血液循环丰富，咀嚼压力易使细菌及毒素扩散，因此，牙周组织感染灶被认为是最重要的口腔病灶。慢性根尖周炎、牙髓坏死后的感染根管等，尤其是根尖肉芽肿和慢性根尖脓肿部位也是重要的口腔病灶。

二、口腔病灶感染的机制

1. 通过血液循环或淋巴循环扩散　口腔治疗措施，如拔牙术、洁治术、牙周手术及外伤等均可使局限性病变活跃，致病微生物进入血液循环或淋巴循环，正常情况下可被单核-巨噬细胞系统吞噬而不致病，但当机体抵抗力低下或原有损害存在时则可引起疾病。

2. 机体的变态反应　病灶内致病微生物、毒素及代谢产物的蛋白质成分可作为抗原，使某些组织致敏，对病灶感染产生变态反应而致病。但人体内存在的病灶，并不一定引起病灶感染，机体的免疫状态和机体的抵抗力起着重要作用。

三、口腔病灶感染的临床意义

口腔病灶感染中常见的细菌是链球菌及厌氧菌等，口腔疾病能引起和加剧许多全身疾病，包括心血管疾病、眼部疾病、系统性疾病、胃肠道疾病、肾脏疾病及皮肤病等。常见的如下。

1. 心血管疾病　口腔病灶在机体内可能引起的最严重的一种疾病，10%～30%与拔牙术、牙周洁治或牙周感染有关。

2. 眼部疾病　如葡萄膜炎、视网膜炎、球后视神经炎等与牙源性慢性感染有关，也有关于去除牙源性感染后多种眼病得以缓解或得到治愈的病历报告。

3. 糖尿病　伴有糖尿病的牙周病患者，经过牙周治疗后，炎症得到明显改善，糖尿病的用药量也随之减少。

4. 关节炎　风湿性关节炎和类风湿关节炎与口腔关系密切，有的病例在去除口腔病灶

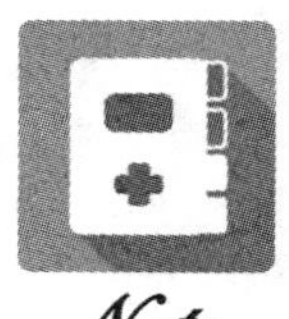

Note

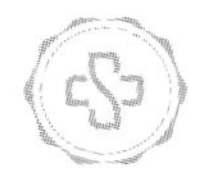

后，症状可出现明显缓解。

5. 其他　慢性肾小球肾炎、早产和低出生体重儿、口腔-胃幽门螺杆菌，可能与口腔疾病有关。

四、口腔病灶感染的诊断、治疗和预防

1. 诊断　应对牙体、牙周、口腔黏膜做详细的检查及 X 线检查，找出可疑病灶后，适当予以消除，通过观察继发性感染的病情变化来证明诊断是否正确。

2. 治疗　消除病灶，彻底治疗患牙。如进行根管治疗术、牙周治疗和拔牙术等。也应考虑其他部位的病灶是否存在，如扁桃体炎、上颌窦炎、胆囊炎、慢性阑尾炎等。原发病灶消除后，继发病变也不一定痊愈，可能口腔病灶感染已造成组织器官的器质性变化。

3. 预防　做口腔治疗或操作时应尽量减少创伤，避免在急性炎症期拔牙，对可疑病灶感染者，应在拔牙术前及术后 3 天内选择抗菌药物控制感染，拔牙前对手术区域应做严格消毒。一次拔牙不要过多，可防止感染扩散，减少拔牙术后并发症。

本章小结

积极预防口腔病灶感染，尽早治疗口腔疾病，开展预防保健工作，建立良好的口腔卫生习惯，定期检查，早期诊断口腔疾病是必要的。

（刘艺萍）

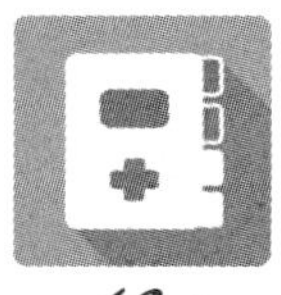

Note

·第四篇·

口腔黏膜病

第十三章　口腔黏膜病概述

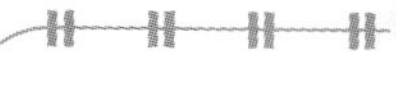

学习目标

1. 掌握　口腔黏膜病的定义；口腔黏膜病基本损害的临床特点。

2. 熟悉　口腔黏膜的结构和功能；口腔黏膜的 3 个危险区；口腔黏膜病的病史收集和检查方法。

3. 了解　口腔黏膜病的分类；口腔黏膜病病史的记录方法。

本章 PPT

第一节　口腔黏膜组织及其临床病损特点

一、口腔黏膜与口腔黏膜病

（一）黏膜与口腔黏膜

黏膜是指口腔、鼻腔、肠管、阴道等与外界相通体腔的湿润衬里。口腔黏膜虽然是口腔内的湿润衬里，但是在结构或功能上具有皮肤和消化道黏膜的某些特点。口腔黏膜在组织学上由上皮组织和结缔组织构成，二者的交界处呈波浪状。口腔黏膜仅有皮脂腺，没有其他的皮肤附件，湿润光滑，呈粉红色。

（二）口腔黏膜病

口腔黏膜病是发生在口腔黏膜与软组织上的种类众多、类型各异的疾病总称。

1. 分类

（1）主要发生于口腔黏膜上的疾病，如复发性口疮、唇舌疾病。

（2）可同时发生于口腔黏膜和皮肤上的疾病，这类疾病较常见，如扁平苔藓、盘状红斑狼疮、天疱疮和感染性疾病。但是患者的口腔与皮肤的病损表现可能会出现明显的差异，这就提示我们在诊治口腔黏膜病的同时须认真地询问和检查黏膜及皮肤的情况。

（3）合并起源于外胚层和中胚层的某些疾病，如合并外阴、肛门、眼结膜、虹膜的多形红斑、白塞病等。

（4）全身性或系统性疾病（如维生素缺乏、血液病和克罗恩病等）的口腔表征。

口腔黏膜病若按病因划分，很多口腔黏膜病的病因尚不明确；若罗列病名，则过于烦琐；若按感染性与非感染性两大类划分，又显过粗。所以，本书以临床症状为主，兼顾病因及病理学特征，分为感染性疾病、溃疡类疾病、斑纹类疾病、变态反应性疾病、大疱类疾病、肉芽肿疾病、唇舌疾病、性传播疾病及系统性疾病的口腔表征，以及口腔黏膜常见色泽异常。

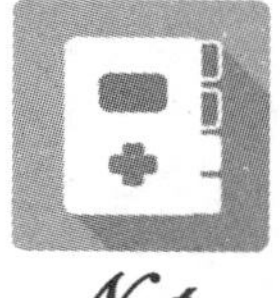

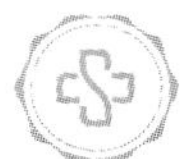

2. 特点

（1）年龄　如复发性阿弗他溃疡好发于青壮年，随着年龄增加有自愈倾向。

（2）性别　某些疾病在发病频率上有明显的性别差异，如复发性阿弗他溃疡患者中，女性明显多于男性。

（3）部位　口腔内不同部位的黏膜在结构和功能上有着明显的差别，所以，同一种疾病在口腔黏膜的不同部位具有不同的临床表现。如疱疹样阿弗他溃疡一般不累及附着龈和硬腭等咀嚼黏膜，而疱疹性口炎则可累及包括咀嚼黏膜在内的所有口腔黏膜；颊黏膜的白色角化病呈带状而唇红部则常为斑块状。因此，掌握口腔黏膜病的好发部位特点有助于对相似病损进行鉴别诊断。

二、口腔黏膜的结构与功能

（一）口腔黏膜的结构

口腔黏膜由上皮和上皮下的结缔组织构成，两者由波纹状的基底膜分隔开来。在胚层来源和组织学特点上，前者相当于皮肤的表皮，后者相当于皮肤的真皮。

1. 上皮层　口腔黏膜上皮细胞按是否参与角化可分为角质形成细胞和非角质形成细胞两类。前者组成复层鳞状上皮，后者游离分布于上皮层内。根据黏膜角化程度的不同，复层鳞状上皮又可分为角化上皮、不全角化上皮和无角化上皮等。以角化上皮为例，角化上皮从上皮的浅层到深层依次为角化层、颗粒层、棘细胞层和基底层这四层，基底层的深部有基底膜。与角化上皮相比，角化上皮的角化层中细胞核消失，不全角化上皮的角化层中仍有固缩的细胞核及残留的细胞器；无角化上皮虽无角化层和颗粒层，但棘细胞层却非常发达。非角质形成细胞由黑色素细胞、朗格汉斯细胞、梅克尔细胞组成，这三种细胞与口腔黏膜病的关系是备受关注的研究课题。

2. 固有层　固有层为致密的结缔组织，可分为乳头层和网状层两个部分。由胶原纤维、弹性纤维等纤维成分及结缔组织基质构成。该层组织对上皮层起到支持、营养等作用。

3. 黏膜下层　该层组织为疏松结缔组织，内含腺体、血管、淋巴管、神经及脂肪组织等。

4. 基底膜　基底膜位于上皮基底层深部，是上皮层与固有层的分界。在该分界区域，上皮呈钉状向下伸出，固有层结缔组织呈乳头状向上突出，形成不规则的交错面，扩大了上皮与结缔组织的连接，使基底膜区上皮组织的面积较浅层上皮表面积大，有利于分散上皮表面所承受的机械压力，从而为口腔发挥功能起到良好的支持作用。

在口腔的不同部位，以上几种结构并非总是完全一致，如牙龈部位无黏膜下层，这与临床诊断与治疗关系密切。

口腔黏膜按部位可大致分为 8 个区，即唇、前庭穹隆、牙槽黏膜、牙龈、颊、腭、口底、舌黏膜；按黏膜功能可分为被覆黏膜、咀嚼黏膜、特殊黏膜三类；硬腭和牙龈属于咀嚼黏膜，能够耐受食物的摩擦，因而也属于角化上皮，是口腔内主要承受外力和摩擦的部位；舌背属于具有特殊功能的角化上皮；其他部位属于被覆黏膜，亦属于非角化上皮。口腔黏膜有以下三个危险区。

（1）口底-舌腹区，包括口底、舌腹、舌缘。

（2）唇联合区，即颊黏膜在口角区的三角形区域。

（3）软腭复合区，包括软腭、咽前柱、舌侧磨牙后垫。

这些部位是癌肿、癌前病变高发区，受外界的长期慢性刺激时，容易发生恶变。

（二）口腔黏膜的功能

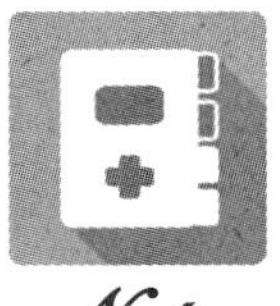

Note

1. 屏障保护功能　口腔黏膜防御屏障包括四大方面，即唾液屏障、上皮屏障、免疫细胞屏障和免疫球蛋白屏障。

2. 感觉功能 口腔黏膜具有痛觉、温度觉、触觉、味觉，一定程度上感觉功能可以视作保护功能的一部分。另外口腔黏膜上还有渴觉感受器。

3. 其他功能 口腔黏膜还具有温度调节功能和分泌功能。

三、口腔黏膜病的基本病损

（一）斑和斑片

一般直径小于 2 cm 的较为局限的颜色异常称为斑(macule)，直径大于 2 cm 的损害称为斑片(patch)。损害部位黏膜的质地、外形无改变，损害范围大小不等，不高出或略微高出黏膜表面，形态各异，有圆形、椭圆形和其他不规则形态。色泽可呈白色、褐色、红色、红棕色和棕黑色。

1. 红斑 一般为黏膜固有层血管扩张，充血或血管增生所致。炎性红斑早期为鲜红色，晚期为暗红色。

2. 出血性斑 如出血较少称淤点，出血较多呈斑块状，则称淤斑。其原因为血管受损、严重感染、中毒、过敏、血管性改变、凝血机制改变、血小板减少、第Ⅷ因子缺乏等。

3. 黑斑(色素沉着斑) 外源性黑斑往往是由金属颗粒的沉积(如铅、银、铋、汞等金属中毒)而引起的。而内源性的色素沉着多见于阿狄森病。黏膜固有层的陈旧性出血因有含铁血黄素或脂色素、胆色素等，表面也可发黑。

4. 色素减退斑 如盘状红斑狼疮和白癜风患者唇、颊的色素减退。

（二）丘疹与斑块

丘疹(papule)是黏膜上一种小的实体性突起，针头大小，直径一般小于 1 cm，基底形状为圆形或椭圆形，表面的形状可为尖形、圆形或扁平形。口腔黏膜的丘疹，颜色多为白色或红色，一般消退后不留痕迹，或有浅色素印记。扁平苔藓在口腔黏膜上表现为典型的针头大小的丘疹损害，丘疹可以排列成带状、斑块状和环状。

斑块也常称为丘斑，是一种界限清楚，直径大于 1 cm，高出或不高出口腔黏膜稍增厚的病损，呈白色或灰白色，表面平滑或粗糙。对薄而不高出口腔黏膜的白色损害多用斑片描述，如扁平苔藓、盘状红斑狼疮、白色角化病等。对厚而高出口腔黏膜的白色损害多用斑块进行描述，如白斑。需要注意的是，在口腔黏膜病的概念中，白斑和白色斑块是不同的概念，前者是一种疾病的诊断名称，而后者是对损害的描述。

（三）疱、大疱和脓疱

黏膜内储存液体而成疱，呈圆形突起，疱的内容物有浆液(水疱)、血液(血疱)及脓液(脓疱)。直径 1 cm 以下称为疱，直径 1 cm 以上称为大疱。

根据疱与上皮的关系，又分为位于上皮内的上皮内疱或棘细胞层内疱(天疱疮、病毒性水疱)，位于上皮下的上皮下疱(如类天疱疮)。上皮内疱位于上皮的棘细胞层，只有上皮的一部分形成被膜，故其疱壁较薄易破，在口腔内常不易见到完整的疱性损害；上皮下疱位于基底层深部，由上皮全层构成其被膜，故其疱壁较厚。相邻的疱性损害可相互融合形成大疱，疱内的液体可以是透明的或微红色的，因此，疱的大小不是诊断疾病的必要因素，这要根据疱基底炎症反应的严重程度而定；由于口腔内食物的摩擦和唾液的浸润等原因，疱壁破裂后表现为残留少量疱壁上皮的糜烂面或溃疡面，需要与纯粹的糜烂型或溃疡型损害相鉴别。

（四）糜烂

糜烂(erosion)是黏膜的一种表浅缺损，为上皮的部分缺损，不累及基底层，大小不定，边界不清，表面光滑呈红色，有刺激痛。由于不损害基底层细胞，因此糜烂愈合后无瘢痕形成。

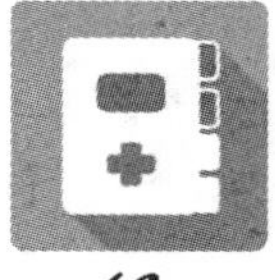

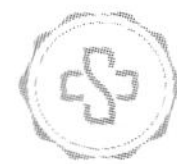

糜烂表面多覆盖黄白色假膜，在唇红部则表现为有渗出物或痂皮。

（五）溃疡

溃疡（ulcer）是指黏膜上皮的完整性发生持续性缺损或破坏，黏膜上皮表层坏死脱落而形成凹陷。浅溃疡只破坏上皮层，而不累及固有层，愈合后无瘢痕，如轻型阿弗他溃疡。深层溃疡则破坏固有层甚至黏膜下层，愈合后留有瘢痕，如复发性坏死性黏膜腺周围炎。溃疡的外形一般是圆的，但也可出现带状溃疡，常由化学性或机械性损伤所致。溃疡可能会出现不整齐的潜掘形边缘，如结核性溃疡。

（六）结节

结节（nodule）是一种凸起或不凸起于口腔黏膜的实体病损，多为具有结缔组织成分的团块，其大小不等，形状不定，颜色从粉红色至深紫色，如纤维瘤或痣。

（七）肿瘤

肿瘤（tumor）是一种起自黏膜而向外凸起的实体性生长物。小者如黄豆，大者似鸡蛋或更大，形态各异。肿瘤在组织学上有真性肿瘤（有良性和恶性之分）和各种瘤样病变（肉芽肿、血管瘤、囊肿）之分，真性肿瘤的某些临床特点有一定的意义，如良性肿瘤的表面较规则，触诊时可活动，恶性肿瘤常较固定，表面常有溃疡并不规则。但是确诊具体是哪种肿瘤，需要结合临床特点和组织病理学检查。

（八）萎缩

萎缩（atrophy）是指黏膜和结缔组织的体积缩小和数目减少，表现为上皮变薄。由于固有层的血管暴露，且常伴有血管扩张充血，因此萎缩黏膜表面多呈红色。例如，舌乳头的萎缩，可使舌面光滑而发红。

（九）皲裂

皲裂（rhagades）是黏膜表面的线状裂口，由于炎症细胞浸润，组织失去弹性变脆而形成，如B族维生素缺乏引起的口角皲裂。浅的皲裂位于上皮内，愈合后不留瘢痕；深的皲裂可达黏膜下层，能引起出血、灼痛，愈合后留有瘢痕。

（十）假膜与痂皮

假膜（pseudomembrane）与痂皮为灰白色或黄白色膜，由炎性渗出物的纤维素、坏死脱落的上皮细胞和炎症细胞聚集在一起而形成，它不是组织本身，可以擦掉或撕脱。在黏膜的湿润环境下称为假膜，在皮肤或唇红部称为痂皮。

（十一）坏死与坏疽

体内局部细胞的病理性死亡，称为坏死（necrosis）。较大范围的坏死，又受到腐物寄生菌的作用而发生腐败，称为坏疽（gangrene）。由于当前生活质量的提高和抗菌药物的大量应用，头面部的坏疽已非常少见。坏死组织腐败后产生的硫化氢可产生明显的臭味。坏死性龈口炎、坏死性黏膜腺周围炎、白血病患者的牙龈均属于坏死范畴；走马牙疳为坏疽。

第二节　口腔黏膜病的检查

一、病史

由于口腔黏膜病种类繁多，且常与皮肤病或全身疾病有一定的联系，因此，病史记录应较

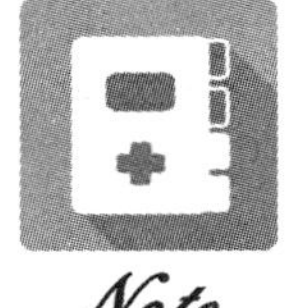

Note

其他口腔临床学科更为详尽。完整的病史包括主诉、现病史、既往史、家族史、检查、诊断和治疗。在询问和记录病史时应注意主诉的临床特点(疼痛是阵发性剧烈痛、持续性烧灼痛等)、发作规律、加剧或减轻的因素等。应特别注意询问药物过敏史及是否用过免疫制剂等。家族史中注意遗传因素与口腔黏膜的关系。个人的烟酒嗜好及生活习惯也不能忽略。

二、检查

1. 口腔黏膜的检查 一般遵循由口外到口内的原则。

(1) 唇红 应检查皮肤、黏膜交界是否清楚,唇线是否对称,注意观察唇红的色泽、有无皲裂、脱屑及痂壳等。

(2) 唇、颊黏膜 应检查唇系带位置、唇前庭部位黏膜形态、颊白线、腮腺导管开口等。

(3) 口底及舌腹 口底黏膜菲薄,有时隐约见到舌下腺及血管。舌系带位于口底中部,舌下腺及颌下腺的 Wharton 管均沿舌系带两侧或舌下肉阜形成多数开口,扪诊时可压出唾液。舌腹黏膜亦薄,常可清晰地看见怒张的血管。

(4) 舌 应检查伸舌有无震颤或歪斜及对称性,舌苔的颜色及形态,舌背乳头有无增生或萎缩。

检查方法:用纱布包绕舌前份,用手握持并向前拉出,可较清楚地检查舌背基部及舌侧面基部。

(5) 腭 应检查腭皱襞、切牙乳头、硬软腭交界的腭小凹、软腭的活动度及悬雍垂的形态。

(6) 咽 应检查咽前、后柱是否充血,扁桃体是否肿大。咽部的炎症又常同时合并舌根部的淋巴滤泡炎症,并逐渐演变为慢性炎症。

(7) 牙龈 应检查牙龈的颜色、形态、质地,有无起疱或上皮剥脱,白色斑纹的分布等常与口腔黏膜病有密切的关系。

2. 辅助检查 口腔黏膜病涉及的疾病领域极为广泛,合理应用实验室检查是正确诊断疾病、获得良好疗效的重要前提。常用的实验室检查如下。

(1) 血液学检查 血液学检查既是诊断的需要,也是设计治疗方案、判断治疗效果的重要参考。常见的血液学检查包括血常规、血生化、凝血功能、血清铁、叶酸和维生素 B_{12} 等。血常规可反映出红细胞、白细胞、血红蛋白的数量或浓度,是诊断因贫血而造成的口腔黏膜病,如萎缩性舌炎的首要的依据。血生化主要包括肝肾功能和血糖。一些较为特异性的自身免疫病,如干燥综合征等,也可通过检查外周血的自身抗体来加以诊断。

(2) 免疫学检查 近年来开展的项目较多,如血清免疫球蛋白含量测定、淋巴细胞亚群分类,抗核抗体、类风湿因子检测等均已较普遍作为口腔黏膜病的辅助检查项目。免疫学检查指狭义的针对自身抗体的检查,多为自身免疫病的诊断依据,如系统性红斑狼疮、干燥综合征、白塞病等,可存在相关抗体的水平变化。

(3) 组织病理学检查 极为重要的辅助检查手段,其目的为辅助诊断和排除恶变。要求组织块大小不少于 0.5 cm×0.5 cm,深达黏膜下层,应含有正常组织的边缘。

(4) 脱落细胞学检查 主要了解上皮细胞的种类和性质,也可作为病毒性疾病及天疱疮的辅助诊断。

(5) 微生物学检查 直接涂片检查微生物,如真菌、螺旋体、细菌等,必要时也可做培养鉴定。如梅毒螺旋体的抗体效价试验、人类免疫缺陷病毒的基因学检查等。

(6) 分子生物技术 分子生物技术如聚合酶链反应(PCR)、印迹杂交等已逐渐应用于病原微生物的检测和鉴定。目前也用于某些口腔黏膜病的病因和发病机制的研究。

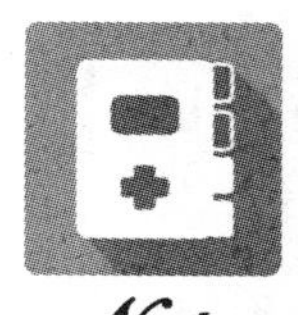
Note

本章小结

口腔黏膜是口腔内的湿润衬里，包括上皮（角化层、颗粒层、棘细胞层、基底层和基底膜）和上皮下组织（固有层和黏膜下层）；口腔黏膜有屏障保护功能、感觉功能等；发生在（或累及）口腔黏膜的疾病，统称为口腔黏膜病，包括全身疾病的口腔表现；口腔黏膜病的基本病损根据其组织来源和发生机制进行分类，掌握基本病损的特点是正确诊断口腔黏膜病的基础和前提。

目标检测

在线答题

一、名词解释

1. 糜烂　2. 溃疡　3. 萎缩　4. 皲裂

二、简答题

口腔黏膜有哪些功能？

（单长丽）

参考答案

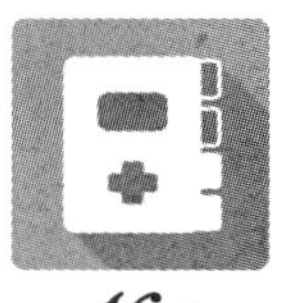
Note

第十四章　口腔黏膜感染性疾病

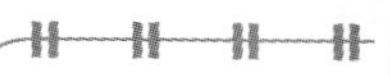

学习目标

1. 掌握　单纯疱疹、口腔念珠菌病的病因、临床表现和治疗。
2. 熟悉　手足口病、口腔结核的病因、临床表现和治疗。
3. 了解　单纯疱疹、带状疱疹、手足口病、口腔念珠菌病、口腔结核的发病机制。

本章 PPT

案例导入

患儿，女，1 岁半。

主诉：患儿啼哭，拒食，发热 2 天。

现病史：2 天前患儿发热，烦躁不安，夜间啼哭。昨天拒食，流涎增多。今晨发现患儿口腔内黏膜及口唇部有小水疱。

检查：发育正常，营养中等。体温 38.2 ℃。口唇黏膜、舌、牙龈广泛充血水肿，有成簇透明的小水疱。部分水疱破溃形成浅表小糜烂，直径为 1～2 mm，部分溃疡融合成较大、表浅、形态不规则的浅表糜烂，上唇肿胀明显，在唇红与口周皮肤可见成簇小水疱，可见疱破处形成黄色痂皮。颌下淋巴结肿大，有压痛。

思考：

1. 该患儿可能的诊断是什么？
2. 该疾病有何临床特征？

第一节　病毒感染性疾病

口腔黏膜感染性疾病称为感染性口炎，是由病毒、真菌、细菌或螺旋体等病原体所引起的口腔黏膜损害。

一、单纯疱疹

【病因】　口腔单纯疱疹是由单纯疱疹病毒(herpes simplex virus，HSV)引起的口腔黏膜、咽喉、口周及颜面部皮肤等处的感染性疾病。临床上以在皮肤黏膜上出现成簇聚集的小水疱为特征，有自限性，易复发。HSV 是有包膜的 DNA 病毒，其直径为 150～300 μm，根据 HSV 的生物学特征，可分为 HSV-Ⅰ型和 HSV-Ⅱ型。Ⅰ型主要导致腰部以上皮肤黏膜损害；Ⅱ型主要引起腰部以下的皮肤黏膜损害，与宫颈癌关系密切。

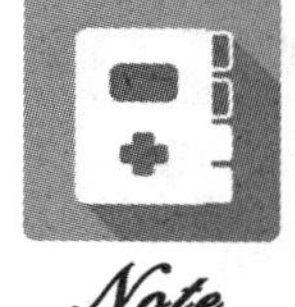

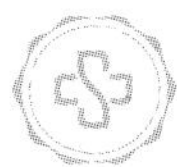

【发病机制】 病毒主要通过飞沫、唾液及疱疹液直接接触传播，也可以通过食具和衣物间接传播。病毒通过与宿主细胞膜融合或通过胞饮作用而进入细胞内，在胞质中脱去蛋白衣壳，进入细胞核，利用宿主细胞核中核酸合成新的病毒。大量的病毒颗粒使细胞变性、肿胀、破裂，并释放出大量病毒，进入邻近新的细胞，使细胞相互融合，形成水疱。之后在机体免疫系统作用下，大部分病毒被杀灭，少部分病毒潜伏下来，形成隐伏感染，当机体遇到外来刺激(如身体疲劳、失眠、情绪烦躁、感冒发热、日照、女性月经期)时，潜伏在三叉神经半月神经节内的 HSV 便沿神经干向外迁移至神经末梢，并在邻近的上皮细胞内复制，出现复发性疱疹。有的病毒核酸与人体的 DNA 发生整合，长期潜伏在局部的上皮细胞内，一是可以导致此处反复感染；二是引起癌变，因此有学者推测 HSV-Ⅰ型与唇癌的发生有关。

【组织病理】 上皮细胞发生气球样变性和网状液化而在上皮内形成疱疹。气球状细胞内有病毒包涵体。上皮下方结缔组织有水肿、血管扩张充血和炎症细胞浸润。

【临床表现】 单纯疱疹在临床上可分为原发性和复发性两型。

1. 原发性单纯疱疹(primary herpes simplex) 由最常见的 HSV-Ⅰ型病毒引起的口腔病损，6 岁以下儿童多见，尤其是半岁至 2 岁婴幼儿易患。患者在 4～7 天潜伏期后出现发热、头痛、疲乏不适、全身肌痛、咽喉肿痛、下颌下淋巴结肿大，患儿流涎、拒食、烦躁不安等，经过 1～2 天，口腔黏膜可出现广泛的充血水肿，附着龈和边缘龈红肿明显，易出血。在口腔黏膜的任何部位均可出现成簇的小水疱，疱壁薄而易破，破后形成糜烂，并相互融合，损害外形不规则、面积较大，可继发感染，也可被黄色假膜覆盖。口周围皮肤病损则覆以假膜和痂皮。本病经过 7～10 天可以自愈。有极少数抵抗力虚弱的患者可出现脑炎或脑膜脑炎。

2. 复发性单纯疱疹(recurrent herpes simplex) 原发性损害愈合后，不管其病损的程度如何，有 30%～50%的病例可发生复发性损害。以成人多见，感染部位多位于唇部尤其是唇红黏膜与皮肤交界处，又称复发性唇疱疹。如发生在口角，则称疱疹性口角炎。复发性损害常发生在已发生过损害的部位或相邻处，发病前局部先有刺激痛、灼痛、痒、缩紧感或麻木感，损害开始后出现成簇的小水疱，可相互融合成数个较大水疱。10 h 内出现水疱，24 h 左右破裂、糜烂、结痂，痂皮呈橘黄色，10 天左右愈合。

【诊断与鉴别诊断】

1. 诊断 根据临床表现，大多数病例可做出诊断。

(1) 原发性单纯疱疹　婴幼儿多见，有 1～2 天发热病史，牙龈红肿明显，口腔黏膜损害特征为成簇的小水疱或融合性糜烂面。

(2) 复发性单纯疱疹　成人多见，无全身症状，有抵抗力下降诱因如劳累等，唇红黏膜与皮肤交界处好发，口腔黏膜损害特征为成簇的水疱或橘色痂皮或血痂。

2. 鉴别诊断

(1) 原发性单纯疱疹与疱疹样阿弗他溃疡的鉴别诊断　见表 14-1。

表 14-1　原发性单纯疱疹与疱疹样阿弗他溃疡的鉴别

	原发性单纯疱疹	疱疹样阿弗他溃疡
好发年龄	6 岁以下，多见于 6 个月～2 岁	成人
发作情况	急性，全身反应较重	反复发作、全身反应轻
发作部位	口腔黏膜各处包括牙龈、上腭、舌、颊、唇黏膜	仅限于口腔的非角化黏膜，不累及牙龈
病损特点	成簇的小水疱，疱破后形成大片表浅溃疡、糜烂面，可融合，范围大。可伴皮肤损害	散在小溃疡，无发疱期，一般不融合。无皮肤损害

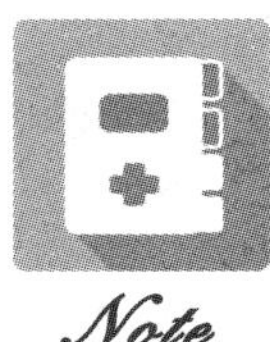

(2) 原发性单纯疱疹与带状疱疹的鉴别　带状疱疹是由水痘-带状疱疹病毒引起的颜面皮肤和口腔黏膜的病损。水疱较大，疱疹聚集成簇，沿三叉神经的分支排列成带状，但不超过中线。疼痛剧烈，甚至在损害愈合后一段时期内仍有疼痛。本病在任何年龄段都可发生，愈合后多不再复发。

(3) 原发性单纯疱疹与疱疹性咽峡炎的鉴别　疱疹性咽峡炎是由柯萨奇病毒 A4 型所引起的口腔疱疹损害，临床表现似急性疱疹性龈口炎，但前驱期症状和全身反应都较轻，病损的分布只限于口腔后部，如软腭、悬雍垂、扁桃体处，为丛集成簇的小水疱，不久溃破成溃疡，损害很少发生于口腔前部，牙龈不受损害，病程大约为 7 天。

(4) 原发性单纯疱疹与手足口病的鉴别　手足口病是因感染柯萨奇病毒 A16 型和肠道病毒 EV71 型所引起的皮肤黏膜病。前驱症状有发热、困倦与局部淋巴结肿大，然后在口腔黏膜、手掌、足底出现散在水疱、丘疹与斑疹，数量不等。斑疹周围有红晕，无明显压痛，其中央为小水疱，皮肤的水疱在数日后干燥结痂。口腔损害广泛分布于唇、颊、舌、腭等处，初起时多为小水疱，迅速成为溃疡，经 5～10 天后愈合。

(5) 原发性单纯疱疹与过敏性口炎的鉴别　过敏性口炎有过敏原，口腔黏膜突然出现广泛糜烂，易出血，不以牙龈为主要损害部位。

【治疗】

1. 抗病毒治疗　常用药物为阿昔洛韦(无环鸟苷)，成人每天 5 次，每次 200 mg，5 天为一疗程；利巴韦林(病毒唑)，成人 200 mg，每天 3～4 次，肌注 5～10 mg/(kg・d)，分 2 次注射。

2. 支持和对症治疗　病情严重者应卧床休息，保证饮水及饮食量，维持体液平衡，补充营养、B 族维生素和维生素 C 等，必要时静脉输液。

3. 预防感染　口腔创面较大者可应用氯己定(洗必泰)溶液、复发硼砂溶液等含漱，预防细菌感染，唇疱疹创面可用金霉素软膏局部涂擦。继发感染者应口服或静脉用广谱抗生素。

4. 中医药治疗　以疏风清热、凉血解毒、泻火通腑为主。冲剂、散剂、煎剂均可使用。如银翘散、板蓝根冲剂、抗病毒冲剂、口炎颗粒等。

二、带状疱疹

带状疱疹是由水痘-带状疱疹病毒所引起的皮肤黏膜病，以出现沿单侧周围神经分布的簇集性小水疱为特征，常伴有明显的神经痛。

【病因】　水痘-带状疱疹病毒为本病的致病病原体，为 DNA 病毒，具有高度传染性，经呼吸道传染。侵犯儿童可引起水痘，在成年人和老年人则引起带状疱疹。

【发病机制】　水痘-带状疱疹病毒可长期潜伏于脊髓神经后根神经节或三叉神经节内，当机体免疫力低下(如极度疲劳、患肿瘤、年老体衰，有严重的系统性疾病、艾滋病等)时，可诱发带状疱疹。

【组织病理】　细胞内有包涵体、多核巨细胞形成，上皮细胞内水肿，呈气球样变性。

【临床表现】

1. 前驱症状　发疹前可有轻度乏力、低热、纳差等全身症状，患处皮肤有灼热感或者神经痛，触之有明显的痛觉，持续 1～3 天，亦可无前驱症状即发疹。本病较常见的表现为胸腹部或腰部带状疱疹，约占整个病变的 70%。其次为三叉神经带状疱疹，约占 20%。损害沿神经支分布。

2. 局部表现　病损部位先出现不规则的充血性红斑，数小时后在红斑上发生水疱，成簇聚集，逐渐融合为大疱，数日后疱液被吸收或大疱破裂，1～2 周脱痂，遗留色素沉着，可逐渐消退，不留痂痕。损害常不越过人体中线。

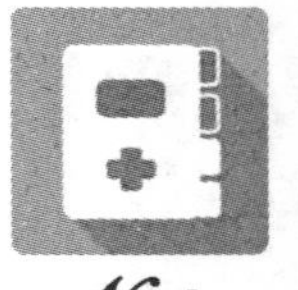

颜面及口腔损害在三叉神经三支的分布范围内出现，可单支或多支同时累及。第一支：累及额部皮肤、眼角膜，可致失明；第二支：累及上唇、腭及颞下部、颧部、眶下皮肤；第三支：累及舌、下唇、颊及颏部皮肤。黏膜上的损害为溃疡面，形态不规则，表面有假膜。

病毒入侵面神经的膝状神经节可引起外耳道鼓膜疱疹，表现为耳痛、面瘫及外耳道疱疹三联征，称为赖-亨综合征（Ramsay-Hunt syndrome）。剧烈疼痛为本病的特征之一，多数患者的剧烈疼痛在病损愈合后 1 个月左右消失。少数患者遗留神经痛，且持续时间长。

【诊断与鉴别诊断】

1. 诊断

(1) 病变皮肤出现簇集成群水疱，沿一侧周围神经呈带状分布。

(2) 有明显的神经痛，伴局部淋巴结肿大。

2. 鉴别诊断

(1) 单纯疱疹　见单纯疱疹的鉴别诊断。

(2) 疱疹性咽峡炎　疱疹性咽峡炎病损分布于口腔后部，如软腭、腭垂和扁桃体处，累及双侧。带状疱疹局限于单侧，不超过中线，疼痛明显。

【治疗】

1. 止痛　常用药物：阿司匹林，每次 0.5 g，每天 3 次；芬必得，每次 0.2 g，每天 2 次；痛经宁（卡马西平），每次 100 mg，每天 3 次。

2. 抗病毒治疗　同单纯疱疹。

3. 糖皮质激素　早期使用短疗程小剂量泼尼松（每天 30 mg），对预防持久性脑神经麻痹和严重的眼部疾病有积极意义，但要根据患者感染程度和全身状况判断是否使用。

4. 中医中药　龙胆泻肝汤等。

5. 物理疗法　紫外光局部照射、神经节部位照射或穴位照射，对减轻疼痛、加快愈合均有一定的辅助治疗效果。

三、手足口病

手足口病是一种儿童传染病，又名发疹性水疱性口腔炎。该病以手、足和口腔黏膜疱疹或破溃后形成溃疡为主要临床特征。其病原微生物为多种肠道病毒。

【病因】　最常见的病原微生物为柯萨奇病毒 A16 型与肠道病毒 EV71 型。

【发病机制】　手足口病的发病机制尚不明确，越来越多研究显示手足口病患儿存在免疫功能调节障碍，始动因子（病毒感染）引起免疫紊乱，促炎性细胞因子/抗炎细胞因子异常分泌，引起炎症反应，激发全身炎症反应综合征和脓毒症，参与疾病的发生，同时机体免疫功能状态可能对手足口病的病情转归发挥重要作用。

【临床表现】　3 岁以下的幼儿是主要患者。手足口病可发生于四季，但夏、秋季较易流行。手足口病潜伏期为 3～4 天，多数患者无前驱症状而突然发病。常有 1～3 天的持续低热、口腔和咽喉部疼痛，同时伴有头痛、咳嗽、流涕等上呼吸道感染的症状，发热的同时或发热 1～2 天后，患儿口腔黏膜、唇内可见到疱疹，疱疹破溃后会形成溃疡，疼痛感较重，患儿常表现出烦躁、哭闹、流口水、不吃饭等不适。口腔出现疱疹后 1～2 天可在患儿的手心、足心及臀部上看到皮肤斑丘疹，以足心部最多，疱疹呈圆形或椭圆形，扁平，小者似米粒，大者似豌豆，较硬且其内有混浊液体。疱疹周围绕以红晕，开始时为玫红色斑丘疹，1 天后形成半透明的小水疱，如不破溃感染，常在 2～4 天吸收干燥，呈深褐色薄痂，脱落后无瘢痕。

本病的整个病程为 5～7 天，个别达 10 天。一般可自愈，预后良好，并发症少见，但少数患者可复发。本病预后良好，但要注意患儿全身状况，如有神情淡漠、头痛、呕吐等症状，应警惕并发症（心肌炎、脑膜炎）的出现。

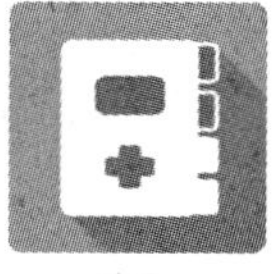
Note

【诊断与鉴别诊断】

1. 诊断 根据其发病特点、全身症状和典型的疱疹分布部位(手、足、口),即可诊断。

2. 鉴别诊断

(1) 水痘 向心性分布,痒痛明显。

(2) 单纯疱疹性口炎 四季均可发病,由单纯疱疹病毒引起,以散发病例为主。口腔黏膜出现疱疹及溃疡。但没有手、足部疱疹。

(3) 疱疹性咽峡炎 主要由柯萨奇病毒A4型引起,患儿发热、咽痛,口腔黏膜出现散在灰白色疱疹,周围绕以红晕,疱疹破溃形成溃疡。病变位于口腔后部,如扁桃体前部、软腭、悬雍垂,很少累及颊黏膜、舌、龈,而且无手、足的病变。

【治疗】

1. 对症治疗 主要应注意对患儿的护理,保证患儿休息,衣服、被褥要清洁,衣着要舒适、柔软,经常更换,给予稀粥、米汤、豆奶及适量冷饮,口服维生素 B_1、维生素 B_2、维生素C。注意全身情况,警惕并发症。

2. 抗病毒治疗 可服用抗病毒药物。

3. 中医中药治疗 可服用清热解毒中草药。

4. 局部用药 如各种抗病毒糊剂和软膏,口腔可用0.1%氯己定溶液含漱。

第二节 细菌感染性疾病

一、口腔念珠菌病

口腔念珠菌病(oral candidiasis)是由真菌念珠菌感染引起的口腔黏膜病。

【病因】 口腔念珠菌病的病原体主要是白色念珠菌。

【发病机制】 白色念珠菌为一卵圆形芽生酵母样菌,在25%～50%的健康人口腔、阴道、消化道均有寄生,在消化道或阴道内寄生的白色念珠菌并无致病性,只有当条件发生改变时,如全身疾病引起的抵抗力低下,长期使用广谱抗生素、类固醇皮质激素和免疫抑制剂,以及口腔生态环境发生改变等,才有致病性。

【组织病理】 口腔念珠菌病的病理特征是增厚的不全角化上皮,其中有白色念珠菌菌丝侵入。用PAS染色可见菌丝垂直地侵入角化层,其基底处有大量炎症细胞聚集,并能形成微脓肿。上述病损都在棘细胞层的上方,接近上皮表面,而棘细胞层则常有增生。固有层有慢性炎症细胞浸润。

【临床表现】 口腔念珠菌病按其主要病变部位可分为念珠菌性口炎、念珠菌性唇炎、念珠菌性口角炎、慢性黏膜皮肤念珠菌病。

1. 念珠菌性口炎 一般分为以下四种类型。

(1) 急性假膜型念珠菌性口炎 可发生于任何年龄,但以新生婴儿最多见,发生率有4%,又称鹅口疮或雪口病。多在出生后2～8日发生,好发部位为颊、舌、软腭及唇,损害区黏膜充血,有散在的色白如雪的柔软小斑点,如针头大小,不久即相互融合为白色或蓝白色丝绒状斑片,并可继续扩大蔓延,严重者波及扁桃体、咽部。早期黏膜充血较明显,而陈旧的病损黏膜充血减退,白色斑片带淡黄色。斑片附着不十分紧密,稍用力可擦掉,暴露红的黏膜糜烂面及轻度出血。患儿烦躁不安、啼哭、哺乳困难,有时轻度发热,全身反应一般较轻;但少数病例,可能蔓延到食管和支气管,引起念珠菌性食管炎或肺念珠菌病。少数患者还可并发泛发性皮肤念

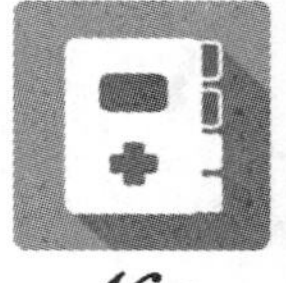
Note

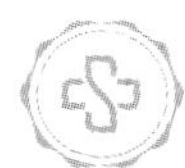

珠菌病、慢性黏膜皮肤念珠菌病。

（2）急性红斑型念珠菌性口炎　多见于成年人，常由于长期应用广谱抗生素而致，故又称抗生素口炎。主要表现为黏膜充血红斑及舌背乳头呈团块状萎缩，周围舌苔增厚。患者常首先有味觉异常或味觉丧失，口腔干燥，黏膜灼痛。

（3）慢性肥厚型念珠菌性口炎　又称增殖型念珠菌口炎、念珠菌性白斑。可见于颊黏膜、舌背及腭部。本型的颊黏膜病损，常对称地位于口角内侧三角区，呈结节状或颗粒状增生，或为固着紧密的白色角质斑块，类似一般黏膜白斑。腭部病损可由义齿性口炎发展而来，黏膜呈乳头状增生；舌背病损，可表现为丝状乳头增生，色灰黑，称为毛舌。

（4）慢性红斑型念珠菌性口炎　本型又称义齿性口炎，损害部位常在上颌义齿腭侧面接触的腭、龈黏膜，多见于女性患者。黏膜呈亮红色水肿，或有黄白色的条索状或斑点状假膜。在绝大多数患者的斑块或假膜中，可查见白色念珠菌。念珠菌性唇炎或口角炎的患者中80%有义齿性口炎。

2. 念珠菌性唇炎　分为糜烂型和颗粒型。糜烂型者的下唇唇红中份长期存在鲜红色的糜烂面，周围有过角化现象，表面脱屑。颗粒型者表现为下唇肿胀，唇红黏膜与皮肤交界处常有散在突出的小颗粒。需通过镜检，发现芽生孢子和假菌丝，并经培养证实为白色念珠菌时，才能确诊。

3. 念珠菌性口角炎　多发生在咬合垂直距离缩短的老年人和流涎的儿童。两侧罹患，口角皲裂、湿白糜烂。

4. 慢性黏膜皮肤念珠菌病　这是一组特殊类型的白色念珠菌感染性疾病，病变范围涉及口腔黏膜、皮肤及甲床。有人认为其有高于4%的恶变率，应警惕，争取早期活检，明确诊断。多从幼年时发病，病程为数年至数十年，常伴有内分泌或免疫功能异常、细胞免疫功能低下。

【诊断与鉴别诊断】

1. 诊断　除了根据病史和临床特征诊断口腔念珠病外，实验室检查也有重要意义。目前认为最可靠的实验室诊断方法是在玉米培养基上形成厚壁孢子，而最简单的方法是标本直接镜检。取口腔黏膜的假膜、脱落上皮、痂壳等标本，置于载玻片上，滴加10%氢氧化钾液数滴，覆以盖玻片，用微火加热以溶解角质，然后立即进行镜检，如发现假菌丝或芽孢，就可确认为真菌感染，但还必须通过培养，才能确诊为口腔念珠菌病。

2. 鉴别诊断　口腔念珠菌病应与另一种以假膜病损为特征的球菌性口炎（膜性口炎）相鉴别。后者由金黄色葡萄球菌、溶血性链球菌、肺炎链球菌等球菌感染引起，儿童和老年人易罹患，可发生于口腔黏膜的任何部位，患区充血水肿明显，有成片的灰黄色假膜，表面光滑致密，且易被拭去，遗留糜烂面，有渗血。局部淋巴结肿大，白细胞计数增高。必要时可通过涂片检查鉴别。

【治疗】

1. 抗真菌治疗

（1）2%～4%碳酸氢钠（小苏打）溶液　本药系治疗婴幼儿鹅口疮的常用药物。用于哺乳前后洗涤口腔，以消除能分解产酸的残留凝乳或糖类，使口腔成为碱性环境，可阻止白色念珠菌的生长和繁殖。轻症患儿不用其他药物，病变在2～3天即消失，但仍需继续用药数日，以预防复发。也可用本药在哺乳前后洗净乳头，以免交叉感染或重复感染。

（2）氯己定（洗必泰）　氯己定有抗真菌作用，可选用0.2%溶液或1%凝胶局部涂布、冲洗或含漱，也可与制霉菌素配伍成软膏或霜剂，其中亦可加入适量确炎舒松，以治疗口角炎、义齿性口炎等（可将霜剂涂于基托组织面戴入口中）。用洗必泰溶液与碳酸氢钠溶液交替漱洗，可消除白色念珠菌的协同致病菌——革兰阴性菌。

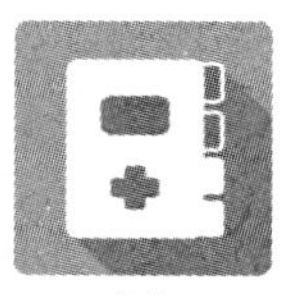

Note

（3）西地碘　一种高效、低毒、具有广谱杀菌活性的分子态碘制剂，商品名为华素片。抗炎杀菌能力强而且适用于混合感染者，口感好。每天 3～4 次，每次 1 片含化后吞服。禁用于碘过敏者。

(4) 制霉菌素　本药属多烯类抗生素，1 mg 相当于 2000 U，宜在低温环境中存放。不易被肠道吸收，故多用于治疗皮肤、黏膜及消化道的白色念珠菌感染。局部可用 5 万～10 万 U/mL的水混悬液涂布，每 2～3 h 一次，涂布后可咽下，或 50 万 U 含服，7～10 天为一疗程。

(5) 咪康唑　本药为人工合成的广谱抗真菌药，局部使用的硝酸咪康唑的商品名为达克宁。散剂可用于口腔，霜剂适用于舌炎及口角炎患者，一般 10 天为一疗程。此外，克霉唑霜、酮康唑溶液及中成药西瓜霜、冰硼散等均可局部应用治疗口腔白色念珠菌感染。

(6) 酮康唑　国外曾推荐使用的抗白色念珠菌新药，具有抑制真菌的作用，疗效快，口服吸收 2 h 后达到峰值，通过血液循环到达病变区。剂量为每日 1 次，每次口服 200 mg，2～4 周为一疗程。并可与局部用的其他抗真菌药合用，效果更好。对于皮肤、消化道等口腔外真菌病也有明显疗效。本药不可与制酸药或抗胆碱药同服，以免影响药物吸收。

2. 增强机体免疫力　对于身体衰弱、有免疫缺陷或与之有关的全身疾病者，长期使用免疫抑制剂的白色念珠菌感染患者，需辅以增强免疫力的治疗措施，如注射胸腺素、转移因子。

3. 手术治疗　白色念珠菌白斑中的轻度、中度上皮异常增生，经以上药物治疗后(疗程可达 3～6 个月)，可能逆转或消失。对于此种癌前损害，在治疗期间应严格观察白斑的变化，定期复查，若治疗效果不明显或患者不能耐受药物治疗，应考虑手术切除。

二、口腔结核

口腔结核病损包括口腔黏膜结核初疮、口腔黏膜结核性溃疡、口腔寻常狼疮。

【病因】　病原微生物是结核杆菌，往往是由口腔黏膜破损后结核杆菌种植入黏膜组织而导致的。

【组织病理】　本病的病理特征为以朗格汉斯细胞和上皮样细胞(组织细胞)为中心，周围密集的淋巴细胞浸润形成结核结节。

【临床表现】

1. 结核初疮(原发性损害)　临床少见，多见于儿童，也可见于成人。结核初疮是发生于口腔的典型损害，常位于口咽部或舌部，初起为一小结，可发展成顽固性溃疡，周围有硬结，患者一般无痛感。

2. 结核性溃疡(继发性损害)　可在口腔黏膜任何部位发生，多见于舌部；溃疡面特点为大、边界清楚、外形不规则，基底有桑葚状肉芽肿，边缘微隆起，呈鼠啮状，可见粟状小结节，疼痛程度不等，但舌部溃疡疼痛明显。

3. 寻常狼疮　此型少见。好发于无结核病灶且免疫功能较好的青少年，早期损害为一个或数个结节，质软，边界清楚，无明显自觉症状，若合并继发感染，则发生坏死，形成组织缺损，形似狼噬，故名狼疮。

【诊断与鉴别诊断】

1. 诊断　根据临床特点，对于无复发史而又长期不愈的浅表溃疡，应怀疑此种损害。病理学检查见结核结节、结核菌素试验提示感染过或正在感染结核杆菌，胸部 X 线检查提示有结核病病史，可做出诊断。

2. 鉴别诊断

(1) 创伤性溃疡　溃疡的形态与慢性机械创伤因子相符合，除去创伤因子后，损害在 1～2 周愈合。

(2) 鳞癌　基底较硬，浸润块较溃疡面大，边缘部位比结核病病损坚硬，颌下及颈部常可触及肿大坚硬、粘连、固定的淋巴结。

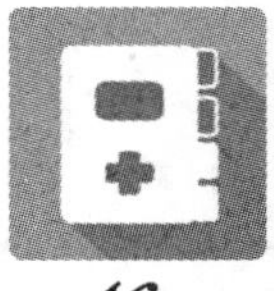
Note

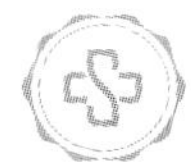

（3）梅毒　无潜掘性，基底有软骨样触感，有溃疡或穿孔的梅毒瘤性浸润，常类似结核性病变，可通过梅毒血清检测、结核菌素试验进行鉴别。

（4）腺周口疮　呈弹坑状溃疡，无潜掘性，有复发史和自限性。

【治疗】

1. 抗结核治疗　口服异烟肼，严重病例配合链霉素肌内注射，疗程 2～6 个月。注意复查，预防复发。

2. 局部封闭　与肌内注射相结合可以增强疗效。链霉素或异烟肼局部封闭注射，每日或隔日一次。

3. 支持对症处理　补充营养，增强抗病能力，去除一切局部刺激因素，用抗菌药物水溶液含漱预防继发感染。

三、球菌性口炎

球菌性口炎（coccigenic stomatitis）是由金黄色葡萄球菌、草绿色链球菌、溶血性链球菌、肺炎链球菌等多种致病性球菌引起的感染，临床上以形成假膜为主要特征，故又称为膜性口炎。

【病因】　主要致病菌包括金黄色葡萄球菌、草绿色链球菌、溶血性链球菌、肺炎链球菌等。不同的球菌感染所致病变部位有所不同，通常金黄色葡萄球菌感染以牙龈多见，肺炎链球菌感染好发于硬腭、舌腹、口底及颊黏膜，而链球菌感染多见于唇、颊、软腭、口底等部位黏膜。

【组织病理】　黏膜充血水肿，上皮被破坏，有大量纤维素性渗出，坏死上皮细胞、多形核白细胞及多种细菌和纤维蛋白形成假膜，固有层有大量淋巴细胞浸润。

【临床表现】　本病多见于体弱和抵抗力低下者。可发生于口腔黏膜任何部位，口腔黏膜充血，局部形成糜烂或溃疡。在溃疡或糜烂的表面覆盖着一层灰白色或黄褐色致密假膜，擦去假膜，可见溢血的糜烂面。患者唾液增多，疼痛明显。有非特异性口臭，伴局部淋巴结肿大压痛。有些患者可伴有发热等全身症状。

【诊断与鉴别诊断】

1. 诊断　根据临床特点，体弱和抵抗力低下的患者出现口腔黏膜充血糜烂、上覆假膜等急性损害，涂片或细菌培养见大量球菌。

2. 鉴别诊断

（1）急性假膜型念珠菌病　在口腔黏膜充血的基础上可见白色凝乳状斑点或斑片，涂片或培养可见念珠菌菌丝和孢子。

（2）坏死性龈口炎　受累黏膜可见坏死性溃疡，有自发性出血，疼痛明显，有典型的腐败性口臭、灰黄色或灰黑色无光泽假膜，坏死区涂片可见到大量梭状杆菌和奋森疏螺旋体。

【治疗】

1. 控制感染　应用抗菌药物治疗，尽量根据药敏试验结果选择具有针对性的抗菌药物。

2. 支持治疗　注意补充维生素、水、电解质和营养。

3. 局部对症治疗　0.2%氯己定溶液冲洗或含漱；西地碘片 1.5 mg 含服，一天 4 次。

四、坏死性龈口炎

坏死性龈口炎是以奋森疏螺旋体和厌氧性梭状杆菌为主要病原体的急性坏死性溃疡性口腔病变，多见于抵抗力极度低下和营养严重缺乏者。

【病因】　过度疲劳、营养不良。

【临床表现】　多见于青壮年，急性发病。患者口腔有腐败性口臭，在病程早期，牙龈边缘及龈乳头红肿，以后迅速坏死，龈乳头变平，有灰白色假膜，易擦去，遗留出血创面。唇、颊、舌、

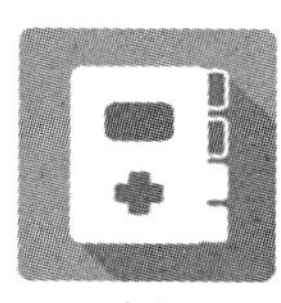

Note

腭等多处口腔黏膜均可受累,形成坏死性深溃疡。

在全身抵抗力下降、合并产气荚膜梭菌感染时可发生坏疽。大量坏死组织脱落,可造成面颊穿通缺损,称为“走马疳”或坏疽性口炎。溃疡产生的大量毒素可导致患者死亡。

【诊断与鉴别诊断】

1. 诊断 抵抗力低下、营养严重缺乏的患者,出现发热,牙龈边缘及龈乳头呈灰黑色,牙龈易出血,有口臭等症状。伴有牙龈边缘、龈乳头、口腔黏膜坏死性溃疡者,坏死区涂片可见梭状杆菌和奋森疏螺旋体。

2. 鉴别诊断 见球菌性口炎相关内容。

【治疗】

(1) 加强口腔护理和卫生。

(2) 急性期治疗 小心去除坏死组织,并初步刮除大块牙石,局部用1%～3%过氧化氢溶液冲洗和含漱,涂2%龙胆紫溶液或1%碘酊溶液。

(3) 支持治疗 补充B族维生素和维生素C;保持水、电解质平衡;加强营养,给予高维生素、高蛋白饮食。

(4) 重症者可应用大量青霉素或口服甲硝唑等药物。

本章小结

本章内容为口腔黏膜感染性疾病。病原体类型不同,治疗方法迥异。本章学习重点在于掌握各类疾病的临床特征、鉴别诊断及诊断要点、治疗原则和方案。能够通过询问病史、查体及特殊检查明确疾病的诊断,确定病因,以指导治疗。

目标检测

名词解释

带状疱疹

在线答题

(冯桂芝)

参考答案

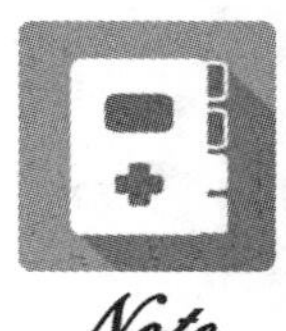

第十五章　口腔黏膜溃疡类疾病

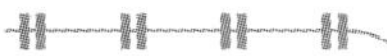

本章 PPT

学习目标

1. 掌握　复发性阿弗他溃疡、创伤性血疱及创伤性溃疡的病因、临床表现、诊断与鉴别诊断、治疗原则。

2. 熟悉　白塞病的病因、临床表现诊断与鉴别诊断。

3. 了解　白塞病的治疗原则。

案例导入

患者，女，33 岁。

主诉：口腔反复溃疡 8 年，近 4 天溃疡复发，疼痛。

现病史：8 年前口腔开始发生溃疡，以后反复发作，间隔几周至数月不等，每次发作时持续 1～2 周。近 2 年发作频繁，此起彼伏。曾用"维生素 C""牛黄解毒片"等，效果不明显，本次发作 4 天，舌尖有小溃疡，灼痛明显，影响说话、进食，口内唾液黏稠，有轻度口臭。

检查：体温 37.2 ℃，舌尖黏膜有粟粒大小的溃疡，椭圆形，略凹陷，周围黏膜充血明显，溃疡表面有黄色假膜覆盖。

思考：

1. 该患者可能的诊断是什么？

2. 该疾病有何临床特征？

第一节　复发性阿弗他溃疡

复发性阿弗他溃疡(recurrent aphthous ulcer，RAU)又称复发性阿弗他口炎、复发性口腔溃疡、复发性口疮，是口腔黏膜病中最常见的溃疡类疾病。本病具有复发性、自限性的特点，且复发有一定的规律性。根据溃疡大小、深浅及数目不同可分为轻型阿弗他溃疡、重型阿弗他溃疡和疱疹型阿弗他溃疡三种。

【病因】　国内外专家对 RAU 的发病机制在积极地进行研究，但到目前为止，病因仍不明确。现今，RAU 的传统病因学说已被医学界认可，如免疫、遗传、环境、消化系统慢性疾病及消化功能紊乱、内分泌变化、精神因素等。RAU 发病涉及 T 细胞亚群失衡、局部 SIgA 低表达等免疫功能紊乱，是由口腔上皮细胞与微生物交叉抗原刺激所引起的一种自身免疫病。对 RAU 的单基因遗传、多基因遗传、遗传标记物和遗传物质的研究表明，RAU 的发病有遗传倾

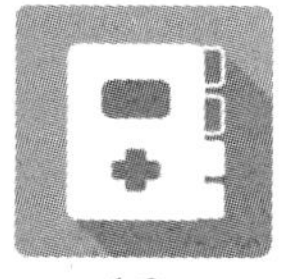

Note

向，尤其与多基因遗传有关；环境因素包括患者口腔生态环境、心理环境、生活环境、社会环境等。

【发病机制】 本病的发病机制还不清楚，可能与很多因素有关。女性患者多与月经周期有关，可能由黄体酮增加、雌激素水平的降低导致。病毒感染、过敏反应、胃肠道功能紊乱、精神、情绪等因素均可诱发本病。

【病理】 主要表现为以淋巴细胞、单核细胞浸润为主的炎症反应，除炎症表现外，还有小唾液腺腺泡被破坏，腺管扩张、腺管上皮增生，直至腺小叶结构消失，由密集的淋巴细胞替代，呈淋巴滤泡样结构。

【临床表现】 阿弗他溃疡目前常分为轻型、重型及疱疹型三种类型。

1. 轻型阿弗他溃疡 轻型阿弗他溃疡是最常见的类型，约占 RAU 的 80%。好发于角化程度较差的部位，如唇、颊、舌黏膜。初起病变处敏感或出现针尖样大小或稍大的充血区，短期内即形成直径在 2～4 mm、圆形或椭圆形、边界清晰的浅小溃疡。中心微凹陷，表面覆盖有一层淡黄色假膜，溃疡周围黏膜充血呈红晕状，其底扪之不硬。溃疡数目一般为 1～5 个。溃疡形成后有较剧烈的烧灼痛。10～14 天溃疡愈合，不留瘢痕。具有自愈性、复发倾向，且复发有一定规律，即随着病程的推延，溃疡个数由少变多，溃疡面由小变大，溃疡愈合期由短变长，间歇期由长变短，溃疡部位由前向后(图 15-1)。

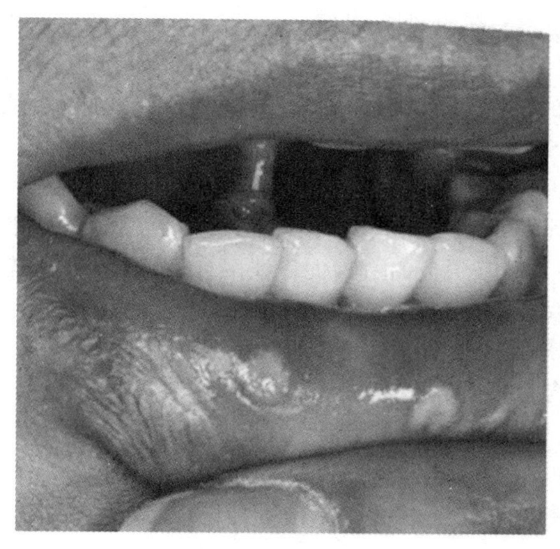

图 15-1 轻型阿弗他溃疡

扫码看彩图

2. 重型阿弗他溃疡 亦称复发性坏死性黏膜腺周围炎或腺周口疮，为各型中最严重的一型。溃疡常单个发生，2 个或 2 个以上者少见。好发于唇内侧及口角区黏膜。初起时溃疡与轻型阿弗他溃疡相同，但其直径逐渐扩大至 1～2 cm，并向深层发展至黏膜下层腺体。溃疡面呈紫红色或暗红色，呈瓣状隆起，中央凹陷，似弹坑。底不平、微硬、呈小结节状，溃疡周围有红晕，局部有剧烈疼痛并可伴局部淋巴结肿大、发热等。病程常在一个月以上。愈后遗留瘢痕，严重者可形成组织缺损或畸形。

3. 疱疹型阿弗他溃疡 亦称口炎型口疮。此型除溃疡小、数目多(可达 20～30 个)外，其余与轻型阿弗他溃疡表现相似。溃疡散在，分布广泛，黏膜充血明显。有剧烈疼痛，并伴有头痛、发热、局部淋巴结肿大等。

【诊断与鉴别诊断】

1. 诊断 根据复发性、周期性、自限性的病史特点及各类型阿弗他溃疡的临床特征即可诊断。对大而深且长期不愈的溃疡，应警惕癌变，需尽早做活检明确诊断。

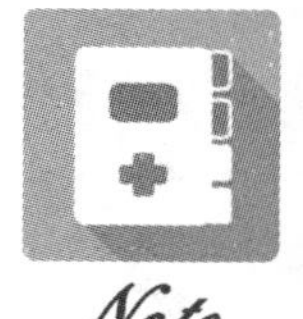

Note

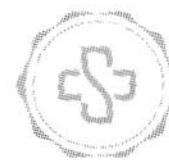

2. 鉴别诊断

（1）重型阿弗他溃疡应与癌性溃疡、结核性溃疡和创伤性溃疡相鉴别（表15-1）。

表15-1　重型阿弗他溃疡与其他溃疡的鉴别要点

	重型阿弗他溃疡	癌性溃疡	结核性溃疡	创伤性溃疡
年龄	中青年	中老年	中青年	青少年
溃疡特征	微深，周围有红晕，周边整齐，底部凹陷，有黄色假膜	深或浅，有浸润块，周围似堤状，边缘不整齐，底部呈菜花状	较深，周围有轻度浸润，边缘呈鼠噬状，底部有肉芽组织，外观似桑葚	深或浅，炎症不明显，边缘可隆起，有创伤因子，表面无假膜
好发部位	口腔后部	舌腹、舌缘、口角区、硬软腭复合区	唇、前庭沟牙槽黏膜、腭部	—
病理	慢性炎症	细胞癌变	结核结节	慢性炎症
自限性	有	无	无	无
复发性	有	无	无	无

（2）疱疹型阿弗他溃疡与原发性疱疹性口炎鉴别　原发性疱疹性口炎多发生于婴幼儿，好发于牙龈、腭及唇黏膜，并有明显的发热、全身不适等前驱症状。其主要临床表现为在充血的黏膜表面出现粟粒大的较多水疱，密集成簇，或融合成片，破裂后遗留大小不等的糜烂面。血清学检查若发现抗HSV-Ⅰ抗体滴度升高，则有助于对该病的诊断。

【治疗】　由于RAU的确切病因目前尚不明了，因此治疗方法虽多，但疗效均不理想。临床上经过局部治疗结合全身治疗可延长其间歇期，缩短其发作期，但很难根治。

1. 局部治疗　主要目的是消炎、止痛，促进溃疡愈合。治疗方法较多，根据病情选用。

（1）含漱剂　0.25%金霉素溶液，1∶5000氯己定（洗必泰）溶液，1∶5000高锰酸钾溶液，1∶5000呋喃西林溶液等。

（2）含片　度米芬含片，溶菌酶含片，氯己定含片。

（3）散剂　冰硼散、锡类散、青黛散、养阴生肌散等是中医治疗口腔溃疡的主要用药。此外，复方倍他米松涂布亦有消炎、止痛、促进溃疡愈合的作用。

（4）药膜　其基质中含有抗生素及可的松等药物，贴于溃疡面上，有减轻疼痛、保护溃疡面、促进溃疡愈合的作用。

（5）止痛剂　有0.5%～1%普鲁卡因液，0.5%～1%达克罗宁液，0.5%～1%丁卡因液，用时涂于溃疡面上，连续2次，用于进食前暂时止痛。

（6）烧灼法　适用于溃疡数目少、面积小且间歇期较长者。方法是先用2%丁卡因液做表面麻醉，隔湿，擦干溃疡面，用一面积小于溃疡面的小棉球蘸上10%硝酸银液或50%三氯醋酸酊或碘酚液，放于溃疡面上，至表面发白为度。这些药物可使溃疡面上蛋白质沉淀而形成薄膜保护溃疡面，促进溃疡愈合。

（7）局部封闭　适用于重型阿弗他溃疡。以2.5%醋酸泼尼松龙混悬液0.5～1 mL加入1%普鲁卡因液1 mL注射于溃疡下部组织内，每周1～2次，共用2～4次。有加速溃疡愈合的作用。

2. 全身治疗　若能经检查确定由自身免疫因素导致，则采用免疫抑制剂有明显疗效。常用药物为泼尼松（强的松）。为防止感染扩散，应加用抗生素。

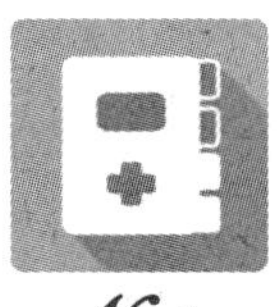

Note

知识链接

复发性阿弗他溃疡的预防

复发性阿弗他溃疡是一种非常常见的口腔黏膜病，给人们的生活带来了极大的困扰，有效预防这一疾病是十分必要的。预防措施如下。

(1) 注意保持口腔卫生，避免损伤口腔黏膜，避免食用辛辣性食物和局部刺激。

(2) 保持心情舒畅，乐观开朗。

(3) 保证充足的睡眠时间，避免过度疲劳。

(4) 注意生活规律和营养均衡性，养成一定的排便习惯，防止便秘。

第二节 白 塞 病

白塞病(Behcet's disease，BD)，又称贝赫切特综合征、口-眼-生殖器三联征。因土耳其眼科医师 Hulusi Behcet 1937 年首先报道而得名，是一种全身性免疫系统疾病。以同时或先后发生的口腔黏膜溃疡以及眼、生殖器、皮肤病损为该病的主要临床特征。

【病因】 目前该病的发病原因不完全清楚，可能与遗传因素，病毒、结核杆菌、梅毒螺旋体等感染和微量元素缺乏等有关。

【发病机制】 目前认为，该病的发病机制是患者在各种发病原因的作用下出现免疫系统功能紊乱，包括细胞免疫和体液免疫失常，中性粒细胞功能亢进、内皮细胞损伤与血栓形成、免疫系统针对自身器官组织产生反应，导致器官组织出现炎症，产生破坏。

【临床表现】 本病可见于各年龄段人群，以中青年多见。以先后出现口腔溃疡、多系统多脏器病损，且反复发作为特征。依照病损出现的概率大小，可分为常见症状和少见症状两大类。前者包括口腔溃疡、生殖器溃疡、皮肤病变、眼部病变等症状，后者包括关节病变、消化系统病变、血管病变、神经系统病变等。

1. 口腔溃疡 主要表现为反复口腔溃疡、疼痛，溃疡面较深、底部多为白色或黄色，可以同时在多个部位出现多个溃疡，包括舌、口唇、上腭、咽部等。多数溃疡可自行好转，但常反复发作，严重者疼痛剧烈，非常影响进食(图 15-2)。

2. 眼部病变 部分患者还可以表现为眼部病变，出现眼睛红肿、疼痛、畏光或视力下降、视物不清，可以一只或两只眼睛受累。

3. 生殖器溃疡 生殖器溃疡面可较大，可以是单发的(图 15-3)。

4. 皮肤病变 表现为面部、胸背部或其他部位"青春痘"样皮疹，或类似于"疖子"的表现，可自行好转，但易反复发作。另外有的患者会出现下肢发绀、肿胀和疼痛，可以触摸到"疙瘩"，还有的患者下肢会出现反复发作的红斑，大小不一，小者似黄豆，大者似铜钱，按压时疼痛，这种现象称为"结节性红斑"。还有的患者在输液或抽血的针眼局部会出现红肿、水疱或脓疱，多数在注射后 24～72 h 出现，这种现象被称为针刺反应阳性。

5. 关节病变 有的患者会出现关节疼痛或肿胀，可以单个或多个关节受累，下肢关节多见，可以伴胳膊痛和腿痛，严重者出现关节积液、滑膜炎。

6. 消化系统病变 有的患者会出现消化道症状，包括吞咽困难或吞咽时胸痛、反酸、胃灼

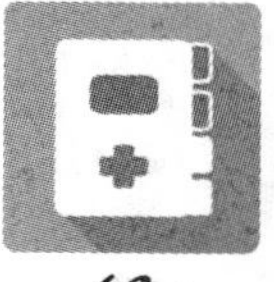
Note

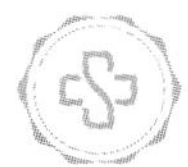

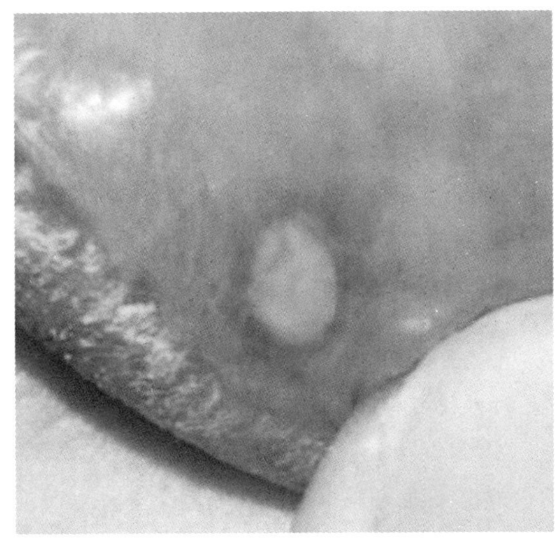

图 15-2　口腔溃疡

图 15-3　生殖器溃疡

热、腹痛、腹泻、大便中有脓液或血液，或自己摸到腹部有包块，体重下降、消瘦，没有食欲，这些症状可都出现或只出现其中一个，做过胃镜或肠镜的患者会被告知有“溃疡”。

7. 血管病变　少部分患者可以出现血栓性静脉炎及深静脉血栓形成，严重者还可以并发肺栓塞，患者可出现活动后气短、憋气，胸口疼痛甚至晕厥。还有的患者出现动脉瘤，引起局部栓塞、缺血，动脉瘤破裂后引起大出血，甚至危及生命。

8. 神经系统病变　有的患者可有手脚不灵活、头痛头晕、恶心呕吐，手脚感觉麻木、疼痛或无力，还可出现一侧的手脚瘫痪，严重的可出现抽搐、翻白眼等类似癫痫发作的表现，这些可能是由 BD 损害了神经系统所致。

【诊断与鉴别诊断】

1. 诊断　在反复发作的口腔溃疡基础之上，加上以下任何两条：反复发作的生殖器溃疡、皮肤损害、眼部受累及针刺反应阳性即可做出诊断。

2. 鉴别诊断

1）口腔溃疡的鉴别诊断　BD 与复发性阿弗他溃疡、疱疹性口炎均以反复发作的口腔溃疡为基本特征，其病损形态相似，但前者累及多系统、多脏器。

2）多系统损害的鉴别　BD 多系统损害与斯-约综合征的鉴别见表 15-2。

表 15-2　BD 多系统损害与斯-约综合征的鉴别要点

	BD	斯-约综合征
年龄	20～40 岁多见	各年龄段
性别	男性多见	男性、女性发病率相等
发热	偶有	低热，偶在病初有高热
口腔	反复发作的单个或多个溃疡，界清，不融合	大疱和广泛糜烂面，渗出多
生殖器	阴茎、阴囊、阴唇溃疡多见	阴茎、包皮、龟头溃疡多见
眼	虹膜睫状体炎、虹膜炎、脉络膜视网膜炎多见	虹膜炎少见，结膜炎、角膜炎多见
皮肤	下肢结节性红斑，面部痤疮样皮疹、毛囊炎、脓疱疹、针刺反应（+）	面部多形红斑、丘疹、水疱、糜烂、虹膜样损害、针刺反应（−）
关节	轻度红肿痛	轻度肿痛

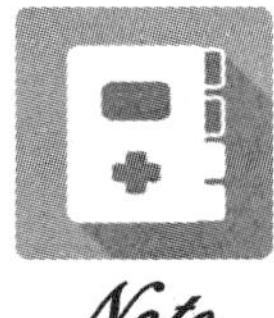

Note

续表

	BD	斯-约综合征
其他	偶见消化系统病变、血管病变、神经系统病变等	少见
预后	眼部病变可致失明，有神经症状者预后不良	一般好，重型者预后严重不良

【治疗】

1. 局部治疗

（1）口腔溃疡治疗同 RAU。

（2）生殖器溃疡者可用 1∶5000 高锰酸钾溶液坐浴，每晚 1 次，再用四环素可的松眼膏涂于溃疡面。或用苦参汤、蛇床子汤熏洗。

（3）眼部轻度炎症可用 0.5%醋酸氢化可的松液滴眼。

（4）醋酸氟氢可的松软膏局部涂布皮肤。

2. 全身治疗

（1）免疫抑制法　参照重型阿弗他溃疡的用药，用药量可适当增加。

（2）免疫增强剂或免疫调节剂　参照 RAU 的用药方法。

（3）其他　异烟肼，成人每日 300 mg，晨间 1 次顿服，同时服用维生素 B_6 40～60 mg，1～2 个月为一疗程，对伴有血沉升高，乏力、低热者有效。

（4）中医辨证施治　中医认为 BD 与肝经湿热、脾胃湿热、肝阴虚、脾肾阳虚等有关，因此，可施以清肝利湿法、清胃泻火法、补肾养阴法和温补脾肾法等治疗。

第三节　创伤性黏膜血疱和创伤性溃疡

创伤性黏膜血疱（traumatic mucosal hematoma）和创伤性溃疡（traumatic ulcer）是由机械性、化学性或物理性刺激引起的、病因明确的黏膜病损。

一、创伤性黏膜血疱

【病因】　常因食用过烫食物或因仓促咀嚼大块干硬食物或吞咽过快而擦伤黏膜，引起血疱，也可因外力挫伤或误咬舌颊黏膜造成血疱，故称黏膜血疱（mucosal hematoma）。

【临床表现】　因急食擦伤引起的血疱往往较大，血疱直径有时可达 2～3 cm，常发生于咀嚼一侧的软腭、腭垂、舌腭弓和软、硬腭交界处。血疱迅速扩大，疼痛不明显，有异物感，近咽喉处的大血疱可反射性引起恶心。初起疱液鲜红，旋即变为紫黑色，疱壁薄，易破裂，淤血流尽后留有鲜红色疱底创面，疼痛加重，影响吞咽。一般愈合较快。有继发感染者则形成糜烂或溃疡。

因咀嚼不慎误伤引起的血疱常位于口角区或两颊咬合线附近，血疱较小，有时可伴溃疡和糜烂，愈合较快。

【诊断与鉴别诊断】

1. 诊断　根据明确急食史、咀嚼不当误伤黏膜等病史，以及迅速的单侧性血疱，疱壁易破，留有鲜红圆形创面等临床特点，即可诊断。

2. 鉴别诊断　应与血小板减少性紫癜的口腔黏膜血疱相鉴别，后者没有急食史，好发于牙龈、腭、颊等部位，疱壁较厚，血常规检查示血小板计数极低。

【治疗】　在排除血液病前提下，对未破血疱可用消毒过的针筒抽取疱血，或刺破疱壁去除

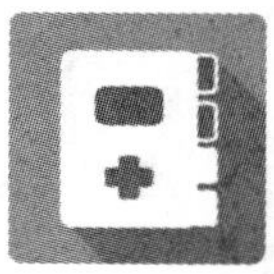

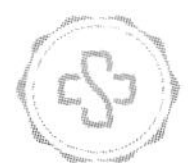

淤血。对已破血疱可用消毒手术剪修整残余疱壁，然后用防腐、消毒、止痛的散剂局部涂布，如复方皮质散、珠黄散等。也可用氯己定等漱口液含漱消毒，或用甲紫溶液涂布疱底创面。

二、创伤性溃疡

【病因】

1. 机械性刺激 按刺激持续的时间，可分为持久性及非持久性机械性刺激因素。持久性机械性刺激因素包括口腔内因龋病破坏而形成的残冠、残根、锐利的边缘、尖锐的牙尖、不良修复体等。非持久性机械性刺激因素包括硬而脆的食物刺激，咀嚼不慎咬伤，刷牙损伤，口腔医师诊治时使用器械不当等，均可对黏膜造成创伤而引起溃疡损害。

2. 化学性刺激 误服强酸、强碱等化合物或者因口腔治疗操作不当造成硝酸银、三氧化二砷、碘酚等腐蚀性药物外溢灼伤黏膜。

【临床表现】 不同病因引起的创伤性溃疡临床表现不同。

1. 褥疮性溃疡(decubital ulcer) 多见于成年人，尤其老年人多见。溃疡多位于与刺激物接触或邻近的部位。早期受刺激处黏膜发红，重刺激下致溃疡形成。溃疡外形与刺激物形状相吻合。长期受刺激时，深溃疡形成，溃疡边缘稍隆起，中央凹陷，表面有黄白色伪膜。溃疡疼痛不明显。去除局部机械性刺激后，溃疡很快消失。

2. 贝氏口疮 由婴儿吮吸拇指和过硬的橡皮奶头引起，固定发生于硬腭、双侧翼钩处表面黏膜，呈双侧对称分布，溃疡表浅；婴儿有哭闹表现。

3. 李-弗病(Rida-Fede's disease) 又称舌系带溃疡、Riga 病。多见于舌系带短的婴儿。由于舌系带短，初萌出的下切牙切缘又较锐利，当吸吮、伸舌时，舌系带易受下切牙切缘刺激充血、发红、肿胀，久之形成溃疡。在长时间继续摩擦后，溃疡面可扩大并转变成增殖性炎症病变。患儿舌活动受限，哭闹不安。

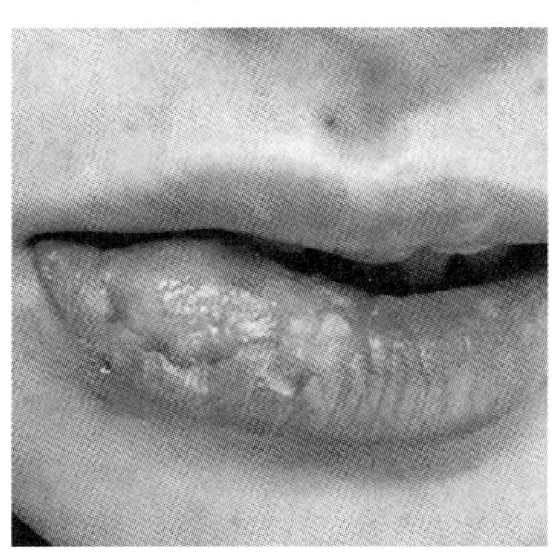
图 15-4 自伤性溃疡

4. 自伤性溃疡(factitial ulcer) 好发于好动的青少年，用铅笔尖捅刺黏膜。右利手者，溃疡好发于左侧颊脂垫尖或磨牙后垫处；左利手者，溃疡部位好发于右侧。有咬唇、咬颊习惯者，溃疡好发于下唇内侧或两颊、口角区，溃疡较深，长期不愈，基底略硬，或有肉芽组织形成，疼痛不明显，有时有痒感(图 15-4)。喜用牙齿刮舌背者，溃疡可发生在舌背，常表浅，增生明显并伴有痒痛。

5. 化学灼伤性溃疡 组织坏死，表面有易碎的白色薄膜，溃疡表浅，疼痛明显，常发生于治疗中的患牙附近。

6. 烫伤性溃疡 烫伤后初始为疱疹，疱壁破溃后形成糜烂面或浅表溃疡，疼痛明显。

【诊断与鉴别诊断】

1. 诊断 根据明显的刺激因素或自伤、烫伤等病史，存在相应的机械性刺激因素，去除刺激因素后，溃疡很快明显好转或愈合即可诊断。

2. 鉴别诊断

1）癌肿 常为鳞状细胞癌。溃疡深大，底部有菜花状细小颗粒凸起，边缘隆起翻卷，似堤围绕在病损周围，扪诊时基底较硬有浸润块，疼痛不明显。

2）腺周口疮 溃疡深大，常伴发其他部位小溃疡，有反复发作史，无创伤史和自伤性不良

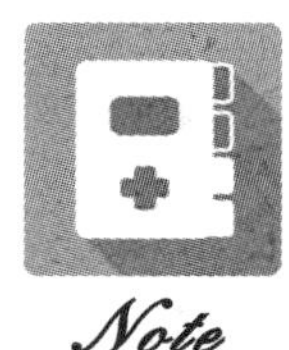
Note

习惯，口内无机械性刺激因素存在，愈合后留有瘢痕。

3）结核性溃疡　溃疡深凹，呈潜掘性，边缘呈鼠噬状，基底面有粟粒状小结节，有红色肉芽组织。伴低热、盗汗、淋巴结肿大，结核菌素试验阳性，无理化刺激因素存在。首先要仔细查明病损的相对应部位有无刺激物，再从病史、溃疡的特征（底部呈肉芽状、边缘不齐）等进行检查，必要时做胸片检查。活检有助于明确诊断。

【治疗】　首先应去除局部刺激因素，如拔除残根、残冠，修改或拆除不合适的修复体，磨改锐利的牙尖或切嵴。如磨钝乳切牙的切嵴，溃疡未愈合时可用汤匙喂养。还应更换橡皮奶嘴，纠正咬唇、咬颊等不良习惯，手术矫正舌系带过短。

其次用消炎止痛药（如2%甲紫溶液、2.5%金霉素甘油）以防止感染和止痛，各种抗生素药膜等局部涂布或敷贴。含漱剂：达克罗宁液、普鲁卡因液。中药粉外敷：养阴生肌散、锡类散等。对有全身症状或继发感染者可用抗生素等药物。长期不愈的深大溃疡应做活检，排除癌变。

本章小结

本章节内容为口腔黏膜溃疡类疾病。这是一类常见的口腔黏膜病，包括复发性阿弗他溃疡、白塞病、创伤性黏膜血疱和创伤性溃疡，重点在于掌握各类疾病的病因和临床表现，其次还要注意疾病的预防和治疗，尤其是避免疾病进一步发展成为恶性肿瘤，防止重要脏器损害，延缓疾病进展。

目标检测

简答题

简述复发性阿弗他溃疡的临床表现。

（冯桂芝　杜凤芝）

在线答题

参考答案

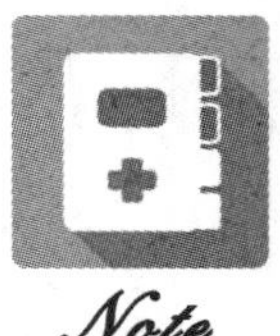

第十六章　口腔黏膜斑纹类疾病

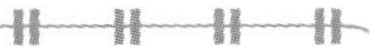

本章 PPT

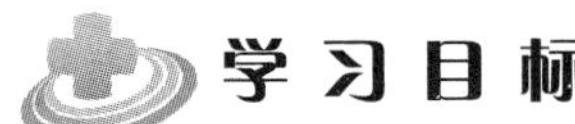

1. 掌握　口腔白斑、口腔扁平苔藓、盘状红斑狼疮的临床表现、病理特征和鉴别诊断。
2. 熟悉　口腔白色角化病的定义和临床表现。
3. 了解　斑纹类疾病的治疗方法。

案例导入

患者，男，52岁。因刷牙时口腔内有明显的刺激痛，持续一个月余，且自检见白色斑块而就诊。患者有吸烟史二十余年，偶饮酒，否认咀嚼槟榔史。临床检查见右舌缘的白色斑块，略增厚，边界清楚，损害中央见充血、溃疡，触诊略偏硬，无明显浸润感，略有触痛感。牙龈及硬腭部位见弥漫性白色膜样表现，边界不清，触痛不明显。否认系统性疾病史和药物过敏史，否认治疗史。

思考：

1. 为明确诊断，是否需要进行辅助检查，目的是什么？
2. 发生在右舌缘的白色斑块，应当在治疗过程中注意哪些问题？
3. 治疗方案如何设计？

发生于口腔黏膜上的具有斑块和条纹性损害的疾病，统称为口腔黏膜斑纹类疾病。虽然这类疾病的临床表现多为斑纹的表现，但各种疾病的病因和病理表现往往不同，表现出高度的异病同症的特点。

第一节　口腔白色角化病

口腔白色角化病，也称良性过角化，多因局部的机械性刺激或化学性刺激而造成。

一、病因

本病多由长期存在的机械性刺激（如食物、牙冠、残根、不良修复体或其他硬组织的摩擦）而造成，也可因为化学性刺激因素及不良习惯（如刷舌苔）而造成，刺激因素去除后症状多可自行改善，甚至消退。

二、临床表现

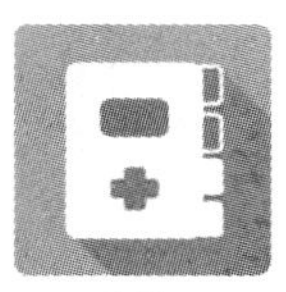

口腔白色角化病可以发生在口腔黏膜的任何部位，但以颊部、腭部、唇部、舌背较为多见。

损害表现为乳白色或灰白色的斑片或斑块，表面可有鳞屑，边界不清，略增厚或不增厚，触之柔软。硬腭部位的白色角化病多由吸烟引起，呈弥漫性改变，特点是白色损害中可见散在的红色的点状凹陷，为腭部小涎腺的开口部位，因其为导管上皮和角化上皮移行的部位，角化程度没有周围的上皮高而形成。

三、病理表现

上皮过度正角化或过度不全角化，棘细胞层增厚，上皮钉突伸长，基底细胞形态正常且分层清晰，固有层中无明显炎症细胞浸润。

四、诊断和鉴别诊断

1. 诊断 多基于临床损害特征和刺激因素的判断，刺激因素去除后，观察损害的转归有助于获得正确的诊断。

2. 鉴别诊断 主要与口腔白斑相鉴别，口腔白斑的特征是刺激因素去除后损害依然存在，且组织病理学检查多可见上皮异常增生，固有层有炎症细胞浸润。此外，有白色水肿者多容易误诊，白色水肿多见于两颊咬合线或舌腹、舌缘等部位，上皮表现为偏乳白色的半透明膜样，边界不清，组织病理学表现主要是上皮细胞水肿，增生多不明显。

五、治疗和预后

去除刺激因素，观察随访，多可自行改善。角化明显者，可使用维 A 酸乳膏一天一次局部涂擦，以改善角化状况。

第二节　口腔白斑

口腔白斑是口腔黏膜病中较为典型的斑块型损害的代表，表现为口腔黏膜上白色或灰白色的斑块，多因增生而略高出黏膜表面，不能被擦去，也不会自行消退，不能被临床和组织病理学方法诊断为其他已知疾病。本病不包括一些局部刺激因素去除之后可自愈的单纯过角化性疾病。口腔白斑中的上皮细胞多存在异常增生（dysplasia），具有明确的癌变潜能，因此被普遍认为属于癌前病变或口腔潜在恶性疾病。

根据口腔白斑的定义可知，本病的诊断是一种排除性诊断，可分为以下几个阶段：临床上发现口腔黏膜上的白色斑块，同时没有足够的临床依据诊断为其他疾病，即可获得临床的临时性诊断，此时的临床临时性诊断可能会包括：一些其他原因诱发的白色非口腔白斑性的疾病；在去除一些较为明确的刺激因素（如吸烟、饮酒、刺激性饮食、局部创伤因素等）后，观察 2～4 周，如症状无明显改善，则可做临床诊断；获得临床诊断后，应及时切取组织行病理学检查，在排除其他可定义的损害后，即可获得组织病理学诊断；临床诊断和组织病理学诊断相结合，即获得口腔白斑的正式确定性诊断。

流行病学的调查显示，口腔白斑的发病率在不同的地区、不同的时间，存在较大的差异。这一现象与口腔白斑的定义经历了多次演变，各研究的诊断标准和纳入人群之间存在差异有关。我国学者在 1980 年对我国部分地区 134492 人开展的流行病学调查显示，本病的发病率高达 10.49%，男女比例约为 13.5∶1。国外有调查显示，本病的发病率在 0.2%～4.9%，与人种、地区有关。需要指出的是，大部分的流行病学调查均只是横断面调查，只能获得临床的临时性诊断，如果按照当前的定义，口腔白斑的发病率将会低于以上数据。目前普遍接受的

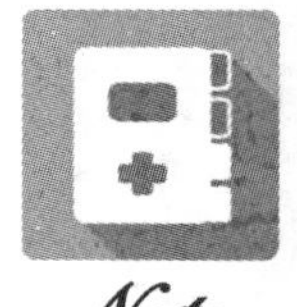

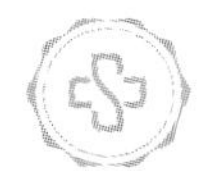

是，吸烟或咀嚼烟草与本病的发生发展存在密切的关系，据日本学者在 1995—1998 年期间对 6340 名参与者开展的为期 4 年的跟踪随访发现，本病在男性人群中的发病率是 409.2/100000，而女性人群中为 70.0/100000；与吸烟有关的口腔白斑，男性的发病率是女性的 12 倍，但有研究显示吸烟并不是癌变发生的高危因素。

一、病因

本病的病因多与吸烟和长期的慢性刺激有关，但具体的发病机制仍未完全明确，另有部分口腔白斑病例未能查到明确的致病原因。

吸烟是口腔白斑的重要诱发因素，口腔白斑的发病率与吸烟的时间长短、吸烟量呈正相关。烟草的种类和使用方法也与疾病的发病率存在明确的关联，不同的烟草所诱发口腔白斑的发病率由高到低顺序为旱烟＞纸烟＞水烟，咀嚼烟草的习惯也能够诱发口腔白斑。烟草诱发口腔白斑，可能与烟草中的二甲基苯并蒽的刺激作用有关，烟雾中的丙烯醛和氰化物，也能使口腔黏膜上皮细胞的呼吸链受抑制，抑制 RNA 合成，从而使口腔黏膜上皮细胞的角化发生异常。烟草的温度也不利于口腔黏膜的健康。但需要指出的是，吸烟是口腔白斑的重要诱发因素，但口腔白斑的癌变是否与吸烟有关目前尚不明确。

乙醇是另一种较为明确的独立危险因素，高度酒的长期慢性刺激具有明确的致病性。其他因素如烧灼性的食物或槟榔等，也与口腔白斑的发生有一定的关系。

口腔念珠菌在口腔白斑中的检出率可达 34%，使用念珠菌感染动物也可制备口腔白斑的动物模型，显示念珠菌可能是口腔白斑的诱发因素之一，或是其中的一种合并性因素。与念珠菌感染有关的口腔白斑也称为念珠菌性白斑，其癌变率略高于总的口腔白斑癌变率。研究显示念珠菌在口腔癌的发生中发挥重要的作用，但是究竟是真菌本身的分子机制或毒素造成上皮病变，抑或是其他原因先造成上皮病变再造成真菌侵入，目前尚无定论。

人乳头状瘤病毒(human papilloma virus，HPV)感染是否参与口腔白斑的发病目前存在争议，现有的研究证据认为 HPV 16 在口腔白斑中的检出率较高，但是否与发病相关存在不同意见。由于口腔鳞癌中 HPV 16 和 HPV 18 的检出率较高，因此当前有学者认为 HPV 对于口腔白斑的发病影响可能较小，而对于诱发口腔白斑的癌变可能影响较大。

二、临床表现

口腔白斑好发于 40 岁以上的中老年男性，吸烟人群更为多见。可发生于口腔内的任何部位，多见于牙龈、颊部、舌缘、舌背，其他部位如唇部、腭部、前庭沟、口底也可发生。除粗糙、木涩感外，患者多无明显其他自觉症状，伴有溃疡或充血时可有疼痛，伴有真菌感染时可有烧灼感。

损害多表现为略高出黏膜表面的白色斑块，局部可增生形成结节。根据其临床表现，可以分为均质型和非均质型两大类，均质型包括斑块状和皱纹纸状，非均质型包括颗粒状、疣状、溃疡状等表现(图 16-1)。

1. 斑块状 口腔黏膜上的均质型白色、灰白色斑块，表面可有轻微的皱褶或皲裂样表现，边界较清，周围黏膜多正常；触之质地软，表面略粗糙，无粘连。

2. 皱纹纸状 多见于口底黏膜和与之移行的舌腹部位。损害如折叠的纸张附于黏膜表面，边界清，质地柔软，增生多不明显。

3. 颗粒状 好发于颊部接近口角区域，在白色斑块的基础上，表面有颗粒样小突起，有时似有鳞屑样表现；损害多间杂有充血点，可有刺激痛，多伴发念珠菌感染。

4. 疣状 多见于牙槽嵴、口底、唇、腭部，表现为粗糙的绒毛样的白色斑块，质地略偏硬。增殖性疣状白斑是其中的一个亚型，多见于老年女性，病灶多发，累及范围广泛，易复发，癌变

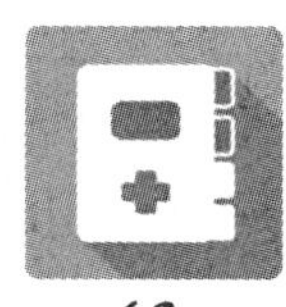

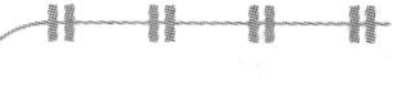

风险高。

5. 溃疡状 在白斑基础上，间杂有明显的溃疡或者糜烂，溃疡周围的组织发生硬化时，需要注意癌变的可能。

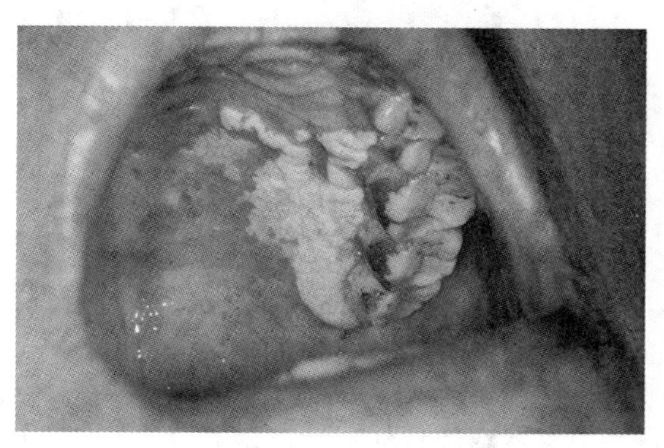

图 16-1 腭部的口腔白斑（均质型）

扫码看彩图

三、病理表现

口腔白斑的主要病理表现为上皮的过度增生，角质层过度正角化或过度不全角化，颗粒层明显，棘细胞层增厚明显；基底层细胞可增生，形成多层；上皮钉突伸长，固有层和黏膜下层可见炎症细胞浸润。

口腔白斑是一个临床术语，不能区分具体的病情和癌变倾向，鉴于其具有癌变潜能，因此病理学诊断需要注明是否具有上皮异常增生，以及异常增生的程度（轻、中、重度或原位癌）。上皮异常增生是一个系统性的概念，主要是指上皮整体的结构紊乱（特别是基底层），上皮细胞出现不典型增生。结构紊乱表现为上皮细胞分层不规则，各层次之间排列紊乱；上皮钉突呈水滴状或者藕节状；基底细胞的极性消失；基底细胞增生明显，出现多层基底细胞；棘细胞层内出现单个或成团的角化细胞。细胞的不典型增生表现为细胞出现多形性或异型性；细胞间附着力下降；核分裂象增加；细胞核增大，核质比例增加；核染色质增加、核浓染；核仁增大。

目前，基于 DNA 倍体分析的计算机辅助技术也被应用到病理学诊断中，能可靠预测癌变发生的可能性。

四、诊断和鉴别诊断

（一）诊断

口腔白斑的诊断强调临床和组织病理学证据相结合，诊断的流程对于确诊本病具有重要的意义。

（二）鉴别诊断

1. 口腔白色角化病 一般是由长期机械性刺激或化学性刺激引起的黏膜白色斑片。临床表现为边界不清的灰白色斑片，多不高出黏膜表面，但与正常黏膜相比有浮起感，表面平滑，质地柔软，无皮革样感（图 16-2）。去除刺激因素后，症状可缓慢缓解，甚至完全消失。组织病理学表现为上皮的过度正角化，上皮层轻度增厚或不增厚，上皮细胞可增大，固有层无明显炎症细胞浸润。

2. 白色水肿 临床表现为乳白色薄膜样病变，少数可以刮除，后期可有轻微的皱纹样表现。多见于咬合线区域，唇部也有发生。组织病理学特点是上皮细胞内水肿，细胞增大，细胞核固缩或消失，有空泡变。

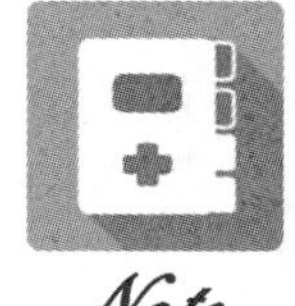

扫码看彩图

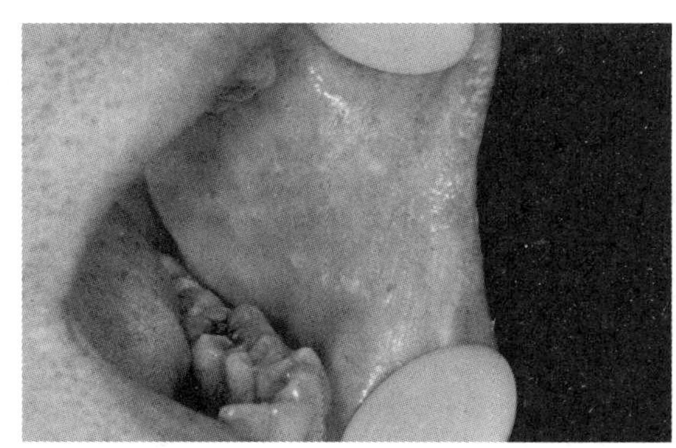

图 16-2　口腔白色角化病

3. 口腔扁平苔藓　发生在舌背的口腔白斑和口腔扁平苔藓在临床上容易被误诊，需通过组织病理学表现判断。口腔扁平苔藓的特征是基底细胞液化变性，固有层浅层有明显的淋巴细胞浸润带，多无异常增生表现；口腔白斑的组织病理学表现特点是异常增生，无基底细胞液化变性，炎症细胞浸润相对较少。

4. 迷脂症　皮脂腺异位、错生，多见于唇部和颊部，表现为成簇或成片分布的黄色颗粒状丘疹或斑丘疹样结构，表面有完整上皮覆盖，因此较为光滑，触之柔软，无刺激痛。迷脂症患者通常无自觉症状，或仅感觉有轻微颗粒感，就诊主诉多为自检时见口腔内黄白色斑块或唇部黄白色点状物影响外观。

5. 口腔黏膜下纤维化　口腔内广泛多发的纤维条索增生，多见于颊部、咽部、舌腹和软腭，呈云雾状，触之质地坚韧，可触及纤维条索。病理学检查见上皮下胶原纤维增生及玻璃样变。本病多与咀嚼槟榔有关，好发于槟榔产地和食用区，我国湖南省、海南省和台湾地区较为多见。

五、治疗和预后

口腔白斑的治疗基于以下两个目的：消除损害、预防癌变。目前仍没有任何一种治疗手段能够完全彻底地同时达到以上两个目的，因此多采用综合性治疗方案。需要指出的是，口腔白斑患者的口腔黏膜可能整体均存在不同程度的细胞学的变化，临床能够观察到的损害只是其中一部分较为严重的区域，而没有观察到临床损害的部位，同样具有发生口腔白斑甚至癌变的风险。因此，患者多需要长期跟踪随访，定期的口腔检查是必要的。

根据口腔白斑的上皮细胞异常增生的分级（无、轻度、中度、重度异常增生或原位癌），可考虑开展不同类型的治疗。轻度及以下程度，多以药物治疗为主，其目的是在消除损害的同时减少创伤，预防新发、复发和癌变；中度损害的治疗尚需要结合临床损害的类型和损害的部位，见于高危区域如舌腹、舌缘、口角区域的非均质型损害，且保守治疗效果不明显时，多建议积极处理，考虑手术或冷冻治疗等，并积极随访；重度异常增生和原位癌患者，建议早期行手术或肿瘤的序列治疗。

（一）药物治疗

1. 维生素 A 及其衍生物　维生素 A 类药物及其衍生物是目前临床证据最为充分的一类治疗口腔白斑的常用药物。维甲酸（或称维 A 酸）是维生素 A 的代谢中间产物，具有明确的诱导细胞分化、促进上皮细胞分化和较明显的角质溶解作用。口服用药剂量较小，一般采用“爬坡方案”，从小剂量（如 5 mg/d）逐渐增加用量至 20～30 mg/d；也可使用 0.1%～0.3%维甲酸软膏局部涂擦，1～2 次/天，改善损害局部的角化情况。维甲酸的主要不良反应包括口干、脱发、光敏感、皮肤色素变化；也可出现头痛、头晕、腹泻、肝肾功能损伤、高脂血症等；可致畸胎。

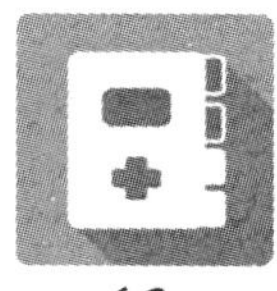
Note

2. 抗念珠菌治疗 念珠菌性口腔白斑是一种具有相对较高癌变风险的损害类型，因此在治疗口腔白斑的上皮细胞过度增生角化的基础上，也应及时给予抗念珠菌治疗。常用的抗念珠菌药物是氟康唑，口服 50～100 mg/d，必要时可增加至 200 mg/d，持续两周，可有效杀灭口腔内的念珠菌；当念珠菌对氟康唑耐药时，可选用伊曲康唑 100 mg/d，口服使用；在有条件的情况下，建议开展口腔白斑的念珠菌培养和药敏试验，以确定具体的感染类型。

除此以外，活血化瘀类中药如丹参(有效成分丹参酚酸 B)和扶正祛邪类中药(如绞股蓝总苷)也被证实具有预防口腔白斑发生癌变的作用，可作为预防性用药长期服用。

(二) 手术治疗

对于口腔白斑而言，由于其具有潜在的癌变风险，因此尽可能地去除损害是临床上重要的治疗目标之一。对于一些癌变的高风险区域(舌缘、舌腹、口角)部位的损害或非均质型白斑，在保守治疗无明显效果的情况下，应建议患者尽早行手术治疗。在进行组织病理学检查之前，某些损害如临床上已出现疑似癌变的症状(组织局部增生或长期溃疡，质地偏硬有结节感)，应考虑直接进行完整切除，减少癌性损害发生种植性转移的可能。

(三) 其他治疗

对于某些非高危区域且面积较大，手术切除容易造成组织大面积缺损的口腔白斑，可考虑行激光治疗。高功率激光如脉冲式二氧化碳激光，可直接通过局限性的热效应，使组织细胞碳化，起到切割组织的作用。其发射功率和切割深度可控，并同时具有即时止血的作用，对于颊部、腭部、口底等区域的边界清楚的口腔白斑治疗效果较好，损害范围较大时，可分次治疗，有助于减轻治疗期间的并发症。

低功率激光如二极体激光配合相应的光敏剂的光动力治疗，目前也已在临床开展，并获得良好的效果。常用的光源波长是 635 nm，光敏剂为 5-氨基酮戊酸，对于一些面积大、边界不清的损害，光动力治疗可以通过激光激发光敏剂的光化学效应，增加局部的活性氧分子代谢，从而起到诱导细胞死亡的作用。其优点是治疗后的炎症反应轻微，治疗面积大且不造成组织缺损，但其缺点是光效应的强度有限，往往需要多次治疗；在口腔环境中，光敏剂也容易被唾液冲刷，而不能有效地聚集在损害部位；此外，对于增生较为明显的病例，多采用二氧化碳激光烧灼表面增生后，再使用光动力治疗方案。

除以上治疗手段之外，患者的生活习惯的改变也较为重要，戒烟、戒烈酒、戒辛辣刺激性食物，有助于病情的缓解。

本病的预后与系统的治疗和随访有关，癌变发生率为 3%～5%(与随访时间有关)，虽然存在癌变风险，但疾病总体可控，及时治疗预后较好。对于口腔白斑癌变的预测技术近年来也有较大的进展，脱落细胞的 DNA 定量分析技术和自体荧光技术在疾病的预后判断方面具有较好的应用前景。

第三节 口腔扁平苔藓

口腔扁平苔藓(lichen planus，LP)是口腔黏膜病诊疗工作中较为常见的疾病之一，患病率在0.1%～4%，在不同的地区和不同的诊断标准下存在较大的差异。口腔是扁平苔藓最常累及的部位，甚至很多病例终身只累及口腔黏膜。本病好发于中年女性，部分患者可伴有皮肤或其他部位损害，其临床表现与口腔黏膜的临床表现并不一致，但病理表现非常相似。某些口腔扁平苔藓的损害(尤其是长期的糜烂性损害)可出现癌变现象，癌变的发生率为 0.4%～2%。

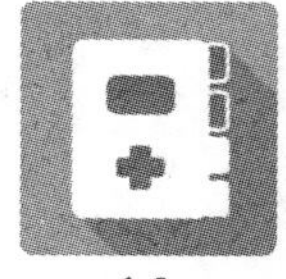

Note

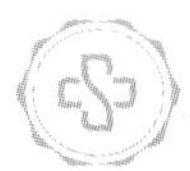

人们普遍认为口腔扁平苔藓是一种发生于口腔黏膜的潜在恶性疾病(OPMD),但癌变发生的机制是否与口腔扁平苔藓自身的疾病特点有关尚不明确。

在临床表现上,口腔内一些具有扁平苔藓临床特征或病理表现的斑纹类疾病(界面皮炎)被归类为苔藓样反应(LTR),口腔的苔藓样反应根据其病因的差异,通常包括口腔扁平苔藓、接触性苔藓样反应、药物性苔藓样反应和慢性移植物抗宿主病(chronic graft versus-host disease)四大类。很多情况下,不同原因和不同系统背景导致的口腔扁平苔藓很难被具体归类,因此口腔扁平苔藓可以认为是一组较为复杂的异病同症的疾病。

一、病因

口腔扁平苔藓的病因不明,目前多认为是一种与T细胞免疫相关的慢性炎症。免疫因素、内分泌因素、精神因素、感染因素、遗传因素、系统性疾病及口腔局部刺激因素,均与疾病的发生发展有关,其中免疫因素目前认为是主要的病因。

1. 免疫因素 口腔扁平苔藓的典型病理特征是固有层有沿上皮细胞分布的密集的T细胞浸润带,且淋巴细胞浸润的数量、密度与上皮细胞破坏的严重程度存在相关性,因此普遍认为口腔扁平苔藓的发生和发展与T细胞在黏膜上皮局部产生的免疫应答存在直接关系。此外,临床上治疗口腔扁平苔藓的主要药物如肾上腺皮质激素和氯喹类药物,均属于免疫抑制剂类,也间接佐证本病与免疫应答异常有关。

免疫组织化学检查显示,早期的或轻微的口腔扁平苔藓,其固有层浸润的淋巴细胞以$CD4^+$ T细胞(辅助性T细胞)为多,疾病严重时多为$CD8^+$ T细胞(细胞毒性T细胞)。电镜下可见$CD8^+$ T细胞与上皮的基底细胞发生接触,提示$CD8^+$ T细胞介导的细胞免疫是口腔扁平苔藓中主要的免疫应答机制。

T细胞相关的细胞因子在口腔扁平苔藓中也被证实存在明显的高表达。与细胞免疫途径相关的细胞因子如IL-2、IL-12、IFN-γ、IFN-α等均明显增加,而与体液免疫相关的IL-4等表达降低;$CD8^+$ T细胞相关的肿瘤坏死因子TNF-α在口腔扁平苔藓组织中表达上调。此类细胞因子的证据均提示细胞免疫应答反应是口腔扁平苔藓的主要免疫机制。此外,与免疫调节有关的IL-10、转化生长因子TGF-β也存在表达升高,调节性T细胞的数量增加,被认为可能是一种代偿性的上调,但其上调的程度和调节免疫的强度,不能有效抑制细胞毒性T细胞的作用。

外周血中的细胞因子表达量和T细胞各亚群的数量,不同研究中存在较大的差异,可能与疾病发生的系统背景有关,也可能与疾病的病情和进展有关。目前的研究证据尚不能明确认为口腔扁平苔藓是一种全身性的免疫异常,人们更倾向于认为其是一种局限性的免疫异常,其炎症的情况由局部免疫应答主导。

2. 内分泌因素 流行病学调查显示中年女性是口腔扁平苔藓的好发人群,提示性激素可能是影响疾病发生的重要方面。一些育龄期女性患者,在妊娠期间症状可缓解而在月经恢复后症状复发,提示内分泌因素可能影响本病的病情。

除性激素外,自身免疫性甲状腺疾病也与口腔扁平苔藓存在相关性,但目前尚不能明确具体的致病机制,推测可能与抗甲状腺抗体存在一定的关联。

3. 精神因素 研究显示,口腔扁平苔藓的发生、发展与心理因素存在关联,长期的焦虑、抑郁可以诱发口腔扁平苔藓的发生,或造成患者的症状反复或加重。

4. 感染因素 有研究认为口腔的HPV可能与口腔扁平苔藓的发病有关;丙型肝炎人群出现口腔扁平苔藓的比例明显高于正常人群,且有研究显示,丙型肝炎病毒可表达于口腔的上皮角质形成细胞,甚至部分学者认为口腔的扁平苔藓表现可能是丙型肝炎的重要肝外表现之一;根据目前的证据推测,丙型肝炎病毒诱发的自身免疫应答和IFN-α的高表达可能是诱发口

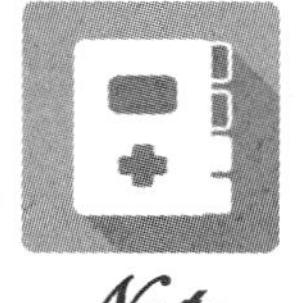

Note

腔扁平苔藓的重要原因。

除以上因素外，遗传背景、自身免疫病背景、糖尿病、微循环障碍等因素均可能参与本病的发生和发展，但具体机制仍不清楚。

二、临床表现

（一）口腔黏膜损害

典型的口腔扁平苔藓在口腔黏膜上的表现为微小丘疹连续排列构成的白色或灰白色的条纹或斑块，白色斑纹可以形成不同的外观，可呈现为网状、树枝状、环状等，斑块样表现多见于舌背。

损害多左右对称，可见于口腔黏膜的任何部位，多见于颊部、前庭沟、牙龈、舌缘、舌腹、舌背、腭部，下唇也多有累及。一般多无明确的边界，略高出黏膜表面。损害的具体表现较多样化，主体是条纹和（或）斑块，在斑纹的基础上，可见充血、萎缩、糜烂、溃疡、水疱等损害，各种损害多有交错，也可随疾病的轻重缓急而互相转变。黏膜损害经治疗改善或处于疾病的稳定阶段时，可见局部出现色素沉着的表现。患者的自觉症状与疾病的进展和严重程度有关，起病时多感觉有粗糙、干涩、轻度烧灼感，可有刺激痛或瘙痒；伴有明显充血、糜烂或感染的患者，可有明显的自发痛。

按照临床损害的具体表现，目前多将口腔扁平苔藓的口腔黏膜损害分为两种类型。

1. 斑纹型 也称非糜烂型，泛指无明显充血、糜烂、溃疡的损害。该型患者的自觉症状多不明显，或仅有轻微症状，有些患者仅在自检时发现黏膜发白、粗糙。条纹状损害是口腔扁平苔藓的基础性损害，典型的条纹状损害多见于颊部、前庭沟和舌腹，相互交织成各种形状，呈现网状、环状、树枝状等外形，边界不清（图 16-3）；斑块型表现多见于舌背和硬腭，多表现为略增厚的白色均质状斑块或斑片，斑块或斑片内可伴有充血或溃疡。有些增厚较为明显的斑块较难与口腔白斑相鉴别。斑块或斑片表面舌乳头结构消失，有些斑片损害部位如舌乳头消失而损害增厚又不明显，可表现为略低于周围正常舌背黏膜。消失的舌乳头结构在损害消退后也多不能恢复，因此一些病程较长、病情反复的患者，可见舌乳头大面积萎缩，呈现出光滑的镜面舌样表现。

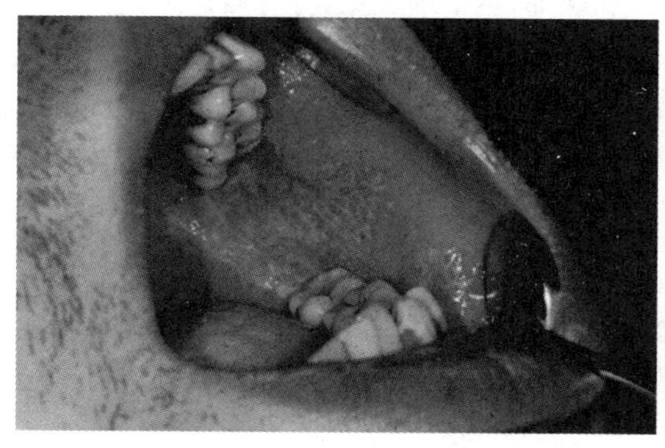

扫码看彩图

图 16-3 斑纹型口腔扁平苔藓

2. 糜烂型 在白色损害的基础上出现的充血、糜烂、溃疡性损害，皆归于糜烂型，表现为上皮表层的缺失，伴有黄白色假膜覆盖，周围有较为明显的充血晕（图 16-4）。糜烂型损害多见于口腔内摩擦较多且角化较少的部位，如两颊、舌腹、前庭沟；附着龈部位多见充血和萎缩，糜烂相对较少；下唇部位的损害因唇部的活动和紫外线的照射，可反复出现糜烂、渗出、结痂、愈合，容易在唇部见到厚薄不一的血痂。

需要指出的是，口腔扁平苔藓的两类分型之间可以相互转变，与疾病的严重程度和固有层

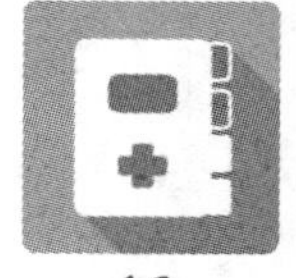

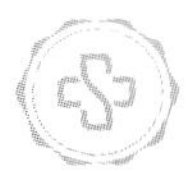

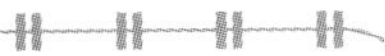

扫码看彩图

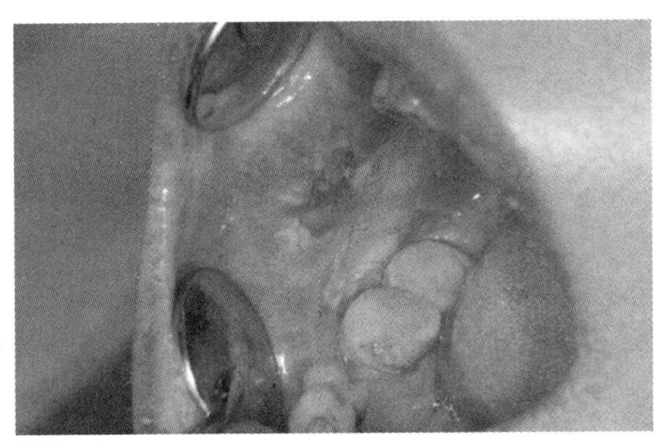

图 16-4　糜烂型口腔扁平苔藓

淋巴细胞的浸润数量与类型相关。从临床病程上看，分为慢性斑纹期和急性糜烂期较符合临床工作需要。

口腔扁平苔藓的损害在不同的口腔黏膜部位可以存在不同的表现，有一些损害具有较明显的特征。颊部表现多为网纹状或条纹状，可伴有充血糜烂，局部有色素沉着；唇部表现多为白色条纹伴中央上皮萎缩充血，可见血痂，下唇的发病率远高于上唇，单发的唇部表现有时较难与唇部的盘状红斑狼疮相鉴别；牙龈部位（包括游离龈、龈乳头和附着龈区域）多为萎缩充血，白色条纹的表现可不明显，糜烂多见于膜龈联合至前庭沟部位，有时可见表面上皮有"浮起"的表现，疑似天疱疮或类天疱疮，但尼氏征阴性；舌部表现除前述舌背的斑块外，舌腹、舌缘多见糜烂，大小不一、分布不定，发生于舌背的糜烂面多不易愈合；腭部损害表现多样，硬腭部位多见斑纹状损害，多分布于硬腭近上颌牙列区域，可能与食物的摩擦存在关联，软腭部位（包括悬雍垂和咽侧壁区域）可见白色条纹基础上的小水疱或血疱，有张力，触之有紧绷感，不易融合，破裂后形成小的糜烂或溃疡面。

（二）皮肤损害

典型的皮肤损害表现为多发的略高出皮肤表面的红色、暗红色斑片，边界清楚，表面有白色的细碎鳞屑，多具有蜡样光泽。一些斑片上可见细碎的白色丘疹状网纹，称为威克姆纹。皮肤损害多分布于四肢、腕部和踝部，躯干部少见，可有瘙痒感。

（三）指甲（趾甲）损害

指甲和趾甲部位的损害相对少见，多对称分布，累及部分手指或足趾。可见指甲、趾甲部位有纵行的沟纹或裂隙样结构，一般无明显自觉症状，严重时甲床可被破坏，导致指甲、趾甲脱落。

（四）其他部位损害

外阴黏膜也是扁平苔藓多发的部位，其表现与口腔黏膜表现类似，多具有明显的白色条纹和充血。女性多见于阴唇部位，男性见于龟头黏膜，周围皮肤也可累及。

三、病理表现

扁平苔藓的典型病理表现：上皮基底细胞的液化变性和固有层浅层（上皮下）致密的 T 细胞浸润带，分别累及上皮层和固有层，两者相互关联。

（一）上皮角质形成细胞

上皮的基底细胞被认为是 T 细胞攻击的靶细胞，主要表现为细胞肿胀，细胞质内见空泡样结构，细胞核皱缩而深染，细胞之间的连接不完整，表现为液化变性。有些基底细胞可皱缩形成嗜酸性均匀红染的胶样小体（colloid body），被认为可能是细胞凋亡的结果。以上两种不

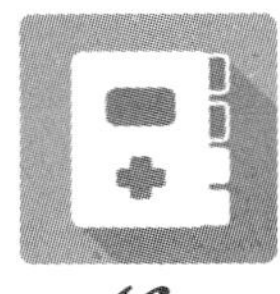
Note

同类型基底细胞的病理表现，可能代表了不同的细胞程序性死亡模式。基底层整体排列紊乱，丧失正常的柱状表现，基底膜的界限多不清楚，基底细胞液化变性严重者，可形成局部的上皮下疱或裂隙结构。电镜下观察可见基底细胞内的线粒体和粗面内质网等结构肿胀、破裂，胞质内出现空泡结构，基底细胞与基底膜之间的半桥粒结构变性松解。

除基底细胞外，上皮细胞全层可表现为增厚（斑纹型）或萎缩（糜烂型），上皮钉突伸长，可呈锯齿状，钉突周围见密集的淋巴细胞浸润；上皮表层的角化层多为过度不全角化，颗粒层和棘细胞层多增厚（斑纹型），而糜烂型扁平苔藓中上皮的浅层（包括角化层、颗粒层和部分棘细胞层）可缺失，仅见基底细胞和少量深层的棘细胞；上皮细胞的不典型增生（atypical hyperplasia）少见，目前认为上皮的异常增生（epithelial dysplasia）并不是扁平苔藓的特征。在一些具有中度到重度上皮异常增生的疾病中，可以存在机体的慢性炎症细胞浸润攻击不典型增生上皮细胞的组织病理学表现，但目前认为扁平苔藓中的炎症细胞浸润与此无关，也因此不能确认口腔扁平苔藓的癌变是否来源于疾病本身，还是因为其他原因造成的上皮细胞的恶性转变。

（二）固有层

扁平苔藓属于较为典型的细胞免疫性疾病，固有层浅层沿上皮分布有密集浸润的炎症细胞，其主体是 T 细胞，另有树突状细胞（dendritic cell）、巨噬细胞、朗格汉斯细胞（Langerhans cell）和肥大细胞（mast cell）等，B 细胞和浆细胞较少。固有层深层可见小血管增多且扩张，但血管周围的炎症细胞浸润不明显，与盘状红斑狼疮的血管周围炎症具有明显的区别，提示炎症细胞攻击的主体是基底细胞而不是血管内循环免疫原或血管内皮细胞。

浸润的 T 细胞主要是 $CD4^+$ Th1 细胞（辅助性 T 细胞）和 $CD8^+$ CTL 细胞（细胞毒性 T 细胞），Th2 细胞、B 细胞和浆细胞少见，显示出较为典型的细胞免疫特征。有研究显示，早期或症状较轻的口腔扁平苔藓，其固有层浸润细胞以 $CD4^+$ Th1 细胞为主，而炎症较重的病例中，$CD8^+$ CTL 细胞的比例增加，且多紧贴上皮基底层分布，也可侵入上皮的基底层和棘细胞层深部。

虽然体液免疫在口腔扁平苔藓中并不是主要的免疫应答模式，但有研究显示口腔扁平苔藓的基底膜区域可见免疫球蛋白（IgM 和 IgG）和补体 C3 的沉积。免疫荧光检查显示，免疫球蛋白和补体在上皮层的胶样小体中也呈阳性表达。具有细胞膜穿透性的免疫球蛋白在细胞免疫应答中的作用目前已在免疫学界达成共识，由此可见，虽然扁平苔藓的免疫应答形式是以细胞免疫为主，但体液免疫的细胞或者成分也可能在其中产生重要的作用。

四、诊断和鉴别诊断

（一）诊断

诊断的主要依据在于临床损害和组织病理学特征，单纯依赖临床表现往往不能确诊，典型的皮肤和指甲（趾甲）损害也可以作为诊断的依据。

斑纹类疾病具有较为典型的异病同症的特点，尤其以口腔扁平苔藓为典型。异病同症指的是不同的疾病具有相同或极为相似的临床表现，如唇部的扁平苔藓和盘状红斑狼疮；也指同一种疾病可能有不同的分子生物学背景，相同的扁平苔藓的诊断，其病因机制可能存在较大的差异。

（二）鉴别诊断

1. 盘状红斑狼疮　盘状红斑狼疮在口腔内的典型损害部位在下唇，表现为周围增厚、中央凹陷的“盘”状损害，呈圆形或卵圆形，周围有特征性的白色放射状细短条纹，中央凹陷，萎缩部位可以有渗出、糜烂、结痂；组织病理学表现为淋巴细胞浸润于上皮与固有层小血管周围，呈

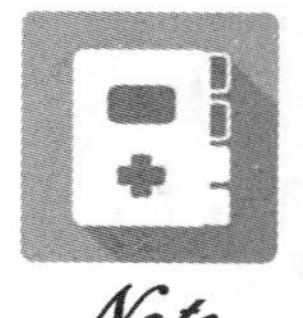
Note

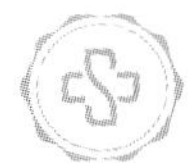

现血管周围炎的特点;免疫病理学检查提示以B细胞、浆细胞、免疫球蛋白和补体应答为主的体液免疫特征。

2. 口腔白斑 舌部和腭部的斑块型口腔扁平苔藓与口腔白斑的临床表现较为相似,特别是舌部单发的斑块型损害,依赖临床表现往往无法鉴别。对于此类损害,组织病理学表现是鉴别的主要依据,口腔扁平苔藓表现为典型的慢性炎症,有大量淋巴细胞浸润于固有层,基底细胞液化变性明显,上皮细胞的不典型增生少见;口腔白斑表现为上皮细胞增生,上皮细胞特别是基底细胞和棘细胞出现明显的不典型增生,固有层无淋巴细胞或仅有极少量淋巴细胞浸润。

3. 天疱疮和类天疱疮 发生于牙龈和腭部的扁平苔藓的白色条纹表现多不明显且具有水疱,因此需要注意与天疱疮和类天疱疮相鉴别。临床表现上除白色条纹和水疱外,天疱疮具有棘细胞层松解和尼氏征阳性的特点,如有皮肤损害则不宜混淆,免疫病理学检查可见天疱疮具有特征性棘细胞层网状荧光,棘细胞层松解和上皮内疱明显;类天疱疮的鉴别更依赖于病理学检查,特征是上皮下疱和基底层的条带状荧光,基底细胞无明显的液化变性表现。

4. 接触性苔藓样反应 口腔内的修复体或充填材料,可以诱发局部黏膜的接触性苔藓样反应,多由银汞充填材料诱发,也可见于金属修复体。损害一般局限于与可疑材料相接触的部位,常见于颊部和牙龈区域,因该部位与修复、充填材料接触最为密切。损害表现为局部的白色斑纹,范围局限,中央区域多有萎缩、充血或糜烂。组织病理学表现为基底细胞液化变性,固有层有混合性的炎症细胞浸润,除T细胞外,还有嗜酸性粒细胞、浆细胞、巨噬细胞等,累及范围不局限于上皮基底层周围,也可累及固有层深层与血管周围。

5. 迷脂症 皮脂腺的异位、错生,多见于唇部和颊部。不同于口腔扁平苔藓白色斑纹基础上的充血糜烂表现,迷脂症表现为成簇或成片分布的黄色颗粒状丘疹或斑丘疹样结构,表面有完整上皮覆盖,因此较为光滑,触之柔软,无刺激痛。迷脂症患者通常无自觉症状,或仅感觉有轻微颗粒感,就诊主诉多为自检时见口内黄白色斑块或唇部黄白色点状物影响外观。

五、治疗和预后

口腔扁平苔藓的疾病状况多变,且病程漫长、病情容易反复,所以治疗措施多变,多强调综合性治疗方案。药物治疗分为全身治疗和局部治疗两大方面,鉴于口腔扁平苔藓细胞免疫应答的基本情况,用药多以免疫抑制和免疫调节为主。

(一)药物治疗

1. 全身用药

1)硫酸羟氯喹 硫酸羟氯喹是较为常用的免疫抑制剂,广泛应用于红斑狼疮、类风湿关节炎等自身免疫病的治疗。其主要的药理作用是通过与自身或外源性免疫原相结合,改变其分子构型,减少免疫复合物形成;此外还有阻断溶酶体酸化、抑制前列腺素合成、拮抗组胺,减少粒细胞、巨噬细胞趋化及改变核酸类物质的免疫原性等作用。羟氯喹也是TLR9(一种模式识别受体)的高效抑制剂,而TLR9及其下游的IFN-α信号通路被证实在口腔扁平苔藓中明显高表达,具有潜在的致病性作用。临床上多使用硫酸羟氯喹片口服治疗口腔扁平苔藓,一般一天两次,口服,每次100~200 mg,持续治疗1~3个月。该药物常见的不良反应有头晕、消化道反应、视野缩小、视网膜病变、耳鸣、骨髓抑制等,因此在用药期间需要及时监测血常规,并定期接受眼科检查。

2)肾上腺皮质激素 多用于大面积或多灶性糜烂型口腔扁平苔藓,剂量和疗程因具体病情和患者疾病背景而确定,以泼尼松片为例,使用剂量为5~30 mg/d,使用时间多较短,一般不超过两周。

3)雷公藤多苷和昆明山海棠 由卫矛科的植物提取或精炼获得,具有明确的抗炎和抑制

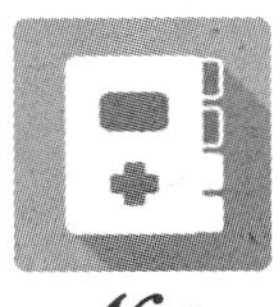

体液免疫的作用，其作用机制与硫酸羟氯喹有相似之处（抑制模式识别受体及其炎症信号通路）。一般口服剂量与体重有关，以雷公藤多苷片为例，每天的使用剂量为 0.5～1 mg/(kg·d)，分三次口服，持续 2～3 个月为一个疗程。主要的不良反应有胃肠道反应、心肌和肝肾功能损伤、骨髓抑制、生殖抑制（男性精子数目减少与活力下降，女性闭经、月经紊乱），因此，育龄期男性或女性患者都应谨慎使用，且应当监测血常规和肝肾功能。

4）其他免疫抑制剂或免疫调节剂　部分对常规药物治疗不敏感的患者可加用硫唑嘌呤（50 mg/d）、环磷酰胺（50 mg/d）等；其他如白芍总苷、胸腺素、左旋咪唑等药物也有使用，其具体作用机制尚不完全清楚，多与抗炎和免疫调节有关。因口腔扁平苔藓患者病程多较为漫长且治疗多用免疫抑制剂等药物，口腔念珠菌一类的条件致病菌易引起继发感染，因此适时使用抗真菌药物具有良好的治疗效果，多使用氟康唑胶囊 50～100 mg/d，每天一次，进餐同时口服。

2. 局部用药　局部用药多适合于症状比较轻微的斑纹型口腔扁平苔藓患者，或作为全身用药的辅助性治疗，总体的治疗原则是抗炎、减轻疼痛、防止继发感染。主要使用肾上腺皮质激素类软膏局部涂擦治疗，对于一些局限性的糜烂或接触性苔藓样反应的患者，也可使用曲安奈德注射液 1～2 mL 加入等量 2%利多卡因注射剂局部注射，一般 3 天注射一次，效果较好，但长期使用可致局部黏膜下纤维化。

对于一些增厚明显的斑块型损害，可使用维 A 酸软膏（0.1%）局部涂擦，一天一次，可有效促进过度角化的表现，促进上皮细胞凋亡。

鉴于口腔念珠菌感染的多发，可使用 1%～2%的碳酸氢钠溶液含漱，起到预防作用；对于一些有系统性疾病背景而限制全身使用抗真菌药物的患者，可使用咪康唑含片含化或制霉菌素甘油局部涂擦治疗（咪康唑和制霉菌素口服几乎不吸收）。

（二）其他治疗

对于慢性疾病而言，针对患者的生活医嘱也较为重要。应建议患者自主减轻生活压力，减少焦虑和负面情绪；饮食方面，应当减少粗糙、辛辣、刺激性食物，减少局部机械性刺激，有助于病情的缓解。本病一般预后良好，癌变发生率不足 1%，但病程多漫长。

第四节　盘状红斑狼疮

盘状红斑狼疮（discoid lupus erythematosus，DLE）是一种慢性的自身免疫病，可同时累及皮肤和黏膜。发病率为 0.4%～0.5%，女性多见，20～40 岁的中青年人群好发。

红斑狼疮目前分为 6 个亚类：系统性红斑狼疮、盘状红斑狼疮、深在性红斑狼疮、亚急性皮肤型红斑狼疮、红斑狼疮综合征和新生儿红斑狼疮。头面部及口腔的损害多属于盘状红斑狼疮，也可以是系统性红斑狼疮的口腔表现，目前关于系统性红斑狼疮和盘状红斑狼疮之间的关系，尚存在争议，有学者认为盘状红斑狼疮可能是系统性红斑狼疮的一个阶段或区域性表现。有研究显示，约 5%的盘状红斑狼疮可以发展为系统性红斑狼疮，而系统性红斑狼疮有 6%～20%以盘状皮疹为初始症状，且约 1/4 的患者具有口腔损害，因此临床上有时很难区分这两种疾病亚型，同时它们的病理和分子生物学基础也基本相同。

一、病因

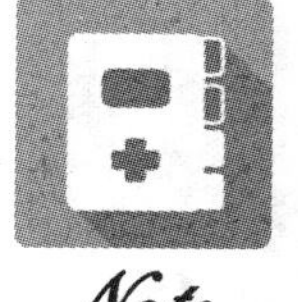

盘状红斑狼疮的病因多认为与免疫因素有关，紫外线、感染、创伤、某些药物等可以作为诱

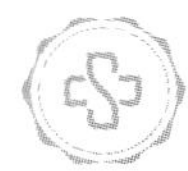

发或加重因素。

免疫学研究显示，红斑狼疮的病理机制主要基于体液免疫，B细胞和浆细胞是其中主要的效应细胞。红斑狼疮患者外周血中存在多种不同类型的自身抗体，主要是抗核抗体，抗双链DNA抗体与疾病的关系最为密切。自身抗体与释放到体液环境中的自身DNA结合，可以形成具有免疫原性的免疫复合物，沉积于小血管内皮下，激活补体系统后，诱导抗体依赖细胞介导的细胞毒作用，形成炎症反应，造成组织损伤。

紫外线和创伤等因素可以加重原有的损害，约5%的盘状红斑狼疮患者经日光照射后可出现全身性红斑狼疮的表现。研究显示，紫外线照射后的DNA的免疫原性增强，可在实验动物中诱导抗自身DNA的抗体形成。紫外线也可破坏和杀伤细胞，造成细胞死亡并释放DNA至体液环境内，可以与已经存在的自身抗体结合，诱发免疫应答。有学者认为，盘状红斑狼疮可以归类于Ⅳ型超敏反应，因其在损害的基底膜部位可见免疫球蛋白和补体的表达，呈现出粗细不均的带状沉积，称为“狼疮带”。

二、临床表现

口腔黏膜的表现多见于下唇唇红及口周皮肤，表现为圆形或卵圆形红色斑纹状损害，多个红斑可相互融合；典型的单个红斑表现为中央凹陷、边缘略高起的盘状形态；中央凹陷部位多充血，严重时有充血、糜烂、渗出，多形成痂皮（以血痂为主）；凹陷周围的皮肤黏膜可见放射状的细短条纹，在黏膜侧可有色素沉积；损害可超过唇红-皮肤界，慢性迁延的患者甚至不能区分正常皮肤与唇红的界限，也可造成唇部的色素脱失，状似“白癜风”的脱色斑块（图16-5）。

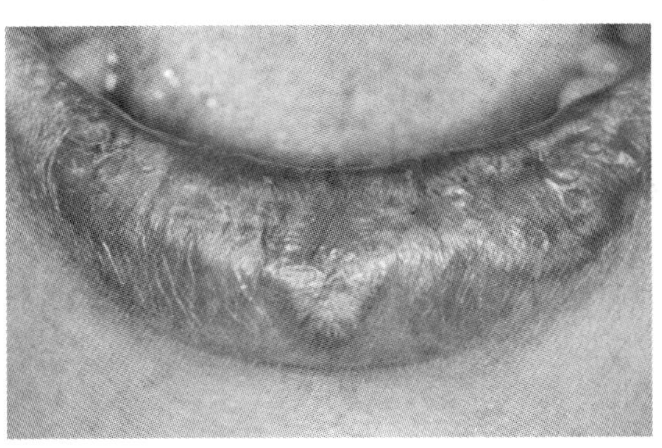

图16-5　唇部盘状红斑狼疮

除唇部之外，颊部也是本病的好发部位。发生在口腔黏膜的损害往往没有明显的盘状表现，但充血、糜烂及其周围的白色放射状细短条纹仍可见。

皮肤损害见于头面部，初始为红色斑疹，稍高出皮肤表面，边界清楚，表面有扩张的毛细血管。损害表面多有鳞屑，去除鳞屑可见扩张的毛囊，有时可见鳞屑呈“图钉”样，也称为“角质栓”。头面部红斑狼疮的典型表现多见于鼻部两侧的皮肤，形成类似蝴蝶的红斑，故称为“蝴蝶斑”。在紫外线照射或阳光暴晒之后，表现更为明显。

某些盘状红斑狼疮的患者有全身性的表现，如不规则发热、关节酸痛或关节炎、淋巴结肿大、肾脏病变等，对于此类患者，除口腔表现外，实难截然与系统性红斑狼疮相鉴别。

三、病理表现

盘状红斑狼疮的病理表现为上皮角化过度或角化不全，角化层可剥脱，颗粒层明显；棘细胞层萎缩，有时可见上皮钉突增生。基底层液化变性，上皮与固有层之间形成小的裂隙或小水疱，基底膜不清晰。皮肤损害者有时镜下可见角质栓。

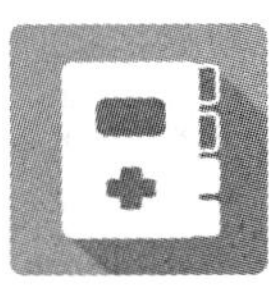

Note

固有层毛细血管扩张，血管内可见玻璃样血栓。血管内皮细胞周围可见密集的淋巴细胞和浆细胞浸润，血管周围见纤维蛋白样沉积，苏木精-伊红染色样本呈粉红色，过碘酸雪夫反应染色呈红色。结缔组织内见胶原纤维玻璃样变、水肿、断裂。

直接免疫荧光可见基底膜区域存在连续的、粗细不均匀的翠绿色荧光带，也有颗粒状或块状表现，称为“狼疮带”，是沉积的免疫球蛋白（多为 IgG 和 IgM）及补体 C3。狼疮带的存在与否对本病的诊断具有重要的价值。

四、诊断和鉴别诊断

（一）诊断

本病的诊断多基于典型的临床损害和病理表现，即盘状的凹陷性的红斑，周围伴有白色放射状细短条纹，可超过唇红-皮肤交界；病理表现为小血管周围炎症细胞浸润、基底细胞液化变性和基底膜区域被破坏；直接免疫荧光见 IgG 和 IgM 或 C3 沉积而成的狼疮带。

（二）鉴别诊断

1. 慢性唇炎 多见于下唇，以鳞屑为主，无明显盘状红斑表现，有渗出时多见黄白色痂皮，损害也可超出唇部，累及口周皮肤。以脱屑和色素脱失为主，偶见局部有棕褐色色素沉着。

2. 口腔扁平苔藓 口腔扁平苔藓的唇部损害多为杂乱不规则的白色条纹，也可有充血、糜烂、血痂；但一般多同时有口腔其他部位的损害；病理表现为上皮界面的 T 细胞浸润带、基底细胞液化变性和胶样小体，而固有层血管周围没有明显的炎症细胞浸润，无狼疮带表现。

五、治疗和预后

本病的治疗多采用免疫抑制剂，常用硫酸羟氯喹和肾上腺皮质激素。硫酸羟氯喹是治疗本病的首选药物，具有与 DNA 分子结合从而改变 DNA 分子构型，抑制免疫复合物形成的功能；此外还可增强皮肤黏膜对紫外线的耐受能力。一般推荐剂量为每天口服两次，每次 100～200 mg。常见的不良反应参见本章第三节。其他类型免疫抑制剂的使用方法可参考口腔扁平苔藓的治疗。

目前，沙利度胺也被应用于硫酸羟氯喹、肾上腺皮质激素等治疗效果较差的患者，每天口服 100 mg，有效率较高。沙利度胺除了具有明确的致畸胎作用外，还有嗜睡、头晕、前庭功能障碍、便秘等不良反应，因此孕妇、机械驾驶和高空作业人群禁用。当总使用剂量超过 50 g 时，患者可能出现神经损伤、感觉异常（肢端麻木）。

本病的预后一般良好，少数人群可发展成系统性红斑狼疮；0.5%～4.83%的患者可能出现癌变，因此也归属于口腔潜在恶性疾病。

知识链接

光动力治疗

光动力治疗（photodynamic therapy，PDT）是一项新兴的结合特殊光敏物质与生物光学技术的微创性治疗手段，是冷光化学疗法的一种形式，多年来 PDT 主要应用于体表和空腔脏器表面的浅表肿瘤的非手术替代治疗。

PDT 的原理是基于初次致敏的靶组织与光敏剂，光敏剂在靶组织中选择性积聚，随后特定波长的光传输到靶组织导致细胞破坏。PDT 具有微创性、选择性、低毒性、操作简便等特点。光敏剂、特定波长的光和分子氧是 PDT 的三大要素。理想的

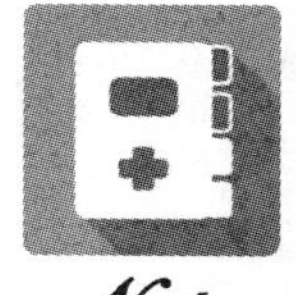

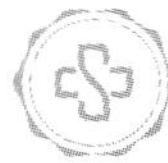

光敏剂：①化学组分单一、结构明确且性质稳定；②在肿瘤及病变组织中能高度选择性聚集；③单态氧及其他活性氧组分产量高；④对于较长波长的光（600～800 nm）有较强的吸收能力；⑤易溶于水、注射液和血液替代品中；⑥副作用小，无毒性，能从皮肤和黏膜中快速清除；⑦价格低廉。目前由于技术等条件限制，临床上还无法达到以上全部要求。

本章小结

斑纹类疾病	学习要点
口腔白色角化病	多由局部的机械性刺激或化学性刺激而引起，表现为口腔黏膜乳白色或灰白色的斑片或斑块；去除刺激因素，多可自行改善
口腔白斑	属于癌前病变，表现为口腔黏膜上白色或灰白色的斑块，多因增生而略高出黏膜表面，不能被擦去也不会自行消退
口腔扁平苔藓	病因不明，口腔黏膜上微小丘疹连续排列构成的白色或灰白色的条纹或斑块，典型病理表现是上皮基底细胞的液化变性和固有层浅层致密的 T 细胞浸润带
盘状红斑狼疮	好发于中青年女性，多见于下唇唇红及口周皮肤，表现为圆形或卵圆形红色凹陷性斑纹，周围的皮肤黏膜可见放射状的细短条纹

目标检测

在线答题

一、判断题

1. 口腔白斑是一个临床术语，诊断的标准以临床表现为主。（　　）
2. 扁平苔藓累及的部位包括口腔黏膜、皮肤、指甲和外阴等部位。（　　）
3. 盘状红斑狼疮的病理学特征是血管周围炎症和上皮基底膜区域的狼疮带。（　　）

二、简答题

1. 如何诊断口腔白斑？
2. 口腔扁平苔藓和盘状红斑狼疮的鉴别要点是什么？

（尚　书　杜凤芝）

参考答案

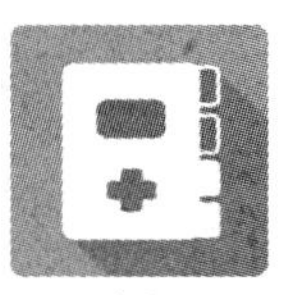

Note

第十七章　口腔黏膜变态反应性疾病

学习目标

1. 掌握　药物过敏性口炎、多形红斑的病因和临床表现。
2. 熟悉　四型超敏反应的发病机制。
3. 了解　各型疾病的预防和治疗方案。

本章 PPT

案例导入

患者，男，有肺结核病史，已接受系统抗结核治疗，目前肺结核病情稳定。患者在2天前的晚上用餐时，进食海鲜、饮酒后，于当晚出现口腔内广泛的大疱，伴有明显的肿胀感；症状逐渐加重，于次日出现眼部、外阴、肛门部位的糜烂、渗出，否认服药史；目前因症状加剧而就诊。

思考：

1. 如果需要明确诊断，还需进行哪些检查？
2. 以上疾病的发病机制是什么？
3. 治疗的原则是什么？

第一节　概　　述

变态反应(allergy)是指人体对具有抗原性的物质(多为外源性)产生的一种异常的免疫反应，表现为免疫应答的过度增强。这种异常增强的免疫应答，常常导致人体正常组织器官过度的炎症反应、功能紊乱或损伤，由此产生的疾病，称为变态反应性疾病。

变态反应和变态反应性疾病(allergic disease)，多用于描述临床医学现象和疾病，相关的免疫学基础是超敏反应。超敏反应根据其具体的机制，分为Ⅰ型、Ⅱ型、Ⅲ型和Ⅳ型四种不同的类型，其中Ⅰ型、Ⅱ型和Ⅲ型由不同类型的免疫球蛋白(immunoglobulin, Ig)和循环性免疫复合物(immune complex)介导，与体液免疫有关。Ⅰ型超敏反应可通过血清转移，因其反应出现较快而称为速发型超敏反应。Ⅳ型超敏反应由T细胞(包括Th1型、Th17型辅助性T细胞和细胞毒性T细胞)介导，与细胞免疫有关，可通过自身反应性T细胞被动转移，发生反应的速度相对缓慢，故称为迟发型超敏反应。各型超敏反应都存在首次接触抗原的致敏阶段和再次接触相同或相似抗原的致病阶段，其临床表现存在差异(表17-1)。

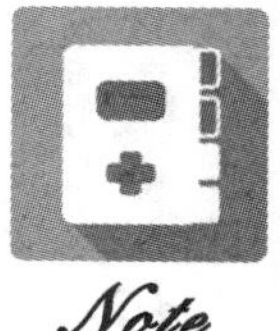

表 17-1　四型超敏反应的发病机制(Cooms 和 Gell 分类系统)

类型	介导细胞或分子	效应细胞或分子
Ⅰ型(速发型)	IgE	肥大细胞、嗜碱性粒细胞
Ⅱ型(细胞毒型)	IgG、IgM	巨噬细胞、中性粒细胞、NK 细胞
Ⅲ型(免疫复合物型)	IgG	补体复合物、肥大细胞、嗜碱性粒细胞、中性粒细胞
Ⅳ型(迟发型)	Th1、Th17、CTL	CTL、巨噬细胞及相关细胞因子(TNF-α、IFN-γ 等)

一、Ⅰ型超敏反应

Ⅰ型超敏反应又称过敏反应(anaphylaxis),也称为反应素型超敏反应,是最为常见的一种反应类型,介导Ⅰ型超敏反应的免疫物质是免疫球蛋白 IgE,IgE 的主要来源是浆细胞(即终末分化形态的 B 细胞)。在致敏阶段,抗原性物质经 T 细胞(主要是 Th2 型辅助性 T 细胞,与Ⅳ型超敏反应不同)提呈后,刺激 B 细胞分化形成浆细胞,并产生 IgE;浆细胞生成的 IgE 主要和血液中的肥大细胞和嗜碱性粒细胞结合,使其致敏;致敏阶段的机体具备了发生超敏反应的生物学基础,但在该阶段并无任何(或仅有轻微的)临床症状显现,即无变态反应性疾病的表现。当致敏的个体再次接触相同或相似的抗原时,即进入激发阶段,已经致敏的肥大细胞和嗜碱性粒细胞通过其表面的 IgE 与抗原相结合,激发致敏细胞释放生物活性介质(如组胺等),导致血管扩张、血管通透性增加、平滑肌收缩增强,由此造成组织内渗出液增加,形成临床可见的水肿表现,发生在呼吸道时,平滑肌收缩可造成支气管痉挛。在口腔黏膜病中,(部分)药物过敏性口炎、血管神经性水肿是较为典型的Ⅰ型超敏反应导致的变态反应性疾病。

虽然Ⅰ型超敏反应是一种典型的速发型免疫反应,但临床上可以具有较长时间的迟发相反应(late-phase reaction),因此临床上的变态反应性疾病的概念也包括这一阶段的临床表现。在迟发相反应中,主要表现为中性粒细胞、嗜酸性粒细胞、嗜碱性粒细胞和 Th2 细胞在局部组织的聚集浸润,其中 Th2 细胞产生的 IL-4 和 IL-5 与迟发相反应关系密切,可以促进肥大细胞和嗜碱性粒细胞的吞噬功能,并辅助 B 细胞建立免疫记忆。

能够引起Ⅰ型超敏反应的抗原也称为变应原,通常是一些常见的蛋白质(如花生、海鲜类食物等)或化学物质(药物、工业产品等),不论通过何种途径(呼吸、饮食、注射或皮肤接触)进入机体,均可诱发疾病。

二、Ⅱ型超敏反应

Ⅱ型超敏反应也称为细胞毒型或细胞溶解型超敏反应,诱发该型超敏反应的抗体主要是 IgG 和 IgM。不同于Ⅰ型超敏反应(游离的抗原与已经存在于致敏细胞表面的 IgE 相结合,造成致敏细胞释放生物活性介质),Ⅱ型超敏反应的机制是体液中游离的反应性 IgG 和 IgM 与被攻击的靶细胞表面或细胞外基质表达的抗原相结合,在补体或者吞噬细胞(巨噬细胞、中性粒细胞、NK 细胞)的参与下,靶细胞/细胞外基质发生溶解或被吞噬细胞吞噬代谢。在Ⅱ型超敏反应中,具有致病性的主要是反应性 IgG 和 IgM,这些抗体可以与正常表达的自身抗原(正常情况下无反应性)相互作用,也可与结合在细胞或细胞外基质表面的外源性抗原(如药物、细菌内毒素等)产生免疫应答。ABO 血型不相容性反应是典型的Ⅱ型超敏反应,口腔黏膜病中少见该类疾病,可见于使用血清制品的人群。

三、Ⅲ型超敏反应

Ⅲ型超敏反应也称为免疫复合物型超敏反应,诱发免疫应答的是沉积在组织器官局部的

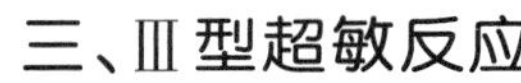

免疫复合物。这一类复合物的相对分子质量多在1000000左右，过大的复合物容易被肝脏、脾脏和骨髓中的巨噬细胞捕获并清除，过小的复合物存在于血液循环中而不容易沉积在局部，且可被肾小球过滤，只有大小合适的复合物才能在局部沉积，并诱发补体系统的活化。参与Ⅲ型超敏反应的抗体多为IgG或IgM，不同于Ⅱ型超敏反应（游离的反应性IgG和IgM直接结合在细胞或细胞外基质表面），Ⅲ型超敏反应中的IgG和IgM主要与游离的抗原物质相结合，形成适当大小的免疫复合物并沉积在组织局部，诱发补体参与的免疫应答反应。由于免疫复合物处于游离状态且不被吞噬和过滤，此类物质多沉积于毛细血管基底膜部位（如肾小球、肺泡和皮肤的终末血管）。

在Ⅲ型超敏反应中，免疫复合物沉积于终末血管的基底膜上，激活补体，刺激肥大细胞和嗜碱性粒细胞释放组胺、5-羟色胺及趋化因子，造成炎症反应；促使血管通透性增加，组织液渗出，使局部发生水肿、出血；使中性粒细胞趋化，释放溶酶体，导致组织损伤甚至坏死。免疫复合物的沉积可以是全身性的（如注射抗蛇毒血清），也可以是局限性的（如昆虫叮咬），普遍表现为血管性和血管周围性炎症。

四、Ⅳ型超敏反应

与其他三型超敏反应不同，Ⅳ型超敏反应的主要免疫应答介质是抗原特异性的T细胞，针对的抗原通常位于细胞内。在Ⅳ型超敏反应的发生过程中，需要经过抗原的识别和提呈，辅助性T细胞（包括Th1型和Th17型）的活化，再由辅助性T细胞诱导细胞毒性T细胞（CTL）活化，CTL通过受体与靶细胞的抗原相结合，并在相关细胞因子的帮助下，CTL发挥直接的杀伤靶细胞的作用。因此，其发生反应的时间要显著迟于其他三型，一般至少需要12 h。典型的Ⅳ型超敏反应可由结核菌素的皮内注射诱发，因此本型也称为结核菌素型超敏反应，皮肤或黏膜接触性变态反应性疾病的应答格局与Ⅳ型超敏反应高度相似。Ⅳ型超敏反应的发生过程也分为两个阶段——致敏阶段和发生阶段，类似于上述三型超敏反应，在致敏阶段，外来抗原通过抗原提呈细胞在次级淋巴组织（主要是淋巴结）中诱导具有抗原特异性的T细胞；当身体再次接触相同的抗原时，致敏的抗原特异性T细胞即发生有效的免疫应答，杀伤表达相应抗原的靶细胞。需要注意的是，虽然Ⅳ型超敏反应被称为迟发型超敏反应，但仅是指从接触抗原到产生临床症状的时间较其他三型更长，其临床症状从出现到发展、加重同样表现得较为迅速。

超敏反应是变态反应性疾病的病理生理基础，虽然各型超敏反应的具体发生机制各不相同，但其临床表现往往比较相似甚至相同。通常都具有快速发生发展、反复发作、特异性发作的特点，部分变态反应性疾病可自行缓解，如较为轻微的血管神经性水肿和接触过敏性口炎，但大部分疾病仍需要经过有效的临床干预，以快速减轻症状，防止发生严重的并发症。无论变态反应性疾病是哪种类型，对其进行临床干预的首要措施，都是隔绝抗原和抑制免疫应答。

第二节　药物过敏性口炎

药物过敏性口炎是口腔黏膜病中最常见的过敏性疾病，多为Ⅰ型超敏反应，也可为其他类型。当相关的药物通过口服、注射、吸入、敷贴、局部涂擦或含漱等途径接触或进入机体时，即可使超敏体质者发生快速而强烈的变态反应性表现。口腔内的临床症状通常是系统背景下的口腔表现，严重者可伴有较为明显的皮肤、外阴或眼部损害。

常见的诱发药物过敏性口炎的变应原主要是解热镇痛药（非甾体抗炎药）、抗菌药物（如磺

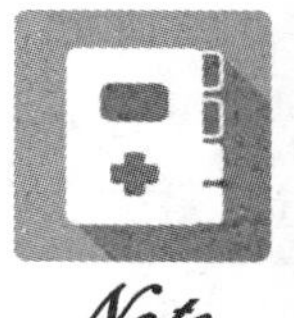

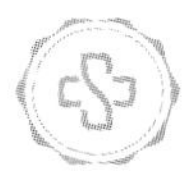

胺类)、人工牛黄等，一些成分复杂的中成药或复方草药，也具有潜在的诱发疾病的可能。需要注意的是，某些情况下，诱发超敏反应的不是药物本身，而是药物制剂中的辅料成分；此外，当一些药物分子存在相似的化学结构(如苯胺类结构)时，相互之间可能会存在交叉反应。

一、病因

主要的变应原是药物分子或相关物质。

二、临床表现

临床可见的药物过敏性口炎通常发病较为迅速，多为用药后数小时甚至数分钟内出现临床症状，疾病的致敏阶段早于当前疾病的发作时间。

症状较为轻微的药物过敏性口炎可单发于口腔黏膜而不累及其他组织器官，其原因可能是口腔内的环境复杂，且具有进食等机械性刺激。药物过敏性口炎患者在发病前期一般有诱使其使用相关药物的前驱性疾病，如发热、感染等，但显著的特点是临床症状出现于使用药物之后，而非使用药物之前。

口腔病变多见于组织较为疏松、血管较为丰富的部位，如唇部、颊部、舌腹前部、口底和软腭等部位，硬腭、附着龈、舌背等组织较为致密的部位损害也可存在，但较为少见或症状相对轻微。临床症状初起时，损害部位多出现黏膜烧灼、干燥、紧绷感，随后可快速出现红斑、水肿、水疱，水疱为大疱，可迅速破裂。破裂后组织局部形成糜烂为主的损害，偶可见残留的水疱壁，溃疡损害少见。损害的面积通常较大，外形多不规则，表面可覆盖有黄白色假膜，假膜也可消失，仅遗留充血糜烂面。累及唇部的损害多局限于唇黏膜和唇红部位，累及唇周皮肤的少见，因唇部少有唾液浸润，因此渗出物可形成血痂覆盖于唇红黏膜表面(图 17-1)。患者因疼痛和炎症，张口受限，口腔内的唾液和分泌物增加，伴有继发感染时可有口臭和膜性口炎的表现。

口腔之外的损害多累及生殖器、眼部、颜面部和肢端皮肤，可表现为成簇分布的红色丘疹或者小水疱。此外，部分患者接触小剂量的抗原时，可在原损害发生部位再次出现新的损害，因损害位置较为固定，因而也称为固定型药疹，多见于口周皮肤。

扫码看彩图

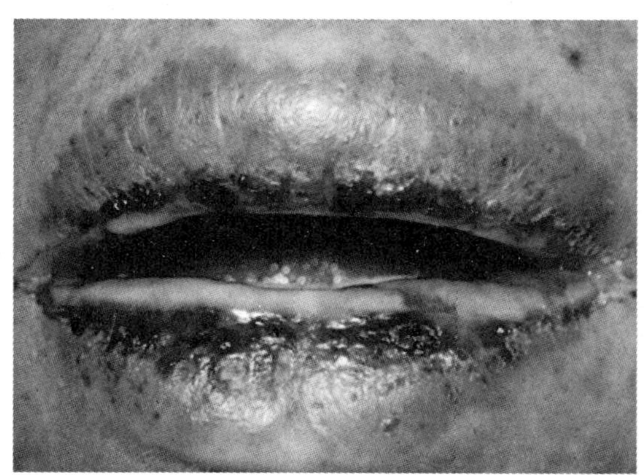

图 17-1　药物过敏性口炎唇部表现

三、病理表现

药物过敏性口炎的组织病理学表现为上皮细胞内或细胞间水肿，可见水疱形成，早期可见肥大细胞和嗜碱性粒细胞，有继发感染时吞噬细胞如中性粒细胞等可明显增加，固有层内的血管扩张明显。

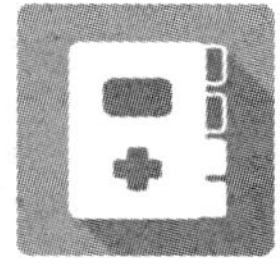

Note

四、诊断和鉴别诊断

（一）诊断

诊断要点在于先有临床用药史，后出现临床损害，且两者之间存在确切的因果关系。损害为急性发生的炎症表现，特点是红肿、丘斑和大疱，以及在此基础上出现的糜烂和渗出。可见皮肤损害。

（二）鉴别诊断

1. 病毒性龈口炎 起病急，具有明显的前驱期，有畏寒、高热等全身症状，口腔和皮肤损害表现为成簇分布的小水疱，可融合成片状，水疱破裂后形成糜烂面，外形不规则，多累及牙龈（包括附着龈）和硬腭，也可发生在口唇周围。损害多发生于发热缓解后，用药史与发疱史无明确的因果关系。

2. 寻常型天疱疮 起病缓慢，损害逐渐加重，时间多长达数月，无明显急性发病的表现。多累及两颊、软硬腭、舌缘、舌腹等易受摩擦部位，损害为松弛性水疱，且揭皮实验阳性（详见第十八章第一节），可无任何用药史。

五、治疗和预后

治疗的首要措施是寻找可疑的致敏原，并立即停止使用或接触，如存在可能具有交叉反应的药物，也应当立即停用；在后续的治疗过程中，也应当尽量优化治疗方案，减少不必要的药物使用，以避免发生交叉反应。

1. 全身治疗 当出现较为明显的临床症状时，多使用肾上腺皮质激素治疗，具体的使用剂量视病情的轻重程度而决定，轻症患者可按照泼尼松 0.5 mg/(kg·d)的剂量，口服或肌内注射给予治疗；重症患者可使用氢化可的松（因其可直接在体内产生生物学作用，无需前期代谢过程）100～200 mg，每日一次静脉滴入，配合维生素 C 注射液可快速有效地控制疾病的进展，促进病情的缓解；当症状明显改善后，可使用适量泼尼松口服代替静脉输液治疗。对于特别严重的患者，或者同时累及呼吸道的患者，应及时给予 0.25～0.5 mg 的肾上腺素肌内或皮下注射，以快速缓解平滑肌痉挛及气道狭窄的症状，避免因超敏反应而造成窒息。当存在明显的继发感染时，应谨慎使用抗生素类药物。

2. 局部治疗 以抗炎、止痛、防止继发感染、促进愈合为主要目标，对症处理为主要的治疗思路。可使用含有肾上腺皮质激素、抗生素（如全身治疗时未使用）和利多卡因的溶液含漱，但同时也需要注意因此而诱发念珠菌等条件致病菌继发感染的可能。皮肤损害有明显的渗出和结痂时，可使用具有抗炎和收敛作用的液体制剂（如炉甘石洗剂）湿敷，避免擦洗；当渗出有明显改善且无继发感染时，可使用含有肾上腺皮质激素的软膏局部涂抹。

需要注意的是，虽然病情进展快，但因迟发相反应的存在，疾病治疗和缓解的过程较为缓慢，通常需持续用药 2～4 周。

本病预后一般良好，少数患者可能存在轻微的组织器官功能障碍，但当再次接触变应原时，症状可重复发生，且有加重表现。由于本病的病因明确，且缺乏有效的脱敏治疗手段，因此应当强调预防重于治疗的概念。明确过敏原时，应向患者嘱咐清楚，避免再次接触类似过敏原。

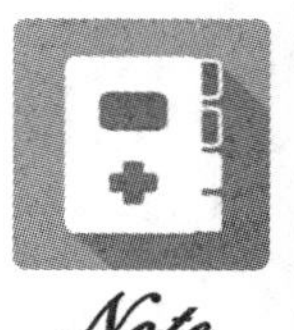

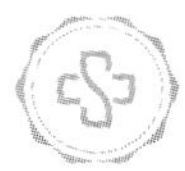

第三节　血管神经性水肿

血管神经性水肿(angioneurotic edema)也称为奎英克水肿(Quincke edema),是一种突然发作的局限性皮肤黏膜内组织液渗出的疾病,临床表现为局限性水肿。

一、病因

本病多认为属于Ⅰ型超敏反应,但也不能排除Ⅲ型超敏反应的可能。某些食物(如海鲜、虾、蟹、乳制品等)、药物或化学制剂(如磺胺类、化妆品等)、感染(细菌或真菌感染等)、物理刺激(抓痕、摩擦、血压波动等)、外界刺激因素(寒冷)甚至情绪因素均可能诱发本病。

目前认为,本病的主要发病基础在于各种原因造成的肥大细胞脱颗粒,释放组胺、5-羟色胺等炎症物质,促使血管通透性增加、毛细血管扩张,从而导致组织液从血管渗出进入结缔组织中,形成组织的水肿表现。此外,IgE介导的肥大细胞、嗜碱性粒细胞免疫应答(Ⅰ型超敏反应)也是本病的重要机制之一。某些高血压患者可在夜间平躺时出现口腔内的水肿表现,但尚不能明确其确切的诱发因素是药物还是血压因素,可能与使用血管紧张素转化酶抑制剂(angiotensin converting enzyme inhibitor)有关,血管紧张素转化酶抑制剂的使用,导致了体内的缓激肽不能被正常降解,诱发血管舒张而形成水肿。本病有一种特殊类型称为遗传性血管神经性水肿,被认为可能与缓激肽的异常代谢有关。补体系统也被认为参与了本病的发生和发展。

二、临床表现

本病多表现为急性的突发的口腔颌面部软组织肿胀,主要累及有疏松结缔组织且血管较为丰富的部位,如唇部(图17-2)、舌腹、颊部黏膜、眶下皮肤等,少数可累及软腭、咽部,严重者可导致窒息。肿胀部位大小不一,表现为较为均匀的水浸样的广泛性隆起;界限不清,与正常组织移行;患者自觉有明显的紧绷感和膨胀感,偶有瘙痒感,一般无痛,按压有一定的弹性;发生在舌部时,患者可有含橄榄音。一般无发热症状。

本病症状大多于数分钟内形成,持续数小时或1～2日可自行消退,不留痕迹,可复发。

扫码看彩图

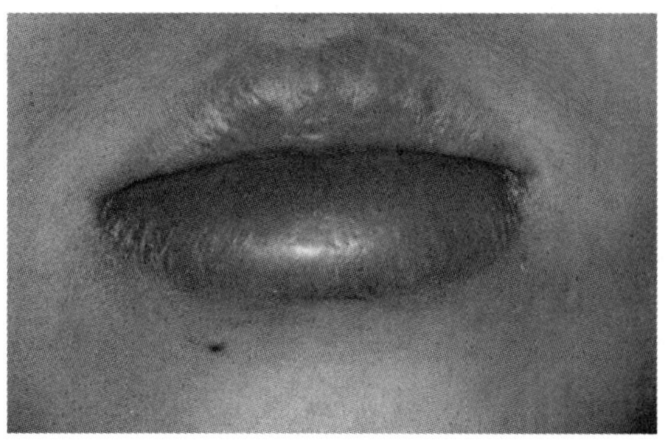

图17-2　血管神经性水肿唇部表现

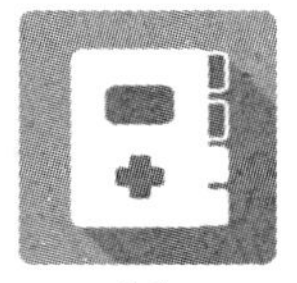
Note

三、病理表现

结缔组织内见小血管扩张，组织细胞水肿，可见少量炎症细胞渗出。

四、诊断与鉴别诊断

（一）诊断

诊断要点在于临床症状和可疑的变应原暴露史。

(1) 发病急骤，数分钟内形成明显的肿胀，可自行消退，且多有复发史。

(2) 见于组织疏松、血管丰富的部位，组织致密部位极为少见。

(3) 局限性水肿，损害部位水浸样表现明显。

(4) 有可疑药物、食物或其他风险因素的接触史。

（二）鉴别诊断

1. 颌面部蜂窝织炎 多为牙源性感染，特别是由根尖周炎诱发的感染，可有明确的病原牙且炎症症状明确；多有发热，发病部位红、肿、热、痛症状较为典型，严重者可有凹陷性水肿；病程发展一般在数天内逐步加重，不经治疗不会自行消退，或形成瘘管后肿胀缓解；抗生素治疗有效。

2. 药物过敏性口炎 起病急，多有其他原发病，有用药史；损害初起为大疱，大疱破裂后形成充血糜烂面，疼痛明显；不能自行消退。

五、治疗与预后

首要治疗措施在于评估患者的窒息风险，因窒息是本病最为严重的并发症，咽部、会厌、舌腹、口底的肿胀需尤为注意；明确并隔离变应原，防止复发。对于症状轻微者，可无须药物干预，或使用抗组胺药物如氯雷他定片等；对于症状严重且累及部位较为广泛者，可于皮下注射 0.1%肾上腺素 0.25～0.5 mL，需注意肾上腺素对心血管疾病患者的影响；也可使用氢化可的松针剂 100 mg 肌内注射或静脉输液治疗；对于疑似由血管紧张素转换酶抑制剂引起本病的患者，应建议更换其他类型药物替代。

除可能导致窒息外，本病的预后良好，可复发。

第四节　多形红斑

多形红斑(erythema multiforme)也称为多形渗出性红斑，是一种累及皮肤黏膜的急性渗出性变态反应性疾病。发病迅速，口腔黏膜损害与药物过敏性口炎类似，但损害多同时累及黏膜和皮肤，而不局限于口腔。

一、病因

本病的诱因多与药物、食物、异种蛋白质、酒精、生物制品（如疫苗）等有关，也可见于单纯疱疹感染或肺炎支原体感染，少数可见于体内有慢性病灶者或恶性肿瘤患者等，目前尚不能完全明确该病的致病变应原。

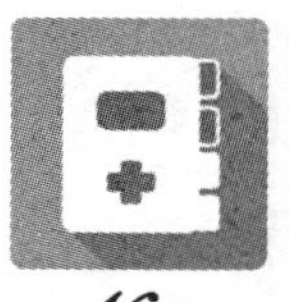

Note

二、临床表现

好发于20～40岁的中青年，女性略多见；春秋季发病多见；起病急，多有发热、乏力、头痛、咳嗽或咽喉肿痛等前驱期症状，病程多大于2周，有自限性，但未经治疗者症状恢复缓慢；疾病的轻重程度不一，累及范围不一。

1. 轻型(erythema multiforme minor)　一般多无全身症状，或仅有轻度的前驱症状。损害局限于皮肤和口腔黏膜，不累及其他部位的外胚层来源组织。口腔和皮肤损害可同时出现，也可先后或单独出现。口腔损害的分布特点和发病特点类似于药物过敏性口炎，甚至单纯发生于口腔黏膜的多形红斑仅从临床表现上不能与药物过敏性口炎相鉴别。口腔损害多见于唇部、颊部、舌腹、软腭等部位，可见广泛的红斑、充血和糜烂，少见水疱，损害边界不清，存在继发感染时可有黄白色或灰白色假膜。患者自觉症状明显，有较为明显的疼痛感，影响进食和说话，患者唾液增多，有时渗出物凝结于唇部而影响张口，可伴有头颈部淋巴结肿大，有压痛。

皮肤损害多为逐渐形成并扩大的、轻微高出皮肤表面的圆形或卵圆形暗红色斑块，多见于四肢的伸侧，头面部皮肤损害多见于眶下、耳后和头皮区域。皮肤损害形态多样，典型表现是红色斑块中具有颜色深浅不一的同心圆，称为靶形红斑或虹膜状红斑。红斑的中心可有因皮下渗出而形成的水疱，水疱破裂后可形成糜烂，边缘残留有疱壁上皮(图17-3)。皮肤可有瘙痒感，一般无明显疼痛。皮肤损害的尼氏征(详见第十八章第一节)多为阴性。

扫码看彩图

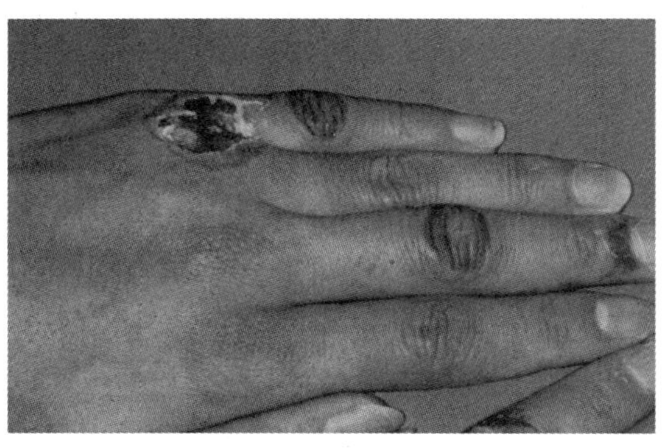

图 17-3　手背的靶形红斑

2. 重型(erythema multiforme major)　重型患者除了具有口腔黏膜和皮肤的损害外，还同时具有其他部位黏膜(鼻、结膜、眼睑、外阴、肛门)的损害，重型多形红斑的诊断多基于两个以上黏膜部位受累。患者的全身症状较为明显，多有持续的发热、肌肉和关节酸痛、无法进食。皮肤损害除了红斑外，可存在大疱、丘疹和结节等表现(图17-4)，尼氏征可为假阳性。

黏膜损害累及范围广泛，外露的黏膜部位均可出现损害，表现为广泛的糜烂和渗出，眼部损害严重时可遗留瘢痕，形成类似于瘢痕性类天疱疮的眼部表现(图17-5)。累及全身各体腔的重型多形红斑，曾被认为是一种称为多窍糜烂性外胚层综合征(或称斯-约综合征)的疾病，极重型曾被认为是中毒性表皮坏死松解症(toxic epidermal necrolysis)，但新近的观点认为斯-约综合征和中毒性表皮坏死松解症可能是另外的两种疾病，因其病因几乎都有药物暴露史，而与其他因素关系不大，且皮肤损害的表现也多见于躯干部，而非肢端，虹膜状红斑的表现也不甚明显，更多的是不规则的糜烂和渗出而易被误诊。

三、病理

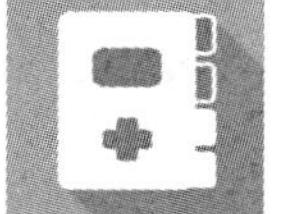

Note

组织病理学检查多取样于损害边缘的皮肤或黏膜，可见上皮内疱或上皮下疱，可见坏死和

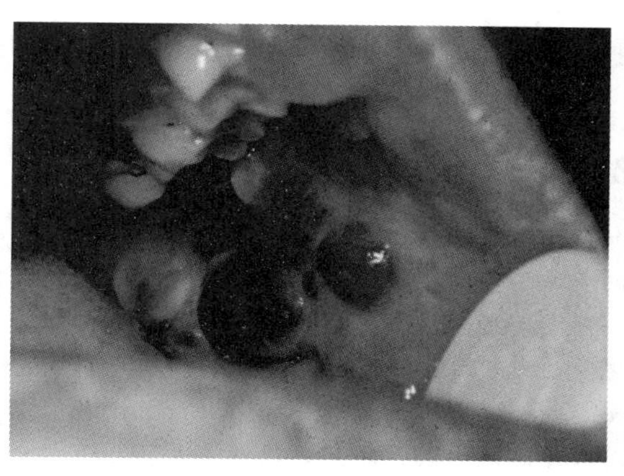

图 17-4 重型多形红斑口腔内的大疱性损害

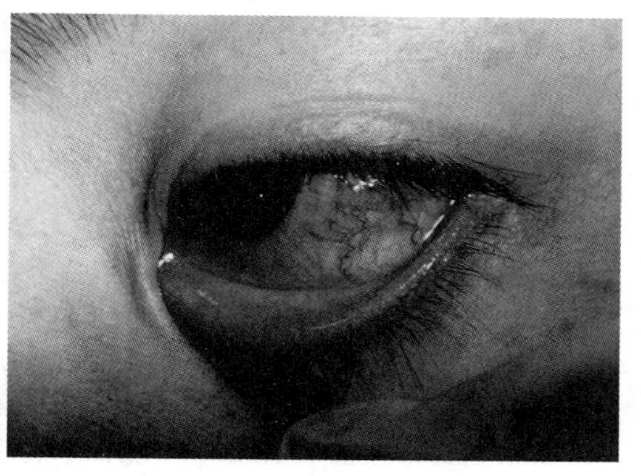

图 17-5 重型多形红斑眼睑-球结膜充血表现

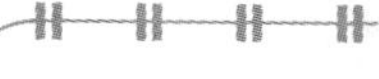

扫码看彩图

扫码看彩图

凋亡的基底层细胞，上皮下可见大量的炎症细胞浸润，早期以嗜酸性粒细胞居多，之后以中性粒细胞和淋巴细胞为主，可见血管扩张充血，局部出血，可见渗出的红细胞。

四、诊断和鉴别诊断

（一）诊断

（1）急性发病的炎症性疾病，春秋季多见，中青年多见，可有复发史。

（2）部分患者可找出明确的变应原，或危险因素暴露史。

（3）患者一般在前驱期有发热或肌肉酸痛等症状。

（4）口腔黏膜有广泛的红斑、充血、糜烂和渗出，假膜较为常见，伴有较为剧烈的疼痛，患者口水增多，多影响张口。

（5）皮肤损害见典型的虹膜状红斑时具有诊断意义。

（二）鉴别诊断

1. 寻常型天疱疮 寻常型天疱疮多慢性起病，病程缓慢而持久，无自限性。口腔内损害多见，甚至可仅发生于口腔而不累及皮肤。损害表现为皮肤的松弛性大疱，无同心圆状红斑表现，且外形不规则。尼氏征和揭皮实验阳性是其特征，病理可见棘细胞层松解和上皮内疱，免疫荧光检查可见上皮棘细胞之间的网状荧光带。

2. 疱疹性龈口炎 该病一般多见于青少年，起病较急，前驱期高热症状明显，但损害多局限于口腔黏膜和头面部皮肤，为成簇分布的小水疱，可融合成片，口腔内的疱壁上皮破裂后形成糜烂面。口腔黏膜的损害多见于牙龈和硬腭区域，口周皮肤可见较为典型的病毒性水疱。通常无明确的用药史。

五、治疗与预后

本病有自限性，病程持续 2～6 周。治疗时，首先应尽可能寻找可能的变应原或者危险因素，一些潜在的慢性疾病也需要加以重视。对于可能诱发疾病的口腔内感染性因素，也应当尽可能做相应的治疗和处理；针对口腔黏膜的药物治疗方案以止痛、抗炎、防止继发感染和促进愈合为主，治疗方案参考药物过敏性口炎。重型多形红斑的患者因无法进食，应当注意支持治疗。

预后多良好，部分反复累及眼部的患者可形成眼睑和结膜的瘢痕，少数甚至失明。本病可复发。

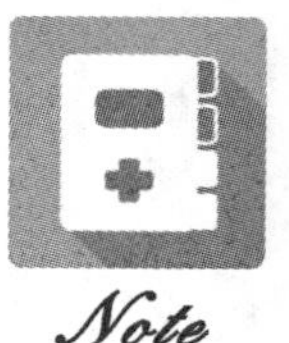

Note

知识链接

免疫与健康

免疫学(immunology)是研究免疫系统、免疫器官、免疫细胞和免疫分子及其作用机制的学科,是当今医学和生命科学领域的重要分支。免疫应答在正常情况下是可控的、可耐受的过程,在一些自身免疫病中,对自身免疫原的免疫应答强度远大于自身免疫调节的能力,因此会产生病理性的现象,如类风湿关节炎、糖尿病等均属于此类;另外一类疾病由免疫缺陷造成,如获得性免疫缺陷综合征(acquired immunodeficiency syndrome,AIDS,即艾滋病),目前认为恶性肿瘤的发生发展,也与肿瘤细胞逃避免疫监视的机制有关。由此可见,对于健康而言,应保持人体免疫功能平衡,过度的免疫应答和有缺陷的免疫应答,都是疾病发生发展的重要基础。

本章小结

变态反应性疾病	学习要点
概述	四型超敏反应的发病机制
药物过敏性口炎	最常见,多为Ⅰ型超敏反应,接触药物后出现口腔和皮肤损害,避免接触变应原,预后一般良好
血管神经性水肿	Ⅰ型超敏反应,急性的突发的口腔颌面部软组织肿胀,可自行消退,不留痕迹,可复发
多形红斑	好发于中青年女性,轻型损害局限于皮肤和口腔黏膜,皮肤损害典型表现为靶形红斑或虹膜状红斑,重型可同时具有其他部位黏膜(鼻、结膜、眼睑、外阴、肛门)的损害,有自限性,预后多良好

目标检测

在线答题

一、判断题

1. Ⅰ型超敏反应的效应细胞是巨噬细胞和嗜酸性粒细胞。 (　　)
2. Ⅱ型超敏反应主要由 IgG 和 IgM 介导。 (　　)
3. 若血管神经性水肿疑似由血管紧张素转换酶抑制剂造成,抗组胺药物治疗将无效。(　　)
4. 多形红斑好发于唇部、颊部、舌腹等部位,皮肤损害特点是靶形红斑。 (　　)

二、简答题

1. 多形红斑的特征性临床表现是什么?
2. 药物过敏性口炎的治疗原则是什么?

(尚　书　刘洪利)

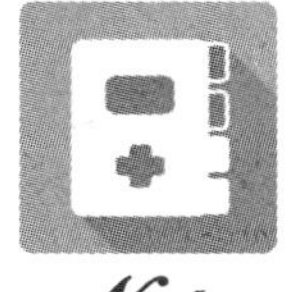
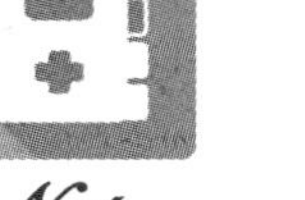

参考答案

第十八章　口腔黏膜大疱类疾病

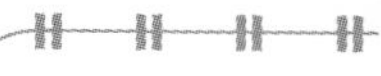

本章 PPT

学习目标

1. 掌握　天疱疮和类天疱疮的病因、临床表现和组织病理学特征。
2. 熟悉　肾上腺皮质激素治疗天疱疮的使用方法。
3. 了解　天疱疮治疗中的非激素治疗方法。

案例导入

患者，女，68 岁，口腔和皮肤持续性发疱伴口腔疼痛半年，近 1 个月来症状明显加重而就诊；曾服用头孢类抗生素，自觉无明显疗效，症状无缓解；有高血压、糖尿病病史多年，长期服用药物控制，目前病情稳定。查体见躯干、腋下、腹股沟、颈部、头部等皮肤有多发性水疱，大部分破裂，形成糜烂面，伴有感染表现，有恶臭；口腔内见广泛充血、糜烂、假膜，口腔卫生差，唾液增多而黏稠。

思考：

1. 为明确诊断，应进一步做哪些检查？
2. 需要考虑哪些鉴别诊断？
3. 应当告知的医嘱有哪些？

发生于口腔黏膜的大疱类疾病，除由机械性或物理性损伤（如摩擦伤或烫伤）引起之外，多与自身免疫因素有关，天疱疮（pemphigus）和类天疱疮（pemphigoid）类疾病是口腔黏膜病中较为典型的自身免疫病，此类疾病的发生发展与体液免疫和自身抗体的关系密切，多可累及皮肤或其他部位黏膜。根据自身抗体攻击的细胞的不同部位，可以区分天疱疮和类天疱疮。

第一节　天　疱　疮

天疱疮是一种严重的、慢性的自身免疫性皮肤黏膜炎症，好发于中老年人群，女性的发病率略高于男性。其临床特征是皮肤和黏膜上出现松弛性大疱，按其不同的临床表现，可以分为寻常型、增殖型、落叶型和红斑型四种，其中寻常型的口腔表现最为多见，有部分患者甚至仅有口腔黏膜表现而无其他部位损害；增殖型天疱疮偶可见于口腔黏膜部位，落叶型和红斑型仅见于皮肤，极少累及口腔黏膜。

一、病因

体液中存在循环的抗上皮棘细胞层的 IgG 类抗体，其结合的主要分子是桥粒芯蛋白，桥

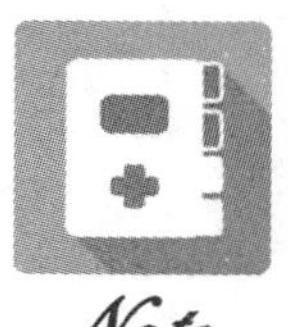

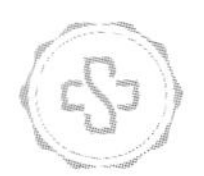

粒芯蛋白是棘细胞之间相互连接和黏合的重要分子，是维持上皮棘细胞层完整性的重要组成成分，当自身抗体结合桥粒芯蛋白时，可诱发免疫应答，破坏桥粒结构，即导致棘细胞之间的黏合性降低，甚至完全解离，从而形成临床可见的大疱性损害。

二、临床表现

口腔内最为常见的是寻常型天疱疮（pemphigus vulgaris），其口腔表现也最为典型，偶见增殖型天疱疮。起病缓慢，逐渐加重，病程多较为漫长，通常从发生症状到明确诊断多长达数月甚至数年。

1. 寻常型天疱疮 口腔表现：损害出现较早，多早于皮肤损害出现的时间；在发病早期，即将发病的部位多有干燥和刺痛感，随后逐渐出现相应部位的大小不等的小水疱，多含透明略偏黄色的水性液体内容物，松弛而缺乏弹性，相邻的水疱逐渐融合或水疱逐渐增大，即形成大疱；由于口腔的唾液浸润和咀嚼功能，完整的大疱在口腔内少见，多为水疱破裂后遗留的糜烂面，糜烂面周围可见残留的疱壁上皮，并向周围外观正常的部位退缩；使用镊子提起残留的疱壁上皮时，可将周围外观正常的黏膜上皮无痛性地撕去，遗留鲜红色的充血、糜烂面，此现象称为揭皮实验阳性（图 18-1）。当临床损害部位周围无明显疱壁上皮遗留时，也可使用钝头探针（如牙周探针或 CPI 探针）沿损害边缘轻轻平行探入，可见探针无痛性深入损害边缘上皮下方，上皮如浮于组织表面，此现象即为棘细胞层松解现象。揭皮实验阳性和棘细胞层松解现象是诊断天疱疮的重要临床依据。

口腔损害可累及口腔内任何部位，多见于上下唇、两颊、舌缘、牙龈、软腭等部位，与食物的机械摩擦有较为明显的关联。严重时，硬腭也可见糜烂充血。糜烂面多有少量出血表现，可见假膜和残留上皮形成的混合结构；糜烂损害累及范围较大时，患者的疼痛感较为明显，且严重影响正常进食和说话。充血、糜烂无明显自限性，不易愈合，因疾病多迁延，患者可有局部淋巴结肿大现象。

皮肤表现：损害多见于躯干及腋窝、腹股沟、头皮等易受摩擦部位，出现时间多晚于口腔损害。初起时，仅见 1～2 处松弛性水疱，逐渐扩大，或水疱周围出现红色、暗红色晕圈（图18-2）；水疱壁薄，易破裂，疱内液体呈淡黄色或透明状；水疱破裂后形成糜烂面，渗出液多继发感染而形成脓血痂，多伴有恶臭；轻轻挤压水疱时，疱内液体可向周围皮肤扩散。使用钝刀片轻轻刮取水疱基底部的组织，涂于载玻片后行吉姆萨染色（Giemsa staining）或苏木精-伊红染色，可见解体的上皮棘细胞，此类细胞的外形大而圆，染色略深，被称为天疱疮细胞或棘细胞层松解细胞。

扫码看彩图

扫码看彩图

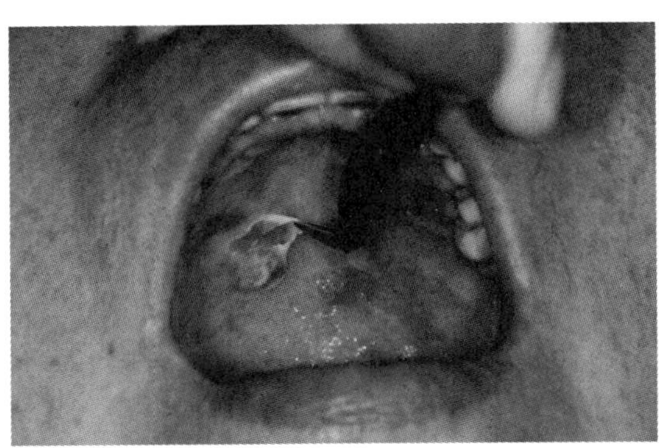
图 18-1　揭皮实验阳性

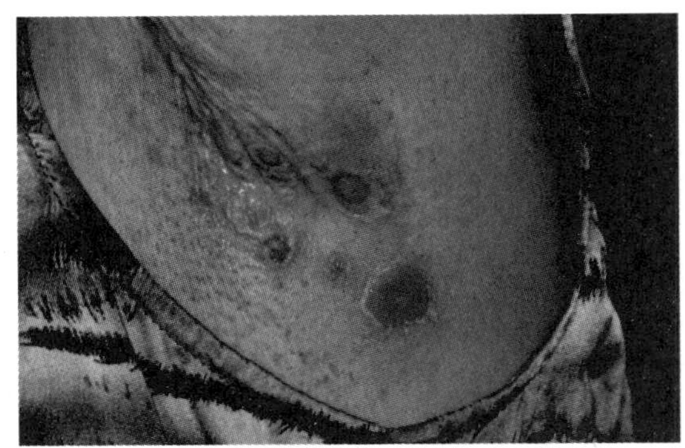
图 18-2　寻常型天疱疮皮肤损害

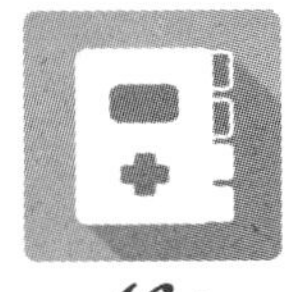
Note

在疾病的发作期，用手指轻推外观正常的皮肤或黏膜，往往可快速形成水疱；推赶挤压水疱时，能使其在一定范围内移动；而在口腔黏膜上，如用舌体摩擦局部黏膜，可使外观正常的黏膜脱落或撕除，此类现象称为尼科利斯基征（即尼氏征）阳性。其他部位：除口腔黏膜和皮肤外，鼻腔、外阴、肛门等部位均可出现类似于皮肤和口腔黏膜的损害。

因天疱疮迁移不愈，病程漫长，且损害广泛累及全身皮肤和黏膜，如无恰当治疗，疾病后期多有慢性消耗性表现。患者多因无法正常进食、慢性消耗和感染等原因，出现消瘦、乏力、反复低热等表现，因组织渗出液中多含有蛋白质和电解质成分，当无法恰当补充时，可出现低蛋白血症和电解质平衡紊乱等并发症，严重时可危及生命。

2. 增殖型天疱疮 增殖型天疱疮的口腔表现与寻常型天疱疮类似，但在损害的基底部可见显著的片状分布的乳头状增殖，多见于唇部、颊部、舌缘、舌腹等区域（图 18-3）。

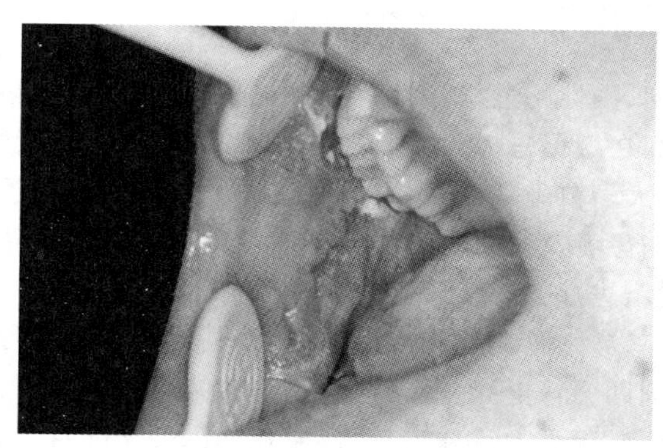

图 18-3 增殖型天疱疮口腔损害

扫码看彩图

皮肤损害的发生部位类似于寻常型天疱疮，仍为大疱，尼氏征和揭皮实验阳性；腋下、外阴、肛门部位的疱底可见清楚的乳头状增殖。

三、病理表现

基于自身抗体结合的部位，天疱疮损害的病理学特征是上皮棘细胞层松解，并因此形成上皮内疱（或裂隙样结构）。上皮内疱中可见单个或成团脱落的棘细胞。直接免疫荧光检查具有高度的特征性，使用特异性荧光抗体染色组织切片，可见上皮棘细胞膜上出现荧光，呈现特征性的上皮棘细胞层网状荧光带。间接免疫荧光检查用于检测外周血中的自身抗体滴度，具有诊断价值，也可指导疾病的治疗和预后判断。

四、诊断和鉴别诊断

（一）诊断

天疱疮的诊断依赖于临床特征、组织病理学检查和免疫学检查。

早期轻微的口腔损害多缺乏特征性，仅见局部的充血糜烂面；在疾病发作期，损害累及范围广泛且严重时，可行揭皮实验或用探针探查棘细胞层松解现象，但需注意避免造成进一步的医源性伤害。尼氏征阳性多出现在疾病较为严重的阶段，若为阴性也不能完全排除天疱疮的可能性。

组织病理学检查一般多切取损害周围外观正常的部位，用口镜轻轻按揉见小疱后即可切取。手术时应确保手术刀片锋利，以避免表层组织与基底部组织脱离。镜下见基底层之上的上皮内疱和天疱疮细胞时，具有诊断意义。

在组织切片的基础上行直接免疫荧光检查是确诊天疱疮的方法，上皮棘细胞层的网状荧光带是诊断天疱疮的直接证据；如无法采集组织切片时，抽取外周血行间接免疫荧光检查也具有参考价值，但需注意疾病早期或稳定期可能出现假阴性结果。

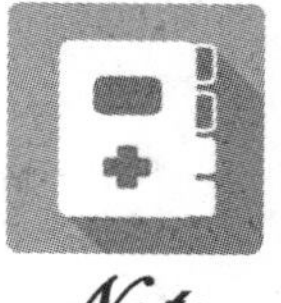

Note

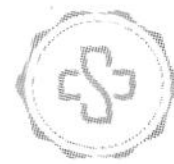

（二）鉴别诊断

1. 多形红斑 多形红斑属于变态反应性疾病，起病较快，一般数天内即可发展到峰值状态，有一定的自限性，往往有复发史；多形红斑的皮肤损害特征为虹膜状红斑或靶形红斑，口腔损害以糜烂为主，揭皮实验和尼氏征多为阴性；病理学检查可见上皮内疱，但没有解离的棘细胞（天疱疮细胞），直接免疫荧光检查无棘细胞层的网状免疫荧光表现。

2. 良性黏膜类天疱疮 特征性的表现是上皮下疱和基底层的免疫荧光带，尼氏征多为阴性，皮肤水疱表现为张力性水疱，而非松弛性水疱。

五、治疗和预后

天疱疮的治疗是长期、慢性的过程，因患者多为中老年人，其自身的基础疾病对治疗方案的影响也颇为复杂，因此，在遵循总体治疗原则的基础上，应采用因患者而异的个性化治疗方案。需要注意的是，对于大多数患者而言，因治疗过程漫长，可能会出现不遵从医嘱的表现，因此在确诊的早期即明确向患者及其家属告知整体治疗的基本方案和需要遵从的注意事项，有利于提高患者的依从性，增进疗效。

1. 全身用药 天疱疮是一种典型的自身免疫病，其治疗的重要原则是免疫抑制，最常用的也是首选的免疫抑制剂即为肾上腺皮质激素类药物。根据疾病治疗的反应，使用肾上腺皮质激素治疗天疱疮的整体过程可大致分为起始、控制、减量、维持四个阶段。以泼尼松片为例，起始用量视病情轻重，剂量范围多为 0.5～1.0 mg/(kg·d)，某些严重的患者可达 100 mg/d。起始阶段的用药特点是足量、快速，即使用剂量应该能足够控制病情，使之不再出现新发损害，原有损害能够出现明显的愈合倾向；如某一起始剂量在使用 1～2 周，不能达到有效的治疗效果时，在患者可以耐受的前提下，应当增加 50%的药量。当起始阶段用药疗效良好，达到无新发损害、原有损害开始愈合时，即进入控制阶段。控制阶段药物的使用剂量不可盲目调整，如疗效确切，则应按照原有剂量治疗至原有损害愈合 80%以上，方可认为达到该阶段目标。控制阶段如症状无明显反弹，且损害接近完全愈合时，方可进入减量阶段。减量阶段的特点是缓慢、不可急躁，一般每 1～2 周按照原有剂量递减 10%的方案进行，当每天泼尼松片的使用剂量小于 30 mg 时，更应当缓慢而谨慎。减量期间应当嘱咐患者按时复查，不可擅自停药。减量至后期，如患者出现低于某一特定剂量时症状有轻微复发表现，即认为该剂量为维持剂量，治疗也因此进入维持阶段。多数患者的维持剂量在 5～15 mg/d，具体的使用剂量因人而异。

肾上腺皮质激素的长期大剂量使用需密切注意其不良反应，常见的不良反应包括消化性溃疡、水肿、高血压、高血糖、骨质疏松、机会性感染和失眠等。预防不良反应的发生也是治疗方案中的重要方面，辅助性药物如抗胃酸药物（铝碳酸镁咀嚼片等）、利尿剂、钙片、抗生素均应根据患者的具体需要给予。定期检查血压、血糖、肝肾功能、大便潜血、电解质等，有重要的意义。长期使用肾上腺皮质激素时还需要注意一个方面，即需要尽可能遵从人体正常分泌激素的昼夜节律，一般多建议在早晨 7—8 点时间段的自然峰值服药（饭后，禁忌空腹使用肾上腺皮质激素），使药物对下丘脑-垂体-肾上腺素轴的抑制作用尽量减轻。

除肾上腺皮质激素外，其他免疫抑制剂或细胞毒类药物如环磷酰胺、硫唑嘌呤、氨甲蝶呤、环孢菌素等，可与肾上腺皮质激素的联合用药，以达到减少激素用量、降低激素不良反应的目的。在一些病情严重、血清抗体滴度高且激素治疗效果不佳或不宜使用的患者，可考虑采用血浆置换疗法。

2. 局部用药 局部用药是全身用药的辅助，用以减轻患者的疼痛症状，促进局部糜烂面愈合，防止继发感染。口内糜烂广泛而疼痛剧烈者，可使用 1%～2%的利多卡因溶液或凝胶局部涂抹，以达到止痛的效果；1%～2%的碳酸氢钠溶液有助于减少口腔念珠菌的继发感染；

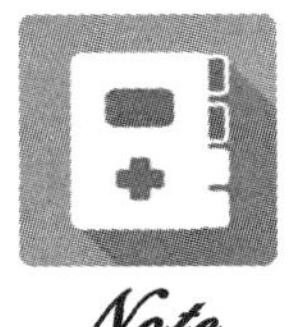

Note

细胞生长因子类药物，有助于促进糜烂面上皮的愈合。

需要注意的是，有一种特殊类型的天疱疮，称为副肿瘤性天疱疮，其口腔和皮肤表现与寻常型天疱疮可无明显区别，但其发病是由其他部位肿瘤（如 Castleman 瘤）产生的抗体攻击了自身的桥粒芯蛋白而导致的，此类患者对常规治疗的反应较差，病情反复不定，需加以警惕。

第二节　良性黏膜类天疱疮

良性黏膜类天疱疮（benign mucosal membrane pemphigoid）又称瘢痕性类天疱疮（cicatricial pemphigoid），是累及口腔的类天疱疮中较为常见的一种类型，也是典型的自身免疫病在口腔的表现。类天疱疮这一概念，提示本疾病与天疱疮具有一些相似的特点。

一、病因

本病的主要病因是抗基底膜抗体在上皮基底膜区域导致的免疫应答和炎症，抗基底膜抗体所结合的成分并不是单一的某种分子，而是具有较大的异质性，即基底膜来源的多种类型的分子或成分可以是自身抗体攻击的对象，目前多认为基底膜半桥粒是主要的结合分子。

二、临床表现

本病主要累及老年人群，发病年龄多在 50～60 岁，男女比例约为 1∶2。大部分患者存在口腔损害，同时也可累及眼结膜、鼻部、咽喉部、外阴黏膜及皮肤。

口腔损害多见于牙龈、软腭、咽腭弓等摩擦较多的部位，多见张力性水疱，多认为其是由疱壁上皮包含完整的上皮全层而造成的（图 18-4）。与天疱疮不同的是，类天疱疮患者的口腔损害多可见完整水疱，在软腭部位尤为明显，外形类似黏液囊肿，内容物为较为清亮的液体，也可见血液。水疱破裂后形成充血糜烂面，揭皮实验和尼氏征多为阴性。牙龈部位的糜烂可形成剥脱性龈炎的表现，发生在口角部位的损害因存在反复发作和愈合，因此容易出现瘢痕性修复，可能形成小口畸形。

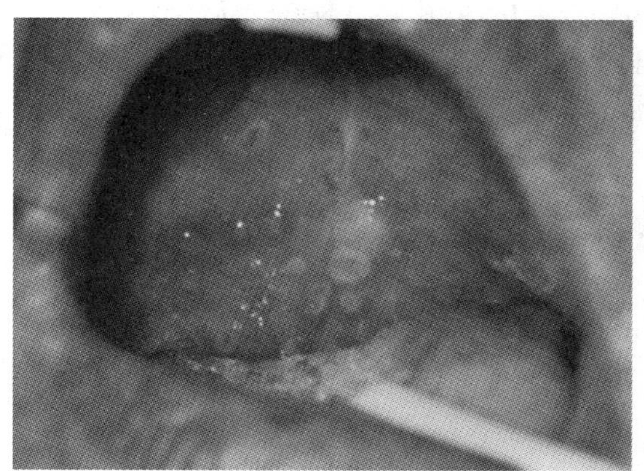

图 18-4　良性黏膜类天疱疮

扫码看彩图

除口腔表现外，眼结膜部位也多被累及，早期可见结膜下的纤维化表现。因反复的糜烂和愈合，球结膜和睑结膜可粘连而形成瘢痕，并可进一步形成眼睑内翻、倒睫甚至导致角膜损伤，严重的角膜损伤可导致视力下降甚至失明。瘢痕性类天疱疮即因结膜和口角的瘢痕性表现而得名。

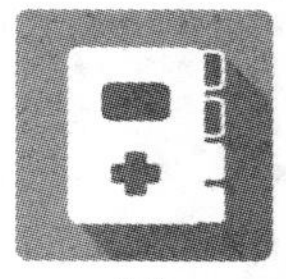

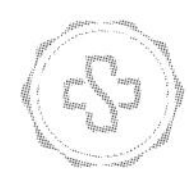

皮肤损害见于面部、头皮、躯干、腋下和四肢屈侧，初起时多为红斑，随后逐渐形成张力性水疱，尼氏征阴性。水疱壁较厚，破裂后形成相对局限的糜烂和痂皮。

三、病理表现

采集组织病理切片的要点与天疱疮类似，镜下可见完整的上皮下基底膜下方的裂隙或水疱，故而称为上皮下疱，无棘细胞层松解现象。固有层内可见淋巴细胞、浆细胞、嗜酸性粒细胞等炎症细胞浸润，局部小血管扩张。

直接免疫荧光检查见基底膜区域的带状荧光是本病的特征。

四、诊断和鉴别诊断

（一）诊断

口腔黏膜和皮肤上的张力性水疱、牙龈部位的剥脱性表现、口角与眼睑部位的瘢痕粘连是本病的主要临床特点。尼氏征多为阴性。组织病理学特征为上皮下疱，直接免疫荧光检查显示的基底膜带状荧光是本病的特征。

（二）鉴别诊断

1. 寻常型天疱疮 口腔黏膜有广泛的充血糜烂面，偶见水疱和残留疱壁上皮；皮肤可见松弛性水疱，尼氏征和揭皮实验阳性；组织病理学表现为上皮内疱，可见松解的棘细胞，直接免疫荧光检查可见棘细胞层的网状荧光带。

2. 多形红斑 急性起病，主要特点是皮肤的渗出性虹膜状红斑和黏膜的广泛糜烂，尼氏征阴性。

3. 糜烂型扁平苔藓 累及牙龈部位的糜烂型扁平苔藓有时易与类天疱疮混淆，扁平苔藓多可见白色条纹，糜烂发生于白色条纹覆盖区域，皮肤损害可见蜡样光泽的红斑，但无水疱形成。直接免疫荧光检查无基底层网状荧光带。

五、治疗和预后

全身治疗适用于病情较为严重的患者，尤其是多部位皮肤黏膜受累的患者，多使用肾上腺皮质激素与细胞毒类药物联合治疗，但其使用剂量较寻常型天疱疮小。

对于仅累及口腔或累及多部位但损害较为轻微的患者，多以局部治疗为主。口腔内损害的局部治疗可参考天疱疮；含有肾上腺皮质激素的滴眼液可有效减轻结膜炎症，防止纤维性粘连。

本病预后一般较好，因瘢痕挛缩造成的局部组织功能障碍是常见的并发症，严重者可失明。

知识链接

复杂疑难的口腔糜烂

口腔内的糜烂是口腔黏膜病中极为常见的一种基本损害，但其潜在的病因和病种极为复杂，是学习和临床工作中的难点之一。

糜烂损害可见于病毒感染性疾病如带状疱疹、单纯疱疹；变态反应性疾病如药物过敏性口炎、多形红斑；大疱类疾病如天疱疮、类天疱疮；斑纹类疾病如口腔扁平苔藓、盘状红斑狼疮等。此外，一些系统性疾病如慢性移植物抗宿主反应、副肿瘤性天

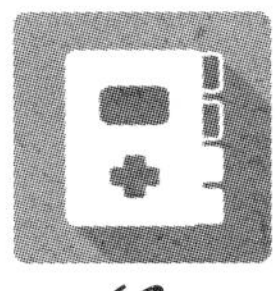
Note

疱疮，使用某些药物如细胞毒类化疗药物和 PD1 抑制剂之类的免疫制剂等，也可诱发口腔糜烂损害。对于糜烂损害的诊断和鉴别诊断，需要对疾病的病史、损害特点、组织病理学表现、免疫学表现以及合并用药史综合进行判断。

本章小结

大疱类疾病	学习要点
天疱疮	较为典型的累及口腔黏膜的自身免疫病，临床表现为松弛性大疱，揭皮实验和尼氏征皆为阳性，肾上腺皮质激素和免疫抑制剂是治疗大疱类疾病的主要全身用药，口腔的局部用药以止痛、抗炎、促进愈合和防止继发感染为主要目的
良性黏膜类天疱疮	良性黏膜类天疱疮的发病机制是体内存在抗基底膜成分（如半桥粒）的自身抗体，由此损伤了基底膜与深部结缔组织之间的连接，形成上皮下疱或裂隙，直接免疫荧光检查可见基底膜区域的带状荧光；临床表现为张力性大疱，揭皮实验和尼氏征多为阴性

目标检测

在线答题

一、判断题

1. 类天疱疮的治疗不需要使用肾上腺皮质激素。（　　）
2. 天疱疮的首选治疗药物是肾上腺皮质激素。（　　）
3. 对于寻常型天疱疮的治疗，除肾上腺皮质激素外，细胞毒类药物也可以起到免疫抑制作用。（　　）

二、简答题

1. 如何使用肾上腺皮质激素治疗寻常型天疱疮？
2. 如何鉴别天疱疮和类天疱疮？

（尚　书）

参考答案

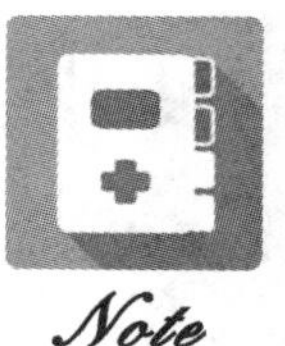

第十九章　唇舌疾病

学习目标

本章 PPT

1. 掌握　各类唇部疾病和舌部疾病的临床表现、诊断要点及治疗原则。
2. 熟悉　各类唇舌疾病的病因、鉴别诊断及治疗原则。
3. 了解　各类唇舌疾病的预防措施。

案例导入

患者，女，35岁，每到寒冷、干燥季节，上、下唇红部出现干裂、脱屑，以下唇为重，全唇红可见白色脱屑、脱皮，可将屑皮无痛撕下，暴露出的下方皮肤看似正常，邻近皮肤及颊黏膜未累及，局部干胀发痒，有灼痛感，病情持续数年不愈。曾用中草药膏治疗，有两三年没有发病，之后几乎每年冬天都会复发。

思考：

1. 考虑是什么疾病？
2. 病因有哪些？
3. 怎么治疗和预防？

第一节　唇部疾病

唇炎是一种发生于唇部，以口唇干燥、皲裂、脱屑为主要临床表现的黏膜病的总称。唇的表面有皮肤和黏膜覆盖，其内侧黏膜与颊黏膜相连，而外侧则由口周皮肤覆盖，唇红位于皮肤与黏膜的移行部位。据调查，唇炎是唇部疾病中发病率最高的疾病。目前对唇炎的分类尚未统一。根据病程长短，唇炎可分为急性和慢性唇炎；根据临床症状和特征可分为糜烂性唇炎、湿疹性唇炎和脱屑性唇炎；根据病因病理可分为慢性非特异性唇炎、腺性唇炎、肉芽肿性唇炎、良性淋巴组织增生性唇炎和光化性唇炎、口角炎等。

一、慢性非特异性唇炎

慢性非特异性唇炎又称为慢性唇炎，因不能归入各种有特殊病理变化或病因的唇炎而得名。病程迁延不愈，反复发作。

【病因】　病因不明。一般无全身疾病。可能与某些理化因素长期持续刺激有关，如寒冷、干燥季节；喜好烫食、嗜好烟酒；有舔唇、咬唇等不良习惯。与精神因素有关。

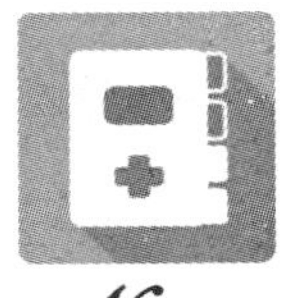
Note

【病理】 非特异性唇炎表现，黏膜上皮角化不全或过角化，有剥脱性缺损，上皮内细胞排列正常或有水肿，固有层有淋巴细胞、浆细胞等浸润，血管扩张充血。

【临床表现】 可分为以脱屑为主的慢性脱屑性唇炎和以糜烂、渗出为主的慢性糜烂性唇炎。

1. 慢性脱屑性唇炎 好发于30岁以前的女性，上、下唇红部是较常累及的部位，以下唇为重。唇红部可见黄白色或深褐色脱屑、脱皮或细鳞屑，轻者为单层散在脱屑，重者可见叠瓦状密集的鳞屑。可轻易将屑皮无痛地撕下，暴露出下方看似正常的组织。邻近的皮肤及颊黏膜基本正常。继发感染时出现轻度水肿充血，局部干胀、发痒、刺痛或有烧灼感，持续数月至数年不愈(图19-1)。

2. 慢性糜烂性唇炎 唇红部糜烂剥脱，有炎性液体渗出，形成黄色薄痂，有出血时凝结为血痂，或继发感染后有脓性分泌物渗出，结为脓痂。痂皮脱落后形成出血性创面，继之又结痂，反复发生，使唇红部肿胀或轻度慢性增生，颌下淋巴结肿大。患者常不自觉咬唇、舔舌或用手撕拽屑皮，导致病损区皲裂而产生明显疼痛。可暂时愈合，但经常复发(图19-2)。

扫码看彩图

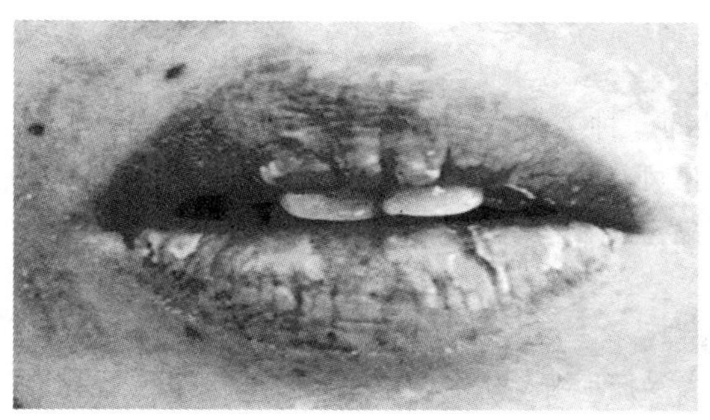
图19-1 慢性脱屑性唇炎

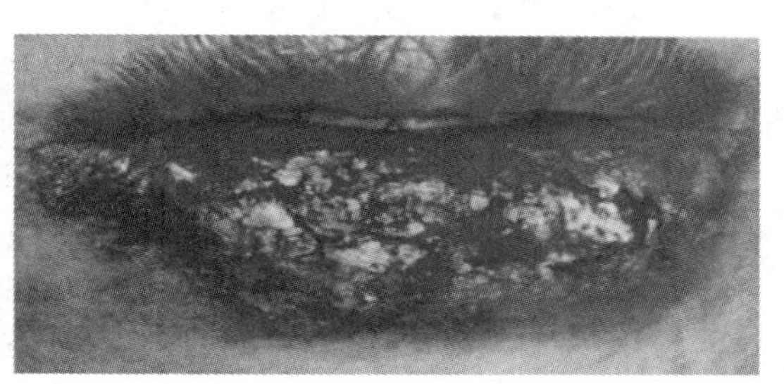
图19-2 慢性糜烂性唇炎

扫码看彩图

【诊断】 根据病程长、有反复发作史，时好时坏、寒冷干燥季节好发、唇红干燥脱屑、痛胀痒和(或)渗出结痂等特点，不难做出诊断。

【鉴别诊断】 慢性脱屑性唇炎应与干燥综合征、糖尿病引起的唇炎、慢性光化性唇炎、念珠菌感染性唇炎相鉴别。

1. 干燥综合征 患者可出现唇红表面干燥、裂隙、皲裂及不同程度脱屑，唇红部呈暗红色，常合并出现口干、眼干、结缔组织病等典型症状。

2. 糖尿病引起的唇炎 部分糖尿病患者可出现口干症状，唇红部出现干燥及皲裂，有时可脱屑，但有血糖升高和"三多一少"等糖尿病典型症状。

3. 慢性光化性唇炎 好发于日照强烈的夏季，与暴晒程度有关，脱屑呈秕糠状，痒感不明显。

4. 念珠菌感染性唇炎 有时不出现假膜、红斑、糜烂等特征性表现，而仅有唇部干燥脱屑，但常伴有念珠菌性口炎和口角炎，实验室检查发现白色念珠菌有助于确诊。

慢性糜烂性唇炎应与盘状红斑狼疮、扁平苔藓、多形红斑等鉴别，后者属全身疾病的局部表征，除唇红损害外同时有相应口腔内及皮肤的特征性损害表现。

【治疗】 避免刺激因素，改掉咬唇、舔唇、撕痂皮等不良习惯，注意清洗唇红部，戒除烟酒，忌食辛辣食物，减少风吹、寒冷等刺激。

(1) 以干燥脱屑为主要表现时涂抗生素软膏如金霉素软膏，或涂激素类软膏如氢化可的松软膏，亦可用维生素A、维生素B_2及鱼肝油类软膏，可以改善上皮代谢，减少鳞屑和干裂症状。

(2) 以渗出、糜烂为主要表现时，应先湿敷，待痂皮脱落、渗出消除、皲裂基本愈合，才能涂

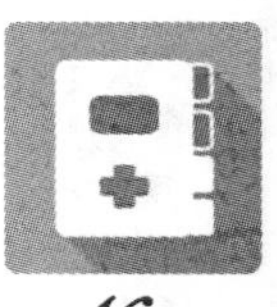
Note

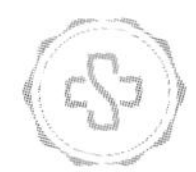

软膏类药物。湿敷可用3%硼酸溶液、5%生理盐水等，每次湿敷15～20 min。另外，局部注射曲安奈德、泼尼松龙混悬液有助于促进愈合，减少渗出。每周注射一次，每次0.5 mL。维生素A每片2.5万U，每日口服1片，以改善上皮代谢，减少鳞屑产生。

(3) 病症较轻者，可用医用甘油或金霉素甘油局部涂布。

二、腺性唇炎

腺性唇炎是以唇腺增生、肥大，下唇肿胀为主要特征的疾病，上唇发病和上、下唇同时发病的较少见。病损主要累及唇口缘及唇部内侧的唇腺，是唇炎中较少见的一种。

【病因】 其病因尚不能明确，可能与常染色体显性遗传有关，后天因素可能包括牙源性病灶、吸烟、口腔卫生不良、紫外线、致敏的化妆品、含漱剂或情绪波动等。有报道吹奏乐器者多见。

【病理】 病理变化表现各异，单纯性腺性唇炎镜下见腺体明显增生、导管扩张，呈低度炎症性变化；化脓性腺性唇炎镜下可见非特异性炎症表现，有明显的局限性炎症细胞浸润，且有部分纤维化。

【临床表现】 好发于成年男性，一般分为两型。

1. 单纯性腺性唇炎 这是腺性唇炎中最常见的一种类型。表现为唇部浸润肥厚，肿胀明显，可扪及大小不等的结节，为肿大的唇腺。唇黏膜可见针头大小的颗粒状突起，中央凹陷，中心为扩张的小唾液腺导管口，挤压时可溢出透明黏液，在唇红部则因干燥而黏结成浅白色薄痂。重症者整个下唇肿胀，而形成巨唇(图19-3)。

2. 化脓性腺性唇炎 分为浅表型和深在型两种。

1) 浅表型 由单纯性腺性唇炎继发感染所致，疼痛明显，有浅表溃疡和结痂，挤压后有脓性分泌物排出，去痂后露出红色潮湿基底部。

2) 深在型 深部黏液腺炎，在单纯性腺性唇炎和浅表型化脓性腺性唇炎基础上反复发生肿胀而致深部感染化脓，并形成瘘管。唇红表面糜烂、结痂，有瘢痕形成。呈慢性病程，可发生癌变，逐渐形成巨唇(图19-4)。

扫码看彩图

扫码看彩图

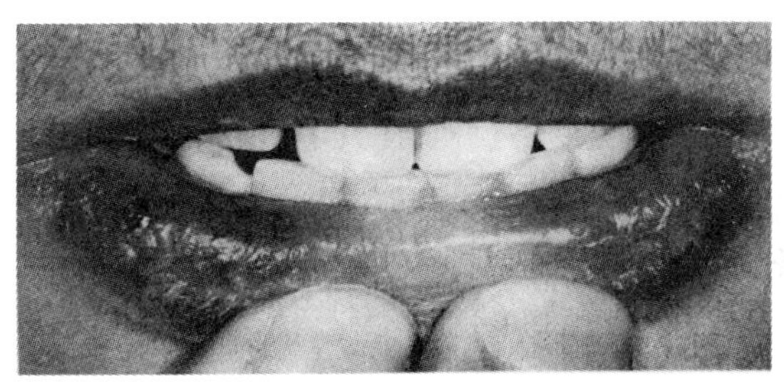

图19-3 单纯性腺性唇炎

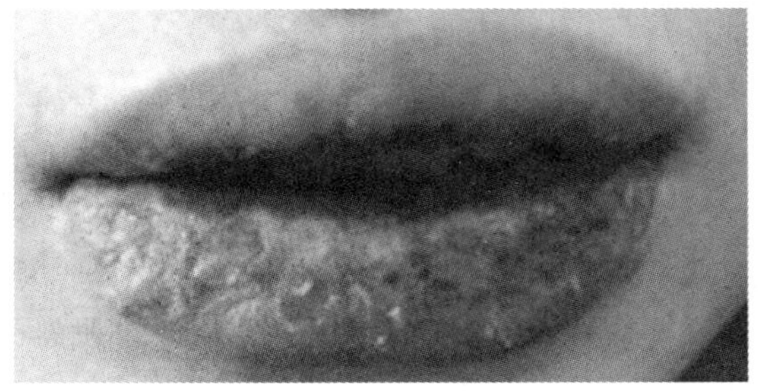

图19-4 化脓性腺性唇炎

【诊断要点】

(1) 唇肿大，以下唇多见，肿胀明显。

(2) 唇内侧黏膜可见针头大小，呈紫红色、中央凹陷的导管开口，有黏液性或脓性分泌物溢出，扪诊有粟粒样结节。

(3) 化脓性唇炎可见唇部慢性肥厚肿大，可见瘘管、瘢痕。必要时做活检以排除癌变。

【鉴别诊断】

1. 唇部肿胀 有颗粒状结节者应与肉芽肿性唇炎相鉴别。

2. 肉芽肿性唇炎 发病多位于上唇，易形成巨唇，且不易消退。唇明显肿大外翻，表面有皲裂及渗出，呈瓦楞状，挤压无黏液流出。

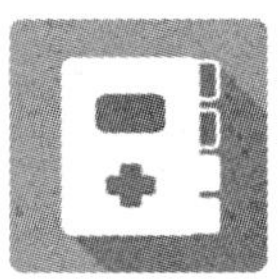

Note

【治疗】

(1) 去除局部刺激因素,如避免接触致敏原、保持口腔清洁、戒烟、改善情绪。

(2) 局部注射泼尼松龙混悬液、曲安奈德注射液等皮质激素制剂,效果较好。

(3) 口服可用10%碘化钾溶液,每次10 mL,每日2次。

(4) 放射治疗可用放射性核素^{32}P贴敷。

(5) 化脓性腺性唇炎可用抗生素控制感染,如青霉素、头孢菌素;感染控制后局部用金霉素甘油、氟轻松软膏等涂布。

(6) 对唇肿外翻、疑有癌变者,尽早活检明确诊断。

(7) 中药治疗。单纯性腺性唇炎相当于中医的"唇生核",化脓性腺性唇炎相当于中医的"唇生疔"。由脾虚湿盛、气滞血瘀、脾胃蕴热所致。方用活血逐瘀汤合五味消毒饮、健脾除湿汤加减等。

三、肉芽肿性唇炎

肉芽肿性唇炎(granulomatosa cheilitis)又称米舍尔肉芽肿性唇炎,俗称"巨唇"或"猪嘴",属于一种迟发型变态反应,以唇肥厚肿胀为特征。上、下唇可同时患病,以上唇多见。目前被认为是梅-罗综合征的单症状型。

【病因】 病因不明,可能与牙源性病灶、变态反应有关,也可能与分歧杆菌、链球菌、单纯疱疹病毒等微生物感染有关,与过敏反应、自主神经系统的调节、遗传因素也有一定关系。女性患者可能与月经周期有关。

【病理】 主要特征为结缔组织内非干酪性上皮样肉芽肿形成,尤其是血管周围,可有弥漫性或灶性炎症细胞浸润,以上皮样细胞、淋巴细胞和浆细胞为主,浸润至肌层黏膜腺、血管、淋巴管周围,有时结节内可见多核巨细胞,但结节中心无干酪样坏死。有的标本可无特征性肉芽肿。

【临床表现】 肉芽肿性唇炎好发于20~40岁青壮年男女,上、下唇均可发病,多见于上唇。唇部肿胀变厚,初起即呈突发弥漫性肿大,从一侧开始逐渐侵犯至另一侧。病程缓慢持久,病变反复发作,时轻时重,迁延不愈,逐渐蔓延至全唇并波及邻近皮肤,最终发展为巨唇。唇肿至正常2~3倍大小,常伴有2~6条纵行裂沟,左右对称呈瓦楞状,且在较深的沟裂中有渗出液和薄痂形成。肿胀区皮肤初起呈淡红色,反复发作后逐渐转为暗红色。除口唇肿胀外,面部其他部位也可出现肿胀,如颊、鼻、颌、眶周组织等。扪诊时无疼痛,亦无凹陷性水肿,主诉症状为厚胀感,无瘙痒。肿胀局部柔软,有"褥垫"感,结实而有弹性(图19-5、图19-6)。

扫码看彩图

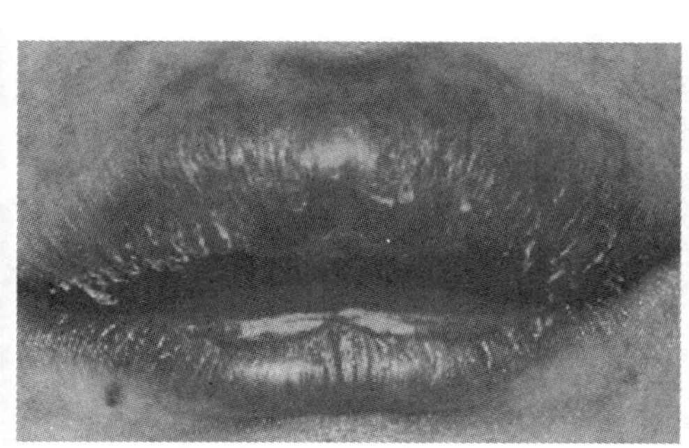

图19-5 肉芽肿性唇炎1

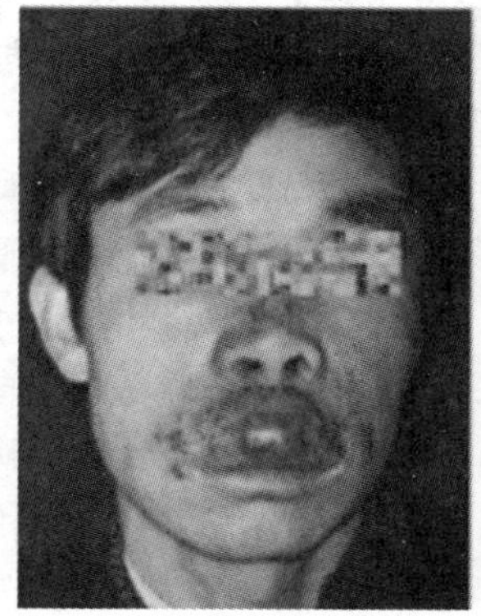

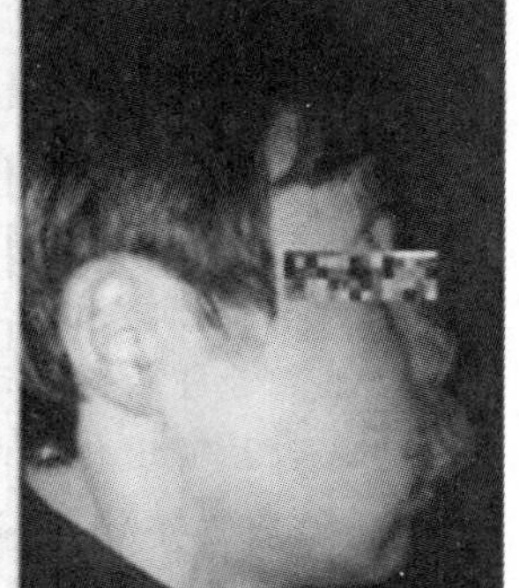

图19-6 肉芽肿性唇炎2

扫码看彩图

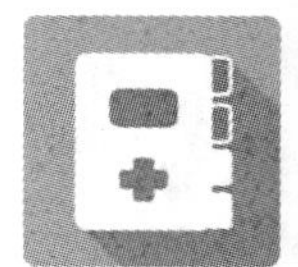

Note

对于肉芽肿性唇炎病例,应同时观察有无沟裂、面神经瘫痪症状,若三者均发生,便称之为

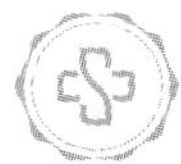

梅-罗综合征；若同时存在其中两个症状，则称为梅-罗综合征的不完全型。

【诊断要点】

(1) 发病隐匿，病程缓慢持久，无唇部创伤感染病史。

(2) 口唇弥漫性反复肿胀，唇红部常伴有纵行裂沟，左右对称呈瓦楞状。

(3) 扪诊唇部似“褥垫”，无痛、无瘙痒、无凹陷性水肿。

(4) 组织学检查以结缔组织内非干酪性上皮样肉芽肿形成为主要特征。

【鉴别诊断】 本病应与血管神经性水肿相鉴别。血管神经性水肿属变态反应，是一种特殊类型的荨麻疹，可出现急性、暂时性、局限性、无痛性的皮下或黏膜下水肿，发病迅速，较易消散而痊愈。唇红黏膜正常或微红，伴发热，有时可追溯到过敏原。有时累及胃肠道及咽喉部黏膜。

【治疗】 以皮质激素类药物为主，辅以抗炎、抗过敏类药物或手术治疗，恢复唇部外形。

1. 肾上腺皮质激素局部注射 如2.5%醋酸泼尼松龙混悬液或2.5%去炎松溶液加等量2%利多卡因溶液做局部黏膜下注射，每周1次，效果显著，停药后常复发。建议局部封闭治疗取得效果后，再口服泼尼松10 mg半个月，巩固疗效后逐渐减量。

2. 抗感染治疗 氯法齐明为一种抗麻风病药，具有抗炎和抗微生物的双重作用。每丸50 mg，每日1次，口服，每次服2丸。10天后减量为每3天服1丸，持续2个月后停药。该药可能引起轻度胃肠道不良反应和皮肤红铜色色素沉着，通常停药一段时间可消失，此治疗期间应避免日光暴晒。甲硝唑200～400 mg，每天3次，饭后半小时口服，连服5～7天。

3. 抗过敏治疗 常用药物有氯苯那敏及氯雷他定。

4. 手术治疗 反复发作形成巨唇者，可考虑手术切除，恢复唇部外形。

知识链接

梅-罗综合征

梅-罗综合征，以复发性口面部肿胀、复发性周围性面瘫及裂舌为临床特征。肉芽肿性唇炎是梅-罗综合征的临床表现之一。

该病因最早由瑞士 Melkersson 和德国 Rosenthal 报告而命名。病因并不明确，可能与遗传、牙源性感染性病灶、某些过敏原、血管舒缩失调等因素有关。患者多在青年时期发病，男女比例接近或男性稍多。复发性口面部肿胀、复发性周围性面瘫及裂舌可能会同时出现，也可能在几个月甚至几年中先后出现。

复发性口面部肿胀主要是唇、颊、牙龈、舌、鼻部、眼睑等部位出现肿胀，但是以唇部肿胀为主，主要是肉芽肿性唇炎的表现。

复发性周围性面瘫会突然发病，与贝尔面瘫不易区分，面瘫可以是单侧的，也可以是双侧的，可以自行消失，但是会复发，有间歇性，可逐渐成为永久性的面瘫，部分或全部面神经支配区域有麻痹症状。

裂舌即舌背出现许多深沟，沿主线向周围任何方向呈放射状排列。部分学者认为裂舌具有遗传倾向，为不完全显性遗传。由于深沟中的细菌、真菌可引起慢性感染，造成舌体肿大，患者可出现味觉异常或味觉减退等症状。

梅-罗综合征的三联征同时发生比较少见，多数为不完全的单症状型和不完全型。单症状型最多见唇部肿胀，其表现与肉芽肿性唇炎相同，不完全型包括三联征中的任何两种表现。

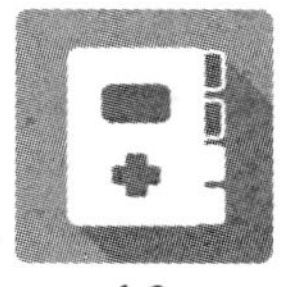

Note

除三联征外，梅-罗综合征还可出现一些其他症状，包括偏头痛、听觉过敏、唾液分泌过多或过少、面部感觉迟钝等，也可反复发作。

四、良性淋巴组织增生性唇炎

良性淋巴组织增生性唇炎又称淋巴滤泡性唇炎、瘤样淋巴组织增生，是良性淋巴组织增生的唇部表现，以淡黄色痂皮覆盖的局限性损害伴阵发性剧烈瘙痒为特征。

【病因】 病因不明，可能与胚胎发育过程中残留的原始淋巴组织在光辐射下增生有关。良性淋巴组织增生好发于头面部，常表现为单个或多个局限性结节状损害。好发于唇部。

【病理】 其病理变化为部分上皮变薄，其表面有不全角化。组织学上分为两型：滤泡型和非滤泡的弥散型。滤泡型主要特征是上皮下结缔组织中的淋巴滤泡样结构，由排列整齐的淋巴细胞和组织细胞组成，滤泡中央为组织细胞，周围为淋巴细胞。但少数病例可相反排列，所以又称为淋巴滤泡性唇炎。弥散型淋巴滤泡不明显，可见密集的淋巴细胞呈灶性聚集。病损处上皮可有萎缩、增生或溃疡形成，少数病例可见上皮细胞异常增生甚至癌变。

【临床表现】 本病好发于青壮年女性，多见于下唇唇红部，也可发生于颊及腭部黏膜。其表现与慢性非特异性唇炎的糜烂型相似。损害为直径局限于1 cm以内的淡黄色痂皮，伴少量白色鳞屑，周围无明显炎症，基底柔软，患者有阵发性剧烈瘙痒感，难以忍受，因而咬唇或揉搓止痒，随即有大量淡黄色稀薄液体自痂皮下溢出，数分钟后瘙痒缓解，液体流出停止，又结黄痂，每天反复1～2次，发作时间比较固定。

【诊断要点】

（1）青壮年女性好发，多见于下唇唇红部。

（2）唇肿胀、瘙痒难耐、潮红、干燥、脱屑、糜烂，反复发作。

（3）病理学检查可见到淋巴滤泡样结构。

【鉴别诊断】

1. 慢性糜烂性唇炎 虽发生糜烂，但位置表浅，微痒或不痒。

2. 盘状红斑狼疮 靠口腔内黏膜侧有放射状排列的白色细纹，除口腔外，皮肤有黑色围线。

3. 唇部糜烂型扁平苔藓 周围非糜烂区有白色网纹，易出血，不痒。

【治疗原则及方案】

（1）注意做好防晒。

（2）本病对放疗敏感，可用放射性核素^{32}P贴敷治疗。

（3）0.1%依沙吖啶溶液湿敷。

（4）局部用糖皮质激素做封闭治疗有一定疗效。

五、光化性唇炎

光化性唇炎又称日光性唇炎，是由于反复持久的日光暴晒（尤其是夏日）而引起的唇部糜烂、结痂等损害，分急性和慢性两种。

【病因】

（1）该病病因为少数人对日光具有特异的敏感性，称为光敏感。出现的原因如下。

①摄入含卟啉多的蔬菜（如菠菜、油菜、青菜、芹菜、胡萝卜、茴香等），以及药物如磺胺、氯丙嗪、异烟肼等，中药如当归、补骨脂等可使卟啉代谢紊乱，经日光暴晒后，对光敏感而诱发损害。

②对光敏感也可能与肝病有关，肝病引起卟啉代谢障碍，而卟啉对于紫外线有高度敏

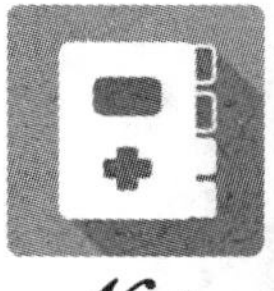
Note

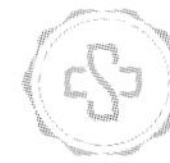

感性。

（2）对日光中紫外线过敏者可能有家族史。

【病理】 黏膜上皮角化层增厚，表层角化不全，细胞内和细胞间水肿，并有水疱形成，棘细胞层增厚，基底细胞空泡变性，血管周围及黏膜下层有炎症细胞浸润。少数慢性光化性唇炎标本可出现上皮异常增生的癌前病变。

【临床表现】 本病季节性明显，患者经常在春季发病，夏季加重，秋季减轻或消退。多见于户外作业多的职业人群如农民、渔民等。好发于50岁以上的男性。临床上按起病快慢和症状轻重分为急性和慢性两种。

急性光化性唇炎发作前常有日光暴晒史，起病急，以下唇多见。在唇红部充血、水肿的基础上，以糜烂、渗出为主要特征，患者自觉局部灼热、胀痒难忍，甚至用毛巾揉搓以解痒，但是皮损糜烂时又感疼痛，此时痛痒交加，病程延长，相应淋巴结肿大、压痛，反复发作区域可遗留色素沉着。往往累及整个下唇，影响进食和说话，一般全身症状较轻。在2～4周可能自愈，也可能转成慢性，如有继发感染则可出现脓性分泌物，结成脓痂，疼痛加重。病损较深的愈后留有瘢痕（图19-7）。

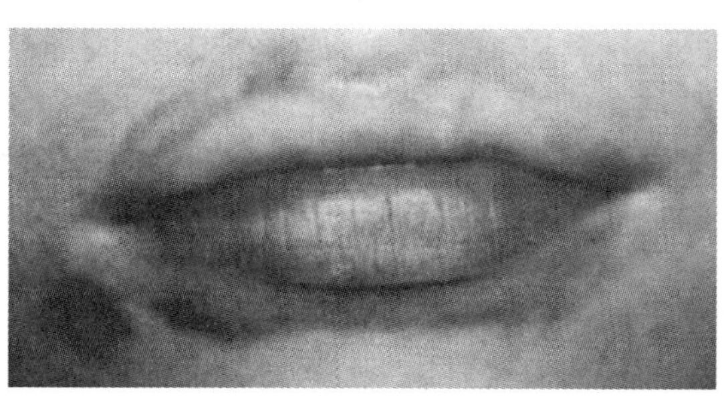

扫码看彩图

图19-7 急性光化性唇炎

慢性光化性唇炎又称脱屑性唇炎，为长期紫外线照射的结果，多发生于海员、电焊工及长期野外工作者，多由急性病变演变而来。病损常年存在，唇表面干燥脱屑，范围累及整个下唇，甚至口角。早期下唇干燥，不断出现白色细小秕糠样鳞屑，厚薄不等，鳞屑易撕去，撕去后基底潮红，不出血，鳞屑脱落后又生新屑，最后唇部失去弹性，易发生褶皱和皲裂。

慢性光化性唇炎长期不愈者，易演变成鳞癌，因此本病被视为癌前状态。对于慢性长期不愈的病损应及时取活体组织做组织病理学检查。

【诊断要点】

（1）具有明显的季节性、职业性特点。

（2）以下唇多见，急性光化性唇炎有日光暴晒史，唇部肿胀，有水疱、糜烂、脓血，起痂皮等。慢性光化性唇炎主要为此起彼伏的秕糠状、潮湿性鳞屑，有反复日光暴晒史。

【鉴别诊断】

1. 口唇单纯疱疹 急性光化性唇炎应与口唇单纯疱疹鉴别，后者常有病毒感染史，水疱成簇、易破，可自愈。

2. 慢性脱屑性唇炎 慢性光化性唇炎应与慢性脱屑性唇炎鉴别，后者的痂皮成白色菲薄状，撕去后易出血，伴有灼痛和刺激痛。

【治疗】

（1）避免长期、直接的紫外线照射，停用可疑唇膏及某些致敏性药物。

（2）立即停用可能致卟啉代谢障碍的蔬菜。服用氯喹，氯喹能吸收280～350 nm紫外线，稳定溶酶体膜，与体内卟啉结合使其排出体外，减轻光敏作用。还可服用复合维生素B、烟酰胺等。

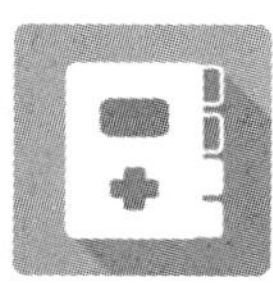
Note

(3) 化学性遮光：涂液状、胶状、防水、防光物品，对唇部起到保护作用。含有对氨基苯甲酸及其脂类物的遮光剂作用较好。可用5%奎宁软膏、5%二氧化钛软膏。

(4) 渗出结痂时，用0.1%依沙吖啶(利凡诺)溶液湿敷去痂，涂激素软膏或抗生素软膏。

(5) 防止鳞癌的发生。氟尿嘧啶通过抑制胸腺嘧啶合成酶，在DNA合成方面起到抗代谢作用，用于有白色角化处。对怀疑有癌变或已经癌变者，及时手术切除。

(6) 中医辨证。

①风热伤脾者，宜祛风热、健脾胃，方用防风通圣散、健脾除湿汤加减。

②血燥阴虚者，宜养血补阴，方用养荣汤、加减四物汤等。

六、口角炎

口角炎是发生于两侧上下唇联合处口角区的炎症总称，以皲裂、糜烂、结痂为主要症状，故又称口角糜烂。发病开始常表现为唇部干燥，在口角处有边缘模糊的红斑，继而在红斑基础上出现黏膜皮肤灰白色浸渍、软化、增厚，横向皲裂、结痂。患者常因唇部干燥而不自觉舔唇，伴烧灼感和张口疼痛加重。根据发病原因分为营养不良性口角炎和感染性口角炎。

(一) 营养不良性口角炎

【病因】 营养不良性口角炎是由营养不良或B族维生素缺乏引起的，也可能是糖尿病、贫血、免疫功能异常等全身疾病的局部表现。尤其是维生素B_2(核黄素)缺乏可造成体内生物氧化过程不正常或脂肪、蛋白代谢障碍，而发生口角炎、口腔溃疡。若长期缺乏，有可能发生口角炎、眼部球结膜炎、阴囊对称性红斑为特征的综合征。

【临床表现】 口角处有水平状浅表皲裂，常呈楔形。裂口大小、深浅、长短不等。多数为单条，亦可为两条或两条以上。单侧或双侧同时发病。皲裂处有渗出液或渗血，可见到黄色痂皮或血痂。口角区皮肤因唾液溢出浸渍而发白，有时伴糜烂。无继发感染时疼痛不明显，但张口稍大时，皲裂处受到牵拉扩张而疼痛加重(图19-8)。核黄素缺乏引起的口角炎，可伴发唇炎和内外眦、鼻翼、鼻唇沟等处的脂溢性皮炎等。

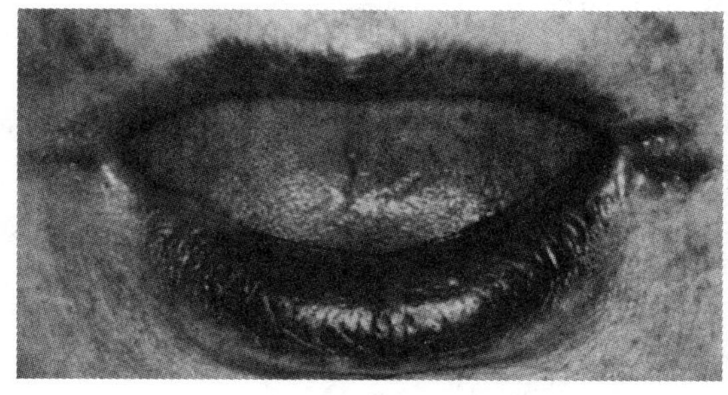

图19-8 营养不良性口角炎

扫码看彩图

【诊断要点】

(1) 有营养不良或维生素缺乏的情况存在。

(2) 典型临床表现：单侧或双侧口角区的水平状浅表皲裂，渗液或渗血或有痂皮。

(3) 实验室检查：B族维生素水平明显降低。

【鉴别诊断】 本病应与真菌性口炎相鉴别。后者实验室检查可检出真菌。

【治疗】

1. 对因治疗 补充营养如维生素、叶酸等，治疗全身疾病。

2. 局部治疗 口角区病损有痂皮形成时，用0.1%依沙吖啶(利凡诺)溶液或0.02%的氯己定溶液湿敷，在渗出不多且无痂皮形成时，用抗生素软膏涂布。

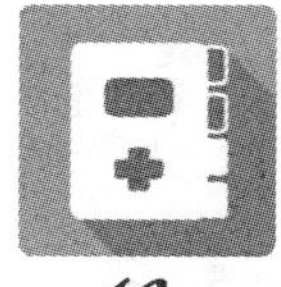
Note

（二）感染性口角炎

【病因】 感染性口角炎由细菌、病毒、真菌等病原微生物引起，常见为白色念珠菌、金黄色葡萄球菌和链球菌。例如，因牙齿缺失过多、全口无牙或全口牙齿重度磨耗而造成的面部垂直距离缩短，口角区皱褶加深，唾液自口角溢出长期浸渍，引起链球菌、金黄色葡萄球菌感染或白色念珠菌感染；长期患慢性病或放疗、化疗后体质衰弱导致口角区白色念珠菌感染，疱疹病毒感染引起口角区疱疹伴发口角炎。另外还有梅毒性口角炎、艾滋病的非特异性口角炎等。

【临床表现】 可单侧或双侧同时发病，临床上分急性和慢性两种。急性型多为疱疹性口角炎，口角区充血，红、肿、疼痛明显，起疱、疱破后出现糜烂，不久合并继发感染，出现较厚的橘黄色痂皮，本病有自限性，一般 1～2 周自愈（图 19-9）。慢性型多为真菌性口角炎，呈慢性起病，局部皮肤黏膜增厚，口角因唾液浸渍呈湿白色，伴细小放射状裂纹，疼痛不明显。

扫码看彩图

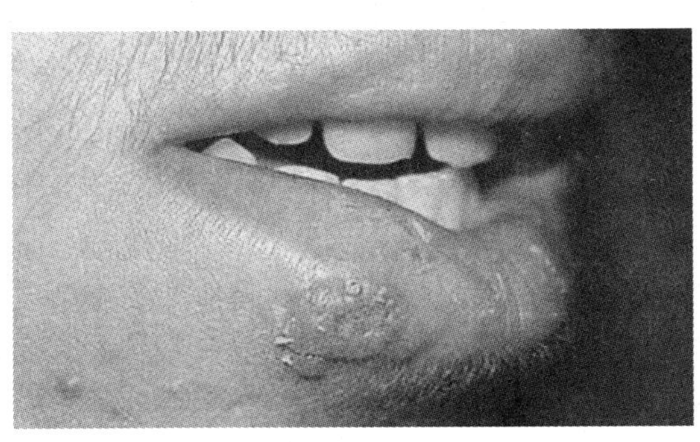

图 19-9 感染性口角炎

【诊断要点】

1. 发病部位 累及单侧或双侧口角。

2. 发病特征 急性型呈急性发病特征，有红、肿、痛、起疱、糜烂；慢性型常表现为局部皮肤增厚，呈湿白色，伴放射状裂纹，疼痛不明显。

3. 实验室检查 检出相应的细菌、真菌或病毒。

【鉴别诊断】

1. 义齿性口炎 患者佩戴义齿，口腔卫生情况差，义齿不注意清洁。

2. 营养不良性口炎 有营养不良或维生素缺乏的情况存在。

【治疗】 对因治疗。首先通过临床表现和实验室检查确定微生物种类，然后再行抗病毒、抗真菌或抗细菌治疗。

第二节 舌部疾病

一、舌乳头炎

【概述】 舌乳头炎分为丝状乳头炎、菌状乳头炎、轮廓乳头炎和叶状乳头炎。舌由肌肉及特殊上皮组成，承担着味觉和咀嚼功能。舌的活动性强，易受到外伤，尤其是菌状乳头和叶状乳头。轮廓乳头很少有炎症，偶有患者感到局部不适而频繁伸舌自检，易被误认为肿瘤。除丝状乳头炎以萎缩性损害为主外，其他乳头炎均以红、肿、痛为特点。

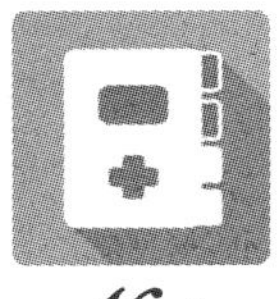

其病因以全身因素多见，包括营养不良、维生素缺乏、血液性疾病、真菌感染、内分泌失调。

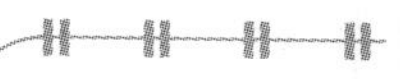

局部因素如牙尖过锐、牙石、不良修复体、进食辛辣及过烫食物等。

【临床表现】

1. 丝状乳头炎 主要表现为萎缩性舌炎，即丝状乳头变薄或脱落，舌背通红，有浅沟裂隙，又称为“镜面舌”(图 19-10)。

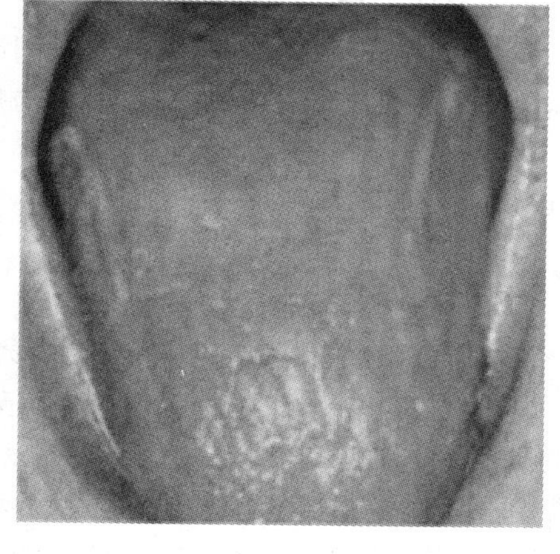

图 19-10 镜面舌

扫码看彩图

2. 菌状乳头炎 表现为菌状乳头色红，分布于舌前部和舌尖部。炎症时乳头肿胀、充血、灼痛不适，肿胀的乳头突起明显，俗称“草莓舌”。

3. 轮廓乳头炎 轮廓乳头位于舌根部界沟前方，数目较少，7～9 个，内含味蕾。炎症时乳头红肿明显，轮廓清晰。偶有疼痛感，少数患者可有味觉改变，也有患者无意间发现，将其误认为肿瘤而频繁伸舌自检。

4. 叶状乳头炎 叶状乳头位于舌侧缘后部，靠近咽部，为与舌缘平行排列的 5～8 条退化的舌皱襞，富含淋巴样组织。炎症时该部位舌乳头红肿，疼痛明显。

【诊断要点】 丝状乳头炎以萎缩为主要表现，可诊断为萎缩性舌炎。其他各种舌炎均以其特殊位置和乳头红肿为特点，常可发现与炎症区域相对应的过锐牙尖、不良修复体等刺激因素存在。

【鉴别诊断】 叶状乳头炎、轮廓乳头炎应与肿瘤相鉴别。肿瘤常伴发溃疡，边缘不整齐呈菜花状，生长迅速，常有浸润硬结，经久不愈，病检有典型的肿瘤表现。

二、游走性舌炎

游走性舌炎又称地图舌，是一种发生在舌黏膜浅层的慢性非感染性舌炎。由于它的病损表现在舌面的不同部位，并可改变大小和形状，形似地图，具有游走性的特点，故称游走性舌炎(图 19-11)。多见于儿童，尤其是体弱的婴幼儿。也可见于中青年人，女性稍多。儿童的发病率据报道约为 15%。

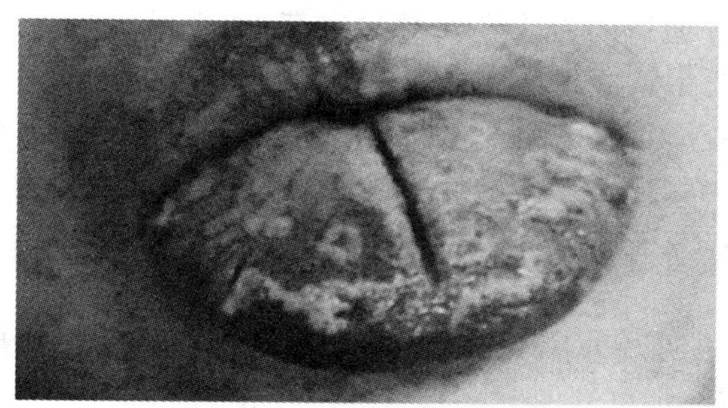

图 19-11 游走性舌炎

扫码看彩图

【病因】 本病病因不明，部分患儿的父母也曾患过地图舌，故有一定的遗传倾向。另外，本病可能与胃肠道功能紊乱、免疫因素、营养缺乏、寄生虫感染、内分泌因素和精神因素有关，乳牙萌出的局部刺激也可导致本病发生，也可能是某些全身疾病的局部表现。

【临床表现】

(1) 病变好发于舌背，偶见于舌尖、舌腹和舌缘。

(2) 病变表现为圆形或椭圆形红斑，单发或多发，可扩大或融合，周边为丝状乳头增殖区，

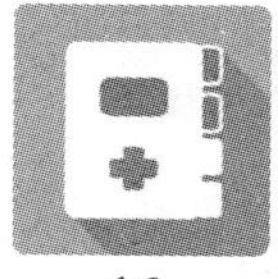

呈白黄色稍微隆起的弧形边缘，似地图上的蜿蜒边界，中央为火红色的丝状乳头剥脱区，但菌状乳头无改变。

（3）病损具有游走性，可在一昼夜间改变其原来的形态和位置。

（4）无自觉症状，进食时可有轻度灼痛不适感。

【诊断要点】

（1）儿童多见。

（2）好发于舌背。

（3）增殖区与剥脱区交替呈“地图样”。

（4）游走特征：一昼夜改变原来的形态和位置。

【鉴别诊断】 本病应与舌部扁平苔藓、舌部萎缩性念珠菌感染相鉴别。后两者皆无游走变位特征。扁平苔藓有全身症状，舌部以斑块或条纹损害为主。萎缩性念珠菌感染多发生在舌背中、后方，舌体通红，均为萎缩区，无增殖区。

【治疗及预后】 本病预后良好，无明显不适，故一般无须治疗。有疼痛或伴念珠菌感染者可用2%～4%碳酸氢钠溶液或0.1%氯己定溶液含漱，待症状消失后再用一周。

三、正中菱形舌炎

正中菱形舌炎指发生在舌背界沟前方类似菱形的炎性病变(图 19-12)。

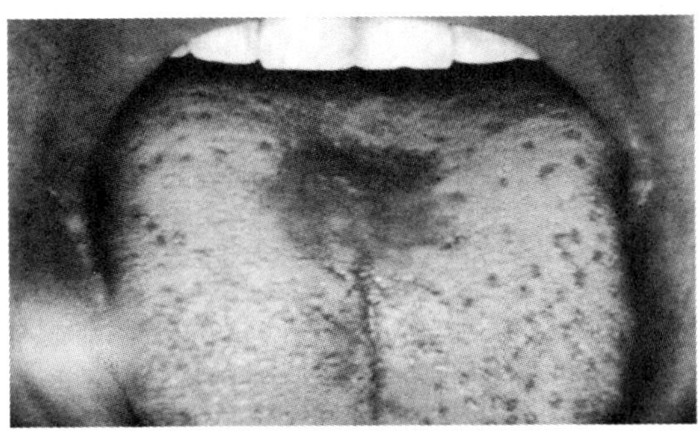

扫码看彩图

图 19-12 正中菱形舌炎

【病因】 可能与舌背遗留的先天性发育异常有关，也可能与念珠菌感染、内分泌失调有关。有报道大量应用抗生素或激素可继发本病。

【临床表现】 正中菱形舌炎多见于中老年男性，临床分为光滑型与结节型。

1. 光滑型 位于舌中、后 1/3 交界处中央，即人字沟中央区，呈菱形或圆形的无舌乳头区，面积为 1.5～2.0 cm^2，表面光滑，呈充血状，质软，无压痛，周围区色泽及舌乳头正常。患者多无自觉症状。

2. 结节型 病损部位及大小同光滑型，但舌乳头剥脱区内出现大小不等的暗红色突起，表面可见散在的白色角化点，不易擦去，扪之有结节，有粗糙感，质稍硬，无压痛，患者多无自觉症状和功能障碍。

【诊断要点与鉴别诊断】

1. 诊断要点 根据病损的特定部位和菱形乳头缺失的特殊表现做出诊断。

2. 鉴别诊断 结节型正中菱形舌炎应与慢性增殖型念珠菌病相鉴别。后者舌背有结节状增生，病损还可出现在腭、颊等口腔黏膜处，可有白色绒毛及红斑症状出现。

【治疗方案】

（1）对无症状者，可不治疗，但应嘱患者勿经常伸舌自检，消除恐惧心理，保持口腔清洁。

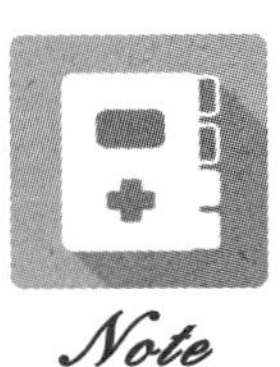

Note

如有念珠菌感染，可局部使用抗真菌药物。

（2）对质地变硬的结节型病损，应尽早活检，排除恶变可能。

四、沟纹舌

沟纹舌又称脑回舌或皱褶舌，表现为舌背出现纵横或不规则沟裂，其走向、深浅和长短因人而异，可随着年龄增长而加重（图 19-13）。常与地图舌并存。病因未明，可能与遗传因素、先天性舌发育异常、环境因素、营养缺乏及系统性疾病有关。

【临床表现】 多见于成人，有家族聚集性，特征为舌背出现不同形态、深浅的裂纹，其大小、数目和深度不一，裂纹内可见软黏的食物残渣，常无症状，合并感染时可有刺激痛、灼痛。临床上分 3 型，即叶脉型、脑纹型和横纹型。

【诊断要点与鉴别诊断】 根据舌部的裂纹特点不难做出诊断。

舌部沟纹较深时应与舌开裂性创伤相鉴别。后者常有创伤史，疼痛明显，舌黏膜连续性中断，有渗血，而前者无创伤史，沟纹存在很多年，可能有遗传史。

【治疗原则及方案】 无症状者一般不需治疗，但应向患者解释该病为良性，消除患者的恐惧心理。保持口腔清洁，避免继发感染。如合并感染而出现刺痛，可对症治疗，适当补充维生素类药。对裂纹较深常有疼痛者，如患者要求，也可沿裂沟做 V 形切口，切除沟内上皮、缝合，以消除沟裂。

五、毛舌

【概述】 毛舌指舌背丝状乳头过度伸长和延迟脱落形成的毛发状损害，可呈黑色、白色、黄色、褐色、绿色等多种颜色（图 19-14）。

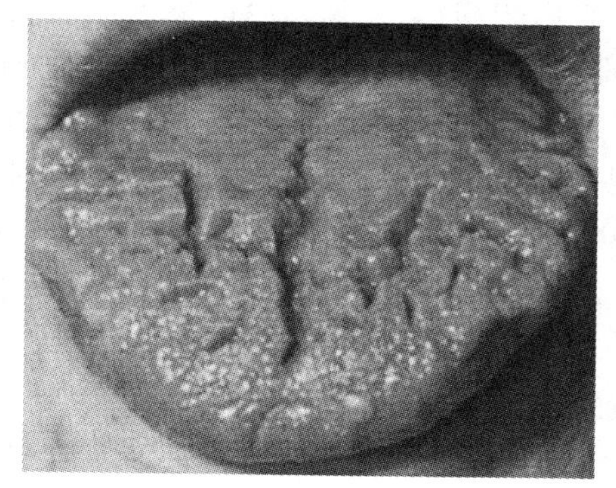

图 19-13 沟纹舌

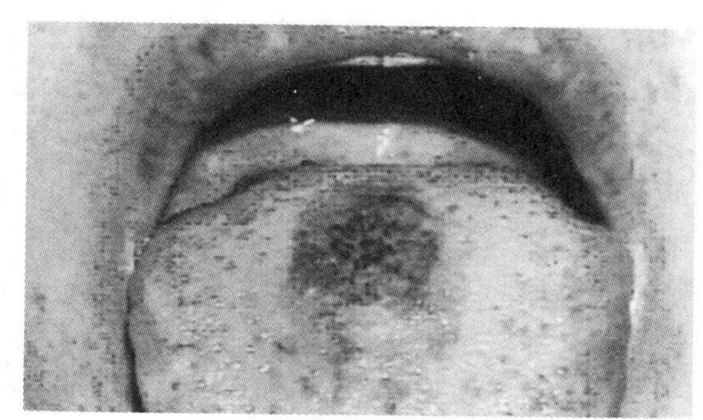

图 19-14 毛舌

扫码看彩图

扫码看彩图

【病因】 该病常与口腔内环境改变（如口腔卫生不良、过度吸烟、局部长时间使用含糖皮质激素与抗生素的漱口液）、化学刺激、全身疾病（如放线菌病、糖尿病）及放疗后有关。黑毛舌多由过度吸烟、真菌感染、食物或药物等引起。白毛舌可能与胃肠疾病或白色念珠菌感染有关。

【临床表现】 多见于青壮年，常发生于舌背人字沟前方丝状乳头密集区，丝状乳头伸长呈丛毛状，毛长数毫米不等，用探针拨之犹如麦浪倒状。过长的丛毛可刺激软腭或腭垂，引起恶心。通常无自觉症状，少数患者可有口臭、口干或口内苦涩感。

【诊断与鉴别诊断】 本病根据舌背部毛发状病损及其色泽不难诊断，但应与黑苔相鉴别，后者无丝状乳头增生，多由食用某些深色的食物或药物而引起。

【治疗原则及方案】

（1）寻找和去除诱因，修剪或采用化学或机械法去除过长的丝状乳头丛毛，或先后涂擦

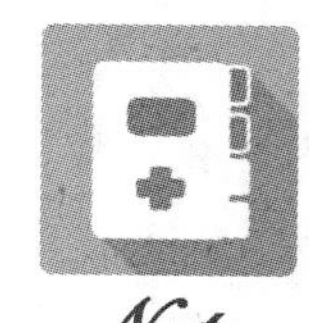

1%～5%苯酚和酒精，2～3 次/日，连用 3 日。

(2) 白毛舌患者用 2%～4%碳酸氢钠溶液或 0.1%氯己定溶液含漱，待症状消失后再用一周。或用制霉菌素片 50 万 U 含服，每日 3 次，每次 1 片。

六、口腔灼痛综合征

口腔灼痛综合征是指发生在舌部及其他口腔黏膜，以烧灼样疼痛为主要表现的一组综合征，常无明显体征，组织学上也无实质性改变。多数患者自诉舌痛，故称舌烧灼痛或舌痛症。该病在更年期前后的妇女中高发，因此人们倾向于认为该病属于更年期综合征症状之一，与心理暗示有很大相关性。

【病因】 该病病因较复杂，可能原因如下。

1. 局部刺激因素 不良修复体、锐利的牙尖和边缘嵴、残根、残冠、义齿基托中易挥发的化学成分、刺激性食物等均可成为局部刺激因子，导致局部黏膜损伤或引起变态反应，易继发感染（尤其是真菌感染），并致口腔黏膜出现烧灼样痛。

另外，口腔内不同金属修复体间可产生微弱电流，即“流电现象”，也可引发异样感。频繁的伸舌自检、夜磨牙等不良习惯，有可能导致舌肌、咀嚼肌和相关肌筋膜紧张及疼痛。

2. 全身因素 更年期患者雌激素水平下降、自主神经调节功能紊乱，导致局部血液循环障碍；胰岛素缺乏使口腔黏膜的分解代谢增强，进而使组织耐磨性降低；B 族维生素和叶酸缺乏、血清铁和锌水平低下，均可导致口腔黏膜上皮变薄或发育不良，血管改变，外周感觉神经敏感性增高，患者易出现口腔灼痛症状。

3. 精神因素 敏感多疑的特征性人格及恐癌、焦虑、抑郁、紧张等情绪障碍使口腔灼痛的发生概率较高。

【临床表现】 舌灼痛多见于更年期女性，表现为口腔内烧灼痛、刺痛、瘙痒、麻木胀痛、异物感，常伴味觉异常、口干等表现，程度不一；好发于舌部、颊、唇、腭及咽部黏膜；晨起较轻，午后加重。活动时注意力分散症状较轻，静止时注意力常集中于病灶，症状加重，呈持续性疼痛，多数不影响睡眠；可持续数月甚至数年。但灼痛区组织的色泽、形态和功能都正常，无器质性病变。服用止痛药疼痛不能缓解。除口腔表现外，部分患者有神经衰弱或神经症，表现为失眠、多梦、烦躁、疲乏等。

【诊断要点】

(1) 好发于更年期妇女。

(2) 浅在性灼痛，常发生在舌尖，特征表现为灼痛区组织的色泽、形态与功能正常，无器质性病变。

(3) 注意力转移时疼痛减轻或消失。

(4) 无全身器质性疾病（如缺铁性贫血、糖尿病），也无长期服药史。

【鉴别诊断】 本病应与舌部溃疡、舌癌、舌淀粉样变性、三叉神经痛、舌乳头炎等相鉴别。以上病损均有明显特征，且与临床症状相符。

【治疗原则】

(1) 对因、对症治疗，去除局部因素，强调针对可能的病因用药，局部宜用无刺激药物。

(2) 全身治疗：心理治疗和药物治疗相结合，尤应注意解除患者的心理负担。

本章小结

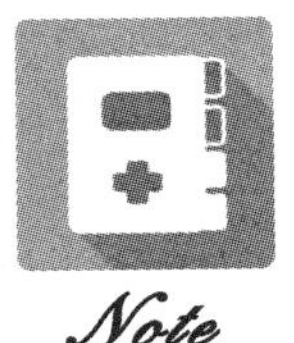

本章主要讲解临床上较为常见的发生在唇、舌部的几种疾病。在唇部疾病中，唇炎最常见，其临床表现多种多样，主要包括脱屑、皲裂、结痂、渗出、糜烂、肿胀、结节、瘙痒等。因此学习过程中应与许多口腔黏膜病相鉴别，在考虑发病因素时，对全身状态以及某些综合征的了解十分重要。在治疗上应强调局部治疗与全身治疗相结合，局部治疗中应避免滥用激素和抗生素软膏。舌部疾病不是孤立的。舌部是许多口腔黏膜病的好发部位，而且许多全身疾病会有舌部病损，因此在诊治舌部疾病时，要关注系统因素。许多舌部疾病常与心理因素有关，因此在药物治疗的同时需配合心理治疗。

目标检测

一、选择题

地图舌又称为(　　)。

A. 霉菌性舌炎　　B. 球菌性舌炎　　C. 游走性舌炎

D. 增生性舌炎　　E. 贫血性舌炎

二、简答题

1. 简述慢性非特异性唇炎的临床表现与诊断要点。

2. 从临床表现和治疗方面简述口腔灼痛综合征的发病因素与身心疾病的相关性。

（史会萍）

参考答案

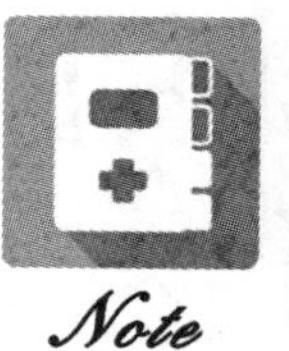

第二十章　口腔黏膜常见色泽异常

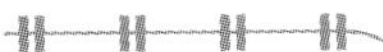

学习目标

本章 PPT

1. 掌握　黑色素沉着异常、血色素沉着症、金属性色素沉积症、药物性色素沉着症的病因和临床表现。

2. 熟悉　黑色素沉着异常、血色素沉着症、金属性色素沉积症、药物性色素沉着症的诊断。

3. 了解　黑色素沉着异常、血色素沉着症、金属性色素沉积症、药物性色素沉着症的治疗原则。

口腔黏膜的色素异常包括色素沉着和色素减退，它们可由色素细胞数目和功能改变引起。根据色素来源的不同，口腔黏膜的色素沉着可分为两种，即内源性和外源性。内源性即机体自身产生的色素沉着于口腔黏膜，外源性为体外的物质沉着于口腔黏膜。

第一节　内源性色泽异常

人体上皮组织与血液能合成色素，称内源性色素，主要是黑色素与血红素，它们在黏膜上过度沉着或缺失，可导致病理性色泽改变。

一、黑色素沉着异常

黑色素沉着异常主要是由合成与分泌黑色素的细胞功能异常所致。

（一）黏膜黑斑

黏膜黑斑是指与种族因素、系统性疾病、外源性物质所致的口腔黏膜色素沉着无关的黑色素沉着斑。其病因不明。

【临床表现】　患者无症状，常照镜时发现。下唇多见，也可见于牙龈、颊、舌黏膜。黑斑常孤立存在，界清，大小不一，不高出黏膜表面；色深浅与黑色素沉积部位有关，沉积部位越浅者色越黑。

【诊断要点与鉴别诊断】　根据临床表现及病理特点即可确诊。

早期黑色素瘤也可表现为黑斑，但好发于牙龈、硬腭，后逐渐隆起，变粗糙，易溃烂；晚期出现肿块，通过随访观察可与黏膜黑斑相鉴别。

【治疗方法】

（1）部分为生理性黑色素沉着，无须治疗。

（2）病理性黑斑应手术切除，向患者解释并随访观察，如色泽及大小有变化或出现糜烂与

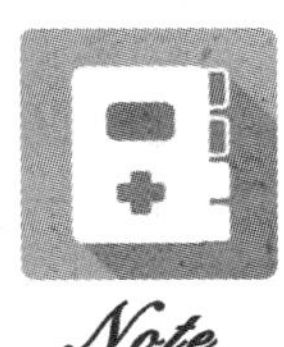

Note

溃疡,应尽早活检。

（二）黑色素沉着肠息肉综合征

黑色素沉着肠息肉综合征又称普杰综合征或普杰病,是一种常染色体显性遗传病,常有明确家族史,特点是肠道息肉伴口腔及口周黑斑。

【临床表现】 出生后即可发病,出现肠道多发性息肉,有间歇性呕吐、腹痛、腹泻、便血,重者出现肠梗阻、肠套叠,部分息肉会恶变。手指、手掌、足底等处皮肤可见散在、不规则黑斑,尤好发于口腔黏膜和口周皮肤,常呈深咖啡色,大小不一,散在分布,不隆起,多为直径 0.2～0.5 cm 圆形或不规则形斑块。

【诊断要点与鉴别诊断】 根据家族史、口腔表现、肠道症状及肠镜检查结果易确诊。

如仅出现口腔黑斑,则应与其他黏膜黑斑相鉴别。

【治疗方法】

(1) 少而局限的黑斑可手术切除或冷冻治疗。向患者解释,并随访观察。

(2) 肠道息肉可于肠镜下手术切除。

二、血色素沉着症

血色素沉着症也称为青铜色糖尿病,是因高铁饮食、大量输血或某些全身疾病使体内铁质蓄积过多,发生的铁代谢障碍的疾病。

【临床表现】 中年男性好发,多见于面部、上肢、手背等处,肤色为银灰或暗紫色,伴嗜睡、体重减轻、肝功能异常、胰腺炎、糖尿病、性功能减退等。口腔及口唇黏膜见不规则暗红色斑片。

【诊断要点】 根据皮肤、黏膜色泽异常,血清铁增高,肝功能异常,血糖升高等可确诊。

【治疗原则及方案】 尚无特效疗法。可采用保肝、降糖、低铁饮食等措施,重者可用静脉放血疗法。同时加强口腔卫生,预防口腔感染。

第二节 外源性色泽异常

体外有色物质通过体内代谢经血液循环沉积到局部组织,口腔黏膜直接吸收这些物质,导致色泽异常,称外源性色泽异常。外源性物质主要有重金属、药物、燃料、化妆品等。

一、金属性色素沉积症

金属性色素沉积症是指长期接触或使用某些金属物质而导致的口腔黏膜、皮肤色泽改变,常为职业性,如口腔铅、铋、银沉着。

【临床表现】

1. 铅沉着症 常在近牙龈缘处出现灰色铅线,常位于前牙至第一磨牙颊侧牙龈,距龈缘 1 mm 处,可见宽约 1 mm 的蓝黑色硫化铅点状颗粒带,呈带状或不规则斑块状。有时口腔黏膜表面也可有棕色或墨绿色色素沉着,伴头晕、肌肉酸痛、乏力、腹绞痛及贫血等慢性铅中毒表现。

2. 铋沉着症 常见前牙龈缘出现黑色铋线,界限清晰,宽约 1 mm,好发于上、下前牙牙龈。唇、颊、舌黏膜有时可见不规则灰黑色晕斑,全身(尤其面部、手部)皮肤上出现蓝灰色或青灰色色素沉着。

3. 银沉着症 常在口腔黏膜和外露皮肤上出现蓝灰色色素沉着。

【诊断】 根据职业接触、用药史及临床表现可做出诊断。

【治疗原则及方案】 避免接触可疑重金属，重者去专科治疗。轻者可肌内注射二巯丙醇。牙龈着色者可试行局部放血或手术切除，加强口腔卫生，防止牙龈炎和牙周炎的发生。

二、药物性色素沉着症

重金属类药物、引起变态反应的药物及药物本身的颜色（如长期局部使用激素类药物，或长期使用氯己定溶液漱口等）均可能导致色素沉着，也易诊断，停药后逐渐褪色，不需特殊治疗。

本章小结

本章节内容为口腔黏膜常见色泽异常，包括内源性色泽异常和外源性色泽异常。学习中要注意掌握黑色素沉着异常、血色素沉着症、金属性色素沉积症、药物性色素沉着症的病因和临床表现，熟悉其诊断，了解治疗原则。

目标检测

简答题

1. 简述黑色素沉着异常的分类和临床表现。
2. 简述血色素沉着症的病因和临床表现。

（史会萍）

参考答案

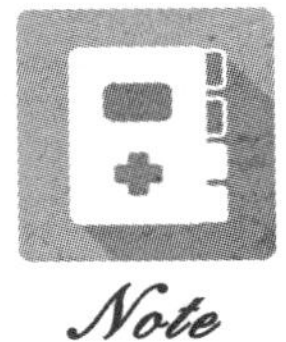

Note

第二十一章　性传播疾病的口腔表征

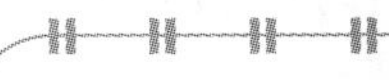

本章 PPT

学习目标

1. 掌握　性传播疾病的定义，梅毒和艾滋病的主要传播途径及其在口腔内的表现。
2. 熟悉　梅毒和艾滋病的治疗原则。

性传播疾病(sexually transmitted diseases，STDs)是一组以性接触为主要传播途径的传染病。性传播疾病包括的疾病没有一个完全统一的标准，人们对它的认识是一个动态发展的过程。历史上曾把通过性交传染的、具有明显生殖器损害症状的 5 种全身疾病称为经典性病，即梅毒、淋病、软下疳、性病性淋巴肉芽肿、腹股沟肉芽肿。自 20 世纪 70 年代以来，医学上发现许多病原体也通过性生活传播，因此性病的概念有了大幅度的更新。1975 年世界卫生组织把旧名称“性病”改为“性传播疾病”。目前，国际上已将性传播疾病扩展至至少包括 50 种致病微生物感染所致的疾病。性传播疾病是一组严重危害人类健康、发病广泛的传染病。它们不仅危害个人健康，也殃及家庭，贻害后代，同时还危害社会。其发病率位居传染性疾病的第三位，仅次于肝炎、结核病。

应该说明的是，所谓通过“性传播”，不一定就是指通过生殖器性交传播。除通过性接触传播外，病原体还可通过输血、注射血制品、接受器官或组织移植而直接传播，也可经间接途径(如经被病原体污染的衣物、便器、浴盆等)传播，某些性传播疾病还可以在妊娠和分娩过程中，由母亲传给胎儿和新生儿。

第一节　梅　　毒

梅毒是由苍白螺旋体引起的一种全身性慢性传染病。《中华人民共和国传染病防治法》中将梅毒列为乙类防治管理的病种。

一、病因学

(一) 微生物学

梅毒螺旋体是梅毒的病原体，螺旋体透明，不易着色，故又称苍白螺旋体。普通显微镜不能看见，在暗视野显微镜下观察可见(图 21-1)。

梅毒螺旋体对外界环境抵抗力很弱，对热、干燥敏感，体外干燥环境下不易生存。在潮湿器皿、毛巾上可生活数小时，加热 39 ℃4 h、40 ℃3 h、60 ℃2～5 min 死亡，100 ℃立即死亡。对寒冷抵抗力强，0 ℃ 1～2 天、－78 ℃数年不丧失传染性。一般消毒剂如热肥皂水、苯酚、乙醇、砷剂均易将其杀灭。

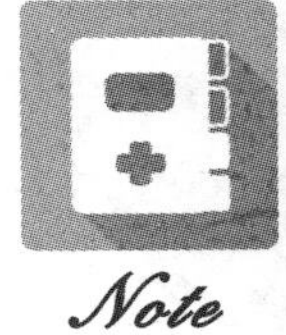

Note

扫码看彩图

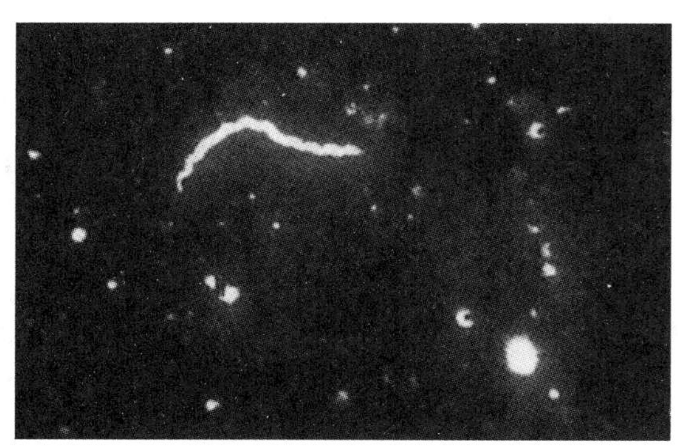

图 21-1　暗视野显微镜下的梅毒螺旋体

（二）传染途径

绝大多数（95%以上）的梅毒患者通过危险的或无保护的性行为而传染，少数人可因与梅毒患者的皮肤、黏膜发生非性接触的直接接触而传染，胎传梅毒由患梅毒的孕妇传染，此外还可通过间接接触传染和输血传染。

二、临床表现

按传染方式可分为先天性（胎传）梅毒和后天性（获得性）梅毒。根据病程可分为早期梅毒和晚期梅毒。

（一）先天性梅毒

由患梅毒母亲体内的梅毒螺旋体经胎盘及脐静脉进入胎儿体内所致。患儿不发生硬下疳，常有较严重的内脏损害，对胎儿的健康影响很大，病死率高。

先天性梅毒又分为早期（2 岁以内）和晚期（2 岁以上）两种。

1. 早期先天性梅毒　多数新生儿早期即出现临床表现，部分新生儿 2～3 周逐渐出现。症状各异，累及多个器官。①黏膜损害表现为黏膜斑、鼻炎（婴儿鼻塞，卡他性鼻液分泌所致）和湿疣。②皮肤损害泛发并呈对称性，好发于面（口及鼻周围）及肛周。患儿营养状况不佳，皮肤呈干皱状，似老人貌。③其他损害常见肝脾肿大、骨骼受累，还可出现中枢神经系统症状、生长迟缓、肾炎、肾病综合征等。

2. 晚期先天性梅毒　晚期先天性梅毒发生于 2 岁以后，以牙齿、角膜、骨和神经系统损害较为常见。

1）哈钦森牙（Hutchinson teeth）　切牙切缘中央呈半月状缺损、上宽下窄、牙体短厚、牙间隙增宽（图 21-2）。学术界将哈钦森牙、神经性耳聋和间质性角膜炎合称为“哈钦森三联征”。

2）桑葚牙　第一恒磨牙牙尖皱缩，牙釉质呈不规则小结节或凹陷。

先天性梅毒是一种可预防的疾病，积极的产前检查及孕期梅毒治疗是预防先天性梅毒的重要措施。

（二）后天性梅毒

后天性梅毒分为一期、二期（合称早期）和三期（晚期）。

1. 一期梅毒　典型表现为硬下疳。口腔是仅次于生殖器的好发部位。以唇部尤其是下唇下疳最多见，也可发生在牙龈、舌、腭及扁桃体。病损初为单个暗红色斑丘疹或丘疹，逐渐增大形成红色糜烂面，并演变为浅溃疡，病损直径为 1～2 cm，圆形或类圆形，略高出于皮肤或黏膜表面，基底清洁呈细颗粒状，有少量浆液性分泌物，皮损边界清楚，触之有软骨样硬度，无疼痛。感染 1～2 周，病损区相应淋巴结逐渐肿大、变硬、不融合；表面无红、肿、热、痛等炎症

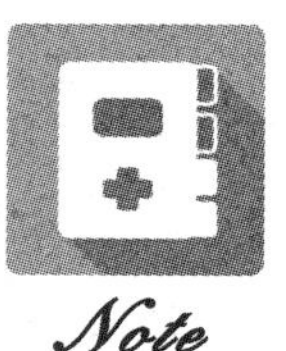
Note

表现。

2. 二期梅毒 由一期梅毒未经治疗或治疗不规范所致，梅毒感染后 8～10 周梅毒螺旋体由淋巴系统进入血液循环大量繁殖播散而出现症状，可以侵犯皮肤、黏膜、内脏、心血管、神经系统。此期传染性最强，引起的口腔损害也最多。

主要口腔表现如下：①梅毒黏膜斑：梅毒特征性的黏膜损害。可发生于口腔黏膜的任何部位，但好发于舌及下唇。损害为浅部圆形或椭圆形糜烂，四周有充血发红的小斑片糜烂面，上有灰白色渗出物，渗出液中有大量梅毒螺旋体（图 21-3）。②梅毒性口炎：黏膜呈弥漫性充血，可形成溃疡，表面覆盖黄白色假膜，自觉症状不明显，可有口干、灼热感。主要见于口腔后份软腭、悬雍垂、舌腭弓、磨牙后区及牙龈。③梅毒性咽炎：咽喉充血、潮红，扁桃体肿大，声嘶。④梅毒性舌炎：常在舌背中份处出现 1 个或多个充血、舌乳突剥脱区。

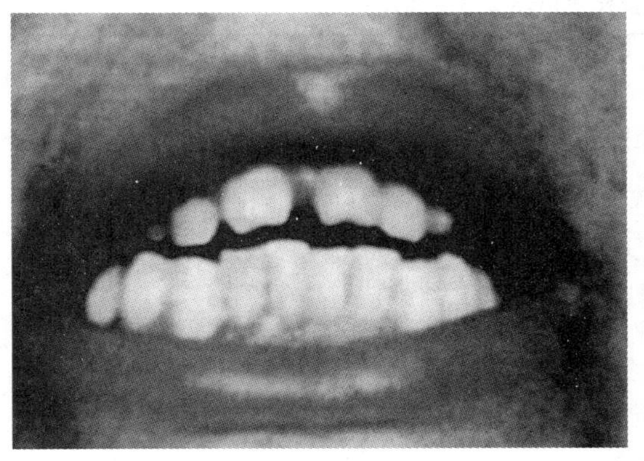

图 21-2 哈钦森牙

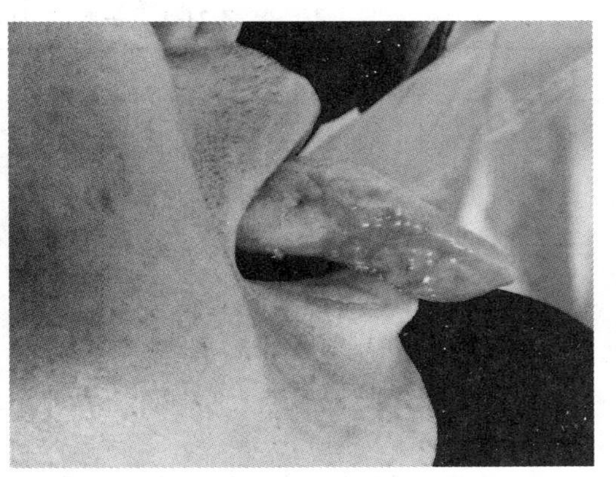

图 21-3 梅毒黏膜斑

扫码看彩图

皮肤表现为斑疹性和丘疹性玫瑰疹（图 21-4），泛发对称，无痛无痒。亦可有掌跖梅毒疹和脓疱性梅毒疹。可伴有低热、头痛、关节痛、纳差、淋巴结肿大。

3. 三期梅毒（晚期梅毒） 病期一般为 2 年以上。此期损害除皮肤、黏膜外，尚可侵犯内脏，特别是心血管及中枢系统等重要脏器，危及生命。

1）晚期皮肤损害 表现如下：①结节性梅毒疹：形如黄豆或葡萄大，呈红褐色、铜红色结节状，质硬，有浸润呈集聚状排列，好发于头、肩胛部、背及四肢伸侧，分布不对称，自觉症状轻微。②梅毒树胶肿：破坏性最大的损害，多发生于皮肤和黏膜，也可发生于内脏器官。初为皮下深在性结节，渐扩大与皮肤粘连，为暗红色浸润斑块，中央渐软化破溃，流出黏稠树胶样脓液，故名树胶肿（图 21-5）。

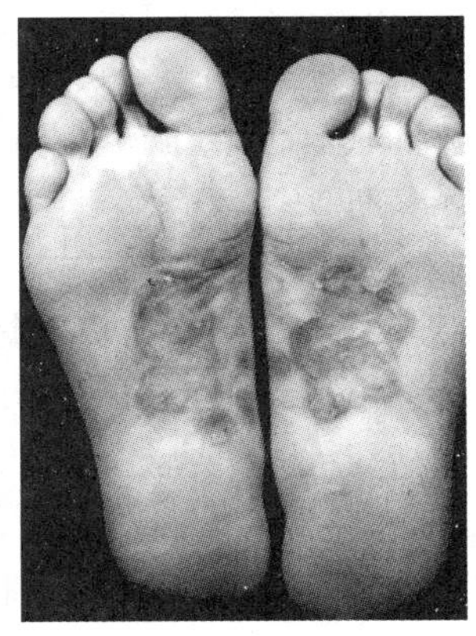

图 21-4 梅毒疹

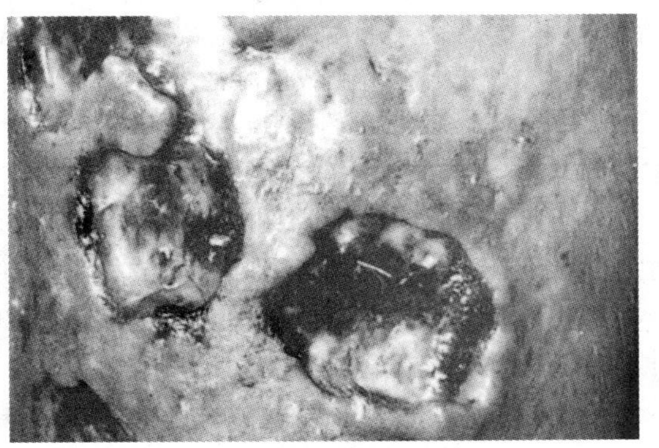

图 21-5 三期梅毒树胶肿

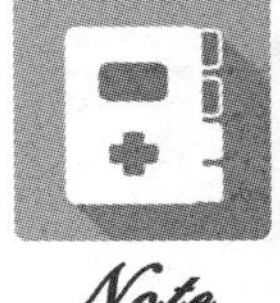

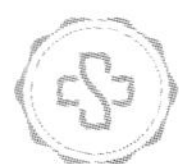

2）晚期黏膜损害　①树胶肿：常侵犯口腔黏膜、鼻黏膜。初起黏膜出现小结节，渐扩大，中心软化、破溃，最终可造成舌体穿凿性溃疡、口鼻腔穿通性损害、鼻中隔穿孔形成鞍鼻以及邻近组织的破坏、缺损。②萎缩性梅毒性舌炎：舌面出现乳头消失区，发红、光滑，范围逐渐扩大，有时还伴分叶、沟裂表现。

此外，患者还可以出现骨梅毒（为骨膜炎，以长骨多见）、心血管梅毒、神经梅毒及眼梅毒等。

三、诊断

一、二期梅毒的诊断（表 21-1）须结合病史、临床表现、实验室检查结果综合进行诊断，必要时进行家属或性伴侣调查，追踪观察，试验治疗。

表 21-1　一期、二期梅毒诊断标准（WS 273—2018）

项目	一期	二期
病史	多数有不安全性行为史，或性伴感染史，或多性伴史。潜伏期一般为 2～4 周	多数有不安全性行为史，或性伴感染史，或多性伴史；或有输血史（供血者为早期梅毒患者）。可有一期梅毒史，病期在 2 年以内
临床表现	①典型硬下疳。 ②腹股沟或患部近卫淋巴结可肿大	①皮损呈多形性。 ②全身浅表淋巴结可肿大。 ③可出现梅毒性骨关节损害、眼损害、神经系统及其他内脏损害等
实验室检查	①硬下疳损害刮取渗液或淋巴结穿刺液暗视野显微镜检查、镀银染色检查可查见梅毒螺旋体，或核酸扩增试验检测梅毒螺旋体核酸阳性。 ②非梅毒螺旋体血清学试验阳性。如感染不足 6 周，该试验可为阴性，应于感染 6 周后复查。 ③梅毒血清学试验阳性。如感染不足 4 周，该试验亦可为阴性，应于感染 4 周后复查	①二期梅毒皮损如扁平湿疣、湿丘疹及黏膜斑，其刮取渗液暗视野显微镜检查、镀银染色检查可查见梅毒螺旋体，或核酸扩增试验检测梅毒螺旋体核酸阳性。 ②非梅毒螺旋体血清学试验阳性。 ③梅毒血清学试验阳性
诊断	①疑似病例，应同时符合病史和临床表现，并符合实验室检查②或③中的一项。 ②确诊病例，应同时符合疑似病例标准和实验室检查①项，或同时符合病史、临床表现、实验室检查②和③项	①疑似病例，应同时符合病史和临床表现，并符合实验室检查②或③中的一项。 ②确诊病例，应同时符合疑似病例标准和实验室检查①项者，或同时符合病史、临床表现、实验室检查②和③项

三（晚）期梅毒的诊断：主要根据接触史、典型临床表现，同时结合实验室检查（非梅毒螺旋体血清学试验阳性，梅毒螺旋体血清学试验阳性，组织病理学检查等）等进行综合分析，做出诊断。神经梅毒脑脊液检查示白细胞计数≥10×10^6/L，蛋白量＞500 mg/L，脑脊液 VDRL 试验（或 RPR/TRUST 试验）或 FTA-ABS 试验（或 TPPA/TPHA 试验）阳性。

胎传梅毒（先天性梅毒）的诊断：根据患儿母亲有梅毒病史，结合典型临床表现和实验室检查结果（发现梅毒螺旋体或梅毒血清试验阳性）进行综合分析，做出诊断。

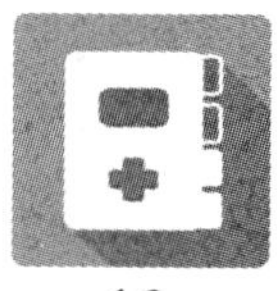

四、治疗

梅毒确诊后，治疗原则是及时、足量、正规、定期追踪观察，对配偶、性伴侣同时检查和治疗。目前治疗梅毒的首选药物是青霉素，尚无耐药病例发生。早期梅毒患者进行正确治疗后，完全可以治愈。

（一）治疗方案

1. 早期梅毒方案（一、二期梅毒，病期在 2 年以内的潜伏梅毒患者） 普鲁卡因青霉素 G 80 万 U/日，肌内注射（简称肌注），连续 10 日。或苄星青霉素 G（长效西林）240 万 U 分两侧臂部肌注，1 次/周，共 2 次。对青霉素过敏者改用红霉素或四环素 500 mg，每日 4 次，口服，连续 15 日。治疗后 3 个月复查 1 次。

2. 晚期梅毒方案（包括三期梅毒，病期 2 年或不能确定病期的潜伏梅毒及二期复发梅毒患者） 普鲁卡因青霉素 G 80 万 U/日，肌注，连续 20 日为 1 个疗程，也可考虑第二疗程，疗程间休息 2 周。或苄星青霉素 G 240 万 U，1 次/周，肌注，共 3 次，对青霉素过敏者用四环素，500 mg 口服，每日 4 次，连续 30 日。

3. 妊娠梅毒 普鲁卡因青霉素 G 80 万 U/日，肌注，连续 10 日，妊娠初 3 个月内注射 1 个疗程，末 3 个月注射 1 个疗程，过敏者换用红霉素。所生婴儿还需补充治疗。

4. 先天性梅毒

1）早期先天性梅毒 用普鲁卡因青霉素 G 5 万 U/(kg・d)，肌注，连续 10 日，苄星青霉素 5 万 U/kg，肌注 1 次。禁用四环素。

2）晚期先天性梅毒 用普鲁卡因青霉素 G 5 万 U/(kg・d)，肌注，10 日为 1 个疗程。

（二）治愈标准

临床治愈：损害愈合，症状消失。但功能障碍（如视力减退）、瘢痕或组织缺损（如鞍鼻、牙齿发育不良）等除外。血清学检查可为阳性。

血清治愈：治疗后 2 年内血清学试验结果转为阴性，脑脊液检查阴性。

第二节 艾 滋 病

获得性免疫缺陷综合征（acquired immunodeficiency syndrome，AIDS）简称艾滋病，是由人类免疫缺陷病毒（human immunodeficiency virus，HIV）感染所致的以 $CD4^+$ T 细胞减少为特征的进行性免疫功能缺陷，并继发各种机会性感染、恶性肿瘤和中枢神经系统病变。它具有传播速度快、波及地区广及死亡率高的特点，截至 2016 年，估计全球累计存活 3800 万 HIV 感染病例，且每天仍有 5700 例新发现感染者，已经成为全球的一个需要解决的紧迫问题。

由于大多数艾滋病患者可出现口腔症状，而且许多艾滋病患者首先就诊于口腔科，所以口腔科医师必须具备相关知识，以便早期诊断、早期治疗并防止传播。

一、病因学

（一）微生物学

HIV 属逆转录病毒，既有嗜淋巴细胞性又有嗜神经性，尤其是感染 $CD4^+$ T 细胞等。

HIV 对热敏感，56 ℃加热 30 min 即可被灭活，但在室温保存 7 天，仍保持活性。HIV 对消毒剂和去污剂亦敏感。0.2%次氯酸钠、0.1%漂白粉、0.2%戊二醛、0.3% H_2O_2、70%乙醇、

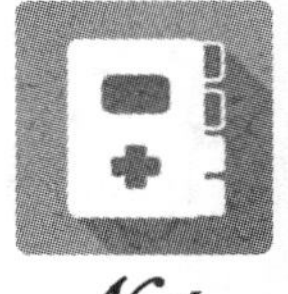

Note

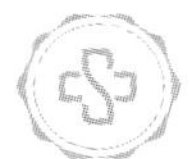

0.5%来苏尔、50%乙醚均可在5～10 min灭活HIV，但HIV对0.1%福尔马林、紫外线、γ射线有较强的抵抗力。

（二）传播途径

患者、无症状病毒携带者是本病的传染源，特别是后者。其传播途径主要是性接触传播，其次是血液传播和母婴传播。日常生活的一般接触如握手、接吻、共餐，生活在同一房间，接触电话、便具，被蚊虫叮咬不造成传播。但口腔黏膜炎症、出血、破溃状态下的接吻具有危险性。

二、临床表现

（一）全身表现

由于HIV感染从初始到终末期是一个漫长而复杂的过程，在这一过程的不同阶段，与HIV相关的临床表现也是多种多样的。我国将艾滋病的自然病程分为急性期、无症状期和艾滋病期。

1. 急性期 通常发生在初次感染HIV后2～4周。部分感染者出现HIV病毒血症和免疫系统急性损伤所产生的临床症状。大多数患者临床症状轻微，持续1～3周缓解。临床表现以发热最为常见，可伴有咽痛、盗汗、恶心、呕吐、腹泻、皮疹、关节痛、淋巴结肿大及神经系统症状。

2. 无症状期 可从急性期进入此期，或无明显的急性期症状而直接进入此期。此期持续时间一般为6～8年。其时间长短与感染病毒的数量、型别、感染途径、机体免疫状况的个体差异、营养条件及生活习惯等因素有关。在无症状期，由于HIV在感染者体内不断复制，免疫系统受损，$CD4^+$ T细胞计数逐渐下降，同时具有传染性。

3. 艾滋病期 感染HIV后的最终阶段。患者$CD4^+$ T细胞计数明显下降，多小于200×10^6/L，血浆中HIV病毒载量明显升高。此期主要临床表现为HIV相关症状、各种机会性感染及肿瘤。

（二）HIV感染和艾滋病口腔表征

艾滋病口腔表征被认为是早期诊断艾滋病的关键症状，已引起国际医学界的高度重视，据国际上的研究及临床经验，在艾滋病发病前4年内，患者可出现各种典型的口腔病损，这是发现和诊断HIV感染者的重要指征。

1. 艾滋病口腔表征的分类 1992年世界卫生组织HIV感染口腔表征协作中心制订的艾滋病口腔表征的分类，将口腔损害分为3类（表21-2）。

表21-2 艾滋病口腔表征的分类

第一类 与HIV感染密切相关的口腔表征	1. 念珠菌病：①红斑型念珠菌病；②假膜型念珠菌病 2. 毛状白斑 3. 牙周病：①牙龈线性红斑；②坏死性溃疡性牙龈炎；③坏死性溃疡性牙周炎 4. 卡波西肉瘤 5. 非霍奇金淋巴瘤
第二类 与HIV感染有关的口腔表征	1. 非特异性溃疡 2. 涎腺病：①因分泌减少引起的口干燥症；②单侧或双侧涎腺肿大 3. 血小板减少性紫癜 4. 病毒（除EB病毒外）感染：①单纯疱疹性口炎；②人类乳头状瘤病毒感染，如尖锐湿疣、灶性上皮增生、寻常疣；③带状疱疹 5. 坏死性溃疡性口炎

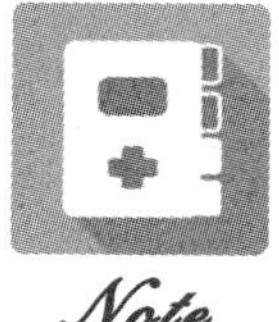

Note

续表

第三类 可见于HIV感染的口腔病变	1. 细菌感染：①衣氏放线菌；②大肠杆菌；③肺炎杆菌 2. 上皮样血管瘤病 3. 猫抓病 4. 药物反应 5. 除念珠菌以外的霉菌感染：①隐球菌，赘生物；②地丝菌属；③荚膜组织胞浆菌病；④毛霉菌；⑤黄曲霉菌 6. 神经病变：①面瘫；②三叉神经痛 7. 复发性阿弗他溃疡 8. 病毒感染：①巨细胞病毒；②上皮软疣

2. 与HIV感染密切相关的口腔表征

1）口腔念珠菌病　口腔念珠菌病是艾滋病感染者最常见的口腔表征，其中以白色念珠菌感染为主。有以下特点：①无任何诱因的健康年轻人或成人（指无放疗、化疗史，无长期使用激素、抗生素史以及无其他免疫功能低下疾病者）患口腔念珠菌病应高度警惕为艾滋病的口腔表征；②颊部的红斑型口腔念珠菌病；③累及咽部、软腭、悬雍垂的假膜型口腔念珠菌病。有以上3种特点之一者，应为患者做血清学检查以排除HIV感染。

2）毛状白斑　毛状白斑是艾滋病感染者常见的表征之一，特异性强。表现为白色斑块，常发生在舌侧缘，大多为双侧发病，表面不规则，表现为皱褶状白色或灰白色斑块或毛发状病损，不能擦除（图21-6）。毛状白斑很少发生在口腔其他部位，被认为是患者全身免疫功能严重抑制的征象之一。

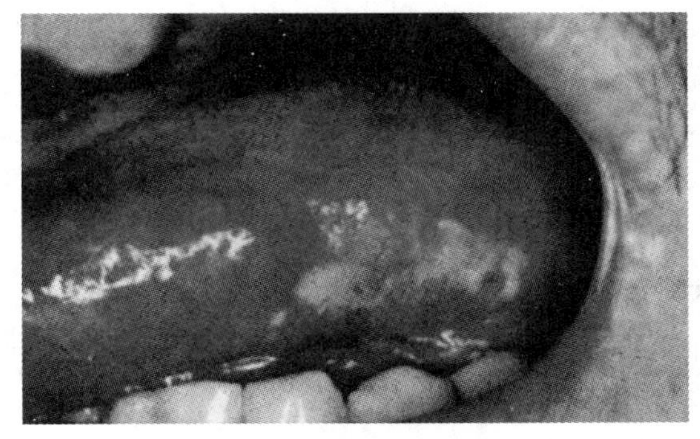

图21-6　毛状白斑

扫码看彩图

3）与HIV感染相关的牙周病　HIV感染者及艾滋病患者可出现一系列的牙周病：①牙龈线性红斑，又称为艾滋病相关龈炎（HIV-G）。临床表现为游离龈缘呈明显的火红色线状充血，附着龈可有点状红斑。其发生与口腔卫生情况关系不大，可能与伴有白色念珠菌感染有关。②HIV相关牙周炎：与一般牙周炎相比，HIV相关牙周炎的牙周附着短时期丧失，而牙周袋不深，主要是由牙周软、硬组织同时破坏所致。③急性坏死性溃疡性牙龈炎：表现为口腔恶臭，牙龈红肿，牙龈边缘及龈乳头有黄灰色坏死组织，极易出血。④坏死性牙周炎：症状和坏死性溃疡性牙龈炎相似，但以软组织缺损为特点，牙齿松动，疼痛明显。

4）卡波西肉瘤（Kaposi's sarcoma）　卡波西肉瘤是艾滋病患者最常见的肿瘤，发生部位常见于上腭的两侧，其次是牙龈。表现为浅蓝色、浅黑色或浅红色的斑块，早期为扁平状，不高出黏膜表面，以后逐渐发展，颜色变深，高出黏膜，出现分叶甚至溃疡（图21-7）。病损在出现溃疡前无触痛。

5）非霍奇金淋巴瘤　非霍奇金淋巴瘤在免疫功能低下者（如肾移植的患者）中发病率较

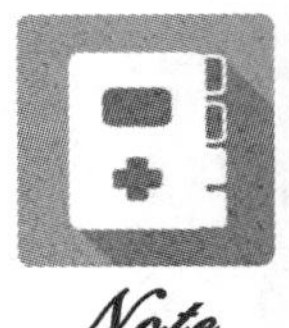

Note

扫码看彩图

扫码看彩图

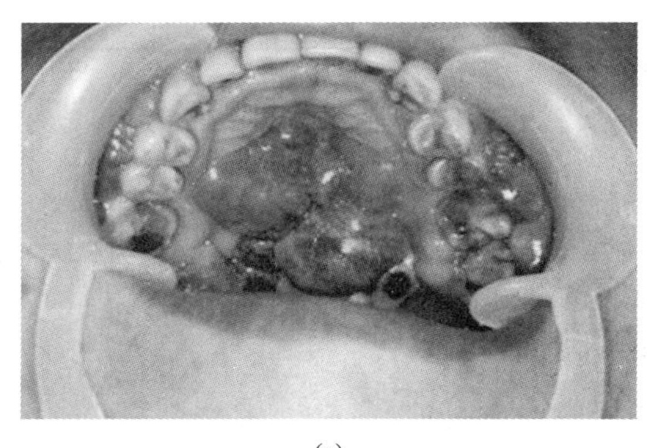

(a)

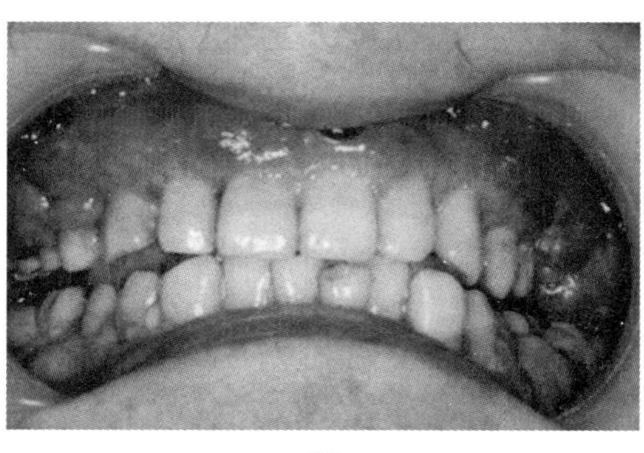

(b)

图 21-7　卡波西肉瘤

高，也常见于艾滋病患者，其病因可能与 EB 病毒感染有关。临床表现为固定而有弹性的红色或紫色肿块，可有或无溃疡，牙龈、上腭、咽门为好发部位，诊断可根据临床表现及病理组织检查确定。也可用分子生物学方法检查 EB 病毒。

三、诊断

急性感染期，根据高危因素及类血清病表现，伴有严重的机会性感染，少见恶性肿瘤以及 $CD4^+$ T 细胞明显减少，考虑本病可能，并进一步做 HIV 抗体或抗原检测。高危人群存在下列情况两项或以上者，应考虑艾滋病可能：①体重下降 10%以上；②慢性腹泻或咳嗽 1 个月以上；③间歇或持续发热达 38 ℃以上超过 1 个月；④全身淋巴结肿大；⑤反复出现带状疱疹或慢性播散性单纯疱疹；⑥口咽部念珠菌感染，应做进一步实验室检查确诊。实验室 HIV 检测包括抗体、抗原及病毒检查等。

四、治疗

（一）全身治疗

目前，HIV 感染和艾滋病无特效疗法，抗逆转录病毒疗法即鸡尾酒疗法是国际普遍采用的治疗艾滋病的有效方法之一。其治疗开始的时机和方案通常由专科医师根据患者的免疫抑制程度和全身情况制订。

（二）HIV 感染引起口腔损害的治疗

1. 口腔念珠菌病的治疗　该病的治疗选择取决于感染的严重性和患者的免疫状态。局部和全身使用抗真菌药物，如克霉唑含片 10 mg，每日 5 次；使用碱性漱口液；口服酮康唑 200～400 mg/d；口角炎患者可用咪康唑软膏涂擦。

2. 毛状白斑的治疗　无症状的毛状白斑不需治疗，有症状的毛状白斑建议用阿昔洛韦 800 mg 口服，每日 5 次，疗程 2～3 周。

3. 与 HIV 感染相关的牙周病的治疗　保持口腔日常清洁，对有牙周炎者可通过清除牙菌斑和牙垢及根面平整来治疗。还可用 0.1%洗必泰含漱、聚维酮碘溶液冲洗，或加服阿莫西林和甲硝唑。

4. 卡波西肉瘤的治疗方法　目前对卡波西肉瘤还没有有效的治疗方法。可采用激光、手术切除，预防感染，配合化疗、放疗。

5. 非霍奇金淋巴瘤的治疗　用低剂量化疗，氨甲蝶呤 200 mg/m^2（体表），平阳霉素 4 U/m^2（体表），阿霉素 25 mg/m^2（体表），环磷酰胺 300 mg/m^2（体表），长春新碱 1.4 mg/m^2（体表），地塞米松 3 mg/m^2（体表）和粒-巨细胞集落刺激因子 5 mg/kg。也可用低剂量的 CHOP

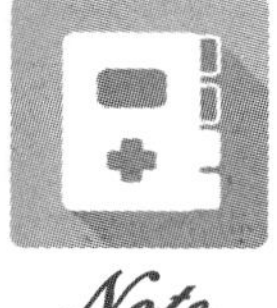

Note

方案或低剂量的 mBACOD 方案。

五、预后与预防

（一）预后

部分 HIV 感染者，无症状感染期可长达 10 年以上，一旦进展为艾滋病则预后不良，平均存活期为 12～18 个月。

（二）预防

医护人员应防止皮肤、黏膜与患者的体液接触；避免被污染的锐利器械、针头刺伤；工作时应戴手套、护目镜、面罩，穿白大衣、隔离衣，手套应一人一换，注意机头、器械、工作台、模具、工作间的清洗、消毒。皮肤有渗出性损伤或皮炎时，避免直接接触患者。

本章小结

梅毒和艾滋病除产生全身危害外，早期往往出现口腔黏膜损害症状，且临床表现多样，具有典型特征。口腔医师应掌握这两种性传播疾病的有关知识，以便进行早期诊断、早期治疗并防止其传播。

目标检测

名词解释

获得性免疫缺陷综合征

在线答题

（何　勇）

参考答案

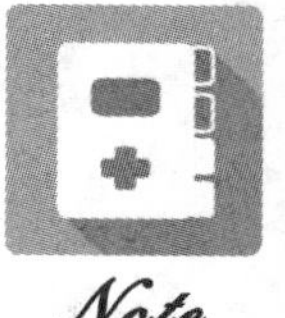

第二十二章　系统性疾病的口腔表征

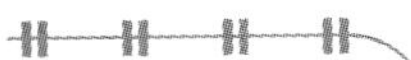

学习目标

了解　系统性疾病口腔表征的病因和预防措施。

本章 PPT

第一节　造血系统疾病

一、白血病

白血病是发生在造血系统的恶性肿瘤，主要表现为异常的白细胞及其幼稚细胞（即白血病细胞）因进行性的异常增生、分化障碍、凋亡受阻等在骨髓和其他造血组织中大量增殖累积，并浸润其他非造血组织和器官，同时抑制正常造血功能。据报道，我国各地区白血病的发病率在各种肿瘤中排第六位。本病病因复杂，可能与病毒感染、电离辐射及遗传背景有关。

【临床表现】

1. 全身表现　急性发病，病情重，有高热、贫血、出血，全身淋巴结肿大、肝脾肿大、胸骨压痛等。慢性者有低热、盗汗、肝脾明显肿大。

2. 口腔表现　主要有牙龈红肿，异常的白细胞在牙龈组织内大量浸润，致使牙龈明显增生肥大。病变波及边缘龈、龈乳头和附着龈，外形不规则，呈结节状，表面光亮，探诊为中等硬度。牙龈出血常为自发性，且不易止血（图 22-1）。口腔黏膜淤斑（图 22-2）及血肿，重者牙龈增生接近咬合面，发生牙龈溃疡坏死、牙痛及牙松动。如经拔牙或刮治术，可发生出血不止或继发严重感染。如有溃疡，较难愈合。

【诊断要点】

1. 患者全身的临床表现　急性发病，病情重，有高热、贫血、出血，全身淋巴结肿大，肝脾肿大，全身衰弱、消瘦、低热等症状。

2. 口腔表现　牙龈和口腔黏膜自发性出血，不易止血，并可伴有剧烈牙痛。检查可见牙龈明显肿大。波及边缘龈、龈乳头和附着龈，龈乳头呈结节状，颜色暗红或苍白，为白细胞大量浸润所致。

3. 血常规检查　可见白细胞明显升高，分类以原始细胞或幼稚细胞为主，红细胞、血红蛋白、血小板进行性减少。骨髓象可见大量幼稚白细胞，骨髓涂片分析有助于分型。

【鉴别诊断】

1. 慢性增生性龈炎　患者无全身症状及服药史，有刷牙出血等牙龈炎病史，检查见口腔卫生情况差，有大量牙石、牙菌斑、不良修复体、食物嵌塞等，加上牙龈的色、形、质的改变及龈

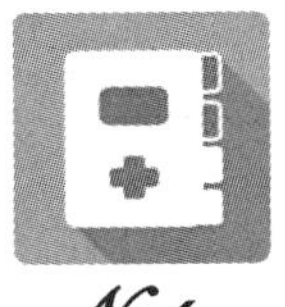

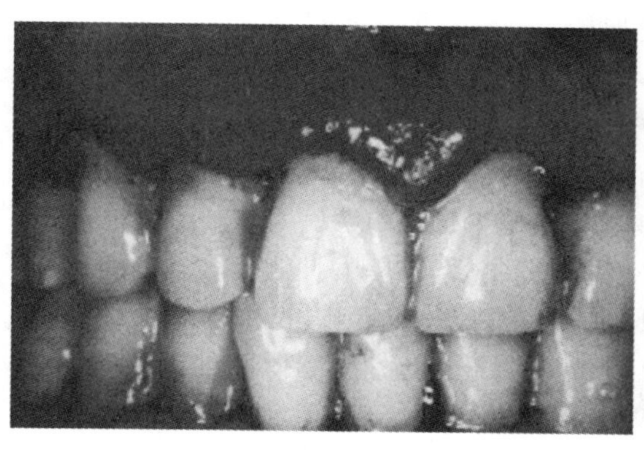

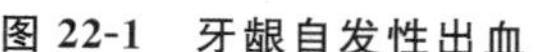

图 22-1　牙龈自发性出血

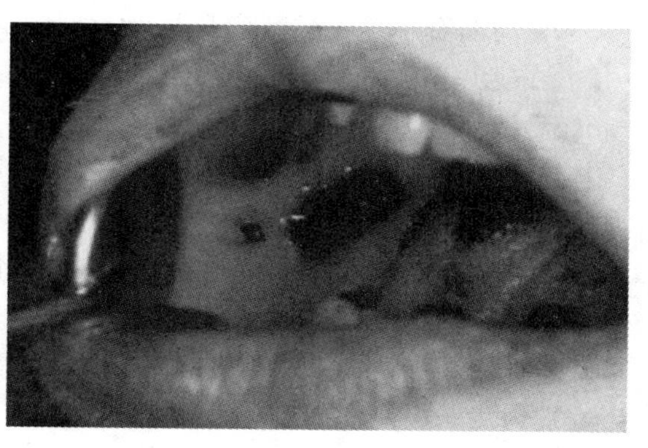

图 22-2　口腔黏膜淤斑

扫码看彩图

扫码看彩图

沟探诊出血，即可做出诊断。血液学检查无异常。

2. 急性坏死性溃疡性龈炎　患者全身免疫力极其低下，表现为起病急，牙龈疼痛，牙龈自发性出血，有特殊口臭，龈乳头及龈缘呈刀切样坏死，病变区的涂片做革兰染色可见大量梭形杆菌和螺旋体。血液学检查无异常。

【治疗原则及方案】　系统治疗以联合化疗为主，分诱导及强化巩固治疗两个阶段进行。

局部保持口腔卫生、预防与控制继发感染。对牙髓病、牙周病应从简处理，待全身病情缓解再治疗。牙龈出血者用3%过氧化氢溶液冲洗牙周后，涂抹碘甘油，必要时用牙周塞治剂、淀粉酶纱布或云南白药等止血。

二、缺铁性贫血

缺铁性贫血是机体对铁的需求与供给失衡，如需要增加、摄入不足或丢失过多等导致体内储存铁耗尽，继之红细胞内铁缺乏，影响血红蛋白的合成而导致的贫血。本病是贫血中最常见的一种。我国属缺铁性贫血发病率较高的国家之一，其中农村发病率高于城市，南方高于北方。

【病因】　缺铁性贫血主要和下列因素相关：婴幼儿辅食添加不足、青少年偏食、妇女月经量过多、多次妊娠、哺乳及某些病理因素（如胃大部切除、慢性失血、慢性腹泻、萎缩性胃炎和钩虫感染等）等。

【临床表现】　临床主要表现为小细胞低色素性贫血。任何年龄均可发病，以 6 个月至 2 岁儿童发病多见。起病较为隐匿，不少患儿因其他疾病就诊时才被诊断。轻者可无任何临床表现，重者出现皮肤和黏膜苍白、毛发干枯脱落、眼结膜偏白、食欲降低、吞咽困难、烦躁、甲床发白、指甲扁平变脆变薄、头晕、乏力、心悸、注意力不能集中。

口腔表征：口腔黏膜苍白，以唇、舌黏膜及牙龈较为显著。口腔黏膜敏感性增加，出现舌灼痛、口干、异物感及味觉迟钝或丧失。有些患者可出现萎缩性舌炎，舌面鲜红光亮呈镜面，可伴口角炎或口炎。严重者，舌或唇颊黏膜可出现多处浅表糜烂或溃疡，口咽黏膜萎缩，吞咽困难。

【诊断】　根据临床表现结合发病年龄、喂养史及血常规特点可确诊。血红蛋白量比红细胞数降低明显及红细胞的形态改变对诊断意义较大。

【预防及治疗】　本病是一种可以预防且治愈率高的疾病。只要注意小儿的饮食搭配，增加膳食铁含量即可预防此病，但一旦发病，必须及时治疗，以免危害儿童的健康。我国有 1 亿多人有不同程度的贫血，其中孕妇占 40%，儿童占 50%。因此，孕产妇、儿童及一些容易贫血的人，应多吃能促进造血功能的食物，以防止贫血。

1. 全身治疗　硫酸亚铁，口服，每日 3 次，每次 0.5～1.0 g，同时服用复合维生素 B 片；高蛋白饮食；病因治疗如治疗腹泻、寄生虫病、止血等。

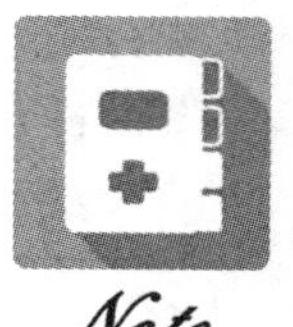

Note

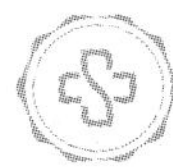

2. 局部治疗　注意口腔卫生，对症处理，预防感染。

三、血小板减少性紫癜

原发性血小板减少性紫癜患者病因不明，可能与病毒感染及自身免疫异常有关。继发性血小板减少性紫癜患者与电离辐射、药物、感染、脾功能亢进等因素有关。

【临床表现】　好发于20～50岁人群，女性发病率高于男性，多呈慢性病程，以皮肤淤斑或血肿、鼻出血、月经过多、血尿、便血等为主要表现，可伴头痛、恶心、呕吐、乏力等症状，严重者可有多处内脏出血。有些患者除发现血小板减少外，可无明显临床症状和体征，多数患者的临床表现为皮肤淤点和淤斑。

口腔表现：牙龈自发性出血（图22-1），如吸吮、刷牙会加重出血。口腔黏膜上易出现淤斑（图22-2）、血疱或血肿，若有破溃，易继发感染，口内血腥臭味明显。

【诊断要点与鉴别诊断】　根据临床特点、病史及血液检查可确诊。血液检查发现血小板明显减少，出血时间延长、毛细血管脆性试验阳性均有助于确诊。本病应与牙龈炎相鉴别。

【治疗原则及方案】　全身治疗采用糖皮质激素、输血、补充免疫球蛋白、脾脏切除手术，止血可肌注维生素K_1、K_3等，口腔内出血时可用压迫、上牙周塞治剂等方法止血，用3%过氧化氢溶液冲洗、0.2%氯已定溶液漱口等，预防和控制感染。

第二节　糖　尿　病

糖尿病是一种以血糖升高为特征的较常见的内分泌代谢综合征，分原发性与继发性两大类，临床上以原发性糖尿病较多见。该病病因不明，原发性糖尿病多与遗传有关，继发性糖尿病多由其他疾病或药物引起。

【临床表现】　糖尿病典型的临床表现有多饮、多食、多尿、口渴、体重减轻及疲乏无力，晚期常伴发严重心、脑、血管、肾脏及神经系统等病损而危及生命。

口腔表现如下。

（1）唾液分泌少、黏膜干燥。患者可感口干、灼痛及味觉异常。

（2）萎缩性舌炎、牙龈炎明显，可伴发牙周炎、口腔溃疡，创口难愈合。丝状乳头萎缩、菌状乳头充血水肿，舌体变大。牙龈呈暗紫色，易出血。如已有牙周炎，往往易反复发生多发性牙周脓肿，牙槽骨吸收迅速，导致牙齿松动脱落。如有口腔溃疡，易发生组织坏死，甚至坏疽。口腔内创口难愈合且易并发细菌及真菌感染，已有感染极易扩散。有时患者可伴发腮腺无痛性肿大。

（3）如糖尿病发展至酮症酸中毒，患者口中可呼出烂苹果味（丙酮气味）。

【诊断要点与鉴别诊断】　根据典型表现及实验室检查可确诊。根据患者血糖、尿糖升高而糖耐量下降，一般即可确诊。本病应与某些舌部疾病相鉴别。

【治疗】

1. 全身治疗　包括调节饮食、口服促胰岛素分泌剂、双胍类、噻唑烷二酮类等药物，补充胰岛素等。

2. 局部治疗　应加强口腔卫生，预防并控制细菌与真菌感染。可用2%碳酸氢钠溶液与0.2%氯已定溶液交替漱口，手术前后预防性使用广谱抗生素。牙周洁治前后，用3%过氧化氢溶液冲洗牙周袋，并涂抹碘甘油等。

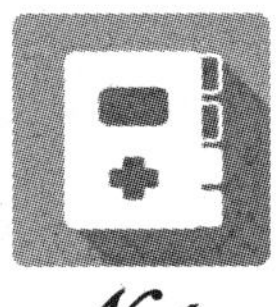
Note

第三节　维生素缺乏症

维生素缺乏时，常出现口腔表征，特别是维生素 B_2 缺乏、维生素 C 缺乏时口腔表征很明显（表 21-1）。

表 21-1　维生素对口腔黏膜的影响

维生素缺乏	口腔黏膜的病变
维生素 A	过度角化症、良性白斑
维生素 B_2	萎缩性舌炎、口炎、口角炎、唇炎
叶酸	舌炎、口角炎
维生素 C	牙龈炎、出血、增生性肥大、伤口愈合迟缓
维生素 D	萎缩性舌炎、口炎、牙龈炎、口角炎

一、维生素 B_2 缺乏症

维生素 B_2 又名核黄素，在体内以游离核黄素、黄素单核苷酸和黄素腺嘌呤二核苷酸三种形式存在于组织中。维生素 B_2 缺乏症与维生素 B_2 摄入不足、吸收不良或需要量增加等有关。某些药物如抗生素及激素能影响维生素 B_2 在体内的合成与吸收，也能导致该病发生。

【临床表现】 维生素 B_2 缺乏症临床上主要表现为阴囊炎和口腔黏膜的病损。患者可能还有疲劳、创伤难愈合、血管增生性角膜炎、干痒性皮炎或脂溢性皮炎，阴囊及会阴部皮肤湿痒并伴有红斑、丘疹等。

口腔表现如下。

1. 口角炎　表现为对称性口角区黏膜皮肤湿白，可伴糜烂与皲裂，张口时痛且易出血，易形成脓痂或脓疱。

2. 唇炎　唇部颜色从鲜红色、火红色变为暗紫色。多为红肿伴糜烂，病程长者唇部变肥厚及干燥脱屑、皲裂，易出血感染。

3. 舌炎　初期可有舌干燥、灼痛，病程长者，舌乳头逐渐萎缩呈光滑型舌炎表现，舌面可出现裂沟或溃疡，有时可伴地图舌，遇刺激疼痛加重。

【诊断要点与鉴别诊断】 根据临床特点及营养史进行判断，必要时做血清或尿液的维生素 B_2 检测，以助诊断。治疗性诊断是指经维生素 B_2 治疗后，症状迅速改善。本病应与慢性唇炎、舌乳头炎相鉴别。

【治疗】 补充维生素 B_2 如口服核黄素片，每次 5 mg，每日 3 次，或加服复合维生素 B 片，效果更好。改善食物烹调方法，多食水果和含核黄素丰富的食物，如豆类、牛奶、鸡蛋、动物内脏、瘦肉等。局部治疗以预防和控制感染为主。如灼痛、刺激痛较重，可用 0.5%达克罗宁液涂布，或以 0.5%普鲁卡因液含漱。

二、维生素 C 缺乏症

【概述】 维生素 C 缺乏症又叫坏血病，目前已少见。与维生素 C 摄入不足（偏食及食物加工过度）、吸收不良有关。

【临床表现】 起病缓慢，初有全身乏力、精神抑郁、虚弱、厌食、体重减轻等症状，后见皮肤

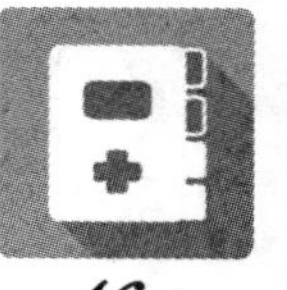

出血点、血尿、血便、贫血、伤口不易愈合。骨关节肌肉疼痛，小儿可有髋关节外展、膝关节半屈、足外旋、蛙样姿势。

口腔表现如下：牙龈炎、牙龈出血是其早期的突出表现，尤以龈缘和龈乳头为甚。牙龈肿胀、松软、易出血，呈暗红色，可见糜烂与溃疡，如伴发感染，可出现疼痛及血腥样口臭。如口腔卫生情况不佳，可发展成牙周炎，牙槽骨吸收迅速，很快会有牙松动移位。口腔黏膜可见出血点或淤斑，口腔创口常难愈合。X线片可见牙槽骨明显吸收或骨板吸收明显。

【诊断要点与鉴别诊断】 根据营养状况及饮食习惯（如长期不进食水果、蔬菜，或烹煮食物时间过长）、典型临床特征及实验室检查可做出诊断，患者一般血清维生素C水平明显降低，而凝血酶时间延长。毛细血管脆性试验阳性也有助于诊断。也可先进行诊断性治疗，即补充维生素C，如疗效明显，可确诊。

本病需与牙龈炎、血小板减少性紫癜、血友病等进行鉴别。

【治疗】 多食富含维生素C的水果与蔬菜，如番茄、猕猴桃、橘、柚等，改善烹调方法，如病情较重，可口服维生素C，每日200～500 mg，3次/日。治疗牙龈炎或牙周炎。

本章小结

本章节内容为系统性疾病的口腔表征，包括造血系统疾病、糖尿病和维生素缺乏症。学习中要注意掌握三类疾病的病因和临床表现，熟悉其诊断，了解其治疗原则。

目标检测

简答题

1. 简述白血病的口腔表现。
2. 简述糖尿病的口腔表现。

（史会萍　杜凤芝）

参考答案

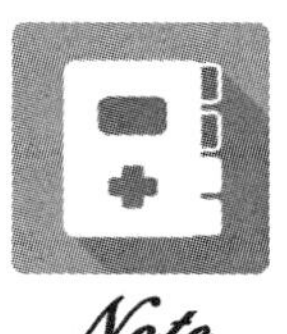

Note

·第五篇·

儿童牙病和老年牙病

第二十三章　儿童牙病

学习目标

1. 掌握　儿童牙颌系统的解剖生理特点；儿童龋病、牙髓病和根尖周病的临床表现、诊断要点及治疗方法；年轻恒牙的治疗原则；儿童牙外伤的分类及预防处理要点。

2. 熟悉　年轻恒牙及额外牙拔除的适应证。

本章 PPT

第一节　儿童牙颌系统的解剖生理特点

一、儿童分期

生长发育是一个连续不断的发展过程。不同年龄阶段儿童各组织器官的发育程度不同，其生理解剖特点也不同。根据各年龄阶段解剖生理特点，儿童时期划分为胎儿期、新生儿期、婴儿期、幼儿期、学龄前期、学龄期、青春期，各时期口腔发育情况及易患口腔疾病均不同(表23-1)。

表 23-1　儿童分期和易患的疾病

分期	时间	易患疾病
胎儿期	0～40 周	乳牙釉质发育不良
新生儿期	出生～1 个月	白色念珠菌感染
婴儿期	1 个月～1 岁	乳牙迟萌、恒牙釉质发育不良
幼儿期	1～3 岁	龋病、牙髓炎、根尖周炎、乳牙外伤
学龄前期	3～7 岁	乳牙外伤、龋病
学龄期	7～12 岁	龋病、牙列畸形
青春期	10～20 岁	恒牙龋病、牙龈炎和错𬌗畸形

二、儿童时期牙列发育

(一) 牙列分期

根据儿童口腔中牙齿的萌出状况，将牙列进行分期。

1. 无牙期　从出生至 6～8 个月，乳牙尚未萌出。

2. 乳牙列形成期　出生后 6～8 个月至 3 岁，这一时期乳牙开始萌出至 20 颗乳牙全部萌出。

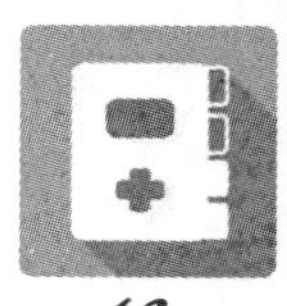

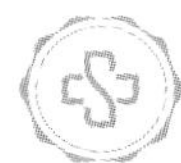

3. 乳牙列期　3～6 岁，从乳牙列完成至第一颗恒牙萌出。

4. 混合牙列期　6～12 岁，乳恒牙替换时期，口腔内乳牙和恒牙同时存在。

5. 恒牙列期　12 岁以后，乳牙全部被替换完成，进入恒牙列阶段。

（二）儿童时期的 3 个牙列阶段

牙列的整个发育过程可分为 3 个牙列阶段，即乳牙列阶段、混合牙列阶段和恒牙列阶段。

1. 乳牙列阶段(6 个月～6 岁)　从乳牙开始萌出到恒牙萌出之前，称为乳牙列阶段。这个时期口腔内牙齿全部为乳牙。

1）乳牙列时期的牙列特点　3 岁前乳牙列牙齿排列紧密，无任何间隙，3～6 岁随着颌骨和牙弓的发育，各乳牙间出现散在间隙，称为生长间隙或生理间隙。

2）乳牙的作用

（1）乳牙是儿童的咀嚼器官，咀嚼功能的刺激可以促进颌骨和牙弓的发育，为恒牙的正常萌出排列提供条件。

（2）引导恒牙的萌出及恒牙列的形成。乳牙的存在为恒牙的正常萌出和排列创造条件。乳牙因龋病或其他原因过早缺失，不仅影响咀嚼功能，而且邻牙会向缺隙侧移位，使缺隙变小，造成恒牙萌出异常甚至牙列畸形。

（3）有利于语言发音及心理健康。上、下前牙龋坏或缺损造成唇齿音的字发音不准，因缺牙造成面部塌陷，影响颜面美观，也会给儿童心理上带来不良影响。

2. 混合牙列阶段(6～12 岁)　从乳牙开始脱落，恒牙依次萌出，直至乳牙全部被恒牙替换完成，此阶段称为混合牙列阶段。这一阶段，儿童口腔中乳牙和恒牙同时存在。这个阶段是儿童颌骨和牙弓的主要生长发育期，也是恒牙𬌗建立的关键时期。这一阶段，乳牙龋病发生较多，也是年轻恒牙开始患龋的阶段，是龋病发生的第一高峰期。应当注重这一阶段龋病的防治。在此阶段，临床上还会因为乳牙早脱落或滞留导致恒牙错𬌗畸形，因此预防错𬌗畸形，早期矫治、建立正常的咬合关系是这一阶段重要的任务之一。

3. 恒牙列阶段(12～15 岁)　这一阶段，除第三磨牙外，恒牙均已萌出，乳牙已被恒牙完全替换。恒牙从萌出到根尖孔完全形成之前称为年轻恒牙，根尖孔完全形成后则称为成年恒牙。新萌出的恒牙，髓腔较大，根管较粗，根尖孔呈喇叭口状，随年龄增长，髓腔逐渐缩小，牙根继续发育，于萌出后 2～3 年牙根达到应有的长度，3～5 年根尖孔才完全发育形成。第一恒磨牙是口腔内萌出最早的恒牙，由于颌面窝沟点隙较深，加之患儿口腔卫生情况较差，故龋病患病率较高，龋损也较严重。第二恒磨牙萌出后颌面窝沟龋的发生率也较高。因此，保护磨牙，预防龋病的发生是这一阶段的重点任务之一。

三、牙萌出

牙突破口腔黏膜，逐渐暴露于口腔，到牙冠全部萌出，并与对颌牙产生咬合关系的全过程称为牙萌出或出牙。牙萌出时间可作为儿童生长发育的一个标志。牙萌出有一定的顺序，牙萌出顺序比牙萌出时间更具有临床意义。萌出顺序紊乱，常导致错𬌗的发生。其生理特征如下：每颗牙均有比较恒定的萌出时间，由于个体遗传或疾病的原因，牙齿萌出时间有一定差异；萌出有一定的顺序；左右两侧同名牙一般同时萌出；下颌牙较上颌同名牙萌出略早；一般女性早于男性。

（一）乳牙的萌出顺序和时间

乳牙萌出一般开始于出生后 6 个月左右，最早萌出的为下颌乳中切牙，依次为上颌乳中切牙、乳侧切牙、第一乳磨牙、乳尖牙、第二乳磨牙，最后萌出的为上颌第二乳磨牙，约在 2 岁半全口乳牙完全萌出。到 3 岁半时，乳牙的牙根基本形成。具体乳牙萌出顺序见表 23-2，萌出时间

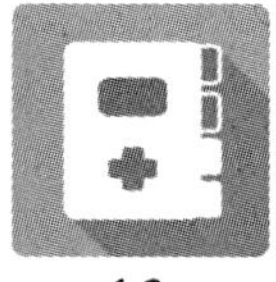

见表 23-3。

表 23-2 乳牙萌出顺序

序号	下颌	序号	上颌
1	乳中切牙	2	乳中切牙
3	乳侧切牙	4	乳侧切牙
5	第一乳磨牙	6	第一乳磨牙
7	乳尖牙	8	乳尖牙
9	第二乳磨牙	10	第二乳磨牙

表 23-3 乳牙萌出时间

牙位	萌出时间/个月
Ⅰ	6～8
Ⅱ	8～12
Ⅲ	16～22
Ⅳ	12～16
Ⅴ	20～30

（二）恒牙的萌出顺序和时间

儿童 6 岁左右，在第二乳磨牙的远中，第一恒磨牙开始萌出，通常称其为“六龄齿”。这是口腔中最早出现的恒牙，不替换任何乳牙。13 岁以后，口腔中全部为恒牙，进入恒牙殆期。第三磨牙萌出较晚，约在 20 岁萌出，俗称为“智齿”。恒牙萌出顺序见表 23-4，萌出时间见表 23-5 和表 23-6。

表 23-4 恒牙萌出顺序

序号	牙位	序号	牙位
1	下颌第一磨牙	2	上颌第一磨牙
3	下颌中切牙	4	下颌侧切牙
5	上颌中切牙	6	上颌侧切牙
7	下颌尖牙	8	上颌第一前磨牙
9	下颌第一前磨牙	10	上颌第二前磨牙
11	下颌第二前磨牙	12	上颌尖牙
13	下颌第二磨牙	14	上颌第二磨牙

表 23-5 上颌恒牙萌出平均年龄

牙位	萌出平均年龄/岁
中切牙	7～8
侧切牙	8～9
尖牙	11～12
第一前磨牙	10～11
第二前磨牙	10～12
第一磨牙	6～7

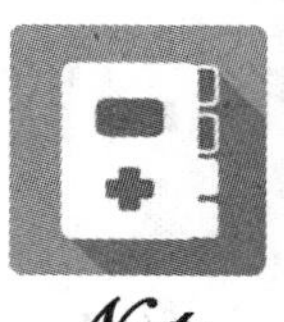

Note

续表

牙位	萌出平均年龄/岁
第二磨牙	12～13
第三磨牙	17～21

表 23-6 下颌恒牙萌出平均年龄

牙位	萌出平均年龄/岁
中切牙	6～7
侧切牙	7～8
尖牙	9～10
第一前磨牙	10～12
第二前磨牙	11～12
第一磨牙	6～7
第二磨牙	11～13
第三磨牙	17～21

四、乳牙的特点

(一) 乳牙共 20 颗,上、下各 10 颗,左右对称排列

自中线向远中依次为乳切牙、乳尖牙和乳磨牙。除下颌第一乳磨牙的形态较特殊外,其余乳牙的解剖形态与相应恒牙相似。乳牙和恒牙外形见图 23-1。

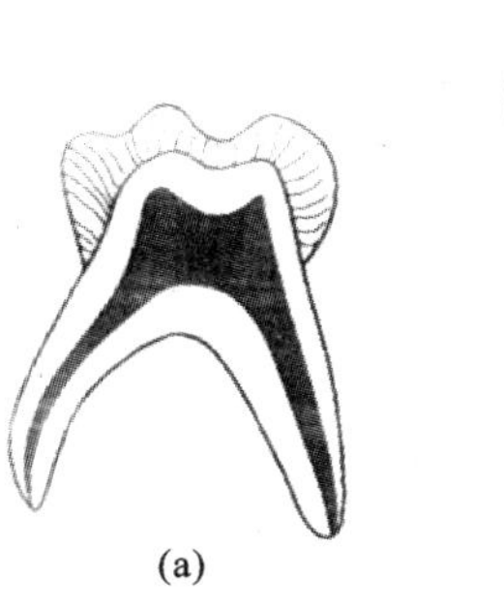

(a)

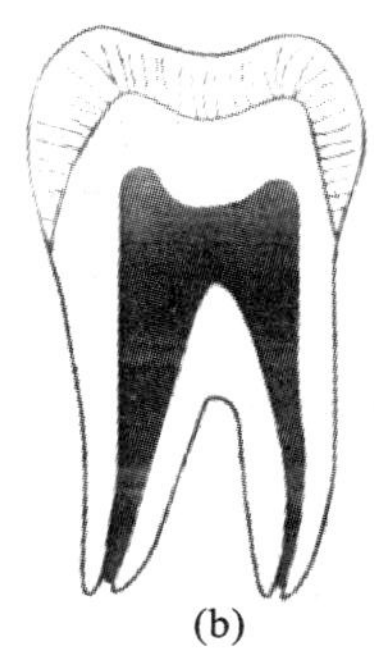

(b)

图 23-1 乳牙和恒牙外形

近远中向剖面示意图:(a)乳牙;(b)恒牙

(二) 乳牙牙体形态特点

(1) 牙齿呈乳白色,体积较小,牙冠短而宽。

(2) 牙颈部缩窄,颈嵴突出,牙根明显缩小,冠根分界清楚。

(3) 宽冠窄根是乳前牙的特点,上颌中切牙为宽冠宽根。

(4) 上颌乳尖牙是乳尖牙、恒牙尖牙中牙尖唯一偏向远中者。

(5) 乳磨牙骀方聚合度大,骀面缩窄,尖、嵴、窝、沟不如恒牙规则。因易磨耗,窝沟多数较浅。

(三) 乳牙的髓腔解剖形态特点

(1) 乳磨牙髓室大、髓壁薄、髓角高、根管粗、根管斜度较大,根尖孔粗。

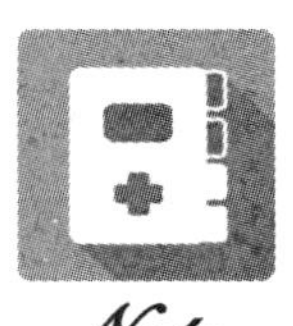

Note

(2) 乳牙髓腔牙体厚度较薄，根柱短，根管壁到牙根间距离较恒牙小。

(3) 髓室顶和髓角多位于牙冠中部。

(4) 乳前牙根管多为单根管，髓腔外形与牙冠表面外形相似。

(5) 乳磨牙髓室较大，通常为 3 个根管，根管分布与磨牙相似。

(6) 髓室底常有副根管，根分叉开口大。

(四) 乳牙的解剖生理特点与临床意义

(1) 乳牙在口腔内的存在时间为 5～10 年，这段时间是儿童全身及颌面部发育的重要阶段，因此要注重儿童口腔疾病的预防。完整的乳牙列能发挥良好的咀嚼功能，从而促进儿童的身心健康。

(2) 乳牙列行使正常的咀嚼功能，咬合力能促进颌骨的生长发育。同时乳牙健康和位置正常，可引导恒牙正常萌出，避免形成错𬌗畸形。

(3) 乳牙钙化程度比恒牙低，且邻面接触面大，容易嵌塞食物，造成牙菌斑滞留，多发生邻面龋；龋病进展快，一旦发现多为深龋；乳牙体积小，硬组织薄，髓腔大，髓角高，龋坏感染易进入牙髓，引起牙髓炎或根尖周炎。

(4) 临床治疗制备洞形时易穿通髓角；乳牙牙髓组织疏松，细胞成分多，血管分支多，血运丰富，活力旺盛，对感染有较强的抵抗力，牙髓感染容易形成慢性炎症；乳牙根尖组织活力旺盛，修复能力强，根尖周病经过完善根管治疗后修复较快；乳磨牙髓室底较恒牙薄，侧支和副根管多，并与牙周膜相通。牙髓感染往往易从侧、副根管扩散到根分叉。

(5) 乳前牙的舌侧和乳磨牙根分叉下方均有恒牙胚，在乳牙治疗时应注意保护恒牙胚，避免其损伤。

五、年轻恒牙的解剖生理学特点

牙齿已萌出，在形态、结构上尚未发育完善的恒牙称为年轻恒牙。其特点如下。

(1) 牙体形态小。临床牙冠高度较低，牙根尚未发育完全，根尖孔呈喇叭口状，髓腔整体宽大，根管壁薄。

(2) 恒牙一般在牙根形成 2/3 时萌出，萌出后牙根继续发育，2～3 年牙根发育完全。因萌出不久，牙体无磨损，前牙切缘结节明显，后牙牙尖高锐，𬌗面窝沟深，形态复杂，难以自洁，故应重点预防窝沟龋，可选择窝沟封闭或氟化物防龋。有些磨牙远中面有龈瓣覆盖。

(3) 年轻恒牙的牙体硬组织比成年恒牙薄，髓腔大，髓角高，根管粗大，钙化程度较低，渗透性强。因此，一旦发生龋病，进展快，并且容易波及牙髓组织。

(4) 年轻恒牙的牙髓组织较成年恒牙疏松，细胞成分多，血运丰富，活力旺盛，抵抗感染能力和组织修复能力较强，有利于控制感染，为进行活髓保存治疗提供了条件，临床治疗中常选择盖髓术和活髓切断术。由于牙髓抵抗力强，根尖孔大，根尖组织疏松，牙髓感染易向根尖扩散，形成根尖周炎，故应及时治疗。

(5) 年轻恒牙牙根尚未完全形成，根尖孔常呈喇叭口状，其下方为牙乳头。牙乳头是形成牙髓、牙本质和牙根的重要组织。如果牙乳头被破坏，牙根的发育随之停止。因此，年轻恒牙的治疗，应尽可能地保存活髓；牙髓坏死者，治疗时应注意不要损伤牙乳头，应采用促进牙根继续发育治疗方法，即根尖诱导成形术，待根尖发育完成后再行完善的根管治疗。

研究者通过 X 线片观察牙齿发育的全过程，用牙齿钙化程度来描述，分成 10 个阶段（图 23-2），作为临床常用的评估牙齿发育程度的参考指标。

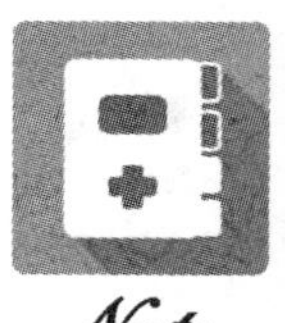

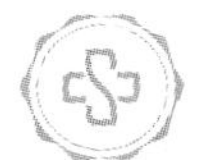

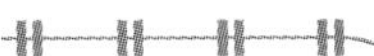

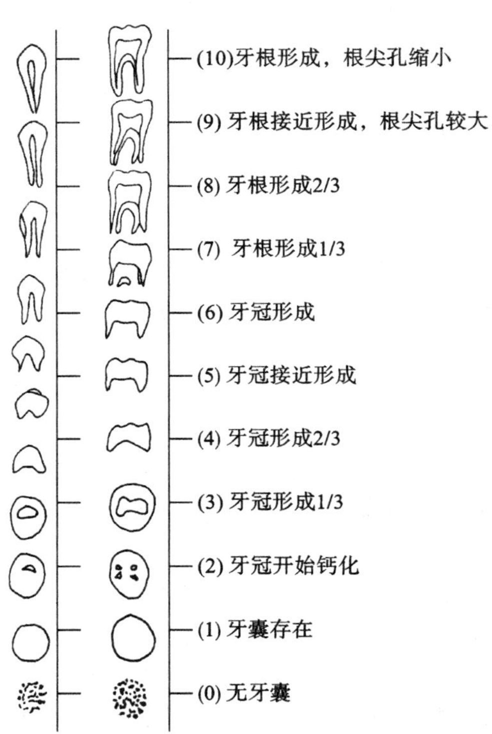

图 23-2 恒牙钙化过程的 10 个阶段

第二节　儿童龋病

儿童龋病的病因和病理基本同成熟恒牙，这部分内容见第二篇第三章龋病。

一、乳牙龋病

（一）患病状况

乳牙萌出后与口腔环境接触，不久即可发生龋坏，临床常见出生后 6 个月的婴儿，上颌中切牙尚未完全萌出，而远中唇面已发生龋坏。统计显示，我国乳牙患龋率自 1 岁左右起呈直线上升，七八岁时达高峰，此后乳、恒牙替换，乳牙患龋率下降。

好发牙位为上颌乳切牙、下颌乳磨牙，其次是上颌乳磨牙、上颌乳尖牙，下颌乳尖牙和下颌乳切牙较少，一般左右对称发生。

好发牙面：乳磨牙的好发牙面多在𬌗面和邻面，乳尖牙好发于唇面和远中面，上颌乳切牙多发生在邻面和唇面，下颌乳切牙较少患龋。

乳牙龋坏的发生各年龄阶段有明显的特点：1～2 岁龋坏主要发生在上颌乳前牙的唇面和邻面；3～4 岁时，多发生于乳磨牙颌面的窝沟；4～5 岁时，好发于乳磨牙的邻面。与恒牙相比乳牙龋病的发生较早，患龋率高，乳牙龋病的防治工作迫在眉睫。

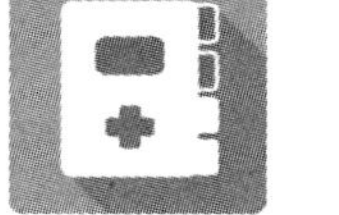

案例导入

患儿，男，6 岁半，近一个月在进食时右下后牙有嵌塞性疼痛，无冷热刺激痛及咬合疼痛，检查见患儿右下颌第一、二乳磨牙之间有嵌塞食物，深洞，黑褐色，探诊质地松软，无明显疼痛，冷诊正常，无叩痛。

思考：

1. 该患儿的诊断及诊断依据是什么？
2. 该患儿的治疗方案是什么？
3. 该疾病发生的原因有哪些？

（二）乳牙龋病类型及分类

乳牙龋病在临床上可表现为急性龋与慢性龋，湿性龋与干性龋。由于乳牙牙体硬组织矿化度较低，又易于脱钙，龋坏进展速度较快，多表现为急性、湿性龋。与恒牙相比，乳牙龋病的临床表现较为复杂，有其独特的临床表现。

1. 喂养龋（奶瓶龋） 主要由不良的喂养习惯造成，长期使用奶瓶喂养，奶嘴贴附于上颌乳前牙，奶瓶内的食物易于发酵产酸，腐蚀乳牙的牙体组织，使其脱矿产生龋坏。奶瓶龋主要发生于上颌乳切牙的唇面，较快发展成广泛性龋（图 23-3）。

2. 环状龋 乳前牙唇面、邻面龋较快发展成围绕牙冠的广泛性环状龋，呈卷脱状。环状龋多见于牙冠中 1/3 至颈 1/3 处，有时切缘残留少许正常的釉质、牙本质。

3. 猛性龋（猖獗龋） 突然发生，涉及牙位广泛，迅速地形成龋洞，早期波及牙髓，且常常发生在不易患龋的牙位和牙面上（图 23-4）。猛性龋多发生于喜好食用糖果、糕点或饮料，又不注意口腔卫生的幼儿；严重的乳牙釉质发育不全也是导致猛性龋的重要原因。临床上多表现为同一个体的多颗乳牙在短期内同时患龋，牙冠很快被破坏，甚至成为残冠、残根。

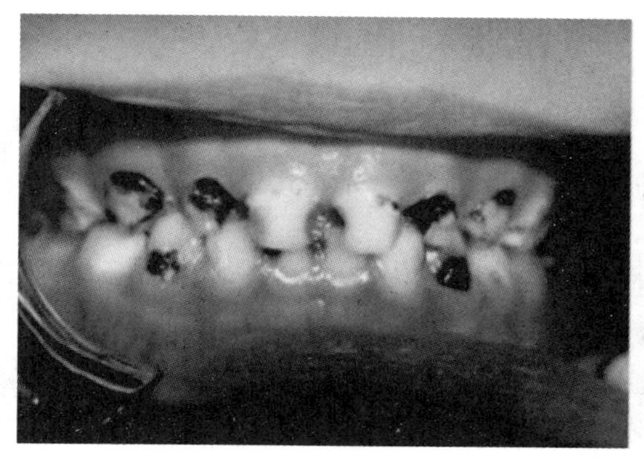

图 23-3　乳牙奶瓶龋

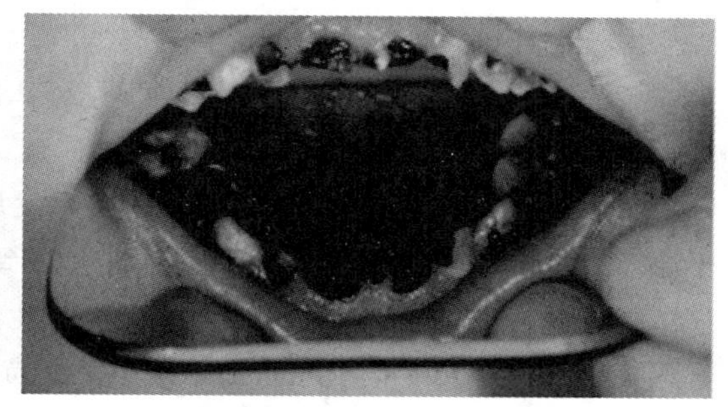

图 23-4　乳牙猛性龋

4. 四度分类 按乳牙龋蚀程度分为 4 度。

1）Ⅰ度龋　釉质表面浅龋，可呈白垩色或褐色斑。轻度实质缺损或涉及牙本质浅表处时，可用探针在窝沟处探入（深度约 1 mm）。好发生于乳牙窝沟、邻面和颈部。

2）Ⅱ度龋　牙本质龋坏明显，感染未波及牙髓。窝沟处探入深度约 2 mm，治疗不需要处理牙髓。

3）Ⅲ度龋　龋坏致牙髓暴露，髓腔穿通，有牙髓病症状或牙已经变色，治疗时需要处理牙髓。

4）Ⅳ度龋　龋坏致牙冠崩溃成残根残冠，牙髓组织发生感染。

（三）乳牙龋病的特点

1. 患龋率高，发病早 乳牙在萌出后不久即可患龋，发病时间早，7 岁左右时达高峰。

2. 龋齿多发，累及面积大 同一个儿童口腔内的多颗乳牙同时患龋，也常见同一颗牙齿

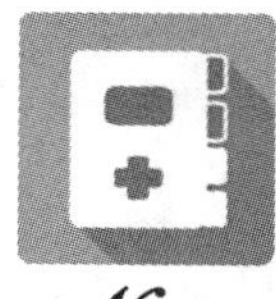

Note

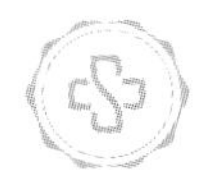

的多个牙面同时受累，乳牙除邻面和𬌗面易发生龋坏外，唇面、舌面及牙颈部等光滑面均可被累及。

3. 龋病发生速度快 由于乳牙的牙体解剖及组织学特点，牙体组织很快被腐蚀，在短期内累及牙髓，发生牙髓炎、根尖周病，甚至形成残冠、残根。

4. 患儿自觉症状不明显 乳牙龋病发展速度较快，自觉症状不如恒牙明显，容易被忽略，故就诊时患牙往往已经发生牙髓炎或根尖周病。

5. 修复性牙本质形成活跃 龋病的发展能促进乳牙修复性牙本质的形成，这一功能有利于龋病的防治。修复性牙本质形成后能防御细菌的感染，保护牙髓组织，避免牙髓病变的发生。

（四）乳牙患龋的影响因素

1. 解剖形态学特点 乳牙牙颈部明显缩窄，牙冠颈 1/3 处隆起，邻牙之间为面的接触，𬌗面的沟窝点隙及牙列中的生理间隙的存在均易滞留食物残渣，成为不洁区。

2. 组织结构特点 乳牙牙体组织较薄，且钙化程度低，抗酸能力弱，易被细菌腐蚀产生龋坏。

3. 饮食结构 儿童进食的食物黏性较强，韧性差，含糖量高，易于在口腔中存积，为致龋菌的生长繁殖提供营养底物，发酵产酸，腐蚀牙体组织。

4. 口腔卫生差 儿童的睡眠时间长，口腔处于静止状态时间也长，唾液分泌减少，自洁作用差，有利于细菌的繁殖，增加患龋机会。同时儿童刷牙效果差，致使大量的食物残渣、软垢长时间在牙面滞留，成为龋病发生的重要因素之一。

（五）乳牙龋病的危害

乳牙龋病对儿童口腔局部和全身机体都有不良影响。

1. 局部影响

1）影响咀嚼功能 乳牙因龋蚀导致牙体缺损，尤其在涉及大部分乳磨牙时，导致咀嚼功能明显下降，影响患儿的进食。

2）对恒牙及恒牙列的影响 乳牙龋坏发展速度较快，导致牙体缺损，食物残渣、软垢等易于在口腔内存留，口腔卫生情况较差，容易导致继承恒牙发生龋坏。

乳牙龋坏发展成根尖周炎后，若反复发生炎症，则会影响继承恒牙胚，可导致恒牙釉质发育不全，如形成特纳牙。乳牙根尖周炎导致局部牙槽骨破坏、感染根管的牙根吸收异常、残根滞留等，使继承恒牙的萌出过早或过迟，影响恒牙萌出顺序和位置，导致错𬌗畸形的发生。

乳牙若因龋坏发生大面积牙体缺损，致使牙齿近远中径减小或牙齿过早脱落，相邻牙齿向缺隙侧移动，导致恒牙萌出间隙不足，从而发生恒牙的错位萌出，引起牙列不齐。

3）损伤口腔黏膜软组织 破损的牙冠可刺破局部舌、唇、颊的黏膜。慢性根尖周炎患牙的根尖有时穿透牙龈黏膜外露于口腔内，使局部接触的软组织形成慢性创伤性溃疡。

2. 全身影响 乳牙患龋后，牙体完整性受损，咀嚼功能下降，影响儿童进食及营养的摄入。此时期正是儿童生长发育的旺盛期，故颌面部的生长发育均会受到不同程度影响，机体抵抗力也会有不同程度降低。

由龋病发展而成的慢性根尖周炎可作为病灶使机体的其他组织发生病灶感染。在儿童，与病灶有关的疾病有低热、风湿性关节炎、蛛网膜炎、肾炎等。

幼儿期是学习语言的重要时期，乳牙缺损或缺失均会影响正确的发音，同时龋损也会影响美观，尤其是前牙区严重的龋蚀，会给儿童心理造成不良的影响。因此一定要重视乳牙龋坏的发生，以免给儿童造成局部和全身的不良影响。

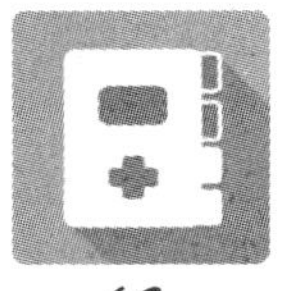

Note

（六）诊断方法

对儿童龋病的诊断，基本上同成人龋病，可用以下方法进行诊断。

1. 问诊 通过询问，了解患龋病牙齿的部位、时间、症状。同时还要了解患儿的喂养史、饮食习惯、口腔卫生习惯等。对年龄较小的患儿可询问家长，获取信息作为参考。

2. 视诊 观察牙面有无白垩色斑点和黑褐色改变，有无龋洞的形成。怀疑邻面龋时，应仔细观察邻近边缘嵴有无黑晕出现。

3. 探诊 利用尖头探针探测龋损部位有无粗糙、勾拉或插入感觉。探测洞底或牙颈部的龋洞是否变软、有无酸痛，有无剧烈探痛或穿髓孔。还可了解龋洞的部位、深度、大小等。

4. 温度测验 给患牙冷或热刺激，根据患牙对刺激的反应，判断牙髓健康状况。由于患儿年龄小，加上恐惧心理，此项检查结果一般不可靠，仅供参考。

5. X线检查 邻面龋、继发龋或隐匿龋不易用探针检查出，可拍摄X线片，龋坏组织在X线片上呈现透射影像，可以通过影像学表现判断龋坏深度与髓腔的关系。

6. 透照 用光导纤维装置进行检查，在前牙邻面龋坏检查中效果明显，可直接看出龋坏的部位、深度、范围、与髓腔的关系等。

（七）乳牙龋病的治疗

乳牙龋病的治疗目的是终止龋病的发展，保持牙髓的正常活力，避免因龋坏而引发的并发症；恢复牙体的外形和咀嚼功能，维持牙列的完整性，利于颌骨的正常生长发育，为恒牙的正常萌出创造良好的条件。龋病的治疗根据龋损的不同程度，采用不同的治疗方法，乳牙龋病的治疗主要有非手术治疗和修复治疗两种方法。

1. 非手术治疗

1）药物治疗 采用化学药物治疗龋损的方法，称龋病的药物治疗。主要适用于龋损面广泛、表浅的龋坏或剥脱状的环状龋，不易制备洞形的乳牙。多见于乳前牙邻面或唇面龋坏。

（1）常用治疗药物 有75%氟化钠甘油糊剂、8%氟化亚锡溶液、酸性磷酸氟化钠溶液、含氟凝胶及10%硝酸银溶液等。其中10%硝酸银溶液对软组织有强的腐蚀性，一般不用于牙颈部龋，避免对牙龈产生损伤。

（2）操作步骤 ①磨除牙表面浅龋，暴露病变部位，消除食物滞留环境。②清洁牙面，去除牙菌斑、结石及软垢。③涂布药物：局部冲洗、隔湿、干燥后用橡皮杯或小棉球蘸药液涂于磨除后的牙面上，反复涂擦2～3 min，每周1～2次，3周为一疗程。使用腐蚀性药物时，切忌棉球浸药过多，必须严密隔湿。

2）再矿化治疗 采用人工的方法使脱矿的釉质或牙骨质再次矿化，恢复其硬度，终止或消除早期龋损。主要适用于光滑面早期龋或龋易感者。

（1）再矿化液组成 再矿化治疗是配制不同比例的钙、磷和氟化物的矿化液，通过含漱或置于牙面一定时间，使早期釉质龋或牙本质龋再矿化的方法。再矿化液中钙和磷的含量和比例对龋损再矿化程度和范围有明显影响。据研究，钙磷比为1.63、pH为7时再矿化效果最好。

（2）治疗方法 ①配制成漱口液，每天含漱。②局部应用：清洁、干燥牙面，用小棉球蘸上再矿化液置于患牙上，每次停留几分钟，重复3～4次。

2. 修复治疗 及时去除龋蚀的病变组织、制备洞形，用牙科材料充填、恢复其牙体外形。在制备过程中应充分考虑乳牙牙体解剖结构的特殊性，如牙本质薄、髓腔大、髓角高、牙颈部缩窄、颊舌径小、易磨耗等。在备洞过程中还要根据选用充填材料的不同制备不同的洞形。

在乳牙龋病的治疗过程中，使用复合树脂、玻璃离子水门汀或两者复合物者逐渐增多，银汞合金因其自身存在不足之处逐渐被取代。金属预成冠修复主要适用于牙体严重缺损、不能

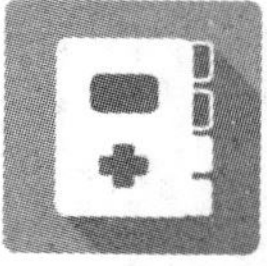

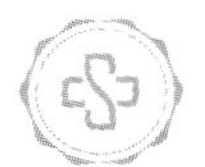

常规备洞充填修复者。其治疗很大程度保留了乳牙的功能，是其他充填治疗不能比拟的。

1）充填治疗

（1）玻璃离子水门汀充填　玻璃离子黏固粉对牙髓刺激较小，与牙本质有一定黏结力，能缓慢释放氟，抑制继发龋的发生。主要适用于乳牙Ⅰ类、Ⅲ类、Ⅴ类洞。

（2）银汞合金充填　汞污染环境及美观的问题导致该材料的使用不断减少，但银汞合金抗压强度高、耐磨损，在乳磨牙Ⅰ、Ⅱ、Ⅴ类洞的充填中仍然是不错的选择。

（3）复合树脂充填　由于复合树脂材料性能不断地更新和改进，其固化收缩减小，物理强度、黏结力和边缘封闭性增强，近年来在乳、恒牙的充填中均广泛使用。

2）金属成品冠修复

（1）适应证　①牙体缺损范围广，难以获得抗力形和固位形者。②一个患牙有多个牙面龋坏者。③釉质发育不全牙或部分冠折牙。④在间隙保持器中做固位体等。

（2）操作步骤　①牙体预备：殆面一般去除 1.0 mm 牙体表面，邻面以能容纳金属预成冠的厚度，颊面颈三分之一隆起处较多切削。②成品冠的选择、修整：按牙类及其大小选择合适的预成冠，参照所制备牙的牙冠高度及颈缘曲线形态剪除、修整预成冠的高度及颈缘，颈缘以达龈下 0.5～1.0 mm 为妥。磨光颈缘以免刺激牙龈。③成品冠黏固：试戴，仔细检查殆面有无高点，牙颈部是否密合，最后用玻璃离子水门汀或聚羧酸水门汀黏固(图 23-5)。

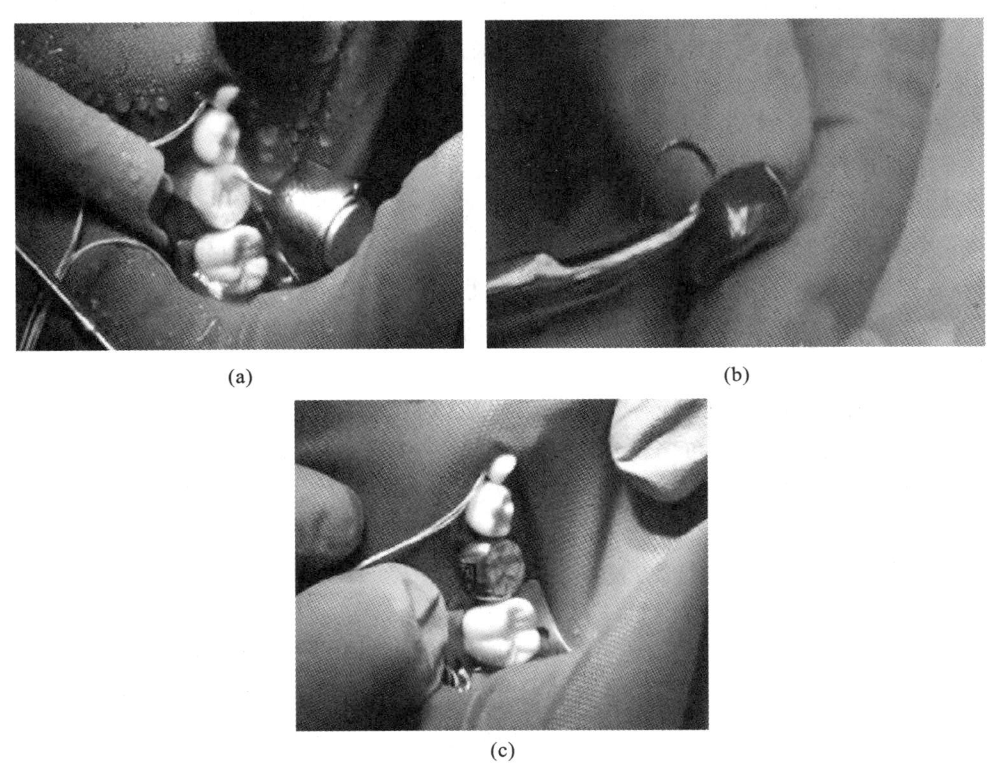

(a)　(b)　(c)

图 23-5　金属预成冠修复方法操作步骤

(a)牙体预备；(b)成品冠的选择、修整；(c)成品冠黏固

（八）治疗中的注意事项

儿童龋病的治疗工作，特别是年幼者，临床操作难度较大，为达到良好的治疗效果，不增加患儿的痛苦，在治疗过程中需要注意以下几个问题。

1. 取得家长的认可和患儿的配合　耐心做思想工作，处理好患儿、家长与医护人员之间的关系，具备三勤(嘴勤、眼勤、手勤)，五心(责任心、虚心、耐心、爱心、童心)，以童心交流。在

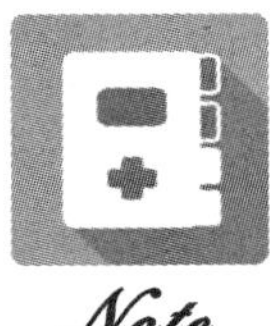

Note

治疗开始前，首先用形象语言说明龋病的害处，治疗目的、意义和方法，同时还要以和善的态度、熟练的技术取得患儿和家长的信任和配合，争取患儿自愿接受治疗。必要时需家长陪同患儿治疗。

2. 药物的腐蚀与刺激 药物治疗乳牙龋病或消毒窝洞时，尽量选用腐蚀性比较小的药物，做好隔湿，避免药物溢出至牙龈或唇颊黏膜导致烧伤。

3. 意外露髓 备洞时因操作不慎或对乳牙髓腔解剖形态不熟悉，意外导致牙髓暴露，使患儿遭受痛苦，因此备洞时应加强责任心。

4. 继发龋 牙齿充填或冠修复后，牙齿与修复体或充填体接触的洞底再次发生龋坏，称为继发龋。乳牙继发龋发展速度快，累及范围广。乳牙发生继发龋的原因如下。

(1) 乳牙矿化程度低，患儿口腔卫生情况差。

(2) 患儿不配合，腐质未去除干净。

(3) 抗力形、固位形不足，无基釉或充填体折断脱落，引起继发龋。

(4) 乳牙颈部缩窄明显，充填体或成品冠颈部与牙体不密合，存在微渗漏。

(5) 充填操作时隔湿不当，充填材料和冠黏结材料与牙体不密合。

(6) 患儿不遵医嘱，过早咬合，影响充填体的质量。

5. 充填后疼痛 备洞过程中的温度、压力等物理刺激，充填过程中药物、材料的化学刺激，隐匿的穿髓孔，充填体过高等因素均可导致乳牙充填后疼痛。一旦发生，则立刻寻找原因，去除刺激并进行相关的治疗。

6. 充填体折裂和脱落 充填材料调配不当，充填未压紧，复合树脂固化不充分，过早承受咬合力等都会使充填体的固位形和抗力形不足而易于折裂脱落。

7. 牙体折裂 乳牙龋坏面积较大，存留的牙体组织较少，充填后牙齿易于折裂。因此治疗后应适当降低牙齿的功能尖或成品冠的修复高度。

8. 冠修复的脱落、穿孔及牙龈炎 选用成品冠过大、冠缘与牙颈部不密合、黏结冠的黏固粉被溶解，都可使冠修复后容易脱落。冠缘的修整及位置很重要，以免刺激牙龈。

对于不合作的患儿，在征求家长同意的情况下，可采用 TSD(tell-show-do)法、HOM(hand over mouth)法、观摩法、固定法、药物镇静法、笑气吸入镇静法、全身麻醉法等达到治疗目的。

二、年轻恒牙龋病

（一）年轻恒牙龋病患病状况

在混合牙列中，随着恒牙的逐渐萌出，患龋率开始升高。第一恒磨牙(俗称六龄齿)萌出早，常常被家长误认为是乳磨牙，不予重视而延误治疗。因此，应常规检查年轻恒牙的患龋情况，做到早发现、早治疗。

年轻恒牙龋病的好发部位:第一、二磨牙的𬌗面、邻面;上颌中切牙的邻面。上颌第一磨牙的腭侧沟，下颌第一磨牙的颊侧沟，上颌切牙的舌侧窝都是龋病易于发生且迅速发展的部位，应该引起重视。

（二）年轻恒牙龋病的特点

1. 发病早 第一恒磨牙萌出较早，龋病发生早，患病率高。在混合牙列中易与乳磨牙混淆，延误治疗。

2. 病变进展速度快 年轻恒牙髓腔大，髓角高，龋蚀进展快，易波及牙髓形成牙髓炎和根尖周病。

3. 耐酸性差，易龋坏 牙齿萌出后两年内才完成矿化，年轻恒牙牙体硬组织的矿化程度

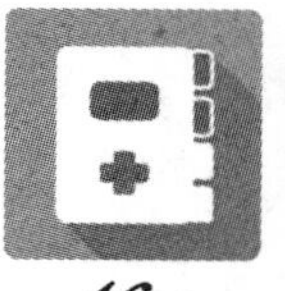

较成人恒牙差，在萌出后两年内易患龋，应当加强口腔卫生健康教育。

4. 易发隐匿性龋 第一恒磨牙常因为釉板结构的存在，致龋细菌可直接在牙体内部形成龋洞，而牙齿表面完好无损，称之为隐匿性龋。

5. 乳牙龋坏的影响 第二乳磨牙远中面龋坏未经及时治疗，导致相邻第一磨牙的近中面脱矿和龋洞的形成，乳牙龋坏的存在会加大恒牙龋坏的发生率。

（三）治疗方法及特点

1. 再矿化法 用于早期脱矿但无缺损的牙釉质龋，具体治疗方法同乳牙龋。

2. 间接盖髓术 年轻恒牙根及根尖孔尚未完全形成，在治疗过程中应注意保护牙髓，必要时采用二次去腐法，保存牙髓活力，促进牙根的继续发育完成。操作方法见牙髓治疗。

二次去腐法即为对去尽腐质可能露髓的年轻恒牙深龋病例，首次去腐时保留部分近髓的软化牙体组织，在窝洞干燥消毒后，用氢氧化钙制剂覆盖于洞底，然后用氧化锌丁香油黏固剂垫底，选用封闭性能好的充填材料充填，观察 10～12 周。复诊如无症状则再次去腐，用挖匙去除残留的软化牙本质，确定无露髓，再做氢氧化钙制剂间接盖髓，垫底后永久充填。

3. 预防性树脂充填术 年轻恒牙自洁作用差，进行龋病充填时，还应注意进行龋坏组织相邻窝沟点隙的防龋处理，提倡采用微创的预防性树脂充填术。即在窝沟点隙龋仅限于牙釉质或牙本质表层时，去尽腐质后用复合树脂充填窝洞，然后其余相邻的深窝沟用封闭剂封闭，这种技术称为预防性树脂充填术。与传统备洞时的预防性扩展相比，预防性树脂充填术保留了更多的健康牙体组织，是一种在年轻恒牙龋病治疗中值得推广的微创技术。

4. 嵌体修复 用于龋损面积较大的患牙。

5. 全冠修复 适用于牙面龋损严重，累及多个牙面的患牙。

由于年轻恒牙邻接点未固定，修复时不强调恢复邻接关系，而应以恢复牙冠的解剖形态为目的，使之建立正常的恒牙咬合关系，以防影响以后正常的邻接关系。

第三节　儿童牙髓病和根尖周病

一、乳牙牙髓病和根尖周病

（一）乳牙牙髓炎和根尖周病的检查和诊断方法

牙髓病和根尖周病需要通过一般检查方法和特殊检查法一起分析予以诊断。基本检查方法是借助于口镜、镊子和探针等器械进行常规的检查，基本检查方法有问诊、视诊、探诊、扪诊、叩诊等，选择性检查方法主要有牙髓活力测验、X 线检查等。经过检查，结合临床症状综合推断牙髓病和根尖周病的性质和程度，并做出诊断。牙髓病和根尖周病的诊断主要依赖于以下特点。

1. 疼痛 疼痛是牙髓炎的突出症状和重要临床表现，乳牙牙髓炎对各刺激引起的疼痛反应不一，有的反应不明显，有的刺激可引发疼痛，但刺激去除后疼痛立刻消失，有的刺激去除后疼痛仍然持续一段时间。根据牙髓温度活力测验牙髓的反应判断牙髓的活力状态。根尖周病的疼痛常伴有咬合痛、咀嚼痛，患儿能明确指出牙位。

2. 肿胀 肿胀是根尖周病的一个主要特征。由于乳牙牙髓组织疏松，血运丰富，以及乳磨牙髓室底解剖结构的特点，乳牙牙髓炎或根尖周病都有可能影响到根尖周组织或根分叉部位的牙周组织而引起牙龈局部肿胀或相应部位的面颊部肿胀。慢性根尖周病患者往往在患牙

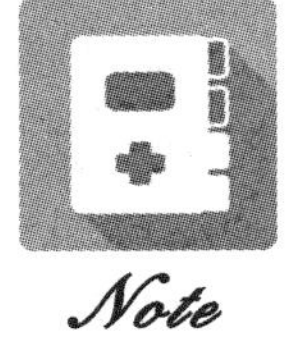
Note

附近有瘘管存在。

3. 叩痛和松动 当炎症累及根尖周组织或牙周组织时，患牙可出现不同程度的叩痛和松动。若乳牙牙根发生生理性吸收，牙齿也可表现为松动，因此为了确诊应与对侧正常同名牙进行比较，并做X线检查，以免误诊。

4. 牙髓活力测验 牙髓活力测验有温度活力测验和电活力测验，乳牙和年轻恒牙很难得到确切的反应，因此不能准确反映病变的真实情况，仅适用于疑有牙髓病变的患牙。同时在检查过程中要注意假阳性或假阴性结果的出现。

5. X线检查 X线检查是一项很重要的检查方法，对于牙髓病和根尖周病的诊断和疗效的判断有重要意义。在乳牙的X线片中应注意观察以下内容。

(1) 龋病病变深度与牙髓腔的关系。

(2) 髓腔内有无钙化及吸收。

(3) 根尖周组织病变的程度及范围。

(4) 乳牙根的吸收情况。

(5) 恒牙胚的发育状况。

(二) 乳牙牙髓病的分类及诊断要点

由于牙髓病的临床表现和组织病理学改变的不一致性，乳牙牙髓病的分类多按临床表现分为乳牙急性牙髓炎、乳牙慢性牙髓炎、乳牙牙髓坏死与坏疽和乳牙牙髓变性等。

1. 乳牙急性牙髓炎 多发生于受过意外创伤或最近进行牙体手术的牙齿。去腐备洞时操作不当，充填材料的化学刺激等均可诱发急性牙髓炎的发生。龋病来源的乳牙急性牙髓炎多是乳牙慢性牙髓炎引流不畅或患者身体抵抗力下降转化而来的。

1) 临床表现 疼痛是乳牙急性牙髓炎的重要症状。在未受刺激时即可发生疼痛，冷热刺激可诱发疼痛或使疼痛加重，乳牙对温度刺激的反应程度不如恒牙强烈。在对患牙进行探诊检查时，反应敏感，若探及穿髓孔探痛剧烈。叩诊检查时多数患者有不同程度的叩痛。X线片显示根尖周组织正常，随着病变的进展，会有不同程度的牙周膜间隙增宽、硬骨板破损现象。

2) 诊断要点 乳牙急性牙髓炎可根据疼痛特征进行诊断，如自发性、间歇性疼痛，有时夜间痛醒或难以入睡，冷热刺激可诱发或加重疼痛等。检查可见牙齿有龋洞或充填体。

2. 乳牙慢性牙髓炎 乳牙慢性牙髓炎是最常见的乳牙牙髓病，绝大多数来源于龋病，出现急性症状时多数是乳牙慢性牙髓炎急性发作。临床上根据是否穿髓分为慢性开放性牙髓炎和慢性闭锁性牙髓炎。慢性开放性牙髓炎又分为慢性溃疡性牙髓炎和慢性增生性牙髓炎。

1) 临床表现

(1) 慢性溃疡性牙髓炎 较多见，因髓室已穿孔，利于引流，疼痛症状较轻微；食物嵌入洞内或冷、热温度刺激常引起疼痛，且刺激去除后疼痛仍持续一段时间；龋源性慢性牙髓炎的病程较长，当炎症范围广泛时则有叩痛，X线片可以显示乳、磨牙根分歧部位的牙周膜间隙增宽，硬骨板破损。

(2) 慢性增生性牙髓炎 见于龋病穿髓孔较大的乳磨牙、外伤冠折露髓的乳前牙。因乳牙的根尖孔粗大，血运丰富，当穿髓孔较大时，炎症牙髓组织过度增生呈息肉状，并自髓腔突出。一般无自发痛，进食时可引起疼痛，检查时可见龋洞内有红色肉芽组织，探之不痛，易出血。

(3) 慢性闭锁性牙髓炎 深龋接近牙髓，龋蚀刺激通过薄层牙本质而产生的慢性牙髓炎症。一般有不定时的自发痛，有的无明显的自发痛，仅有冷热刺激痛，刺激去除后疼痛还可维持一段时间。

2) 诊断要点 患儿有冷、热刺激痛或进食痛的病史。少数患儿无明显的自觉症状。患牙

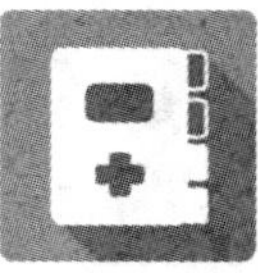

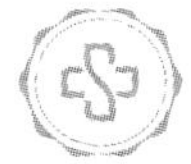

有深龋洞，探之疼痛，已穿髓，是慢性溃疡性牙髓炎的特征。如患牙有深龋洞，已穿髓，洞内有红色肉芽组织，探之不痛，易出血，息肉的蒂来自牙髓，即为慢性增生性牙髓炎。患牙无穿髓孔，无明显的自发痛，仅有冷热刺激痛，刺激去除后疼痛还可维持一段时间，即为慢性闭锁性牙髓炎，注意与深龋相鉴别。

3. 乳牙牙髓坏死与坏疽 牙髓坏死是牙髓炎症发展的自然结局，除细菌感染外，牙外伤或毒性药物如砷制剂、多聚甲醛等都可引起牙髓坏死。牙髓组织因感染而死亡或牙髓坏死后继发感染者称牙髓坏疽。

1）临床表现 一般无症状，牙齿多有变色，这是牙髓坏死组织分解产物渗入牙本质的结果。如引起根尖周病可出现疼痛或咀嚼时疼痛，有时在儿童抵抗力低下时感觉患牙咬合不适。龋源性牙髓炎发展所致的牙髓坏死，开髓时多有恶臭，牙髓坏疽者尤甚。牙髓坏死是一个演变过程，当牙髓尚未完全坏死之前称为牙髓部分坏死。牙髓部分坏死的临床表现取决于尚未坏死的部分牙髓炎症的类型。牙髓坏死或牙髓部分坏死的 X 线片可能见到根分歧区域硬骨板破坏、骨质稀疏现象。

2）诊断要点 主要依据为牙髓无活力，有牙髓炎、牙齿变色或牙外伤史。深龋穿髓无探痛，开髓后有恶臭味为牙髓坏疽。如冠部牙髓已经坏死，根部牙髓尚有活力称为牙髓部分坏死。

4. 乳牙牙髓变性 与乳牙关联性最大的牙髓变性为牙体吸收，牙体吸收有生理性吸收和病理性吸收，病理性吸收又分为内吸收和外吸收两种。牙体吸收的乳牙一般无自觉症状，常常在 X 线检查时才发现。

1）临床表现 牙内吸收是指正常的牙髓组织肉芽性变，分化出破牙本质细胞，从髓腔内部吸收牙体硬组织，导致髓腔壁变薄。牙内吸收可发生于髓室，也可发生于根管口或根管内。当髓室吸收接近牙面时，牙冠显示为粉红色，当吸收使牙面破坏穿孔、牙髓暴露时，可引起疼痛、出血症状。

牙根外吸收一般无症状，由表面向髓腔内发展，吸收的牙骨质可出现凹陷或蚕食状，若吸收限于牙体硬组织时，牙髓组织一般是正常的，当吸收侵犯牙髓时，牙髓组织可出现炎症变化，当吸收使牙根变短后，可出现牙齿松动。

2）诊断要点 X 线的典型表现是诊断牙内吸收的主要依据。例如，髓室壁出现边缘不规则的透射区，根管内某部位呈圆形扩大，大范围的吸收显示出穿通牙齿的透射区或窝状透射区。牙根外吸收则显示某段根面粗糙或牙根缩短。

（三）乳牙牙髓病和根尖周病的治疗目的

（1）去除感染和慢性炎症，消除疼痛。

（2）恢复牙齿功能，保持乳牙列的完整性，以利于颌骨和牙弓的发育。

（3）延长患牙的保存时间，发挥乳牙对后继恒牙的引导作用和避免对后继恒牙胚的不良影响。

（4）维持良好的咀嚼功能，提高消化和吸收功能，利于儿童的健康成长。

（四）乳牙牙髓病的治疗方法

乳牙治疗的目的是尽可能保持牙齿功能，使其能达到按时替换的目的，尽可能避免过早失牙，防止对后继恒牙产生病理性影响。

1. 盖髓术 一种用药物覆盖于近髓的牙本质上或暴露的牙髓创面上，使牙髓病变恢复正常并保存全部生活牙髓的治疗方法。前者称为间接盖髓术，后者称为直接盖髓术。具体的适应证和操作步骤同恒牙。

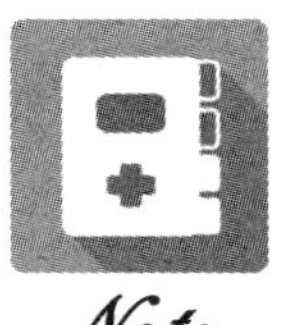
Note

2. 牙髓切断术 在局部麻醉下将冠髓切断去除，在牙髓断面上覆盖盖髓剂，保持根部生活牙髓的治疗方法(图 23-6)。正确判断乳牙牙髓炎的范围是牙髓切断术成功的关键。

1）适应证 ①乳牙深龋露髓或外伤露髓，露髓孔大于 1 mm，不能做直接盖髓术者；②乳牙冠髓牙髓炎，根髓活力正常者。

2）常用药物 氢氧化钙、甲醛甲酚(FC)和 MTA 3 种。不同药物的具体使用方法如下。

(1) 氢氧化钙 同恒牙。

(2) 甲醛甲酚(FC) 利用甲醛甲酚对牙髓断面的固定和杀菌作用而保留牙髓。取 1%甲醛甲酚和丁香油酚各 1 滴与适量氧化锌粉调成糊剂，也可用 40%甲醛甲酚和蒸馏水各 1 份，甘油 3 份配制成甲醛甲酚甘油混合液，用时将此液稀释 5 倍与氢氧化钙粉调成糊剂，作为盖髓剂盖髓。

(3) MTA 具体操作与氢氧化钙牙髓切断术操作相似，在牙髓断面上覆盖调好的 MTA 后，用蘸有无菌蒸馏水的小棉球覆盖 1～2 min 去除棉球，然后选用合适的材料进行垫底充填。

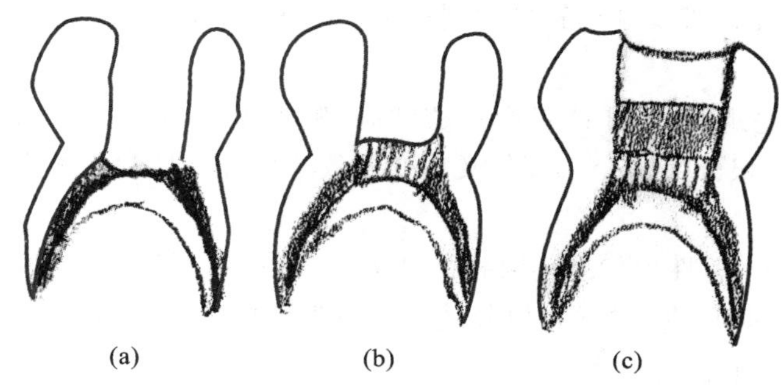

图 23-6 乳牙活髓切断术示意图

3）操作步骤

(1) 术前拍 X 线片，了解牙根吸收情况，若牙根吸收超过根长的 1/2，禁做。

(2) 局部麻醉，最好用橡皮障隔离术区。

(3) 消毒术区，去尽洞壁龋蚀组织，制备洞形。

(4) 揭去髓室顶，用锐利挖器或大球钻去除冠髓。

(5) 用生理盐水冲洗髓室，轻压止血，选择不同的药物，如氢氧化钙制剂、甲醛甲酚、戊二醛、硫酸亚铁溶液、MTA 等，对牙髓断面进行相应的处理。

(6) 垫底充填。

4）定期复查 乳牙活髓切断术后需要定期复查有无临床症状和体征，X 线检查有无病理性牙根吸收，首次复查在术后 3 个月，以后复查间隔时间为 6 个月。如有牙髓病变的症状和体征，需考虑进行根管治疗；如有内吸收或牙髓炎症累及下方恒牙胚，需拔除患牙。

(五) 乳牙根尖周病的特点

乳牙根尖周病是指根尖周围或根分歧部位的牙骨质、牙周膜和牙槽骨等组织的炎性病变，又称根尖周炎。大部分是由乳牙牙髓病和牙髓感染发展而来的，可通过根管治疗治愈。

1. 病因方面的特点 乳牙根尖周病主要来源于牙髓的感染，其次牙齿遭受外力损伤及治疗过程中物理、化学刺激均可造成根尖周组织的损伤。牙髓感染后，根管内的细菌、毒素及其分解产物可通过根尖孔到达根尖周组织，或通过根分歧、根分叉等部位累及根尖周组织引发根尖周病变。在乳牙牙髓病治疗过程中，三氧化二砷和酚醛树脂液等的使用应慎重，避免造成化学损伤，甚至损伤恒牙胚。

2. 临床表现方面的特点

(1) 早期症状不明显，就诊时病变多较严重，常因反复肿胀或出现急性牙槽脓肿、间隙感染而就诊。

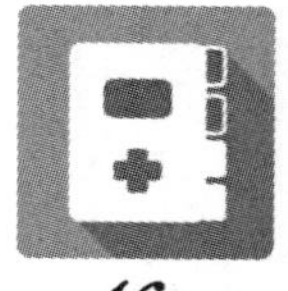

(2) 乳牙急性根尖周病多由慢性根尖周病发展而来，当渗出物引流不畅、破坏严重而身体抵抗力较差时导致急性炎症。

(3) 患牙松动并有叩痛，根尖部或根分歧部的牙龈红肿，有时会伴发颌面部的肿胀，淋巴结肿大，并伴有低热等全身症状。

(4) 在根尖区形成并积聚的脓液若不能及时引流，则会沿阻力较小的方向排出，在牙龈上出现瘘管，反复肿胀、溢脓，由急性根尖周病发展为慢性根尖周病。

(5) 乳牙根尖周感染扩散迅速　由于牙槽骨疏松，血供丰富，骨皮质薄，根尖感染可迅速达骨膜下，穿破骨膜和黏膜，形成骨膜下或黏膜下脓肿。炎症不易局限，若持续时间长，又未及时处理，可迅速发展为间隙感染。此外，由于乳牙牙周膜结构疏松，牙周纤维多未成束，根尖周病还易经牙周膜扩散，从龈沟内排脓。

(6) 根尖周病时可存在活髓　因乳牙牙髓组织疏松，血运丰富，侧支根管及副根管多，牙髓的感染很快通过侧支根管及副根管扩散到根尖周组织，引起根尖周感染，但一部分牙髓仍保持活力。

(7) 乳磨牙髓室底组织薄，牙体组织渗透性高，侧支根管多，髓腔内感染易通过髓室底向根分叉部位扩散，引起根分叉病变。根分叉病变导致牙槽骨破坏和牙根吸收，是造成乳牙早脱的原因之一。

(8) X 线检查显示，急性根尖周病时根尖部无明显改变或仅有牙周膜间隙增宽影像，慢性根尖周病或急性发作时可见根尖部和根分歧部牙槽骨破坏的透射影像。

(六) 乳牙根尖周病的治疗

1. 乳牙急性根尖周病的应急处理

1) 开髓引流　使用锋利的高速涡轮手机开髓揭顶，清除根管系统内的坏死组织，开放髓腔，建立引流通道。

2) 切开排脓　对已经形成黏膜下脓肿的患牙，在口腔内肿胀部位做切口，及时引流脓液。

3) 抗菌药物的应用　通过口服或注射等途径给予抗菌药物，加速炎症的消退。

2. 根管治疗术　乳牙根管治疗术是指通过根管预备和根管药物消毒，去除感染物质对根尖周组织的刺激，并用可吸收的充填材料充填根管，促进根尖病变愈合的方法。其是目前治疗乳牙牙髓病、根尖周病类疾病的有效方法。

1) 适应证

(1) 牙髓坏死而应保留的乳牙。

(2) 牙髓炎症波及根髓、根尖周且具有保留价值的乳牙。

2) 禁忌证

(1) 根尖及根分歧区骨质广泛破坏，炎症累及恒牙胚者。

(2) 根吸收超过根长的 1/3。

(3) 髓底穿孔者。

3) 治疗步骤

(1) 制备洞形　使用高速涡轮手机制备洞形，开髓，揭顶。

(2) 根管预备　去除髓室和根管内的坏死牙髓组织，使用根管器械预备根管。

(3) 根管消毒　3%过氧化氢液、5.25%次氯酸钠液、生理盐水等冲洗根管、干燥。将根管消毒药物氢氧化钙、氯己定置于根管内，暂封膏暂封消毒。

(4) 根管充填　根管消毒 5～7 天，若无症状，去除暂封物，冲洗、干燥，将根管充填材料输送进根管内，垫底、充填。若复诊时，炎症尚未控制或仍有渗出，则需更换消毒药物，直至症状消退后再进行充填治疗(图 23-7)。

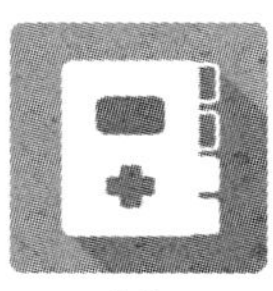

4）注意事项　乳牙根管治疗术的基本方法与恒牙根管治疗术大体相同，但应注意以下事项。

（1）术前必须拍X线片，了解根尖周病变、牙根吸收情况，以及恒牙胚发育情况。

（2）根管预备时，参照术前X线片估计根管工作长度，勿将根管器械超出根尖孔，以免将感染物质推出根尖孔或损伤恒牙胚。

（3）由于乳牙牙根有生理性吸收，因此根管充填应采用可吸收的、不影响乳恒牙交替的材料。常用的根管充填材料有氧化锌丁香油糊剂、氧化锌碘仿糊剂、氢氧化钙碘仿糊剂和抗生素糊剂。

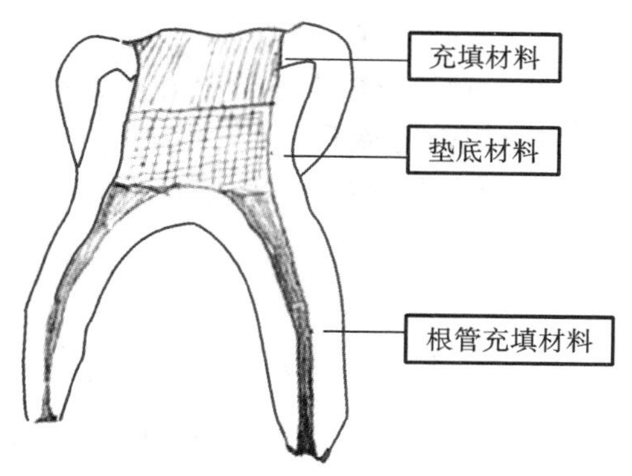

图 23-7　乳牙根管充填示意图

（4）为了避免损伤后继恒牙胚，对乳磨牙牙龈瘘管不宜进行深搔刮术，可通过根管治疗消除乳磨牙根尖周及根分歧部位的炎症。

二、年轻恒牙牙髓病和根尖周病

（一）年轻恒牙牙髓病和根尖周病的临床特点

因年轻恒牙有其解剖生理上的特殊性，其牙髓病和根尖周病有以下几个方面的特点。

（1）年轻恒牙的牙髓病多数由龋病引起，常常与牙外伤、牙齿发育异常有关，如畸形中央尖折断等，也可由医源性的因素导致。

（2）龋病引起的牙髓炎多为慢性牙髓炎，若深龋致使牙髓广泛暴露则表现为慢性增生性牙髓炎，形成牙髓息肉。急性牙髓炎多为慢性牙髓炎急性发作，也可由牙齿创伤或意外露髓引起。

（3）年轻恒牙的根尖周病多由牙髓炎或牙髓坏死引起，感染物质可通过根尖孔引起根尖周组织病变，可表现为急性或慢性根尖周病。若病原刺激强，机体抵抗力弱，局部引流不畅，则可能发展为急性牙髓炎；若病原刺激作用弱，机体抵抗力强，且渗出物引流通畅，则表现形式多为慢性根尖周病。

（4）年轻恒牙牙髓和根尖周组织疏松，血液供养丰富，一旦发生炎症易于向周围扩散，若治疗及时，炎症也易于控制和恢复。

（二）年轻恒牙牙髓病和根尖周病的治疗原则

牙齿萌出后，牙根的继续发育依赖于牙髓的作用。年轻恒牙牙髓组织不仅具有营养和感觉功能，而且和牙根的继续发育密不可分。在年轻恒牙的牙髓治疗中，保存生活牙髓是首选的治疗方法。年轻恒牙牙髓病和根尖周病的治疗原则为尽量保存活髓组织。若不能保留全部活髓组织，也应尽量保留根髓活力。若不能保存根髓活力，则尽量保存牙齿。

活髓保存的治疗方法主要有盖髓术（包括间接盖髓术和直接盖髓术）和牙髓切断术。盖髓术能保存全部生活牙髓，牙髓切断术只保留根髓。影响年轻恒牙活髓保存治疗结果的因素主要如下。

（1）适应证的选择，治疗前的正确诊断。

（2）治疗中无菌操作及牙髓组织的损伤程度。

（3）盖髓剂和充填材料的良好性能。

恒牙萌出后，牙根的发育完成需要3～5年，年轻恒牙牙髓一旦坏死，牙根则停止发育，而呈短而开放的牙根。因此，牙根发育尚未完全的年轻恒牙应采取适当方法促进牙根继续发育成形，即应行根尖诱导成形术。

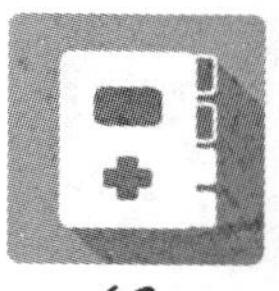

（三）根尖诱导成形术

根尖诱导成形术是指牙根尚未发育完全的年轻恒牙发生牙髓病变或根尖周病变，在控制感染后，用药物及手术的方法保存根尖部牙髓或使根尖周组织沉积于硬组织，促进牙根继续发育和根尖形成的治疗方法（图 23-8）。

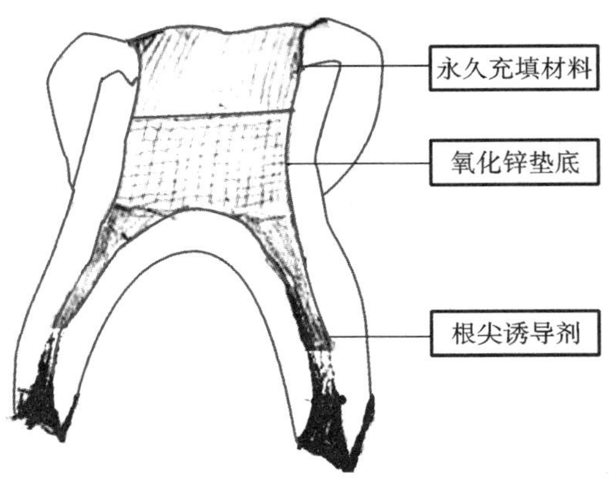

图 23-8　根尖诱导成形术

1．根尖诱导成形术的适应证

（1）牙髓病变波及根髓，不能部分或全部保留根髓的年轻恒牙。

（2）牙髓全部坏死或发生根尖周病变的年轻恒牙。

2．根尖诱导成形术的治疗阶段、步骤及注意事项

1）治疗阶段

第一阶段：消除感染及根尖周病变，诱导牙根继续发育完成。

第二阶段：根尖封闭形成，根管永久性充填。两个阶段之间的时间间隔不等，在 6 个月到 2 年，受牙根长度、炎症程度及患者的机体状况等因素影响。

2）治疗步骤

（1）常规备洞开髓　开髓揭顶，保证器械能直线进入根管。具体操作见牙髓病根尖周病部分。

（2）根管预备　彻底清除根管内的感染物质，用 3％双氧水和生理盐水彻底冲洗，去除残留感染组织。若根尖部有生活牙髓，应尽量保留。

（3）根管消毒　干燥根管，用消毒力强、刺激性小的药物消毒根管，首选氢氧化钙类或抗生素糊剂，每周更换一次，直至无渗出或无症状为止。

（4）药物诱导　根管内填入诱导牙根形成的药物——氢氧化钙制剂。取出根管内消毒药物，将氢氧化钙糊剂输送至根管内直至填满根管，使其与根尖部组织接触。若根尖部有活髓，只需使诱导糊剂与根髓断面接触。

（5）暂封窝洞，随访观察　治疗后 3～6 个月复查一次，至根尖形成或根端封闭为止。复查时除无临床症状外，还应拍摄 X 线片，观察根尖周状况和根尖形成状态。

（6）常规根管充填　复查 X 线片显示根尖延长或有钙化组织沉积封闭根端时，进行常规根管充填。

3）注意事项

（1）彻底清除根管内的感染物质，这是根尖诱导成形术成功的重要因素。

（2）清理根管时，应严格控制牙齿的工作长度，避免将感染物质推出根尖或损伤根尖周组织。

（3）掌握根管充填时机，通常在 X 线片上显示根尖病变愈合、牙根发育完成、根管内探及

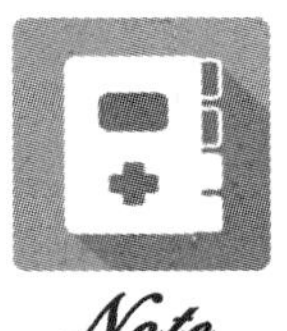
Note

钙化组织沉积时进行充填较适宜。

(4) 根尖诱导成形术的疗程和治疗效果,不仅取决于病变的程度,而且取决于牙根发育状态和儿童患者的健康状况。

3. 根尖诱导成形术牙根继续发育的类型

(1) 根尖继续发育,管腔缩小,根尖封闭。

(2) 根管腔无变化,根尖封闭。

(3) X线片上未见牙根继续发育,但根管内探测有明显阻力,根尖区形成钙化屏障。

(4) X线片上显示根尖1/3处形成钙化屏障。

第四节 乳牙和年轻恒牙的拔除

一、乳牙的拔除

(一) 适应证

1. 不能保留的病牙

(1) 牙冠破坏严重,已无法再修复的乳牙,或因龋坏形成残根、残冠,只能拔除者。

(2) 近生理性替换时的露髓牙,或牙根吸收至根尖1/3。

(3) 患根尖周病的乳牙,根尖及根分叉区骨质破坏范围广泛,骨质破坏至乳牙根分叉处,松动明显。

(4) 乳牙牙根因感染而吸收影响,致使牙根暴露于牙龈外,易使牙龈发生创伤性溃疡。

(5) 乳牙外伤,牙根近牙颈部1/2折断,或在骨折线上不能治愈的乳牙。

(6) 有病灶感染迹象而不能治愈的乳牙。

2. 因咬合诱导需要拔除的乳牙

(1) 替换期的继承恒牙即将萌出或已萌出,乳牙松动明显或滞留的乳牙。

(2) 影响恒牙正常萌出的乳牙。

(3) 影响正常恒牙列形成的乳牙。

3. 其他 多生牙以及不能保留的新生牙。

(二) 禁忌证

1. 全身状况

(1) 血液系统类疾病 若患有白血病、血友病、贫血、血小板减少症等,应请儿科会诊,确定乳牙是否能够拔除。

(2) 内分泌疾病 甲状腺功能亢进及糖尿病患者,不了解病情、未经治疗,匆匆拔牙易致休克。

(3) 患心脏、肾脏等疾病 有严重代谢障碍的心脏病患者,严禁拔牙;肾功能不全者,拔牙会致使疾病恶化。

(4) 急性感染、发热时也应避免拔牙。

2. 局部因素

(1) 急性化脓性炎症期应严禁拔牙,以免感染扩散。

(2) 伴有急性广泛性牙龈炎或严重的口腔黏膜病时,应消炎、控制症状后再拔牙。

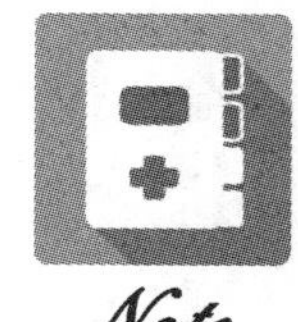

二、年轻恒牙的拔除

恒牙是人的一生中重要的咀嚼器官，保护年轻恒牙对正常恒牙列的完整、发挥正常的咀嚼功能、殆关系的建立以及牙颌系统的发育等都具有非常重要作用，所以年轻恒牙的拔除应慎重。但是由于年轻恒牙的解剖和组织结构特点、儿童时期的饮食条件、口腔清洁卫生状况等因素，年轻恒牙患龋率高。尤其是第一恒磨牙，萌出早，龋病进展快，若未及时治疗，常导致牙冠和根尖周组织破坏严重而难以保留，此时拔除患牙是最后的选择。

（一）适应证

（1）不能治疗的残根、残冠且有严重的根尖周病变，骨质破坏范围较大的患牙。

（2）外伤牙不能保留者。

（3）正畸治疗需要减数者。

（二）第一恒磨牙的拔除

当第一恒磨牙患龋、根尖周病或受到外伤，不能修复治疗时，常用第二恒磨牙代替第一恒磨牙。患儿适宜年龄为 8～9 岁；第二恒磨牙尚未萌出，牙胚位于第一恒磨牙牙颈线以下，牙根尚未形成；有第三恒磨牙时方可拔除后替代。若第三恒磨牙先天缺失，不宜采用此法。第一恒磨牙拔除后也可采用无功能的第三磨牙自体移植术恢复牙列完整和咀嚼功能。

若患儿年龄偏大，第二恒磨牙虽未萌出，但牙根已大部形成，不易移位替代时，应对第一恒磨牙尽量做暂时性的保守治疗，维持至第二恒磨牙萌出后再拔出第一恒磨牙，做义齿修复或人工牙种植术恢复牙列完整和咀嚼功能。

（三）儿童时期额外牙的拔除

额外牙多见于上颌恒牙区，它可以萌出到口腔，也可滞留在颌骨内（图 23-9）。额外牙的危害主要是对恒牙列的发育产生多种病理干扰，如引起恒牙迟萌、扭转、移位、牙间隙增大。有的额外牙形成含牙囊肿，或造成邻牙根尖吸收等。额外牙形态多种多样，多数呈较小的锥形牙，有的形态近似正常牙。大多因额外牙影响了美观才引起家长注意而带患儿就诊。

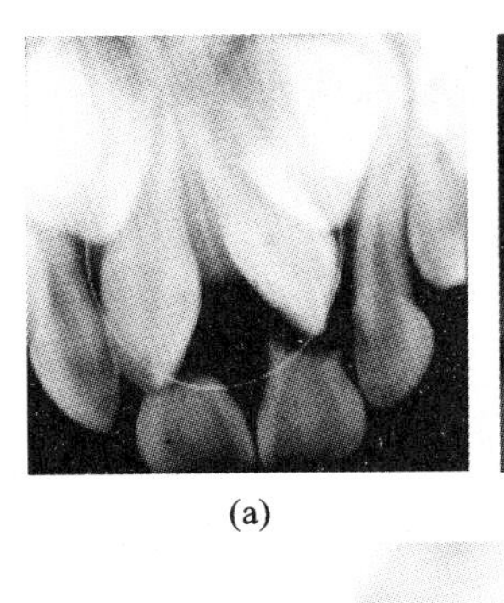

(a)

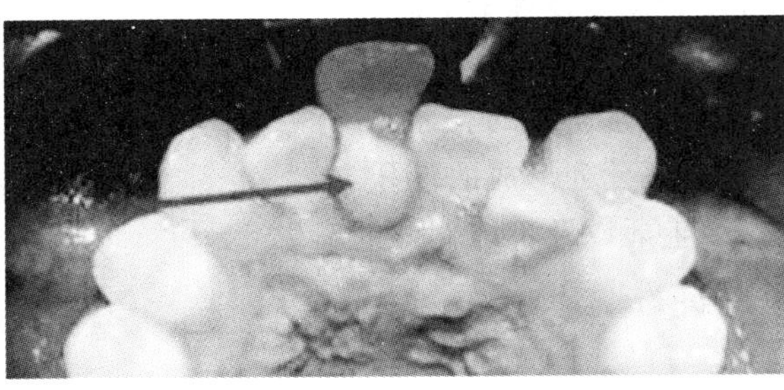

(b)

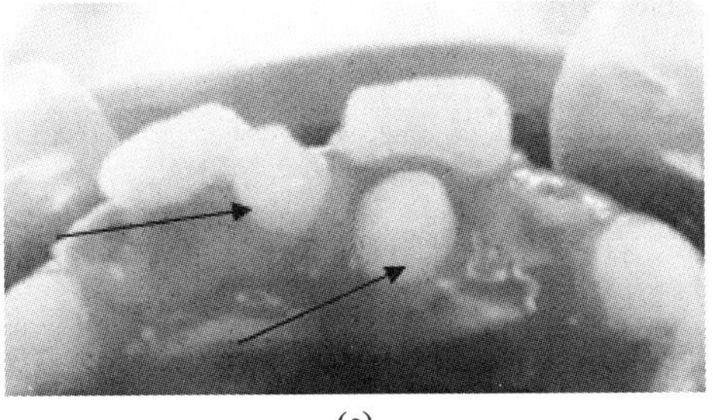

(c)

图 23-9　额外牙

萌出的额外牙一经发现，应立即拔除。埋伏在颌骨内较深的额外牙，如果没有出现病理改变、没有出现导致牙列畸形的系列问题，可不予处理；额外牙形态近似正常牙，在牙列中排列整齐并且有一定长的牙根，或因额外牙造成正常牙的牙根吸收、弯曲时，可拔除正常牙，保留额外牙来替代正常牙。

确定多生牙的数目和在颌骨内的位置，需要拍根尖X线片、全口曲面断层X线片或CT片来完成，准确的定位是手术成功的关键。

第五节 儿童牙外伤

儿童的活动性较强，特别在学龄时期，剧烈运动或玩耍时，常易发生碰撞，容易造成牙齿的外伤。儿童牙外伤是牙齿受到外力所发生的牙体、牙髓和牙周组织的突发性损伤，是儿童时期常见的疾病之一。

一、儿童牙外伤临床分类与诊断

（一）儿童牙外伤临床分类

儿童牙外伤的常见临床表现为牙齿冠折、根折、位置异常、脱出等，临床表现较为复杂，为了便于临床诊断及治疗方案设计，需进行分类。临床上分类方法有多种，与成人分类方法基本相同，临床常用李宏毅牙外伤分类法。

1. 牙震荡

2. 牙齿折断

（1）牙冠折断。

（2）牙根折断。

（3）冠根折断。

3. 牙齿移位

（1）牙齿挫入。

（2）牙齿侧向移位。

（3）牙齿部分脱出。

（4）牙齿完全脱出。

（二）儿童牙外伤的临床诊断

1. 外伤史 详细了解患儿的年龄、性别、受伤的原因、受伤的时间、受伤的地点、受伤的状况等。同时还要询问患儿有无头晕、恶心、呕吐等症状，如有颅脑损伤和肢体骨折等全身症状，应暂缓口腔科诊治，首先救治全身损伤。

2. 临床检查

1）视诊 观察患牙有无折断，如有折断应确认折断部位、范围，有无露髓，牙齿有无变色、位置变化等，还应观察口腔软组织及口周颜面、头部的损伤情况，应特别注意患儿的咬合状态和咀嚼功能情况。

2）触诊和叩诊 通过触诊了解牙齿松动、移位的程度，有无牙根折断及牙槽骨骨折的可能。通过叩诊检查患儿牙齿有无叩痛、牙周组织损伤情况。注意检查动作一定要轻柔，避免增加患儿疼痛。

3）牙髓活力测验 牙齿外伤后可通过受伤的时间、受伤情况、部位及活力测验的结果来

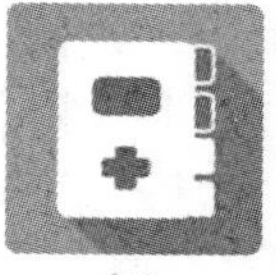

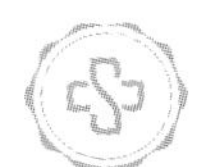

判断牙髓状态。刚受伤的牙齿牙髓可能处于“休克”状态，牙髓检查无任何反应，应定期进行牙髓检查，外伤牙齿牙髓活力可在受伤后3个月内恢复正常。

3. X线检查 牙齿外伤时，拍X线片是最重要的检查方法。通过X线片可以了解有无根折、移位情况和牙槽骨有无损伤。还应注意观察以下几个方面。

（1）牙冠、牙根有无折断及其状态。

（2）牙槽骨、颌骨有无骨折及其状态。

（3）牙周组织情况。

（4）邻牙、牙胚的情况。

（5）牙根形成及吸收情况。

（6）乳牙与继承恒牙的关系。

（7）陈旧性外伤应注意牙根有无吸收及吸收方式。

二、乳牙外伤

乳牙外伤多发生于上前牙，尤其是中切牙。好发于1～3岁儿童，约占乳牙外伤患者的50%，主要由于此时儿童开始学习走路，运动能力、反应能力正处在发育阶段，容易摔倒或撞在物体上而造成牙齿外伤。

（一）乳牙外伤对继承恒牙的影响

儿童前牙颌骨内正在发育中的继承恒牙位于乳牙根尖的舌侧，乳牙外伤后必须考虑是否对继承恒牙胚造成影响及影响的程度。乳牙挫入性外伤或处于牙槽骨的恒牙胚发生外伤骨折，可能会对下方发育中的恒牙产生影响，主要表现在以下几个方面。

（1）恒牙萌出异常（牙胚位置异常、萌出位置异常或迟萌）。

（2）牙冠部形态异常（釉质发育不全、着色）。

（3）牙根部发育异常（牙根弯曲、短根、牙根发育不全或停止发育）。

（4）严重的创伤甚至可使恒牙胚坏死，牙胚停止发育，牙齿埋伏、倒生、呈牙瘤样形态等。

（二）乳牙外伤的诊治原则

乳牙外伤总的治疗原则是将外伤对继承恒牙生长发育的影响降到最低。乳牙外伤的损伤类型和预后与患儿的年龄密切相关，在处理外伤时应考虑以下因素。

1. 乳牙根与继承恒牙胚间关系的密切程度 不同的外伤类型，乳牙根的移位方向不同，对恒牙的影响程度不同。不但要考虑乳牙外伤本身对继承恒牙胚的影响，也要考虑治疗干预对恒牙胚的影响，应选择对恒牙胚影响最小的治疗手段。

2. 距离牙齿替换的时间 对接近替换（距替牙1～2年）的牙齿，可采取拔除的方法。对距替换时间较长的患牙，在不影响继承恒牙胚发育且患儿和家长配合的情况下，尽可能采取保留牙齿的治疗方法。

3. 患儿的配合度 乳牙外伤常发生在年龄很小的孩子，患儿配合度较差，必要时应在镇静下治疗。

（三）乳牙外伤的临床表现及治疗

1. 乳牙震荡 牙震荡又称牙撞伤。

（1）临床表现 患牙表现为松动、叩痛，牙龈沟溢血。

（2）治疗 减少咬合，避免用患牙咀嚼食物；避免进食过冷或过热的食物，减少或避免不良刺激；注意口腔卫生，预防感染；受伤后4周、1个月、3个月、6个月定期复查，检查牙髓是否发生变化，一旦出现牙髓病和根尖周病，则应及时进行处理。

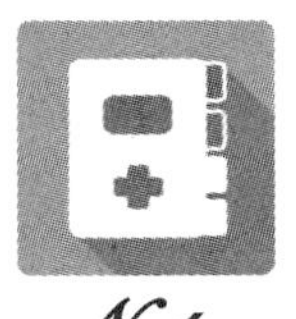

2. 牙齿折断

1）乳牙冠折断

（1）临床表现　乳前牙冠折露髓者可见红色小点，有明显触痛，未露髓者可无明显症状。

（2）治疗　乳牙牙冠折断未露髓可采取调磨的方法，去除尖锐边缘，以防划伤软组织；大面积牙本质外露的牙齿，可用光固化复合树脂修复。一般在术后 3 个月、6 个月复查，如发现有牙髓感染症状，应及时行牙髓摘除术；如果冠折露髓，穿髓孔小且外伤时间短可做直接盖髓术，若冠髓感染，根髓活力正常，则可在局部麻醉下行活髓切断术；若出现牙髓炎症或牙髓坏死则应及时进行去髓治疗。各种进行活髓保存治疗的外伤牙，术后一旦发现髓腔或根管发生钙化，则需及时进行根管治疗。

2）乳牙根折断

（1）临床表现　乳牙根折常发生在根中 1/3 或根尖 1/3。根中 1/3 折断者，患牙松动明显，有叩击痛或触痛，牙周、牙龈可见损伤、出血，X 线检查可明确诊断（图 23-10）。

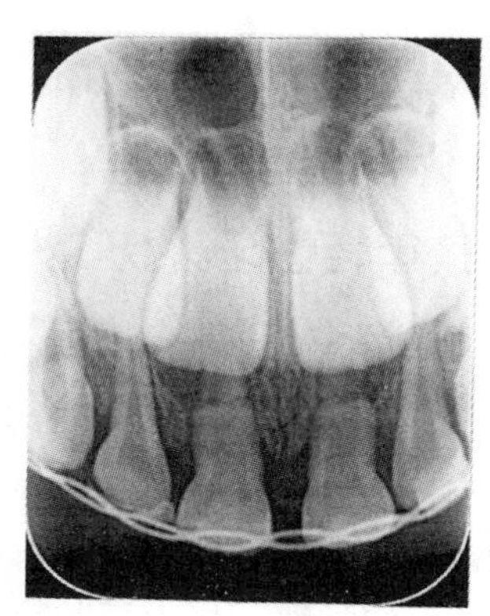

图 23-10　乳牙根折断

（2）治疗　根尖 1/3 折断时，一般只有轻微松动，可不做处理，嘱患儿避免用患牙咀嚼食物，随访观察如出现牙髓感染症状，应及时行根管治疗。根中 1/3 折断、颈 1/3 折断的患牙若表现为极度松动，则考虑拔除。

3）乳牙冠根联合折　多数情况需要拔除。

3. 乳牙移位　牙齿受到外力作用造成牙齿脱离其正常位置，称牙齿移位。由于作用的外力方向和程度不同，移位可分为牙齿挫入、牙齿侧向移位、牙齿部分脱出。

1）乳牙挫入　牙齿在外力作用下被嵌入牙槽骨内，称为牙齿挫入。

（1）临床表现　临床检查牙冠缩短或见少许牙冠露出，不松动，可伴有牙龈和牙周软组织损伤、出血或淤血，重者有撕裂伤。X 线片显示根尖进入牙槽窝内，根尖周膜间隙和硬骨板消失（图 23-11）。

（2）治疗　患牙的处理取决于挫入牙根与恒牙胚的关系，如果牙冠偏向唇侧，X 线片显示牙根变长，为保护恒牙胚，应立即拔除。如果牙冠偏向腭侧，牙根倾向唇侧，一般不至于影响恒牙胚，但不应拉出复位，应待其自行萌出，以避免二次创伤或感染。术后定期复查，如发现牙髓感染，应及时行牙髓摘除术。

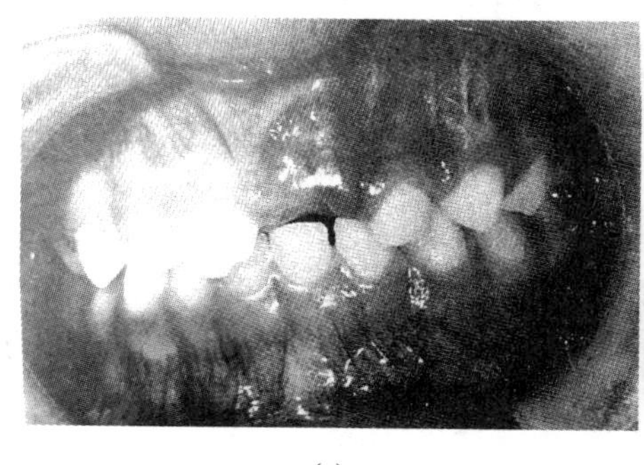

(a)

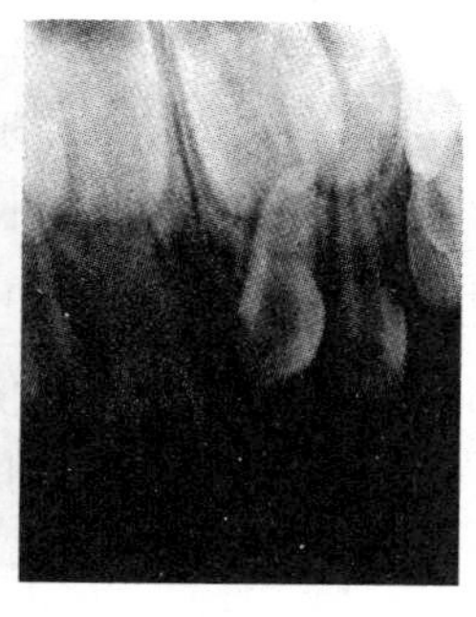

(b)

图 23-11　乳牙挫入

(a)乳牙挫入；(b)乳牙挫入的 X 线片

2）乳牙侧向移位和牙齿部分脱出　侧向移位是指外伤后牙齿发生唇舌向或近远中向错位。牙齿部分脱出牙槽窝，明显伸长，称为牙齿部分脱出。

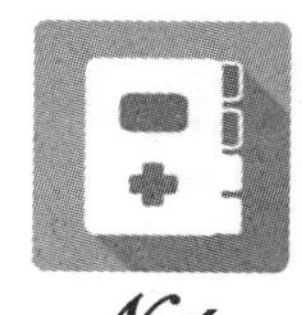

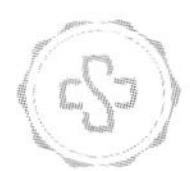

（1）临床表现　移位牙常偏离原牙体长轴。牙齿可能伸长，与对颌牙常有咬合创伤。移位方向和脱出程度不同，牙齿松动的程度也不同。X 线片显示部分脱出的牙齿根尖区牙周间隙增宽，侧向移位的牙齿可见近远中两侧牙周间隙不对称，根尖移位侧牙周间隙减小或消失，而相对侧牙周间隙增宽，有时伴有牙槽骨骨折。

（2）治疗　在局部麻醉下复位，行松牙固定术，降低咬合力，可考虑复位后钢丝＋复合树脂固定或预成钛链＋复合树脂固定 4～6 周。定期复查，如果出现牙髓感染症状，应及时行根管治疗。如果牙齿松动明显，移位严重，应考虑拔除。

4. 牙齿完全脱出　牙齿在外力作用下完全脱出牙槽骨称为牙齿完全脱出。

（1）临床表现　完全脱位的牙齿游离于牙槽窝，或仅有软组织附着，或已脱离，就诊时带来已脱落的牙齿。

（2）治疗　乳牙完全脱出，一般不考虑再植，但要警惕继承恒牙的萌出和发育情况，发现问题及时做相应的处理。

三、年轻恒牙外伤

（一）年轻恒牙外伤发病情况

1. 好发年龄　多发生于 7～9 岁的儿童，占恒牙外伤患者的 50%～70%，男孩多于女孩，随着年龄的增长，发生率逐渐下降。

2. 好发部位　多发生于上颌中切牙，其次为上颌侧切牙，下颌切牙较少见。

3. 受伤类型　牙齿折断较多见，占恒牙外伤的 40%～60%。受伤类型与牙根的发育形态有关，牙根未发育完成的恒牙外伤类型以牙齿松动、移位、脱出较常见。

（二）年轻恒牙外伤的危害

（1）牙齿折断、松动或移位可影响咀嚼功能。缺损较多则可造成牙本质甚至牙髓的暴露，引起根尖牙髓和血管的损伤。

（2）若牙髓组织损伤严重或处理不当，会造成牙髓感染，甚至引起根尖周病，严重时影响牙根的正常发育，甚至牙齿丧失，影响牙齿、咬合的生长发育。

（3）牙齿缺损严重或牙齿缺失时，应及时进行间隙保持，防止牙齿间隙丧失，影响成年后的修复治疗。

（4）牙外伤可伴有牙齿支持骨组织和牙龈黏膜组织的损伤，若处理不当则可引起感染、瘢痕形成和组织畸形等不良后果，影响患儿的身心发育。同时严重的牙外伤还会影响患儿的发音、外观，成为患儿和家长的长期心理负担。

（5）由于儿童处于生长发育期，牙齿受到外伤后，应定期复查，彻底完成治疗需要到成年以后，疗程长，费用高，增加了患儿家长的负担。

（三）年轻恒牙外伤的诊断和治疗

牙震荡、牙折断和牙脱位是牙外伤较多见的几种形式，其临床表现、检查基本同成人牙外伤。但由于儿童处于生长发育活跃期，年轻恒牙牙根发育尚未完成，在治疗方法上有其特点。

1. 牙震荡　临床表现和治疗同成人。

2. 牙冠折断　见图 23-12。

1）临床表现　同成人。

2）治疗

（1）小面积釉质折断，一般可不做处理。边缘锐利的可进行打磨防止损伤唇舌软组织；折断面积较大者，可不急于修复，随诊待牙齿松动恢复正常后进行修复治疗。

（2）当牙本质暴露时，不论暴露面积的大小，应进行间接盖髓术保护牙髓。随诊观察，1～

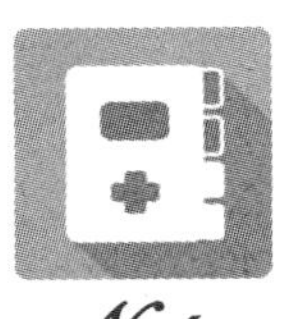

Note

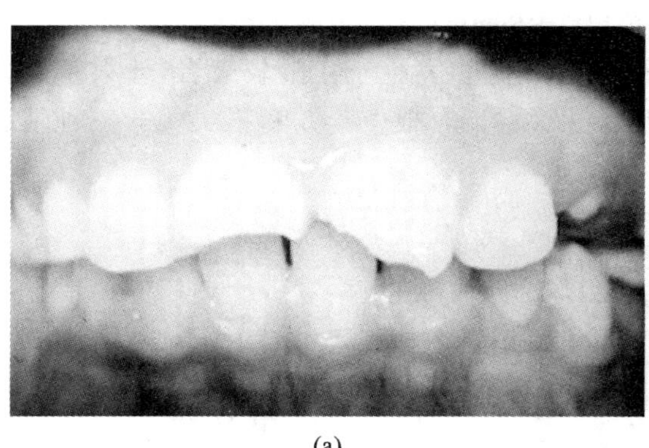
(a)

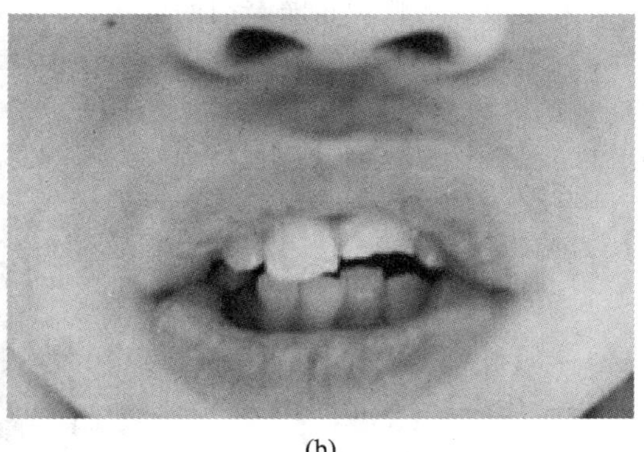
(b)

图 23-12 年轻恒牙牙冠折断

2 周复查一次，逐渐延长间隔时间，6～8 周拍摄 X 线片，了解根尖周及牙齿发育情况，并检查牙髓活力状况。一旦发生变化，则立即采取治疗措施。

（3）对于牙冠折断露髓者，尽可能保存生活牙髓。年轻恒牙的牙髓组织抵抗力较强，若穿髓孔不大且外伤时间不长则可做直接盖髓术，然后修复缺损的牙体，密切观察牙髓活力。若露髓孔较大，露髓时间较短，可做冠髓切断术或部分冠髓切断术。若露髓时间较长，牙髓弥漫性感染或牙髓坏死，应去除感染牙髓，行根尖诱导成形术，待牙根发育完成后再做根管治疗。

（4）断冠树脂黏结技术：随着黏结材料和技术的发展，断冠黏结技术成为一种过渡性修复方法。

操作步骤：①检查牙髓活力和松动情况，检查断端复位是否密合，确定是否进行断冠黏结技术。②在进行黏结前要进行临床检查并完成牙髓治疗（断冠保存在生理盐水中）。③预备：制备倒凹、舌侧排溢沟、唇侧洞斜面。④酸蚀，涂黏结剂、用树脂对位黏结、调磨、抛光。⑤定期复查：术后 1 个月、3 个月、6 个月、12 个月、24 个月行临床检查及 X 线检查。

3. 冠根联合折 因外伤引起牙釉质、牙本质和牙骨质同时折断，折断同时累及牙冠和牙根称为冠根联合折。冠根联合折约占恒牙外伤的 5%，乳牙外伤的 2%。牙齿冠根联合折根据临床表现不同可分为横折和纵劈两种情况。横折为近远中方向，临床较多见，通常牙冠唇侧龈缘上 2～3 mm 处有一近远中方向折裂线。纵折是折裂线自切缘斜向根方，折裂线一般只有一条。

1）临床表现

（1）牙齿叩痛，折裂片松动，因与牙龈和根面相连，松动而不脱落，触诊折裂牙片常见龈沟或裂缝溢血。

（2）牙髓多已暴露，症状明显，常出现冷热刺激痛和触痛。

（3）X 线检查 由于冠根折裂线多为斜线，X 线显示不清时，需变换角度投照，并结合临床症状进行诊断。

2）治疗 冠根联合折由于累及牙釉质、牙本质、牙骨质和牙周组织，甚至累及牙髓，无条件时可先应急处理，将断端部位酸蚀，与邻牙一起固定，使患牙休息，在 2～3 日进行系统治疗。根据临床症状和条件选择以下方法的一种。

（1）去除牙冠断端的修复 去除断端，用断冠黏结技术将断端复位黏结，行树脂修复或冠修复治疗。

（2）牙冠延长术 利用牙龈切除术和去骨术使龈下断面变为龈上断面后修复牙冠。这种方法仅适用于手术不会影响外形美观的情况，一般只用此法暴露腭侧的断面。

（3）根管-正畸联合牵引法 对于根折线在龈上或龈下牙体组织很少的牙齿，牙根发育完

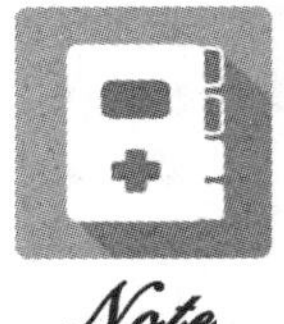

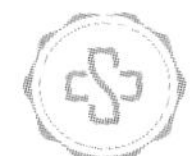

成者，采用根管治疗和正畸牵引的方法，将牙根拉出 2～3 mm，以便于成年后的牙体修复。

4. 牙根折断 牙根折断的发生明显少于牙冠折断，且多发生于年龄较大者，牙根基本发育完成的牙齿。根据折断的部位，临床上分为近冠(根颈)1/3、根中 1/3 和根尖 1/3 三种情况(图 23-13)。

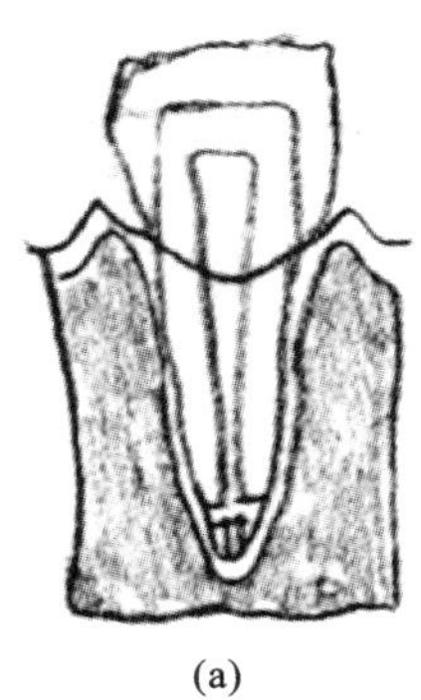

(a)

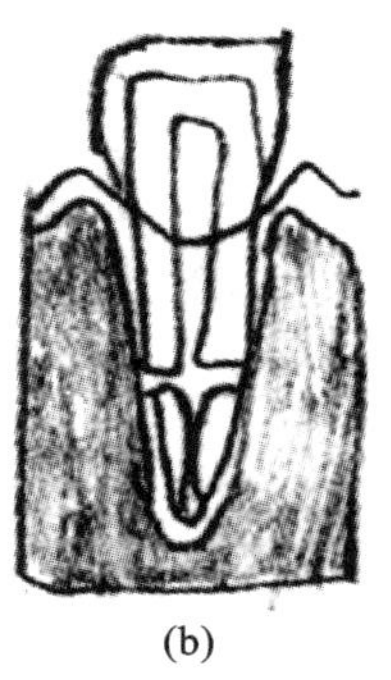

(b)

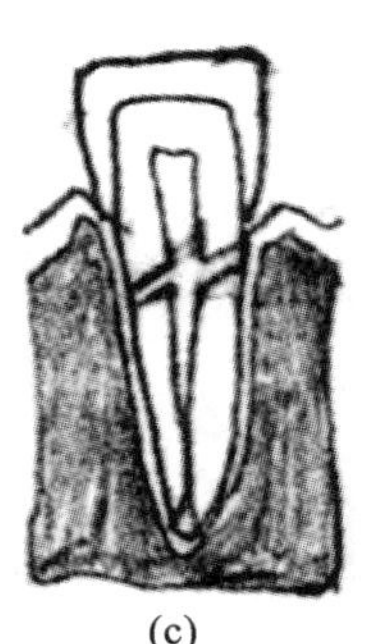

(c)

图 23-13　牙根折断类型示意图

(a)根颈 1/3 折断；(b)根中 1/3 折断；(c)根尖 1/3 折断

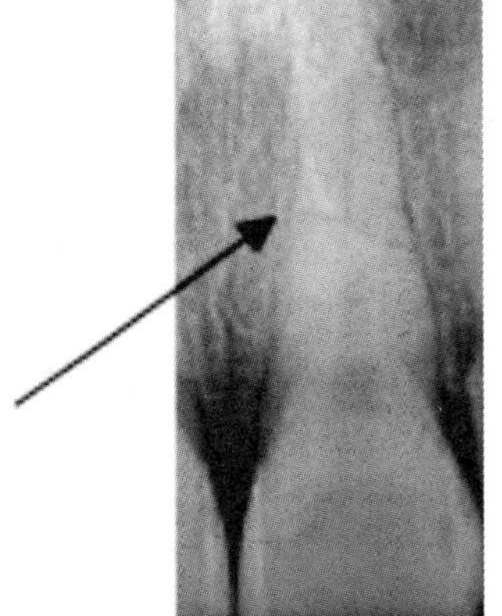

图 23-14　牙根折断 X 线片

1) 临床表现

(1) 牙根折断后可出现牙齿松动、咬合痛和叩痛，牙冠稍显伸长。

(2) 牙根折断后的症状与牙根折断部位有关，越近牙颈部的根折，症状越明显，而近根尖处的根折常无明显症状。

(3) X 线检查是诊断牙根折断的主要依据(图 23-14)。需结合临床症状进行诊断，可疑时，应变换角度再次投照。

2) 治疗

(1) 治疗原则

①使断端复位：两断面尽可能密贴，牙根折断的愈合与两断端的密合程度有关。

②固定患牙：根据外伤情况选择固定方法，牙根折断的牙需要固定 2～3 个月，才能保证断端的愈合。

③消除咬合创伤：适当调𬌗，可做全牙列颌垫，既可消除创伤又可固定患牙。

(2) 治疗方法

①根颈 1/3 折断：局部麻醉下取下冠部断端，未暴露根面者可做冠延长术，去除部分牙龈及牙槽骨。牙根未发育完成的牙齿行根尖诱导成形术，并置入功能性间隙保持器，既可行使功能，又可保持间隙，防止邻牙移位，待牙根完全形成后，做正畸牵引，将断根逐渐加力牵出牙槽嵴，做桩核冠修复。根颈 1/3 牙根折断的感染率较高，临床预后效果差。

②根中 1/3 折断：局部麻醉下复位患牙，消除咬合创伤，固定 2～3 个月，定期复诊，通过 X 线片观察断端愈合情况及牙髓状况。复诊时牙髓已失去活力甚至坏死时，如断端已愈合，可行根管治疗；如断端未愈合，可行根管治疗后放入合金根管固位桩或纤维桩做内固定。

③根尖 1/3 折断：断端位置较低，不易感染，预后良好。松动较轻者，可调和观察，嘱患儿不能用患牙咀嚼，定期复查；松动明显且伴有咬合创伤时，应对患牙进行固定，定期复查牙髓、牙周组织状况和断面愈合情况。一旦发现根尖出现病变或牙髓钙化，可在根管治疗后行根尖切除术和根尖倒充填术。

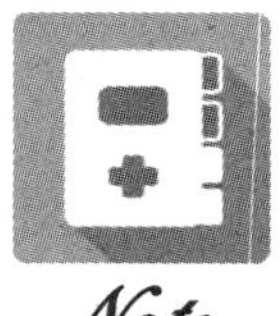

Note

5. 牙齿移位 当牙齿受到外力时，牙齿脱离其正常位置，称为牙齿移位。外伤造成牙齿移位与牙齿的发育程度有密切关系。正在发育中的牙根体积小，外形短粗，根尖尚未形成，牙周膜和牙槽骨组织疏松，当牙齿受到外力打击时，容易造成牙齿移位。由于作用的外力方向不同，移位的类型也不同。常见的牙齿移位方式有牙齿挫入、牙齿侧向移位、牙齿部分脱出和牙齿完全脱位(图 23-15)。

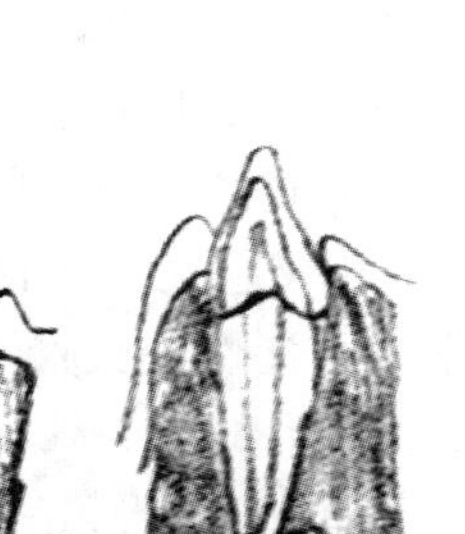

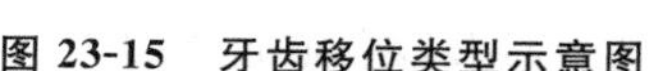

图 23-15 牙齿移位类型示意图

(a)牙齿完全脱位；(b)牙齿部分脱出；(c)牙齿近远中侧向移位；(d)牙齿唇舌向移位；(e)牙齿挫入

1）牙齿挫入

临床表现：临床牙冠变短，不松动，X 线片显示根尖进入牙槽窝，根尖周膜间隙和硬骨板消失。

治疗：治疗原则应根据牙根发育阶段来决定。牙根未发育完全的可能会“再萌出”，治疗原则主要取决于牙根的发育情况和受伤的严重程度。年轻恒牙，根尖孔粗大，血管神经愈合能力强，为了避免根尖周组织再次损伤，不宜拉出复位，应观察待其自行萌出，定期观察牙髓状况，发现有根尖透影或炎性牙根吸收时，立即拔除感染牙髓，行根尖诱导成形术。牙根发育完成的患牙，自行萌出没希望时，应行正畸牵引。牙根发育完成的患牙发生牙髓坏死的概率非常高，故应在外伤后 2～3 周行根管治疗，以防牙根炎性吸收。

2）牙齿侧向移位和部分脱出

临床表现：移位牙齿偏离原有牙体长轴，牙齿可有伸长，与对颌牙常有咬合创伤。牙齿的松动度因脱出程度不同而不同。X 线片显示根尖移位侧牙周膜间隙消失，而相对侧牙周膜间隙增宽，有时伴有牙槽骨断裂。

治疗：应及时在局部麻醉下复位、固定，并定期复查牙髓、牙周情况和牙根状况。复诊时一旦发现有牙根炎症性吸收，则应立即去除牙髓，牙根发育完成者进行根管治疗，永久性充填；牙根尚未发育完善者，炎症消退后进行根管根尖诱导，待牙根继续发育完成。刚复位时牙髓活力测验常无反应，需观察半年甚至一年，牙髓活力才恢复正常。

3）牙齿完全脱位

临床表现：常见于单个年轻恒牙，年轻恒牙牙根发育尚未完全，牙周膜具有弹性，水平受伤后容易发生完全脱位。牙齿游离于牙槽窝，或仅有软组织附着，或已脱落。

治疗：应立即做再植术，牙齿脱离牙槽窝时间越短，成功率越高，30 min 之内再植成功率较高。

牙齿再植术操作步骤如下。

(1) 牙齿的储存 牙齿完全脱位后，储存的条件和时间的长短对再植的成功愈合是非常重要的。生理盐水是公认的较理想的储存液体，其他液体如血液、组织培养液、牛奶和唾液也可以作为储存液体。在唾液条件下储存时间不应超过 2 h。注意患牙不可干燥或用纸包起来储存。

(2) 清洁患牙 将患牙用生理盐水冲洗，污染严重者用蘸有生理盐水的纱布轻拭，切不可刮根面，以免损伤根面的牙周组织影响愈合。拭净的牙齿应放在生理盐水中备用。

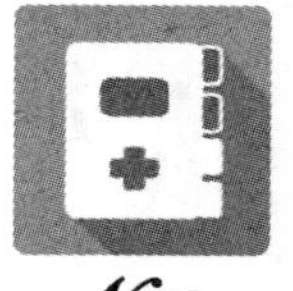

(3) 清洗牙槽窝　检查牙槽窝有无异物或污染物，用生理盐水冲洗牙槽窝，去除异物及污染物。

(4) 植入患牙　用最小的压力将患牙植入牙槽窝，如遇到阻力，应检查牙槽窝是否有骨折，复位折断的骨片并修整牙槽窝形态后，再完成再植。

(5) 固定患牙　急诊条件下，可用牙釉质黏结材料暂时性固定，如外伤牙邻牙尚未萌出或松动脱落，可在局部麻醉下用缝合线缝合唇舌侧牙龈进行固定，缝合线固定时间为2～3周。固定时间不宜过长，避免牙根吸收。

(6) 抗生素应用　再植后应常规全身使用抗生素至少1周，不但可以减少感染，而且可以减少牙根的炎症性外吸收。

(7) 再植牙的牙髓处理　牙根发育完成或根尖孔直径小于1 mm者，牙髓活力恢复正常的可能性很低，应在再植后2周内牙齿松动减轻时，行常规根管治疗；牙根未发育完全，或根尖孔直径大于1 mm的年轻恒牙，血管有望重建，应在外伤后，第一个月每周复查观察，密切观察牙髓活力。一旦出现牙髓坏死，应进行根尖诱导成形术。

(8) 定期复查　对再植牙齿进行长期观察，通过X线片和临床检查观察再植牙齿的预后，一般一个月内每周复查一次，半年内应每月进行复查。半年后每3～6个月根据情况进行复查。

本章小结

本章重点阐述了儿童时期的3个牙列阶段(乳牙列阶段、混合牙列阶段、恒牙列阶段)的常见多发的牙病。主要内容包括乳、恒牙萌出及替换特点，乳、恒牙的解剖生理特点；儿童龋病的患病情况、特点、危害及治疗方法；儿童时期牙髓病的特点、临床表现、诊断要点及治疗方法；乳牙根尖周病和年轻恒牙根尖周病的临床特点及治疗方法；乳牙和年轻恒牙拔除的适应证；乳牙和年轻恒牙外伤的发生的类型、临床表现、诊疗原则等；乳牙外伤对继承恒牙的影响；牙齿完全脱位后的牙再植术。

目标检测

简答题

1. 乳牙与恒牙的鉴别要点有哪些?
2. 年轻恒牙的解剖生理学特点有哪些?
3. 乳牙龋病的特点有哪些?
4. 年轻恒牙龋病的特点是什么?
5. 年轻恒牙牙髓病的治疗原则是什么?
6. 根尖诱导成形术的适应证及操作要点有哪些?
7. 简述年轻恒牙牙齿折断的诊治原则。
8. 简述牙齿再植术的操作步骤。

(王家霞)

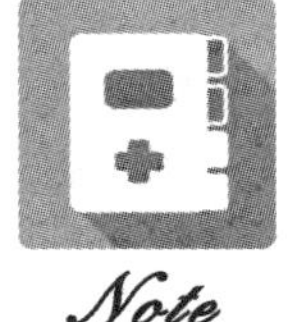

参考答案

第二十四章　老年牙病

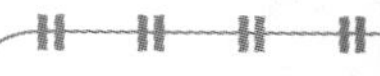

学习目标

1. 掌握　老年人牙病分类及特点；老年人牙病的治疗原则。
2. 熟悉　老年牙病的治疗设计和治疗特点。
3. 了解　社会人口老龄化和老年的年龄界定；老年牙病的研究内容和老年人口腔健康标准。

本章 PPT

第一节　社会人口老龄化和老年人牙病

一、社会人口老龄化和老年人牙病

随着现代科学技术和卫生保健事业的发展，人的寿命普遍延长，人口分布的结构发生了改变，老年人占的比例逐年增加，人口老龄化已成为当今世界的重大社会问题。数据显示，截至2014年，我国60岁及以上的老年人口总数达2.12亿人，占总人口比重达15.5%，中国已成为世界上老年人口总量最多的国家。据预测，我国到2025年老年人口将占我国人口总数的20%。随着老年人口的迅速增长，老年人群逐渐成为医疗服务的对象。老年人群随着全身各项生理功能的老化，疾病表现呈现一定的特点，并且为治疗带来了一定困难。因此，社会和政府对老年人的饮食、卫生、衰老和心理健康等问题倍加关注。

二、老年的年龄界定

（一）老年

成年后受到身体、生理、心理、社会等因素的影响，身体组织器官走向老化，生理功能趋于衰退。现根据身体受影响的程度分以下3类：①功能不受影响，能独立生活；②身体虚弱；③功能受影响，不能独立生活。

（二）老年的分期

通常老年以退休年龄为准，我国和日本退休年龄为60岁，而欧美国家退休年龄则定为65岁。1982年联合国规定60岁为老年。45～59岁为老年前期，60～89岁为老年期，90岁以上为长寿期。在科研工作中，习惯于将5年为一组，进行分组研究。

（三）年龄和期望寿命

1. 年龄　年龄分为时序年龄和生物学年龄。时序年龄指我们通常使用的年龄。由于身

Note

体各器官衰老的进程个体差异极大，所以又根据各器官衰老程度提出了生物学年龄的概念。

2. 期望寿命 期望寿命是指该国家和地区的平均年龄，即不同年龄组在一定时间内(年)平均渴望的生存时间，如上海市 1979 年新生儿的期望寿命是 73.87 岁，85 岁年龄组平均生存时间为 4.83 年。生物学年龄和期望寿命决定了口腔疾病治疗的方法和繁简程度，其意义是用最简单的治疗方法来保证患者有生之年行使良好的口腔功能。如对平均生存年龄为 3～5 年，而生物学年龄较高者，不宜做复杂治疗，而只做保守治疗。

三、老年牙病

(一) 老年牙病分类

老年人牙病分为 4 类。

(1) 老年人特有的牙病，如根面龋。

(2) 老年人多发的牙病，如牙齿缺失、牙根折断等。

(3) 老年人和青壮年人都有，但临床表现不同的口腔病，如老年人的牙周病多为牙龈退缩，而青壮年人则以牙周袋的形成为特征。

(4) 老年人和青壮年人都有，但治疗方法有差异，如老年人牙髓病可做变异干髓治疗，黏膜病用药也较特殊；而青壮年人牙髓病则多做根管治疗术，黏膜病用药较普遍。

(二) 重点老年牙病

老年牙病很多，重点是龋病、牙周病和牙齿缺失。2005 年我国第三次全国口腔健康流行病学调查结果显示，65～74 岁老年人患龋率为 98.4%，根面龋患病率为 63.6%；牙周健康率为 14.1%，牙龈出血检出率为 68.0%，牙周袋检出率为 52.2%，附着丧失等于或大于 4 mm 的检出率为 71.3%；老年人平均存留牙数为 20.97 颗，有牙齿缺失的为 86.1%。可见，龋病、牙周病和牙齿缺失在老年人群中发病率很高。

(三) 老年牙病的特点

老年人随着年龄的增长，口腔的各组织器官发生明显的增龄性变化，牙齿的增龄性变化更为明显。一方面，牙齿的增龄性变化导致了老年人各种口腔疾病的发生与预防上的特殊性，如龋病的发病率高，呈多发性，而且根面龋的发生率较高；老年人因骨质疏松而人工种植牙也有其特点；老年人牙齿缺损与缺损修复的口腔状况也十分复杂。另一方面，老年人患有口腔疾病的同时，可伴有多种全身疾病，而全身疾病也可影响到口腔疾病的发生发展。在口腔疾病就诊时无论在语言交流、行动的便利方面、操作体位与技巧，均给医护人员提出了更高的要求。医护人员不仅要具备老年口腔医学的知识和技能，对老年人所患口腔疾病进行精心诊治；还要了解老年人的心理，懂得心理治疗，通过与老年人的沟通与交流，对其进行心理教育，拨开老年患者心里的迷雾，缓解其心理障碍，从而促进老年人的身心健康。

第二节　老年牙病的研究和老年口腔健康标准

一、老年牙病的研究

(一) 研究方法

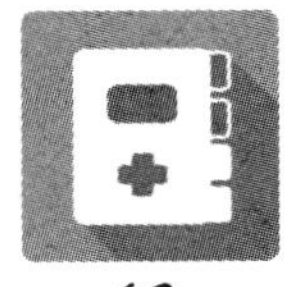

研究老年口腔健康状况的增龄性改变是老年口腔医学的重要内容。以往多用横向调查

法，即研究同一时期不同年龄组人群间的差异。但它不能反映实际的增龄改变，因为同一时期、同一地区，不同年龄组人群的经历不同，其文化层次、知识水平、经济状况、饮食结构、口腔卫生、医疗保健、身体状况也有区别，相互间可比性差。故现在多用长期纵向观察法，即同一地区的人群，每 5 年或 10 年调查一次，对比同年龄及不同年龄组人群，观察其增龄性改变。

（二）研究内容

2005 年我国第三次全国口腔健康流行病学调查结果显示，65～74 岁老年人患龋率为 98.4%，根面龋患病率为 63.6%；牙周健康率为 14.1%，牙龈出血检出率为 68.0%，牙周袋检出率为 52.2%，附着丧失等于或大于 4 mm 的检出率为 71.3%；有牙齿缺失的为 86.1%。

北京某医院在北京延庆区古城村进行了 10 年纵向观察，其结果为：20～29 岁年龄组平均缺失牙 1.3 颗，60 岁以上的年龄组平均缺失牙 8.3 颗（所有受检者 10 年间平均缺失 5 颗牙），31 名 50 岁以上的老年人变为无牙颌，60%～65%缺失的磨牙和前磨牙在初检时患龋，40%牙周附着丧失大于 4 mm，牙缺失的主要原因是龋病和牙周病；66.2%～93.7%不同年龄组的受检者，有新龋或有充填体的龋补发病率随年龄增加而增加，有 29%～64.3%的受检者至少有 8 个新龋面，5.2%～28.0%的受检者至少有 20 个新龋面；不同年龄组 46.7%～99.9%的牙面牙周附着丧失大于 1 mm，老年组 0.6%～50.1%的牙面牙周附着丧失大于 4 mm；青年组均有 1.2 个牙面牙周附着丧失大于 4 mm，老年人组均有 28.6 个牙面牙周附着丧失大于 4 mm。研究表明，在我国农村，口腔疾病的发病率随着年龄的增长而明显增加；龋病、牙周病和牙齿缺失是危害老年人口腔健康的三大主要疾病，应重点加以防治，尤其应重视口腔健康教育，并改善口腔疾病的治疗。

老年牙病的研究内容包括以下方面：①衰老的生物学及生理学；②衰老和免疫；③骨、牙齿、口腔黏膜、牙周及唾液腺的衰老改变；④衰老的心理学及行为科学；⑤环境和社会对衰老的影响；⑥老年人的全身健康状况与口腔疾病及其治疗的关系；⑦老年人的营养和口腔健康的关系；⑧老年人用药；⑨老年口腔疾病的流行病学、治疗方案、设计特点及预防；⑩老年人龋病，尤其是根面龋的病理、诊断、治疗及预防；老年人的牙齿磨损病因、诊断和治疗；老年人牙髓病和牙周病的病理变化、诊断及处理；老年人口腔黏膜病的病理变化、诊断及处理；老年人唾液腺疾病的病理变化、诊断及处理；口腔颌面外科老年患者的处理特点；老年人修复特点及老年人义齿种植；老年人口学；老年人对口腔保健需求的研究，尤其是卧床、行动不便、养老院及住院老年人的口腔保健及处理需求。

二、老年人口腔健康的标准

世界卫生组织推荐的 65 岁以上老年人的口腔健康标准包括：

（1）牙缺失在 10 颗以内。

（2）牙患龋和充填在 12 颗以内。

（3）功能牙有 20 颗。

（4）患者的主观感觉如下。

①对影响美观缺失牙的修复满意。

②无疼痛症状。

③无不可接受的牙石。

③牙齿关系在功能和美观上都能接受。

世界卫生组织认为牙齿健康并不意味着保留所有的 32 颗牙，也不认为牙周附着保持在釉牙骨质界是生物学和社交的需要。

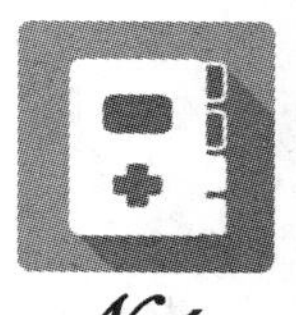

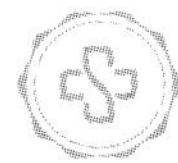

第三节　老年牙病的临床诊疗

一、老年牙病的治疗设计

（一）老年牙病治疗设计的意义

（1）随着生活水平的提高，老年人的寿命普遍延长。根据期望寿命和生物学年龄，应对老年人口腔疾病的治疗做出短期计划和长期计划。

（2）老年人口腔疾病的发生率较高，且治疗复杂，常需口腔内科、口腔外科、修复科及预防科医师的综合治疗；因治疗时间长，故应对老年人口腔疾病的治疗进行细致的设计，即对每一个患者制订一个与其相应的计划。

（3）老年人口腔健康意识在不断增强，期望医师对他们的口腔疾病设计出最佳方案，并积极进行治疗。

（二）老年牙病治疗设计的要求

（1）必须具备老年口腔医学的知识和技能，诊断要正确，设计要周密，治疗要认真，效果要最佳。

（2）应了解患者的全身健康情况，口腔疾病的症状和体征，患者的心理需求及经济状况。

（3）了解患者的期望寿命，判断患者的生物学年龄，做出短期治疗和长期治疗的计划，以求得老年口腔疾病患者的认可。

二、老年牙病的治疗原则

老年人口腔疾病的治疗应遵循“解决、从简、结合、先后”的原则。

1. 解决原则　应抓住老年人口腔疾病的主要症状加以解决，即以解决主诉作为首选设计。老年人口腔疾病的主要症状包括：①疼痛；②牙齿松动；③咀嚼困难；④牙龈出血；⑤口干；⑥颞下颌关节功能紊乱综合征。

2. 从简原则　要求治疗设计既要简单，又要解决主要矛盾。

3. 结合原则　局部治疗与全身治疗相结合。

4. 先后原则　先诊断、后治疗，先拔牙、后修复。

三、老年牙病的治疗特点

1. 拍X线片　通常拍X线片用于检查老年人口腔中的根面龋、牙周病、残冠、残根、充填体、修复体及骨质吸收情况等。根据需要可投照全口牙位曲面体层X线片。

2. 以根面龋、牙周病、牙缺失为治疗重点　老年人多患根面龋和牙周病，常需做患牙充填、龈上洁治和龈下刮治术；牙缺失通常要及时修复。

3. 分区和分次治疗　目的是减少患者的治疗痛苦，减少因治疗而产生的并发症。每次治疗牙不宜过多，一般不超过3颗牙，复杂治疗与简单治疗结合进行，尽量减少复诊次数。

4. 功能和美观兼顾　牙体缺损治疗既要恢复功能，又要注意美观；既要牢固耐用，又要物美价廉。

5. 卫生宣教治疗和预防相结合　医师在治疗的同时，应对老年口腔疾病患者进行口腔健康教育，如宣传牙齿保健和介绍义齿的使用方法等。

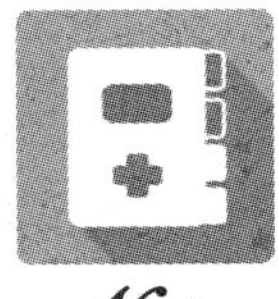

Note

四、老年牙病治疗的注意事项

(1) 老年人应受到社会的尊重，应关心和体贴老年人，尽可能为他们提供方便和照顾。

(2) 对待老年患者态度和蔼、语言亲切，检查、诊治操作要轻柔。就诊时耐心地向他们解释病情及治疗方案，治疗的时间勿太长，尽量采用简单、有效的治疗方法；治疗还应考虑功能和美观，满足老年患者的心理需求。

(3) 应详细了解老年患者的全身健康情况，确保其在诊疗中的安全。

(4) 对行动不便、长期卧床的老年患者，应进行家庭治疗；有条件的医院可成立老年口腔门诊或开设老年口腔医院。

本章小结

本章重点介绍老年牙病。老年人是一个非常大的群体，具有其自身的特殊性。发生在老年人群中的牙病主要有 4 类，其中龋病、牙周病和牙齿缺失是老年人群的多发病。老年牙病有其自身的治疗特点，在老年牙病的诊疗中，要注意老年牙病的治疗设计和治疗原则。不但要尊重老年人，解决病痛，还要满足老年患者的心理需求。

目标检测

简答题

1. 老年的年龄界定是什么？
2. 简述老年牙病的分类和重点老年牙病。
3. 简述老年牙病的治疗原则。
4. 简述老年牙病的治疗特点和注意事项。

（王家霞）

参考答案

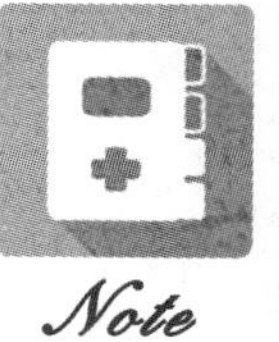

Note

·第六篇·

口腔内科常用药物

第二十五章　龋病防治药物

龋病是口腔中主要的常见病，也是人类常见的疾病之一，世界卫生组织已将其与肿瘤、心血管疾病并列为人类三大重点防治疾病。

第一节　防龋药物

防龋药物的主要作用是增强牙的抗龋能力（如氟化物等）以及控制牙菌斑、抑制细菌生长（如氯己定等）。本节重点介绍氟化物。

20 世纪 30 年代氟化物被证明具有预防龋病的作用。其防龋机制是在低 pH 环境中，氟元素替代羟基与磷灰石结合形成氟磷灰石，使牙齿更不易受到酸的侵蚀；在高 pH 环境中氟元素可能促进磷灰石沉淀到牙齿内，有利于促进牙齿的再矿化。

氟化物的临床应用包括全身应用和局部应用。氟化物的全身应用参阅《口腔预防医学》，局部应用也是非常重要的防龋方法，主要包括局部涂擦和局部含漱。目前需要医师处方或进行治疗的常用的防龋氟化物主要有三种：2%氟化钠、8%氟化亚锡以及含氟浓度为 1.23%的酸性磷酸氟。

一、氟化钠

局部一般使用氟化钠溶液，推荐浓度为 2%，也有全身使用的片剂。

1. 局部涂擦　最佳应用时间为牙萌出后 2～3 年。使用前清洁牙面，隔湿，吹干牙面，用浸泡药液的棉球涂擦牙面，保持湿润 4 min。涂擦后 30 min 内不漱口，不进食。每周涂一次，4 次为一疗程。根据乳、恒牙萌出的时间和患龋规律，可在 3 岁、7 岁、10 岁和 13 岁各进行一疗程，直到恒牙全部萌出。每人一次最大用量以 1～2 mg 为宜。

2. 局部含漱　使用 0.2%的氟化钠漱口液，每周含漱一次；或 0.05%氟化钠漱口液，每日含漱一次；或 0.02%的氟化钠漱口液，每日含漱两次。

【注意事项】　①使用氟化钠应严格控制每日摄氟量，防止氟中毒的发生；②氟化钠溶液或凝胶应放置于塑料容器内。

二、氟化亚锡

氟化亚锡包括氟化亚锡溶液和氟化亚锡凝胶两种剂型。

常局部使用的涂擦溶液为 8%氟化亚锡溶液。其防龋效果优于 2%氟化钠溶液，涂擦方法同 2%氟化钠溶液。也可配制成 0.1%溶液漱口，每日一次。凝胶的用法是用等量去离子水稀释凝胶，使锡与氟离子释放出来，然后用牙刷蘸凝胶稀释液刷于各牙面。

【注意事项】　氟化亚锡溶液不稳定，每次使用时必须新鲜配制，在 1 h 内用完。氟化亚锡溶液有时对牙龈有刺激作用，也易使釉质脱矿区、发育不全区和充填物边缘变为棕黄色或黑色。

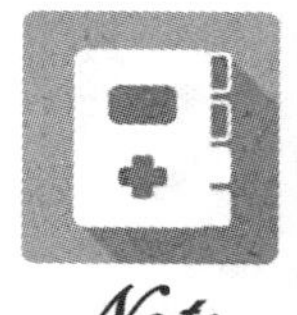

Note

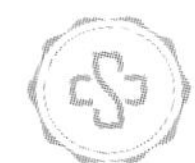

三、酸性磷酸氟

酸性磷酸氟(APF)是氟化钠和磷酸组成的防龋剂，剂型有液剂和凝胶两种，近年来也有泡沫剂型的商品使用。

【处方组成】 酸性磷酸氟液剂和凝胶的处方组成见表25-1。

表25-1 酸性磷酸氟液剂和凝胶的处方组成

	成分	量
液剂	氟化钠	2.0 g
	8.5%正磷酸	1.15 g(0.68 mL)
	4.6%氢氟酸	0.72 g
	蒸馏水	100 mL
凝胶	氟化钠	2%
	正磷酸	0.68%
	羧甲基纤维素钠	5%
	左旋薄荷脑	适量

注:配制时先取正磷酸，加入蒸馏水内，再加氟化钠，使之充分溶解。配制出的溶液有效期长，pH为3.5。

【临床应用】 主要使用凝胶形式，一般用托盘局部应用。专业人员使用的酸性磷酸氟凝胶含氟浓度为1.23%，个人使用的酸性磷酸氟凝胶含氟浓度为0.5%。

使用时先清洁牙面、隔湿、吹干，用适合口腔大小的泡沫塑料托盘装入适量凝胶，分别置于上下颌弓，轻轻咬动，使凝胶布满牙面并挤入牙间隙及窝沟内，停留4～5 min取下托盘，30 min内不漱口、不进食水，使药物在牙面上停留的时间延长。第一年每季度使用一次，第二年每半年使用一次。

酸性磷酸氟溶液涂擦的用法同2%氟化钠溶液。0.02%酸性磷酸氟溶液含漱，每日一次。

【注意事项】 防龋效果比中性氟化钠和氟化亚锡明显，性质也很稳定，可保存使用。对口腔组织无刺激性，不引起牙变色。

第二节 龋病治疗药物

龋病的药物治疗是在磨除龋坏的基础上，应用药物抑制龋病发展的方法，适用于恒牙尚未成洞的浅龋，乳前牙的浅、中龋洞。常用药物包括硝酸银和氟化物等。

一、硝酸银

硝酸银是一种很强的腐蚀、杀菌和收敛剂，一般用丁香油作为还原剂，生成还原银，堵塞牙本质小管和抑制细菌生长，从而达到阻止龋病发展的目的。常用者为氨硝酸银溶液，渗透性强，还原较快而刺激性小。配方见表25-2。

表25-2 氨硝酸银配方

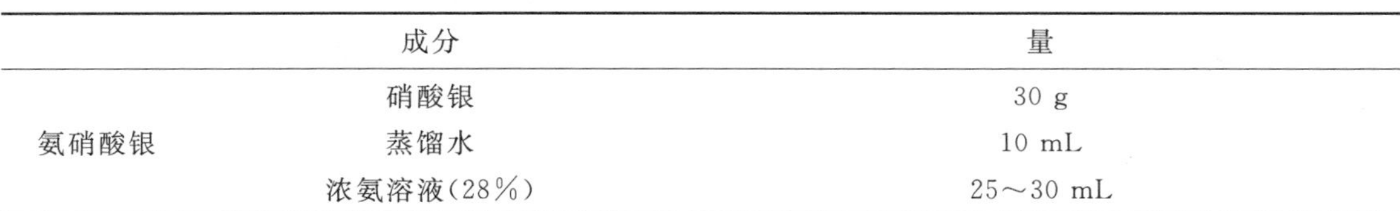

	成分	量
氨硝酸银	硝酸银	30 g
	蒸馏水	10 mL
	浓氨溶液(28%)	25～30 mL

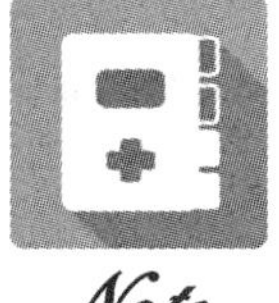

先将硝酸银溶于蒸馏水中，慢慢滴入氨水，可见黑色沉淀，继续滴入，直至沉淀溶解成无色液体，置有色瓶中备用。临床操作时尽量去除龋损组织，隔湿，吹干牙面后用小棉球蘸氨硝酸银涂于龋损面 0.5～1 min，吹干，重复 1 次，再用蘸有丁香油的小棉球涂擦，使之还原呈黑色，吹干。一般每周进行 1 次；4 次为一疗程，3～6 个月后复查。

注意：由于硝酸银有高度腐蚀性，在应用时要避免与软组织接触，不得用于牙颈部病损。

二、氟化物

常用的氟化物有 75%氟化钠甘油糊剂、8%氟化亚锡、酸性磷酸氟等。本节只介绍 75%氟化钠甘油糊剂，其为白色均匀的糊剂。

操作时将牙面用酒精脱水，吹干，用小棉球蘸药涂擦 2～3 min，每周 1 次，4 次为一疗程，每年一疗程。也可将牙齿干燥后，将本品涂于牙面，以橡皮杯研磨牙面使其生热并促进药物渗透。

三、再矿化药物

再矿化法是治疗早期龋的一种方法，已受到国内外同行的认可，并取得了较好的临床疗效。目前，再矿化药物配方较多，但钙盐、氟化物是两种必不可少的成分，一般均配制成漱口液局部应用。几种再矿化液的配方如下。

（1）氯化钙 1.5 mmol/L，磷酸二氢钾 1.0 mmol/L，氯化钠 50 mmol/L。

（2）钙盐 5 mmol/L，磷酸盐 3 mmol/L，氟化物 2.5 mmol/L。

（3）葡萄糖酸钙 10%，氟化钠 2%。

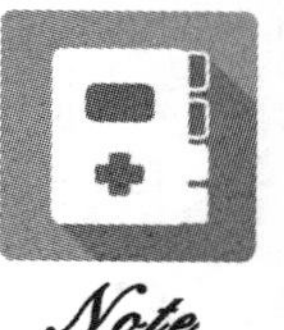
Note

第二十六章　抗牙本质过敏药物

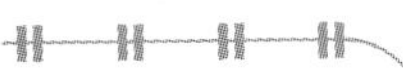

抗牙本质过敏药物是指能减轻或消除牙本质敏感症所引起的疼痛，并对牙髓不造成损害的药物。其抗敏感的原理包括两个方面：阻塞牙本质小管，减少或避免牙本质小管内的液体流动，以达到抗敏感的目的；减少牙髓神经敏感性。

目前使用的抗牙本质过敏药物大多数能暂时缓解疼痛，但疗效不能持久。

一、硝酸钾

钾离子可降低感觉神经敏感性。凝胶剂型可使钾离子的作用时间延长。使用为患者定制的托盘。将凝胶注入托盘内，戴入口内 2～4 h。

二、草酸钾

草酸钾同时具有阻塞牙本质小管和降低牙髓神经敏感性的作用。一般使用 30％的草酸钾溶液。使用时，隔湿、擦干牙面，用 75％酒精棉球涂擦以脱水、脱脂，吹干。使用小棉球蘸 30％草酸钾在牙面反复涂擦 2 min，然后用 3％草酸氢钾溶液再反复涂擦 2 min 即可。

三、氟化钠甘油

氟化钠可与牙本质中钙离子反应，产生氟化钙晶体，阻塞牙本质小管。氟化钠不使牙变色，对局部无刺激性，适用于牙颈部的脱敏。使用时隔湿、擦干牙面，用 75％酒精棉球涂擦以脱水、脱脂，吹干，用小棉球蘸糊剂涂擦牙面 2～3 min，每周涂一次，4 次为一疗程。

四、复合脱敏剂

将脱敏药物和 2-羟乙基甲基丙烯酸酯（HEMA）混合，共同发挥作用，故称为复合脱敏剂。复合脱敏剂的主要药理作用是通过 HEMA 与暴露的牙本质小管内的蛋白质发生化学聚合，导致牙本质小管物理性封闭；氟离子也具有脱敏作用；戊二醛具有固定牙本质小管内蛋白质的作用。

使用时清洁牙面，将脱敏剂在牙面上涂擦 30～60 s，用气枪轻轻吹干牙面，牙面失去光泽，然后用水冲洗。如果效果不明显，可重复使用。为了增强效果，可在涂擦脱敏剂后再使用牙本质封闭剂。

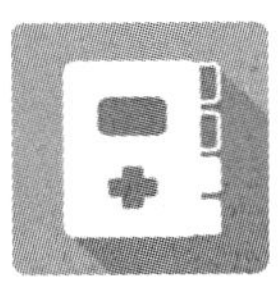

Note

第二十七章　牙齿漂白药物

用来氧化牙体结构内的有机色素而使牙体颜色变白的化学药品称为牙齿漂白药物。诊室内漂白术使用的牙齿漂白药物大多为强氧化剂，如30%过氧化氢、10%～15%过氧化脲等药物，置于牙冠表面进行漂白。家庭漂白术一般采用10%～15%过氧化脲作为主要成分并配制成凝胶制剂。

一、过氧化氢

通常为30%过氧化氢溶液或凝胶。

【药理作用】 过氧化氢是一种强氧化剂，可穿过牙釉质和牙本质发挥氧化作用，与牙体硬组织中的有机物发生氧化还原反应产生活跃的自由基。自由基氧化其他分子，使有机物缓慢降解，颜色变淡。无机分子则不受影响。

在放置药物的同时还可辅助加用激光照射、红外线照射、冷光源照射等方法激发氧化过程，增加脱色效果。现在光源多用冷光，故名冷光漂白。

【临床应用】 主要用于诊室内漂白。过氧化氢凝胶也可用于髓腔内漂白。

清洁牙面，在患者唇部和牙龈组织上涂抹凡士林，以保护软组织。橡皮障隔湿，吹干牙面后用棉签蘸30%过氧化氢溶液，反复涂布于牙面。辅以冷光照射，每颗牙齿2 min；或使用漂白灯，每牙弓30 min。治疗结束，冲洗治疗牙，移去橡皮障，检查患者是否有敏感症状。

治疗时间为每周1次，每次30～45 min，持续2～6次。

【注意事项】 由于过氧化氢具有刺激性，要注意对患者和医护人员的保护。

二、过氧化脲

通常为凝胶缓释剂型，浓度包括10%、15%和20%，也有浓度高达35%的制剂。

【药理作用】 过氧化脲的药理作用在于释放低浓度的过氧化氢，通过过氧化氢发挥氧化-还原作用。

【临床应用】 过氧化脲主要应用于家庭漂白术，即将药物放于特制的托盘中在夜间进行治疗，也称为夜间漂白术。

首先放入预制的托盘并检查，告知患者如何使用托盘及更换漂白剂。在托盘内为每个治疗牙滴2～3滴漂白剂，戴入托盘，去除多余凝胶。治疗时间根据患者情况而定，一般选择夜间治疗，时间为8～10 h，白天使用时间为4～6 h。如果夜间使用，中途可不必更换漂白剂，如果白天使用，每1.5～2 h更换1次漂白剂。每3～5天应检查评估漂白情况，连续2周为一疗程。定期复查。

【注意事项】 嘱患者治疗时间内勿饮水或漱口，在饮食或刷牙时取出。

三、过硼酸钠

过硼酸钠是一种弱氧化剂，降解后形成过硼酸和过氧化氢，氧化反应持续时间较长。

【临床应用】 过硼酸钠相对安全和容易操作，因此用于髓腔内漂白。

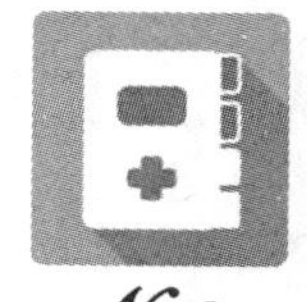

Note

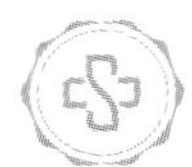

在根管充填完成后，将充填物降低至龈缘以下水平(临床牙冠根方下 2 mm 处)，利用玻璃离子黏固剂垫 2 mm 以上的保护基。将过硼酸钠与 35%过氧化氢溶液调拌为均匀的糊剂状，送入髓腔内并压紧，用棉球吸出多余的水分，暂封。3 天后复诊，更换糊剂；如果单独用过硼酸钠，可 2 周后复诊。治疗 1～3 次，观察漂白效果，并决定是否需要重复治疗，直到达到满意效果。

【注意事项】 为了避免对牙周膜组织造成损害，放入药物前一定要制备保护基，防止氧化剂通过牙本质小管向牙周膜渗透。

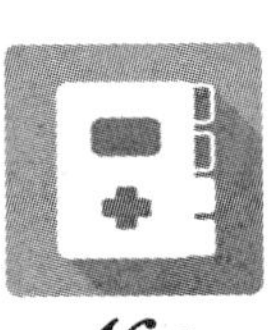

Note

第二十八章　牙髓病及根尖周病治疗药物

第一节　盖　髓　剂

盖髓术是一种保存牙髓的方法，即在接近牙髓的牙本质表面或已暴露的牙髓创面上，覆盖具有使牙髓病变恢复作用的药物，以保护牙髓，消除病变，促进牙髓自身修复。用于覆盖牙髓保存其活力的药物称为盖髓剂。

一、氢氧化钙

氢氧化钙是最早用于保存活髓的药物，目前广泛用于直接盖髓术、间接盖髓术和活髓切断术。

【处方组成】　氢氧化钙处方种类较多，均由氢氧化钙、赋形剂和其他添加剂组成。可在使用前调拌，也可使用商品化产品。赋形剂可以决定离子解离速度，可分为水性赋形剂、黏性赋形剂和油性赋形剂。为了能在X线片上显示，通常在糊剂中添加硫酸钡、碳酸铋、碘仿等X线阻射材料。

氢氧化钙水性糊剂是直接用水溶液与氢氧化钙粉剂混匀调拌后使用的一类糊剂，这是最简单的配制方法。氢氧化钙占粉剂中的比例通常大于50%，最高者可达78.5%。用甘油、聚乙二醇、丙二醇等黏性赋形剂溶液与氢氧化钙粉剂调和。无色无味，易调和成均质性的糊剂，具有吸湿性、可溶于水、容易清除等优点。

Dycal是此类氢氧化钙的代表产品，由两种组分组成，用时，取甲、乙组分等量混匀(表28-1)。

表28-1　Dycal两种组分成分及比例

	成分	比例
甲组分	氢氧化钙	51.0%
	氧化锌	9.2%
	硬脂酸锌	0.3%
	乙基甲苯磺酰胺	39.5%
乙组分	二氧化钛	45.1%
	钨酸钙	15.2%
	硫酸钙	0.6%
	1,3-二醇丁酯	39.1%

用于调和氢氧化钙的油性材料包括橄榄油、樟脑对氯酚、醋酸间甲酚酯等。使用樟脑对氯酚后可增强氢氧化钙糊剂的抗菌性，因此多用于根管消毒、根尖诱导成形术等，而不直接用于盖髓治疗。

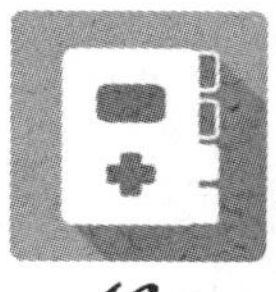

Note

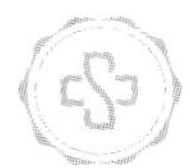

【药理作用】 氢氧化钙的药理作用取决于其化学性能，即强碱性和释放氢氧根离子，表现在诱导矿化组织形成和抗菌作用两个方面。

【临床应用】 将氢氧化钙粉剂与合适的赋形剂混合后均匀调拌，也可直接使用商品化的糊剂，用器械将糊剂直接覆盖于牙髓穿孔处或牙髓切断面。使用注射型糊剂可以简化调和过程，方便使用。光固化剂型则需进行光照固化。

【注意事项】 无菌操作，严格防止细菌污染。氢氧化钙糊剂需新鲜配制，尽量减少污染。盖髓后窝洞应用暂封材料严格密封。

二、氧化锌丁香油

氧化锌丁香油(ZOE)糊剂又称氧化锌丁香油黏固剂，由氧化锌粉末和丁香油溶液调拌而成。氧化锌为白色粉末，无味、无臭，具有弱防腐作用与缓和的收敛作用，能保护创面。丁香油的主要成分为丁香油酚，味芳香，有刺激性，为无色或微黄的液体，接触空气后，颜色变深，有防腐和镇痛作用。

【处方组成】 氧化锌液体和粉剂的处方组成见表 28-2。

表 28-2 氧化锌液体和粉剂的处方组成

	成分	比例
液体	丁香油	37.5%
	乙氧苯甲酸	62.5%
粉剂	氧化锌	80%
	聚甲基丙烯酸甲酯	20%

【临床应用】 用于间接盖髓，对牙髓有安抚作用；也可作为窝洞暂封药。

【注意事项】 ZOE 不能用于直接盖髓术。

三、三氧化矿物聚合体

三氧化矿物聚合体(MTA)是一种由多种亲水氧化矿物质混合而成的制剂，具有良好的封闭性及生物相容性。可用作盖髓剂，能刺激牙髓形成修复性牙本质，还具有优良的诱导作用。

【处方组成】 MTA 由粉剂和蒸馏水组成，粉剂主要由氧化钙、二氧化硅等组成，这两种成分占重量比的 70%～95%。当粉剂与水调和后，产生硅酸三钙、硅酸二钙、铝酸三钙、铝铁酸四钙等无机物，形成硅酸盐水凝胶。

【药理作用】 MTA 具有良好的生物相容性、生物活性和抗菌性，能够促进软硬组织的再生。MTA 粉剂发生水合反应，释放钙离子，形成氢氧化钙，形成碱性 pH 环境，释放的钙离子与组织液接触后形成羟基磷灰石晶体。

【临床应用】 与蒸馏水按比例混合均匀调拌，用器械将糊剂直接覆盖于牙髓穿孔处或牙髓切断面。

【注意事项】 调拌后必须尽快放入作用部位，防止在操作过程中脱水硬固。

第二节 牙髓切断术药

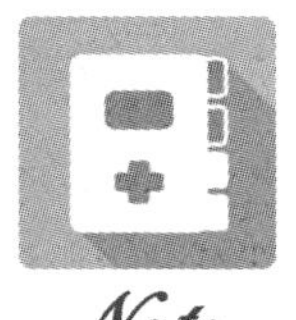

Note

牙髓切断术是指在局麻下切除冠部的炎症牙髓组织，保留根部正常的生活牙髓组织的治疗方法。

牙髓切断术根据药物的类型及其作用机制不同分为两类：①氢氧化钙牙髓切断术，其方法是切断冠髓后覆盖氢氧化钙，使根髓断端愈合，保存根髓的活性，也称为活髓切断术；②甲醛甲酚牙髓切断术，方法是用酚醛类药物处理牙髓创面，使断端下的牙髓组织固定，也称为半失活牙髓切断术。甲醛甲酚牙髓切断术只适合乳牙治疗。

氢氧化钙已在上节中介绍，本节只介绍甲醛甲酚和戊二醛。

一、甲醛甲酚

甲醛甲酚(FC)包括甲醛甲酚溶液和糊剂两种剂型(表 28-3)。

表 28-3　甲醛甲酚溶液和糊剂的成分及比例

	成分	比例
溶液	甲酚	10 mL
	甲醛	10 mL
	无水乙醇	5 mL
糊剂	氧化锌	2 份
	甲醛甲酚	1 滴
	丁香油	1 滴

【药理作用】 由于甲醛甲酚具有凝固蛋白质的作用，很快引起蛋白质之间的交联作用，切断面的牙髓组织发生凝固坏死，形成一层无菌性的凝固屏障，保护屏障以下的根髓组织，使其逐渐凝固、退变、吸收，维持乳牙到替换时期。

【临床应用】 用于乳牙的牙髓切断术。

使用时将原液按 1∶5 稀释，即先将 3 份甘油与 1 份蒸馏水混合为稀释液，然后加入 1 份甲醛甲酚混合均匀。将蘸有甲醛甲酚稀释液的棉球置于乳牙牙髓切断面上，使药物与牙髓组织接触 5 min。移去棉球，将甲醛甲酚糊剂覆盖于牙髓断面上，磷酸锌黏固剂垫底后充填。

【注意事项】 只可使用于乳牙的活髓切断术，不能用于年轻恒牙。勿将甲醛甲酚接触到口腔软组织及颜面部皮肤。

二、戊二醛

戊二醛固定效果较好，作用缓慢，刺激性小，术后根髓可保持良好活力，不易发生根吸收，更适用于乳牙断髓术。

【处方组成】 包括戊二醛溶液和糊剂两种剂型，溶液浓度为 2％或 4％，糊剂由 2％戊二醛与氧化锌调制而成。

【药理作用】 2％～4％戊二醛水溶液可对接触的牙髓组织产生快速的固定作用，随时间延长，固定组织层被致密胶原组织替代。根部牙髓仍保持活力。与甲醛甲酚比较，戊二醛的毒性及抗原性较低。

【临床应用】 替代甲醛甲酚用于乳牙活髓切断术。用法与甲醛甲酚相同。

【注意事项】 戊二醛溶液性质不稳定，需要使用前新鲜配制。

第三节　牙髓失活剂

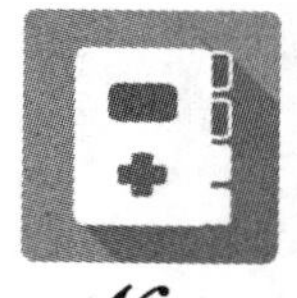
Note

牙髓失活剂是一种对组织细胞具有强烈毒性的药物，有砷剂、多聚甲醛等。砷剂因有剧

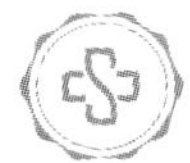

毒，且对牙髓细胞失活无自限性，容易引起化学性根尖周炎等不良后果，在一些发达国家已遭淘汰。多聚甲醛毒性较小，目前仍在使用。

一、金属砷

金属砷实际上是砷的单质成分，因为具有金属元素的某些化学性质，故称金属砷。

【处方组成】 金属砷处方组成见表 28-4。

表 28-4 金属砷处方组成

成分	量
金属砷	1.0 g
可卡因	1.0 g
苯酚	适量
棉块	适量

【药理作用】 可卡因有止痛作用，苯酚有防腐止痛作用，金属砷具有砷剂的作用特点，与牙髓接触后氧化为亚砷酸，使牙髓充血、栓塞而失去活力。金属砷作用缓慢安全，不易引起化学性根尖周炎。

【临床应用】 乳牙牙髓失活封药时间一般为 2～4 天，成人封药 5～7 天。

【不良反应】 金属砷的渗漏会导致牙周组织的坏死，严重者会导致牙槽骨的坏死。

二、多聚甲醛

多聚甲醛为甲醛的聚合体，不稳定，高温下甲醛可逐渐成为气体游离。多聚甲醛作为牙髓失活剂时浓度较高，为 35％～60％。

【处方组成】 多聚甲醛失活剂处方的组成见表 28-5。

表 28-5 多聚甲醛失活剂处方

成分	量
多聚甲醛	2.0 g
盐酸可卡因	1.0 g
羊毛脂	适量
石棉粉	0.4 g
伊红	适量

【药理作用】 高浓度多聚甲醛具有原生质毒性、神经毒性，能引起毛细血管内皮细胞发生损害，平滑肌麻痹充血、扩张、出血，神经麻痹，最终牙髓逐渐坏死。甲醛有凝固蛋白质的作用，可使牙髓发生干性坏死，保持无菌状态。

【临床应用】 多聚甲醛作用缓慢，封药时间为 2 周左右，可用于乳牙。

【不良反应】 ①多聚甲醛的渗漏会导致牙周组织的坏死，若损伤神经可引发感觉异常；②释放的甲醛通过根尖孔，可引起根尖周炎症反应或组织坏死，也可能导致患者出现过敏反应；③用于乳牙列有可能损害继承恒牙胚。

三、失活剂

用蟾酥经乙醇浸泡蒸干，研碎后与可卡因混匀加甘油、乙醇制成的一种糊状药剂。

【处方组成】 蟾酥粉 0.5 g、盐酸利多卡因 0.1 g、凡士林 2 g。

【临床应用】 作用类似三氧化二砷，但较温和。一般封药需要 2～4 天。

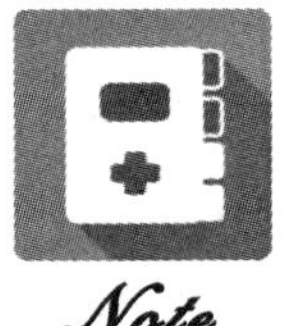

第四节 根管治疗药

根管治疗包括根管预备、根管消毒和根管充填三个步骤。根管治疗过程中除了对根管进行机械性预备外，利用化学药物对根管进行有效的冲洗和消毒是非常必要的。

根据根管治疗的基本步骤，将根管治疗药物分为根管冲洗剂和根管消毒剂。

一、根管冲洗剂

常用的根管冲洗剂包括次氯酸钠、氯己定、过氧化氢和乙二胺四乙酸钠等溶液。

（一）次氯酸钠

次氯酸钠溶液是目前最普遍使用的根管冲洗液，为较强的碱性溶液。

【药理作用】 主要通过次氯酸钠与水作用生成次氯酸，具有氯的强杀菌和强氧化漂白作用，与水作用所生成的氢氧化钠对有机组织有强溶解性，因此能有效地溶解坏死的牙髓组织，并能渗透到牙本质小管中。

【临床应用】 次氯酸钠溶液作为根管冲洗剂，最常使用的浓度为5.25%，为了减少刺激作用，也可稀释为较低浓度如2.5%、1.25%使用。每次冲洗液的量应至少有1 mL，冲洗前使用根管锉到达根尖部位，确认根管通畅。

【注意事项】 高浓度次氯酸钠溶液有刺激性，建议在橡皮障隔离条件下使用。

（二）氯己定

氯己定又称洗必泰，因具有较强的抑菌能力和较低的毒性，近年来被推荐作为根管冲洗剂使用。

【药理作用】 氯己定的抗菌谱广，对革兰阳性菌的抑菌效果较好，对革兰阴性菌和真菌亦有效。此外，氯己定对牙表面的无机物和有机物有高度的亲和力，可以较长时间停留在牙体组织上，使得其抑菌时间可持续1周。氯己定与次氯酸钠的联合使用可得到更强的抑菌能力。

【临床应用】 临床上使用0.2%～2%氯己定溶液直接冲洗根管，也可使用氯己定凝胶作为根管消毒剂。

（三）乙二胺四乙酸钠

乙二胺四乙酸钠能与各种二价和三价金属离子形成稳定的螯合物，通常作为次氯酸钠的辅助冲洗剂。

【处方组成】 常用浓度为17%的乙二胺四乙酸钠溶液，17%乙二胺四乙酸钠溶液处方的组成见表28-6。

表 28-6 17%乙二胺四乙酸钠溶液处方的组成

成分	量
乙二胺四乙酸钠	17 g
蒸馏水	100 mL
5M 氢氧化钠溶液	9.25 mL

【药理作用】 乙二胺四乙酸钠具有其他冲洗剂不具有的特性，即能去除牙本质玷污层。乙二胺四乙酸钠具有抗微生物作用，能螯合牙本质中的钙并释放钠，能软化根管内的牙本质壁，导致根管壁部分脱矿。乙二胺四乙酸钠溶液基本无毒性，不刺激根尖周组织。

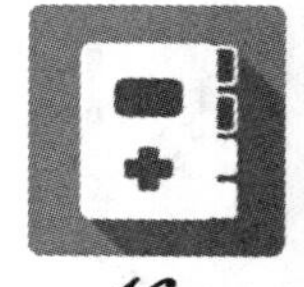

【临床应用】 用5.25%次氯酸钠冲洗根管后，再用17%乙二胺四乙酸钠溶液冲洗根管，可有效去除根管预备过程中产生的玷污层，能使根管充填材料和黏结性根充糊剂渗透进牙本质小管，增强根管充填的密合性。对于狭窄根管、根管钙化或根管内异物可用乙二胺四乙酸钠来处理。

【注意事项】 乙二胺四乙酸钠的螯合作用具有自限性，与钙结合后活性即丧失。使用时还需防止根管壁侧穿或根管偏移。

(四) 过氧化氢

【药理作用】 本品为氧化性消毒剂，杀菌能力相对较弱，遇到组织中的过氧化氢酶时，立即分解释放出新生态氧而产生发泡现象。这种发泡作用有助于在器械扩锉根管时将坏死组织或牙本质碎屑移出，漂浮至表面便于清除。另外还具有防腐、除臭和除污的作用。

【临床应用】 临床上使用3%过氧化氢溶液直接冲洗根管。

【注意事项】 冲洗细窄根管时不宜压力过大，应保留气泡逸出的通道，避免大量气泡溢出根尖孔引起疼痛或化学性根尖周炎。

(五) 复方多西环素(MTAD)

复方多西环素是由3%多西环素、4.25%枸橼酸、0.5%聚山梨酯-80组成的混合水溶液。

【药理作用】 多西环素为四环素类广谱抗生素，是复方多西环素抑菌能力的主要来源，另外还可作为钙螯合剂。枸橼酸的抗菌作用不明确，但能去除玷污层，使多西环素有效地渗入牙本质小管发挥作用。聚山梨酯-80有利于提高药物的抑菌作用，同时它本身也具有抑菌作用。

复方多西环素中三种成分协同作用，且具有较低的表面张力，可以增加冲洗液与根管壁的紧密接触程度，使冲洗液渗入较深，更好地去除玷污层并发挥其抑菌作用。

【临床应用】 推荐在使用1.3%次氯酸钠后，再用复方多西环素溶液冲洗根管。

二、根管消毒剂

根管消毒的目的是使用药物控制经过根管预备和冲洗后仍残留在根管系统内的感染。过去常用于临床的根管消毒剂是酚醛类制剂，如甲醛甲酚、樟脑苯酚等，由于其具有细胞毒性作用等原因而较少使用。目前国内外广泛使用的根管消毒剂是氢氧化钙和氯己定。

(一) 甲醛甲酚(FC)

甲醛甲酚组分包括甲醛、甲酚和甘油。甲醛具有凝固蛋白质的作用，甲酚具有镇痛和腐蚀作用，二者的结合能够达到良好的根管消毒效果。因此，甲醛甲酚既有防腐消毒作用，又有原生质作用，常用于牙髓坏死的病例。

(二) 樟脑苯酚(CP)

樟脑苯酚是由49%的樟脑、45%的氯苯酚及6%的薄荷醇混合而成的酚醛类药物。氯苯酚有酚和氯的杀菌作用，但刺激性大，加入樟脑粉后降低了其刺激性。樟脑苯酚是一种作用温和、毒性较小的药物，具有镇痛和抗菌的作用。临床上推荐使用浓度为1%～5%的樟脑苯酚。

(三) 氢氧化钙

通常为糊剂，也有商品化的氢氧化钙牙胶尖在售。有关配方详见本章第一节。目前商品化糊剂的赋形剂是甲基纤维素水溶液，但添加了硫酸钡以增加X线阻射性，糊剂可通过22号、25号、27号注射针头直接注射入根管内，不需调拌，使用方便。

使用前将氢氧化钙与生理盐水混匀调拌，用螺旋输送器将糊剂导入根管内，使其分布于全根管。也可使用商品化的产品，用注射器直接注入根管内。根管填满糊剂后，用氧化锌丁香油糊剂封闭根管口。氢氧化钙糊剂是一种作用缓慢的抗菌剂，封药时间至少要达到1周。糊剂

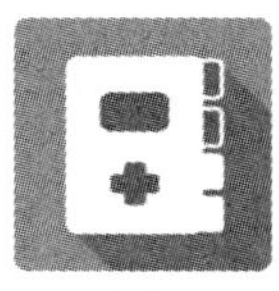
Note

的取出可采用蒸馏水或次氯酸钠溶液冲洗的方式完成。

（四）氯己定

常采用凝胶方式，可使药物浓度维持在较高水平，药效持续时间可达 12 周，是一种较为理想的局部缓释剂型。主要有葡萄糖氯己定凝胶和醋酸氯己定凝胶两种。

氯己定剂型的置入、取出和封药时间同氢氧化钙制剂。

（五）碘仿

碘仿具有防腐、防臭、止痛、减少渗出物等作用。常与氧化锌混合，以丁香油酚或樟脑苯酚调和，适用于感染根管根尖区有较多渗出物、叩痛不消失者。碘仿糊剂也可用作乳牙根管充填材料。

使用时临时以粉和液调拌成糊剂送入根管内，注射型糊剂可直接注射进入根管内。封药 10～14 天。

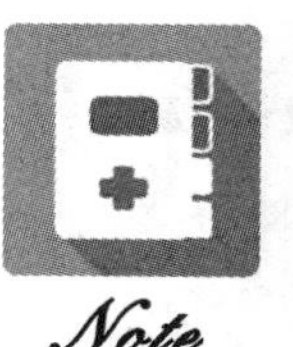

第二十九章　牙周病防治药物

目前对牙周病的治疗有一套较为完善的序列方案，除牙周机械治疗之外，药物治疗在控制和消除牙周病病因及调节宿主免疫等方面显示出越来越重要的作用。

值得强调的是，药物治疗是牙周病的辅助治疗手段之一，不可代替常规的基础治疗，应当遵循牙周基础治疗为主、药物治疗为辅的原则，合理用药。

第一节　全身用药

主要有两大类药物，即抗微生物药和宿主调节药。其中抗微生物药在临床应用较为广泛。

一、抗微生物药

全身应用抗微生物药治疗牙周炎，不仅可直接抑制或杀灭牙周病原菌，重建对牙周有益的微生态系统，其中某些药物还可通过小剂量、长疗程实现对宿主的调节。使用时应遵循以下原则：①掌握适应证；②进行药敏试验；③用药个体化。

（一）青霉素类药物

1. 阿莫西林　一种目前应用较为广泛的半合成青霉素类抗生素，其制剂有胶囊、片剂、颗粒剂等，现在常与克拉维酸合用制成分散片。

阿莫西林杀菌作用强，穿透细胞膜的能力也强。该药一般与硝基咪唑类抗菌药物联合应用，是临床常用的抗菌药物。

(1) 治疗重度慢性牙周炎　口服，每次 0.5 g，每日 3 次，7 日为一个疗程。

(2) 治疗侵袭性牙周炎　与甲硝唑联合应用，口服，阿莫西林每次 0.375 g，甲硝唑每次 0.2 g，每日 3 次，7～10 日为一个疗程，对四环素类药反应较差的病例，选择该治疗方案可获得较好的疗效。

(3) 急性牙周脓肿切开引流术后的辅助治疗　每次 0.5 g，每日 3 次，7 日为一个疗程，必要时可连续用药两个疗程。儿童每日 40～80 mg/kg，分 4 次口服。

(4) 局限性侵袭性牙周炎和常规牙周治疗无效的牙周炎　阿莫西林克拉维酸钾片每次 750 mg，每日 3 次。

（二）四环素类药物

1. 四环素　牙周治疗中较常用的广谱抗生素，对大多数革兰阳性菌、革兰阴性菌和螺旋体均有抑制繁殖的作用。

(1) 辅助治疗牙周炎及 HIV 相关性牙周炎：口服，每次 0.25 g，每日 4 次，2 周为一个疗程。

(2) 牙周手术中处理牙根表面。

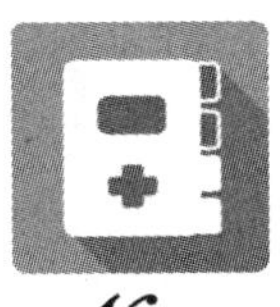

注意:此药应禁用于小儿和孕妇。

2. 多西环素 又名强力霉素,该药抗菌作用比四环素强 2～10 倍,具有速效、强效、长效的特点。对大多数牙周致病菌有明显的抑制作用,耐药性少见。小剂量的多西环素具有调节宿主反应的作用,能显著抑制牙周组织胶原酶和其他基质金属蛋白酶的活性;阻止牙槽骨吸收,促进成纤维细胞的增殖、分化及结缔组织的附着,有利于破坏的牙周组织获得再附着。小剂量、长疗程应用多西环素还可辅助治疗伴有糖尿病的牙周炎。

(1) 辅助治疗牙周炎,口服首次剂量 0.2 g,以后每次 0.1 g,每日 2 次,10～14 日为一个疗程;8 岁以上儿童每日 2.2～4.4 mg/kg,1～2 次口服。

(2) 口服小剂量多西环素辅助洁治术或根面平整术,有利于牙周附着的增加,每次 20 mg,每日 2 次,3 个月为一个疗程。

3. 米诺环素 米诺环素又名二甲胺四环素,是半合成四环素类药物,其在龈沟液中的浓度比血浆浓度高 5 倍。目前临床多使用盐酸米诺环素。

辅助治疗牙周炎,首次 200 mg,以后每次 100 mg,每 12 h 一次。8 岁以上儿童首次 4 mg/kg,以后每 12 h 2 mg/kg。本品较易引起光感性皮炎。

(三) 大环内酯类药物

1. 乙酰螺旋霉素 以螺旋霉素为原料经乙酰化制得,又名醋酸螺旋霉素。吸收改善,性质也较稳定。抗菌谱与红霉素近似,龈沟液中的浓度高于血浆浓度。

特别适合于对青霉素过敏但需要全身用药的牙周炎患者。成人每次 0.2 g,每日 4～6 次,重症者每日可用至 1.6～2 g。儿童每日量为 30 mg/kg,分次给予。

2. 罗红霉素 半合成的大环内酯类抗生素,对革兰阳性菌有良好抑菌作用,对革兰阴性菌也有一定疗效。它能有效地抑制黏性放线菌、产黑色素拟杆菌及螺旋体等牙周致病菌。

辅助治疗牙周炎,口服,每次 0.2 g,每日 4 次,5～7 日为一个疗程,必要时可连续用药两个疗程。若与抗厌氧菌药联合使用,疗效更佳。成人每日 0.3 g,分 1～2 次口服;儿童每日 5～7 mg/kg,分两次口服。

(四) 硝基咪唑类药物

1. 甲硝唑 广泛应用于抗厌氧菌感染,对牙周可疑致病菌如牙龈卟啉单胞菌、中间普氏菌、具核梭杆菌、螺旋体、消化链球菌等均有杀灭作用。

(1) 治疗急性坏死性溃疡性龈炎,口服,每次 0.2 g,每日 3 次,连服 3 日为一个疗程。

(2) 与阿莫西林合用,辅助治疗侵袭性牙周炎、重度慢性牙周炎。

(3) 对常规牙周治疗反应欠佳者使用该药,能显著改善牙龈出血、牙周溢脓等症状。

(4) 控制 HIV 相关性牙周炎急性期症状,每次 0.2 g,每日 3～4,5～7 日为一个疗程。儿童每日 15～22.5 mg/kg,分 3 次口服。

2. 替硝唑 新一代硝基咪唑类衍生物,具有疗效更好、半衰期更长、疗程更短的优点,但其副作用的发生率也较高。

(1) 治疗急性坏死性溃疡性龈炎 口服,首日顿服 2 g,此后每次 0.5 g,每日 2 次,连服 4 日为一个疗程。

(2) 辅助治疗侵袭性牙周炎、重度慢性牙周炎 与阿莫西林合用,口服片剂应于餐间或餐后服用。将首日顿服 2 g 改为分 2 次各服 1 g,可减少副作用。

3. 奥硝唑 第三代硝基咪唑类衍生物,逐渐取代了前两代产品。其抗菌活性较强,抗菌谱与甲硝唑、替硝唑基本相似,不良反应发生率低且不良反应轻微。

与阿莫西林合用,辅助治疗侵袭性牙周炎、重度慢性牙周炎,成人 500 mg/次,每日 2 次,连服 3 日为一个疗程。

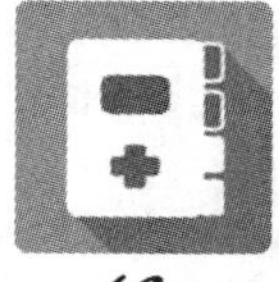

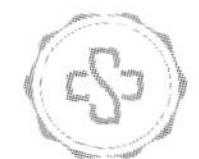

二、宿主调节药

宿主调节药为调节宿主防御反应的药物，调节机体与细胞的免疫功能，从分子水平阻断特异性的炎症介质，减少多种炎症介质的表达，降低炎症反应强度，抑制牙槽骨吸收，阻断牙周炎的进程，降低发生系统性疾病的危险。

（一）非甾体抗炎药

非甾体抗炎药可通过抑制环氧合酶和脂氧化酶活性，降低花生四烯酸代谢，阻止前列腺素和白三烯等的合成、释放，从而具有抗炎和抑制牙槽骨吸收的作用。用于牙周治疗的非甾体抗炎药包括氟比洛芬、吲哚美辛、布洛芬、芬必得等，由于该类药物有明显的副作用，目前主要用于消炎镇痛，对牙周炎治疗的确切疗效尚待进一步证实。

1. 布洛芬 辅助治疗各类牙周炎，治疗牙周组织的急性感染、冠周炎以及牙周手术后疼痛等，具有较好的消炎镇痛作用。片剂口服，每次 200～400 mg；每日 3 次，3～7 日为一个疗程；缓释胶囊口服，每次 300～600 mg，每日 2 次。

2. 双氯芬酸钠 适用的病证同布洛芬，饭前口服，每次 25～50 mg，每日 3 次，3～7 日为一个疗程；缓释胶囊或缓释片，口服，每次 50 mg，每日 2 次。

注意：孕妇和哺乳期妇女不宜使用；消化性溃疡、肝肾功能损害、高血压等患者酌情慎用。

（二）四环素类

小剂量的多西霉素和化学修饰性四环素可以抑制牙周炎症过程中宿主反应性酶活性、影响反应性酶调节剂、调节破骨细胞功能、抑制宿主免疫反应，能明显改善牙周炎症状况，并且不引起牙周致病菌的耐药性，在牙周炎的药物治疗中受到越来越多的关注。

（三）中药制剂

我国中医药治疗牙周病具有悠久历史，形成较多的有效方剂。按照中医“肾虚则齿豁，精固则齿坚”的理论，用于治疗牙周病的中药主要由具有补肾、滋阴、凉血等作用的成分组成，如补肾固齿丸、固齿膏、牙周败毒饮、固齿增骨散等，在牙周病的治疗中具有独特的作用，但其药理作用仍需进一步研究了解。

（四）预防骨质疏松药

双膦酸盐类药物（BPs）是一类用于预防骨质疏松的药物，具有调节骨吸收、潜在性促进骨形成的作用，主要用于骨质疏松的治疗，目前已逐渐应用于牙周炎的辅助性治疗。

（五）作用于宿主防御的调节因子

细胞因子受体拮抗剂能有效地减轻组织的炎症，但能否应用于临床尚需要进一步的研究。

第二节 局部用药

牙周局部用药克服了全身用药的诸多缺点，具有用药剂量小、局部病损区药物浓度高、毒副作用小、疗效较好等优点。因此，对牙周局部制剂的研究越来越受到重视，且在剂型、药物种类等方面取得了较大进展。

牙周局部制剂包括含漱药、局部冲洗（牙周袋内冲洗）涂布药物、牙周袋内缓释和控释剂等。

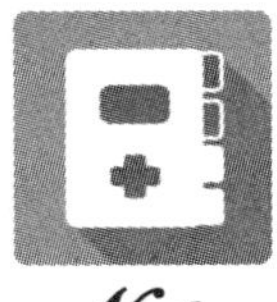

Note

一、含漱药

含漱药能改善口腔微生态环境，减少细菌数量，并能抑制龈上菌斑的堆积，阻止致病菌重新在牙面上定植，防止牙龈炎症复发。但其在口腔内停留时间较短，疗效短暂。

（一）氯己定溶液

氯己定溶液可抑制牙菌斑的形成，在临床中应用较广泛。①辅助治疗各类龈炎及牙周炎，在牙周手术后使用本品，可起到消炎、减少牙菌斑形成的作用，用法：0.02%～0.05%氯己定溶液含漱，每日3～4次。②预防或减少牙菌斑的形成，防止牙龈炎症的复发，用法：0.12%～0.2%氯己定溶液含漱，每日2次。③0.02%氯己定溶液还可用于牙周袋内冲洗。

（二）甲硝唑溶液

甲硝唑溶液可辅助治疗各类龈炎及牙周炎。用0.8%甲硝唑溶液含漱，每日2～3次，宜与氯己定溶液交替使用，避免产生继发感染。

（三）过氧化氢溶液

3%过氧化氢溶液可用于超声洁治术前患者口腔内消毒，鼓漱1 min，可大大减少洁治时喷雾中的细菌数，减少对诊室环境的污染。

（四）地莫匹醇含漱液

盐酸地莫匹醇含漱液含0.2%地莫匹醇，主要通过表面活性剂包被牙齿，建立一种物理性屏障，从而抑制细菌黏附和聚集。副作用很少，比氯己定具有更好的耐受性。

刷牙之后含漱，每日2次，每次10 mL，含漱1 min，辅助治疗各类龈炎及牙周炎。

（五）西吡氯铵含漱液

西吡氯铵是一种阳离子季铵化合物，可与细菌细胞壁上带负电荷的基团作用而杀灭细菌，其抗菌作用不如氯己定，副作用（牙面着色）比氯己定弱。

刷牙前后使用，每次15 mL，含漱1 min，每日2次。

（六）氟化亚锡溶液

近年的研究表明，使用0.05%或0.1%的氟化亚锡溶液含漱，可以有效地抑制牙菌斑的产生，起到减轻牙龈炎症的作用，可用于牙周病的预防和辅助治疗。但氟化亚锡不稳定，应使用新鲜配制的药液。

二、牙周袋内冲洗、涂布药物

牙周袋内冲洗是临床常用的牙周辅助治疗手段之一，其具有机械清洁作用，也有助于搅乱龈下菌斑微生态。该方法的缺点是牙周袋内有效药物浓度持续时间短，因而疗效短暂。

（一）过氧化氢溶液

过氧化氢与组织中的过氧化氢酶接触，迅速分解，释放新生态氧，产生热量和大量气泡，可改变牙周袋内厌氧环境，并有止血、抗菌、除臭、促进血液循环的作用。

3%过氧化氢溶液可用于龈袋或牙周袋内冲洗，辅助治疗急性坏死性溃疡性龈炎、牙周炎及冠周炎等。

（二）碘伏

可用1%碘伏溶液冲洗牙周袋或在超声波龈下刮治时将其作为冲洗液，对各型牙周炎有较好的辅助治疗作用。也可与3%过氧化氢溶液对半混匀后冲洗牙周袋，能产生更强的杀菌作用。

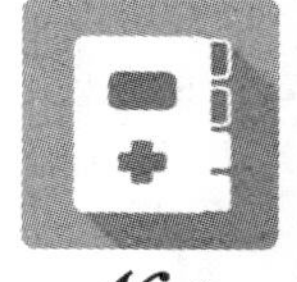

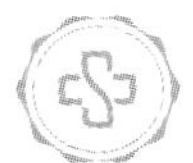

（三）碘甘油

碘甘油可辅助治疗各类龈炎、牙周炎及冠周炎等。在进行牙周冲洗后，擦干局部组织，用探针或镊子取药液放入龈袋或牙周袋内。

（四）聚维酮碘溶液

聚维酮碘溶液为消毒防腐药，对各种革兰阳性菌、革兰阴性菌、病毒、真菌、螺旋体等均有杀灭作用。

0.5%～1%的聚维酮碘溶液常用于牙周冲洗，辅助治疗各类龈炎及牙周炎。

三、牙周袋内缓释和控释剂

牙周袋内缓释剂是指活性药物能缓慢地从剂型中释放出来直接作用于牙周病变组织，使病变局部能较长时间维持有效药物浓度的特定剂型。牙周袋内控释剂是指通过物理、化学等方法改变剂型的结构，使药物能在预定时间内自动按一定速度从剂型中恒速释放，作用于牙周组织，使药物浓度较长时间内恒定地维持在有效浓度范围内的新型药物类型。

牙周袋内缓释和控释剂具有在牙周袋内药物浓度高、药物作用时间长、减少给药剂量和降低给药频率、治疗效果佳等优点。目前常用的牙周袋内缓释和控释剂有以下几种。

（一）盐酸米诺环素软膏

盐酸米诺环素软膏属于局部缓释剂。每支注射器含有2%盐酸二甲胺四环素0.5 g。

在进行牙周冲洗或牙周基础治疗后，通过纤细的特制注射器将软膏注入牙周袋深部，每周1次，4次为一个疗程。

（二）多西环素凝胶

多西环素凝胶由既具有抗菌效果又能抑制牙周胶原酶的多西环素及可降解缓释材料羟丙基纤维素组成，属于局部缓释剂。

经龈上洁治、龈下刮治、根面平整后2周，牙周袋用生理盐水冲洗后，通过纤细的塑料针头将多西环素凝胶注入牙周袋的深部。药效持续7日，无须取出，材料将自行降解。每周1次，4次为一个疗程。

（三）四环素纤维

四环素纤维属于控释剂，主要由25%盐酸四环素和75%乙烯-醋酸乙烯共聚物组成。

四环素纤维须上药10日后取出，在牙周袋内能长期保持高药物浓度，药效可维持10日。用药期间应避免药物松脱。

（四）氯己定薄片

氯己定薄片是一种可吸收的控释药，主要成分氯己定为消毒防腐药物，不易诱导耐药菌产生，多年来以含漱剂形式控制牙菌斑，减轻牙龈炎症，但易使牙面、舌面着色，味觉改变。

在经过牙周基础治疗后，用牙科镊夹取薄片放入牙周袋内，7～10日自行降解，无须取出，能长期维持疗效达11周之久。3个月后复查，视牙周情况重新放置。

四、牙周塞治剂

（一）含丁香油的塞治剂

含丁香油的塞治剂可用于各类牙周手术后创面的保护，对牙周出血也具有止血作用。临用时局部隔湿、止血，取适量粉剂及液剂调成糊状，用塞治剂覆盖创面，用湿棉球轻压成形，使其均匀地贴合创面，并使表面光滑，数分钟后即可硬固。

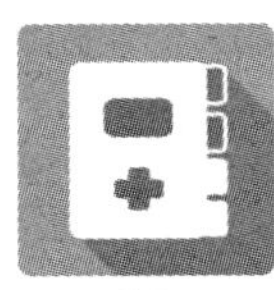

Note

填塞时应注意用力不宜过大，用量不宜过多，注意避免妨碍咬合、影响口腔及舌体的运动等。对丁香油过敏者禁用。

（二）不含丁香油的塞治剂

该类塞治剂对牙周组织无刺激，可塑性好，固化后表面光滑，有一定柔韧性，可用于对丁香油过敏者。

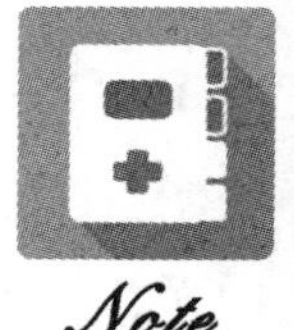

第三十章　口腔黏膜病治疗药物

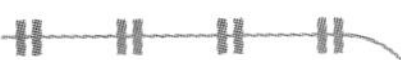

药物治疗是口腔黏膜病最主要的治疗手段，在口腔黏膜病的防治中占有重要地位。在对口腔黏膜病实施药物治疗时，应遵循以下基本原则：①病情较轻者以局部治疗为主，较严重者则采用局部和全身联合用药；②遵循用药个体化原则；③注意药物的合理选择和搭配，避免滥用药物；④注意监测药物的毒副作用；⑤注意合理停药；⑥采用药物治疗的同时，重视心理治疗的作用。

口腔黏膜病常用药物主要分为三类，即全身用药、局部用药和中医药，三者相辅相成，互为补充。

第一节　全 身 用 药

大多数口腔黏膜病的病因较复杂，包括微生物感染、免疫功能紊乱、神经精神因素、内分泌失调、微量元素及维生素缺乏等，而有些疾病的病因目前仍不明确。所以，口腔黏膜病的全身用药具有多样化、系统化的特点。临床上较常用的药物主要包括抗真菌药、抗病毒药、免疫抑制剂、免疫增强剂、维生素及微量元素等。

一、抗真菌药

该类药物主要用于口腔念珠菌病和与念珠菌感染有关的正中菱形舌炎、念珠菌性白斑病等（表 30-1）。长期及超量使用免疫抑制剂、广谱抗生素等常可引起菌群失调，导致口腔真菌感染，亦可使用该类药物进行预防。

表 30-1　口腔黏膜真菌感染常用药物一览表

药名	用法	剂量		副作用
		成人	儿童	
伊曲康唑	口服	100 mg/次，1 次/日	—	胃肠道反应及过敏
氟康唑	口服	100 mg/次，1 次/日	—	胃肠道反应及皮疹
制霉菌素	口服	200 万～400 万 U/d	20 万～50 万 U/d	胃肠道反应
	局部使用	混悬剂：10 万 U/mL	软膏：10 万 U/g	
克霉唑	口服	0.5 g/次，3 次/日	20～60 mg/(kg・d)	胃肠道反应多见
	局部使用	药膜，1%霜剂	1%～5%软膏	

二、抗病毒药

口腔病毒性感染除局部使用抗病毒药物外，一般应同时联合全身应用抗病毒药，且宜在发

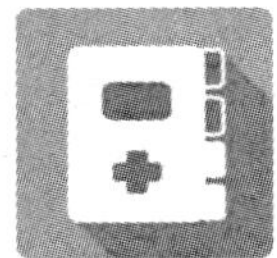

Note

病早期(发病 3～4 日)用药,用药疗程相对较短。

(一) 阿昔洛韦

1. 原发性疱疹性口炎 成人,口服,一次 200 mg,5 次/日,5～7 日为一个疗程;或一次 400 mg,3 次/日,5 日为一个疗程;儿童,口服,一日 15 mg/kg,分 3 次服用,5～7 日为一个疗程。静脉滴注,一次 5 mg/kg,缓慢滴注持续 1～2 h,3 次/日,5 日为一个疗程。

2. 复发性疱疹性口炎 口服,一次 200 mg,5 次/日,3～5 日为一个疗程。

3. 艾滋病相关的口腔病毒感染 静脉滴注,一次 5～10 mg/kg,3 次/日,5～7 日为一个疗程;若伴生殖器疱疹者,疗程延长至 10 日。

(二) 利巴韦林

1. 原发性疱疹性口炎、手足口病 成人,口服,一日 600～800 mg,分 3～4 次服用;儿童,口服,一日 5～10 mg/kg,分 3 次服用,5～7 日为一个疗程;病情严重者,可缓慢静脉滴注,一日 10～15 mg/kg,分 2 次给药,5～7 日为一个疗程。儿童用药量酌减。

2. 疱疹性咽峡炎 静脉滴注,一日 10～15 mg/kg,分 2 次给药,3～5 日为一个疗程。

三、糖皮质激素

具有抗炎、抗过敏及免疫抑制作用的糖皮质激素是口腔黏膜病临床常用药物之一,而药物种类、剂量及疗程则应视病种、患者全身状况等因素而定。病情轻者,局部使用糖皮质激素即可达到治疗目的,仅少数病情较严重者需联合全身用药。

全身用药的主要形式是口服给药(表 30-2),适应证是各型天疱疮、重型多形红斑、药物过敏性口炎、血管神经性水肿、盘状红斑狼疮、糜烂型扁平苔藓、白塞病、腺周口疮、带状疱疹(病损累及眼睛时)等。

表 30-2 口服糖皮质激素一览表

名称	口服制剂含量
氢化可的松	20 mg
泼尼松	5 mg
泼尼松龙	5 mg
地塞米松	0.75 mg
倍他米松	0.5 mg
去炎松	1 mg、2 mg、4 mg
抗炎松	25 mg

糖皮质激素的用量主要根据病情和患者全身情况而定,危重患者的初始剂量可较大,待病情控制后再逐渐减量至维持量,至最终停用。目前主张用间歇疗法,即每周按量服药 5 天。每晨 1 次将全日量服下,停药 2 天。也可用隔日疗法,即两日量一次晨服,均可减少副作用。

应用该类药物需严格掌握适应证和禁忌证,并注意定期监测,特别是对于需长期服用糖皮质激素的患者,应严密观察,定期随访。

四、免疫抑制剂

免疫抑制剂是对机体的免疫反应具有抑制作用的药物,是能抑制与免疫反应有关细胞(T 细胞和 B 细胞等)的增殖和功能,能降低抗体免疫反应的制剂。该类药物较少单独用于治疗口腔黏膜病,可与糖皮质激素联合使用,以达到减少糖皮质激素的用量、降低其毒副作用、提高机体对药物敏感性等目的。在使用该类药物的过程中,应密切注意患者的耐受性和不良反应,

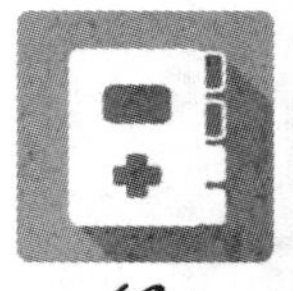

Note

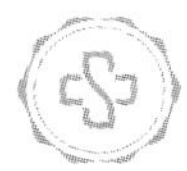

必要时入院观察。其用法用量见表 30-3。

表 30-3　口腔黏膜病治疗用免疫抑制剂一览表

名称	制剂规格	适应证	用法用量
环孢菌素 A	胶囊：每粒 25 mg，100 mg 针剂：50 mg/mL，50 mg/5 mL	白塞病、盘状红斑狼疮、扁平苔藓、重型阿弗他溃疡	多局部使用，配成 0.05% 的溶液，含漱，3 次/日
环磷酰胺	片剂：每片 50 mg 粉针剂：100 mg，200 mg	较少单独使用，常与糖皮质激素合用治疗天疱疮、类天疱疮、白塞病、盘状红斑狼疮、多形红斑等病	口服，每次 25～50 mg，2 次/日 静注，2～4 mg/kg，每日或隔日 1 次
硫唑嘌呤	片剂：每片 50 mg	同环磷酰胺	口服，每次 25～50 mg，每日 2～3 次

五、免疫增强剂

免疫增强剂是通过不同方式，达到增强机体免疫力目的的一类免疫治疗药物。临床上常用于治疗与免疫功能低下有关的疾病及免疫缺陷病。由于部分口腔黏膜病患者的全身情况欠佳、机体免疫功能低下，因此，免疫增强剂也是常用药物之一。该类药物种类较多，应根据患者的具体情况进行选择，避免盲目滥用（表 30-4）。

表 30-4　口腔黏膜病治疗用免疫增强剂一览表

名称	治疗疾病	用法用量
胸腺素	复发性阿弗他溃疡、口腔扁平苔藓、复发性疱疹性口炎、带状疱疹、慢性皮肤黏膜真菌感染等疾病，同时伴有免疫功能低下者	口服，一次 20 mg，一日 1 次。肌内注射，1 次 2～10 mg，一日或间日 1 次，5～10 次为一个疗程
转移因子		上臂内侧或腋窝皮下或大腿内侧腹股沟下端行皮下注射，一次 1～2 U，一周 2～3 次，5～10 次为一个疗程
匹多莫德		口服，成人，一次 800 mg，一日 1～2 次；儿童，一次 400 mg，一日 1～2 次。疗程视病种和病情轻重而定
卡介菌多糖核酸制剂		肌内注射，一次 0.5 mg，一周 2～3 次，12～18 次为一个疗程
A 型链球菌甘露聚糖	单纯性疱疹、复发性阿弗他溃疡、口腔扁平苔藓等疾病	口服，一次 5～10 mg，一日 3 次，2～4 周为一个疗程

六、维生素及微量元素

维生素、微量元素是机体维持正常新陈代谢和生理功能所必需的营养要素之一，有相当比例的口腔黏膜病与维生素或微量元素缺乏存在着直接或间接的关系，因此，该类药物既可单独作为治疗药物，又可作为常规辅助药物。

（一）维生素 A

维生素 A 可作为口腔黏膜斑纹类疾病（如口腔白斑病、口腔扁平苔藓、口腔白色角化）以及口腔念珠菌病的辅助治疗药物。

用法：口服，成人，一次 2.5 万 U，3 次/日；儿童，一日 2.5 万 U。

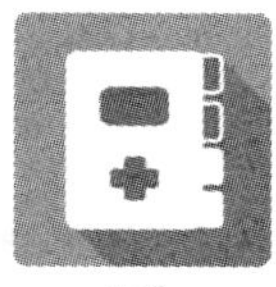

（二）维生素 B_1

维生素 B_1 可作为灼口综合征、舌部疾病、口干燥症、放射性口炎等疾病的辅助治疗药物。

用法：口服，一次 10 mg，3 次/日；本品注射液可与等量维生素 B_{12} 和 2%利多卡因混合，行双侧舌神经封闭，隔日 1 次，5 次为一个疗程。

（三）维生素 B_2（核黄素）

维生素 B_2 的用法如下。

(1) 营养不良性口炎(包括口角炎和舌炎) 维生素 B_2 饭后服，一次 10 mg，3 次/日，1 个月为一个疗程或视病情轻重而定，需同时服用其他 B 族维生素。

(2) 灼口综合征 常同谷维素、维生素 E 合用，称谷-核-E 联合疗法。维生素 B_2 用法同营养不良性口炎；谷维素，口服，一次 10 mg，3 次/日；维生素 E，口服，一次 100 mg，1 次/日。

维生素 B_2 还可作为复发性阿弗他溃疡、地图舌、沟纹舌等疾病的辅助治疗药物。

（四）维生素 B_6

维生素 B_6 可作为复发性阿弗他溃疡、舌部疾病、贫血和白细胞减少症等的辅助治疗药物。可与化疗及其他药物搭配使用，减轻药物引起的恶心、呕吐等症状。

用法：口服，一次 10～20 mg，3 次/日。

（五）维生素 B_{12}

维生素 B_{12} 的用法如下。

(1) 三叉神经带状疱疹 肌内注射，一次 0.15 mg，1 次/日，可防止或缓解神经痛。

(2) 营养不良性口炎及舌部疾病 可作为辅助治疗药物，肌内注射，一次 0.25～0.5 mg，隔日 1 次，10 次为一个疗程。

(3) 灼口综合征 对于舌灼痛明显的病例，可行双侧舌神经封闭，用法同上。

（六）叶酸（维生素 M）

叶酸可作为营养不良性口炎及大多数舌部疾病的辅助治疗药物，口服，一次 5～10 mg，3 次/日，1 个月为一个疗程或视病情轻重而定。

（七）烟酰胺（维生素 PP）

烟酰胺的用法如下。

(1) 营养不良性口炎 饭后服，一次 50～100 mg，3 次/日。

(2) 舌部疾病 可作为辅助治疗药物，饭后服，一次 25 mg，一日 2～3 次。

(3) 瘢痕性类天疱疮 与四环素类药物合用，有治疗成功的报道。

（八）维生素 C（抗坏血酸）

维生素 C 可作为口腔黏膜溃疡类疾病、感染性疾病、变态反应性疾病及舌部疾病的辅助治疗药物。

用法：口服，一次 100 mg，3 次/日，饭后服。

（九）维生素 E

维生素 E 的用法如下。

(1) 三叉神经带状疱疹 饭前服，一次 100 mg，一日 2～3 次，可防止或缓解神经痛。

(2) 可作为口腔黏膜溃疡类疾病、斑纹类疾病、灼口综合征等疾病的辅助治疗药物。饭前服，一次 100 mg，一日 1 次，1 个月为一个疗程或视病情轻重而定。

（十）硫酸锌

硫酸锌可作为口腔黏膜溃疡类疾病、舌部疾病、灼口综合征、味觉减退等疾病的辅助治疗

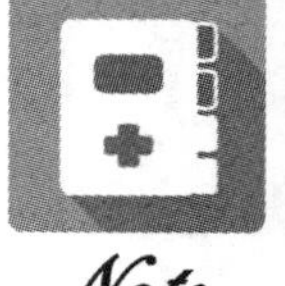

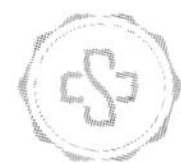

药物。

用法：口服，一次 50～100 mg，一日 2～3 次。

（十一）硫酸亚铁

硫酸亚铁的用法如下。

（1）由缺铁性贫血导致的萎缩性舌炎及复发性阿弗他溃疡　饭后服，成人，一次 0.3～0.6 g，3 次/日；儿童，一次 0.1～0.3 g，3 次/日，1 个月为一个疗程或视病情轻重而定。

（2）可作为口腔念珠菌病、灼口综合征等疾病的辅助治疗药物，可与维生素 B_2 合用，以提高疗效。

七、抗焦虑药

抗焦虑药又称弱安定剂，是一组主要用以消除紧张和焦虑症状的药物。

对于与更年期有关的口腔黏膜灼痛、异常感觉、恐癌症及其他明显焦虑、失眠的患者，可考虑配合给予安定、利眠宁等抗焦虑药。另有谷维素可用于治疗经前期阿弗他溃疡、糜烂型扁平苔藓、灼口综合征等。抗焦虑药用量及注意事项见表 30-5。

表 30-5　口腔黏膜病治疗抗焦虑药一览表

名称	用法用量	毒副作用	注意事项
地西泮（安定）	口服，每次 2.5～5 mg，睡前服用	长期使用可出现认知障碍和依赖性	有青光眼病史和重症肌无力者禁用
利眠宁	口服，每次 5～10 mg，睡前服用	有嗜睡、便秘，长期大量服用可产生耐受性并成瘾	肝肾功能减退者、老年患者慎用，孕妇及哺乳期妇女禁用
艾司唑仑	口服，每次 1～2 mg，睡前服用	个别患者偶有轻度疲乏、嗜睡等反应	年老体弱者量酌减
谷维素	口服，每次 10～20 mg，每日 3 次	偶有口干、皮疹、脱发、肠胃道不适反应	胃及十二指肠溃疡患者、过敏体质者慎用

八、抗组胺药

抗组胺药主要用于治疗变态反应性口腔黏膜病如药物过敏性口炎、接触性唇炎、血管神经性水肿、多形性渗出性红斑等。因可能有致畸作用，妊娠期妇女不宜使用（表 30-6）。

表 30-6　常用抗组胺药一览表

药物名称	用法	剂量		毒副作用
		成人	儿童	
氯苯那敏	口服	4 mg/次，1～3 次/日	0.35 mg/(kg·d)	较小，宜用于儿童
息斯敏	口服	10 mg/次，1 次/日	—	较小
苯海拉明	口服	25～50 mg/次，3 次/日	2～4 mg/(kg·d)	嗜睡、口干燥症
赛庚啶	口服	2～4 mg/次，2～3 次/日	250 mg/(kg·d)	青光眼禁用
异丙嗪	口服	12.5～25 mg，2～3 次/日	1 mg，2 次/日	嗜睡、口干
酮替芬	口服	1～3 次/日	—	镇静、嗜睡、口干
维生素 C	静注	100～500 mg/次，1 次/日	—	较小
10%葡萄糖酸钙	静注	10 mL/次，1 次/日	—	较小

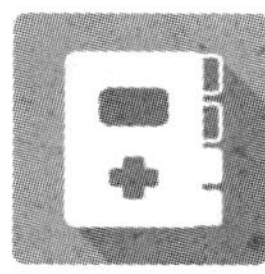
Note

九、其他

(一) 羟氯喹

羟氯喹可用于治疗盘状红斑狼疮、口腔扁平苔藓、光化性唇炎、干燥综合征等疾病。对系统性红斑狼疮患者,可先用糖皮质激素治疗,待症状缓解后,再加服羟氯喹。

饭后服,每次 100～200 mg,每日 2 次,2～4 周为一个疗程或视病情轻重而定。

(二) 沙利度胺

沙利度胺的用法如下。

(1) 用于复发频繁的、严重的复发性阿弗他溃疡　口服,一日 50～100 mg,睡前一次性服用。

(2) 用于白塞病　一日 100～200 mg,待症状控制后用小剂量(25～50 mg)维持 2 个月。

(3) 用于口腔扁平苔藓　1%的沙利度胺糊剂对糜烂型口腔扁平苔藓有效。

(4) 还可用于天疱疮、副肿瘤性天疱疮的治疗。

(三) 维 A 酸

维 A 酸又名维甲酸、维生素 A 酸。可用于治疗角化程度较高的口腔白斑病、口腔扁平苔藓。

用法:口服,初期剂量宜小,一次 5 mg,一日 2～3 次,若能耐受可逐步增大剂量至一日 20～30 mg。由于全身应用时毒副作用较大,常使用该品的局部制剂。

(四) 秋水仙碱

秋水仙碱又名秋水仙素,对于眼、皮肤、黏膜均受到累及的白塞病,可将本品作为首选药物。

用法:口服,一次 0.5 mg,一日 2 次,出现疗效后一日 0.5 mg 或隔日 1 mg 维持疗效。

第二节　局部用药

口腔黏膜局部用药可提高病损区的药物浓度,有利于提高疗效,避免或减少全身用药导致的毒副作用。但由于口腔局部环境的特殊性,常规局部制剂易被唾液稀释、冲洗,难以较长时间维持有效的药物浓度。口腔黏膜黏附剂及缓释剂如粘贴片、药膜、凝胶等能黏附在口腔黏膜表面,在局部病损区维持较长时间,因而是口腔黏膜局部用药较好的剂型。

一、含漱剂

(一) 氯己定含漱液

1. 口腔黏膜各类充血、糜烂、溃疡性病损　0.02%～0.2%氯己定溶液含漱,一日 3～4 次;口内湿敷,适用于双颊、牙龈的充血糜烂,用消毒纱布浸泡适量本品,置于损害区数分钟,一日 2～3 次。

2. 各类唇部糜烂、渗血、结痂性病损　唇部湿敷,用消毒纱布浸泡适量本品,覆盖于唇部病损区数分钟,注意始终保持纱布湿润,至痂皮泡软浮起,用消毒棉签蘸本品轻轻洗去痂皮,一日 2～3 次。

3. 预防由化学药物治疗、放射治疗或久病卧床可能引起的口腔黏膜损害　含漱,一日 1～

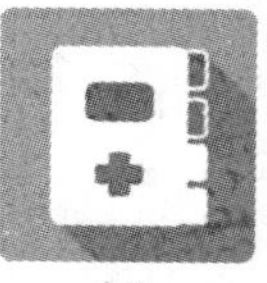

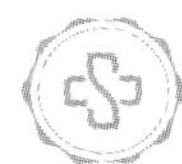

2 次，宜与 2%～4%的碳酸氢钠液交替使用。

（二）碳酸氢钠含漱液

1. 口腔念珠菌病 成人，4%溶液含漱，一日 3 次；用 2%溶液为婴幼儿患者清洗口腔，用 4%溶液清洗产妇乳头，再用清水洗净。还可用于浸泡义齿。

2. 辅助治疗久治难愈的口腔黏膜病损如天疱疮、糜烂型口腔扁平苔藓等 含漱，一日 3 次。

3. 预防由放射治疗、化学药物治疗，长期使用抗生素、糖皮质激素等可能引起的口腔黏膜损害 含漱，一日 1～2 次，可与氯己定溶液交替使用。

（三）复方硼砂含漱液

复方硼砂含漱液又名多贝尔液。可用于口腔黏膜各类充血、糜烂、溃疡性病损以及咽炎、扁桃体炎等，使用前加水 5 倍稀释后含漱，一日 3～4 次。

（四）环孢素含漱液

每 100 mL 溶液含环孢素 10 g，具有抗炎及免疫抑制作用。可用于天疱疮、充血糜烂型口腔扁平苔藓、药敏性口炎等，含漱，一日 3～4 次。

（五）人工唾液

人工唾液主要含羧甲基纤维素钠、山梨醇、氯化钾、氯化钠、氯化钙、氯化镁等，可代替唾液湿润口腔。可用于由各种因素引起的口腔干燥，如口干燥症、干燥综合征等，根据需要滴入口内。

二、糊剂

（一）金霉素倍他米松糊剂

金霉素倍他米松糊剂主要含盐酸金霉素、倍他米松、甘油等，具有抗菌、消炎、控制感染、收敛的作用。

可用于口腔黏膜各类充血、糜烂、溃疡性病损，涂敷患处，一日 3 次。

（二）制霉菌素糊剂

制霉菌素糊剂主要含制霉菌素、甘油等，具有抗真菌作用。

1. 口腔念珠菌病 涂敷患处，一日 3 次，还可涂敷于义齿组织面，然后再戴上义齿。

2. 久治难愈的口腔黏膜病损如天疱疮、糜烂型口腔扁平苔藓等 配合糖皮质激素局部制剂，涂敷患处，一日 3 次。

（三）维 A 酸糊剂

维 A 酸糊剂主要含维 A 酸、甘油等，具有较强的角质溶解作用，可抑制黏膜上皮过度角化，调节上皮增生及更新。

可用于口腔黏膜各类角化程度增高的病损如口腔白斑病、口腔白色角化病等，先拭干白色损害，用棉签蘸取少量本品，涂敷患处，一日 3 次。

（四）氨来呫诺糊剂

氨来呫诺糊剂主要含氨来占诺、明胶、羟丙甲基纤维素等，具有抗炎、抗过敏作用。

可用于治疗复发性阿弗他溃疡、创伤性溃疡等，用湿润棉签蘸取少量本品，涂敷患处，一日 3 次。

三、气雾剂

重组人表皮生长因子衍生物喷剂：主要含重组人表皮生长因子、甘油、甘露醇，能加速创面

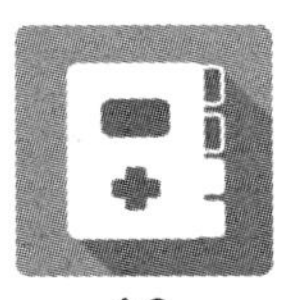

上皮细胞的增殖和肉芽组织的生成，从而缩短创面的愈合时间，提高创面的修复质量。

可用于治疗复发性阿弗他溃疡、创伤性溃疡、放射性口炎等，均匀喷涂患处，一日 1 次。

四、膜剂

膜剂经唾液浸泡后形成溶胶黏附于口腔黏膜表面，膜剂内的药物缓慢释放出来，较长时间地作用于病损局部。

（一）复方庆大霉素膜

复方庆大霉素膜主要含硫酸庆大霉素、盐酸丁卡因、醋酸地塞米松等。具有抗菌、消炎、止痛的作用。

可用于治疗复发性阿弗他溃疡、创伤性溃疡等，剪取与损害大小相应的薄膜，贴敷患处，一日 3 次。

（二）复方维生素膜

复方维生素膜主要含维生素 AD、维生素 E 等，具有改善口腔黏膜微循环及营养代谢的作用，可促进口腔黏膜正常角化，减轻口腔斑纹损害。

可用于口腔黏膜角化程度增高的病损如口腔白斑病、口腔白色角化病等，剪取与损害大小相应的薄膜，贴敷患处，一日 3 次。

五、贴剂

贴剂经唾液浸泡后膨胀形成柔软的薄片，黏附于口腔黏膜局部，一方面起到保护创面的作用，另一方面使药物浓度维持较长时间，有利于提高疗效，临床常用的贴剂为醋酸地塞米松粘贴片。

醋酸地塞米松粘贴片：主要含醋酸地塞米松、核黄素、聚丙烯酸树脂，具有抗炎、抗过敏、止痛的作用。可用于治疗复发性阿弗他溃疡、创伤性溃疡等，将片剂贴于病损处，用手指轻压 10～15 s，使其粘牢，一次 1 片，一日 3 次。

六、软膏剂

软膏剂遇唾液后形成黏性薄膜附着于黏膜病损局部，既可保护创面，又可使药物浓度维持在较高水平，提高药物疗效，临床常用的软膏剂为曲安奈德口腔软膏。

曲安奈德口腔软膏：含 0.1%曲安奈德，且有抗炎、抗过敏、止痛作用。可用于治疗复发性阿弗他溃疡、创伤性溃疡、糜烂型口腔扁平苔藓等。取适量本品轻涂在病损表面使之形成薄层，一日 3 次。

七、注射剂

（一）醋酸泼尼松龙注射液

5 mL 注射液含醋酸泼尼松龙 125 mg，具有免疫抑制、抗炎、止痛的作用。

可用于治疗复发性阿弗他溃疡（重型）、糜烂型口腔扁平苔藓等，充分摇匀后，抽取该品与 2%利多卡因等量混合，在口腔局部病损处行黏膜下封闭注射，注射量根据病损范围而定，隔日注射 1 次，5 次为一个疗程。

（二）曲安奈德注射液

1 mL 注射液含 40 mg 曲安奈德，具有免疫抑制、抗炎、止痛的作用。

可用于治疗复发性阿弗他溃疡（重型）、糜烂型口腔扁平苔藓等，充分摇匀后，抽取该品与

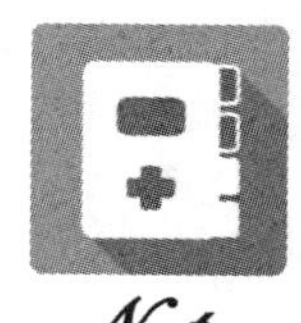
Note

2%利多卡因等量混合,在口腔局部病损处行黏膜下封闭注射,注射量根据病损范围而定,隔1～2周注射1次,1～3次为一个疗程。

八、局部麻醉药

局部麻醉药是一类局部应用于神经末梢或神经干周围的药物,能暂时、完全和可逆性地阻断神经冲动的产生和传导,使局部痛觉暂时消失,用于消除各种黏膜病变引起的疼痛症状。

(一) 利多卡因

利多卡因主要用于封闭疗法的病例及口腔溃疡糜烂病例的局部止痛。其用法用量如下。

(1) 用2%的利多卡因与糖皮质激素等治疗药物等量混合,行病灶基底部注射;也可与适量维生素 B_1、维生素 B_{12} 混合,行双侧舌神经封闭。

(2) 1%～2%溶液可用作口腔黏膜喷雾、涂布或敷贴。

(二) 达可罗宁

达可罗宁主要用于口腔溃疡糜烂病损的麻醉止痛。

取适量药液涂布患处,每天数次,或掺入含漱剂中含漱,每次用量不超过200 mg。

(三) 苯佐卡因

苯佐卡因为酯类表面麻醉药,全身毒性作用小,故临床常用于表面麻醉止痛。

可配成5%～10%糊剂涂敷局部病损,用于口腔溃疡糜烂病损的暂时性止痛。

第三节　中　医　药

本节主要介绍临床上应用较多的中成药、内治药及外治药。

一、中成药

(一) 雷公藤总苷

雷公藤总苷可用于治疗复发性阿弗他溃疡、白塞病、口腔扁平苔藓、口腔黏膜下纤维性变等疾病。

口服,一日0.3～0.5 mg/kg,分3～4次服,1个月为一个疗程,病情控制后可减量或采用间歇疗法。

(二) 昆明山海棠

由中草药提取制成的昆明山海棠片具类似皮质激素的性质,可用于红斑狼疮、口腔扁平苔藓。副作用小,停药后无反跳现象,故可长期使用以替代皮质激素。

口服,一次3～5片,2次/日,1个月为一个疗程。

二、内治药

(一) 加味导赤白虎汤

【方剂组成】 生石膏30 g,知母12 g,生地黄24 g,淡竹叶10 g,玄参15 g,麦冬12 g,青蒿6 g,板蓝根15 g,芦竹根15 g,孩儿茶10 g,甘草10 g。

【功能主治】 清心胃积热,兼养阴利湿。主治复发性阿弗他溃疡、糜烂型口腔扁平苔藓、单纯疱疹、球菌性口炎、急性坏死性龈口炎兼有口干舌燥、面赤、恶热、大便秘结等阳明热盛及

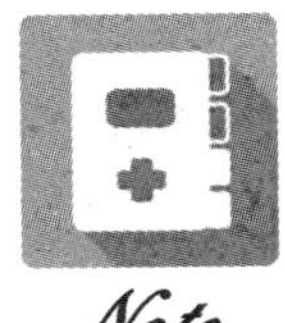
Note

阴虚夹湿之证。表现为脉滑数有力、舌质红、苔黄腻等。

(二) 桃红四物汤

【方剂组成】 桃仁 9 g,红花 9 g,白芍 9 g,熟地 15 g,当归 9 g,川芎 9 g。

【功能主治】 养血补虚,行血散瘀。主治顽固性复发性阿弗他溃疡、口腔扁平苔藓、口腔白斑病、灼口综合征,证见淤血阻滞经脉,病损愈合缓慢,并有闭经、痛经等。表现为脉迟涩或结代,舌质淡有瘀斑、瘀点,舌下青筋粗大。

(三) 六味地黄汤

【方剂组成】 熟地黄 18 g,山萸肉 9 g,山药 15 g,牡丹皮 9 g,茯苓 12 g,泽泻 9 g。

【功能主治】 补益肝肾,滋阴清热。主治复发性阿弗他溃疡、白塞病、干燥综合征兼有腰膝酸软、头晕目眩、潮热盗汗、口燥咽干、失眠多梦、便干尿黄等肝肾阴虚及阴虚火旺之证。

(四) 八珍汤

【方剂组成】 当归 9 g,川芎 9 g,生地黄 15 g,赤芍 9 g,党参 12 g,白术 9 g,茯苓 12 g,炙甘草 9 g。

【功能主治】 补益气血。主治复发性阿弗他溃疡兼有恶寒、少气懒言、心悸、疲乏、眩晕、手足麻木、食少便溏等气虚血虚之证,脉微弱或虚大,舌质淡。

三、外治药

(一) 冰硼散

【方剂组成】 冰片 5 g,硼砂 50 g,朱砂 6 g,玄明粉 50 g。研成细粉,混匀即成。

【功能主治】 清热解毒,散热止痛。用于各种急性口腔黏膜炎症及急性咽炎。撒涂患处或用蜂蜜调匀涂敷患处,一日 3 次。

(二) 锡类散

【方剂组成】 牛黄 1.5 g,冰片 1 g,珍珠 9 g,人指甲 1.5 g,象牙屑 9 g,青黛 18 g,壁钱炭 3 g。研成细粉,混匀即成。

【功能主治】 清热解毒,化腐生肌。用于各种急性口腔黏膜炎症、急性咽炎等。撒涂患处或用蜂蜜调匀涂敷患处,一日 3 次。

(何 勇)

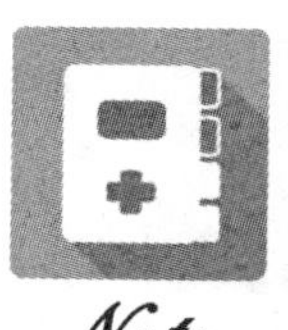

Note

主要参考文献

ZHUYAOCANKAOWENXIAN

[1] 顾长明,杨家瑞.口腔内科学[M].3版.北京:人民卫生出版社,2015.

[2] 樊明文.牙体牙髓病学[M].4版.北京:人民卫生出版社,2012.

[3] 杜秋红,杨家瑞.口腔内科学[M].2版.北京:科学出版社,2014.

[4] 樊明文.复合树脂多层美学修复——基础理论与临床[M].北京:人民卫生出版社,2011.

[5] 杨丕波,丁玉梅,杨艳飞,等.遗传性牙釉质发育不全相关基因及突变的研究进展[J].现代口腔医学杂志,2013,27(4):236-238.

[6] Barron M J, McDonnell S T, Mackie I, et al. Hereditary dentine disorders: dentinogenesis imperfecta and dentine dysplasia[J]. Orphanet J Rare Dis, 2008, 20(3):31.

[7] Pramanik S,Saha D. The genetic influence in fluorosis[J]. Environ Toxicol Pharmacol, 2017,56:157-162.

[8] Sánchez A R,Rogers R S,Sheridan P J. Tetracycline and other tetracycline-derivative staining of the teeth and oral cavity[J]. Int J Dermatol,2004,43(10):709-715.

[9] 韦曦,李梦婕.牙隐裂治疗进展与预后分析[J].口腔疾病防治,2018,26(1):10-14.

[10] 郑艳.口腔内科学[M].2版.北京:人民卫生出版社,2009.

[11] 于世凤.口腔组织病理学[M].7版.北京:人民卫生出版社,2012.

[12] 孟焕新.牙周病学[M].4版.北京:人民卫生出版社,2013.

[13] 王嘉德.口腔医学实验教程[M].北京:人民卫生出版社,2006.

[14] 彭玉英.李周胜.口腔内科学[M].南京:江苏科学技术出版社,2014.

[15] 栾庆先.牙周检查技术与常见牙周疾病诊断[M].北京:人民卫生出版社,2010.

[16] 程娇,蒋练.坏死性口炎1例报告[J].北京口腔医学,2017,25(3):169-170.

[17] 陈谦明.口腔黏膜病学[M].3版.北京:人民卫生出版社,2012.

[18] 赵蕊.成年人复发性阿弗他溃疡致病相关因素分析[D].银川:宁夏医科大学,2012.

[19] 刘秋艳.复发性阿弗他溃疡的免疫因素分析[D].青岛:青岛大学,2017.

[20] 王宇峰,尚书,周曾同,等.口腔白斑癌变率与癌变时间及其影响因素的回顾分析[J].上海口腔医学,2011,20(1):55-61.

[21] 李秉琦.口腔粘膜病学[M].2版.北京:人民卫生出版社,2007.

[22] 李秉琦.李秉琦实用口腔黏膜病学[M].北京:科学技术文献出版社,2011.

[23] 范医东,葛南,方笑雷,等.性传播疾病诊治图谱[M].济南:山东科学技术出版社,2007.

[24] 孙学东.性传播疾病防治[M].北京:金盾出版社,2010.

[25] 周威,王勤涛.性传播疾病的口腔表征(二)——梅毒、淋病、尖锐湿疣的口腔表征[J].实用口腔医学杂志,2006,22(2):283-285.

[26] 严延生,颜苹苹,陈亮,等.艾滋病治疗的研究进展[J].中国人兽共患病学报,2017,33(5):383-388.

[27] 栾文民.艾滋病口腔表征的诊断和治疗(下)[J].中国口腔医学杂志,2002,37(1):75-76.

[28] 梁刘凤,卢明智,莫慧.非创伤充填法、Carisolv 化学法与传统机械切割法治疗乳牙龋病的疗效观察[J].中国地方病防治杂志,2017,32(11):1285,1288.

[29] 田芝娟,黄蕊,何翔,等.乳磨牙龋坏对前磨牙萌出的影响[J].口腔医学研究,2018,34(4):367-370.

[30] 朱涛.北京市 3～6 岁学龄前儿童乳牙龋患病情况调查分析[J].中国医学前沿杂志(电子版),2017,9(12):71-73.

[31] Jennifer Clemens,Jaana Gold,Jeffrey Chaffin. Effect and acceptance of silver diamine fluoride treatment on dental caries in primary teeth[J]. Journal of Public Health Dentistry,2018,78(1):63-68.

[32] Cakar T, Harrison-Barry L, Pukallus M L, et al. Caries experience of children in primary schools with long-term tooth brushing programs:a pilot Australian study[J]. International Journal of Dental Hygiene,2018,16(2):233-240.

[33] Adamos Hadjipanayis, Zachi Grossman, Stefano Torso, et al. Oral health training, knowledge,attitudes and practices of primary care paediatricians:a European survey[J]. European Journal of Pediatrics,2018,177(5):675-681.

[34] 李娟,刘宗响.不同固定方法治疗年轻恒牙外伤疗效分析[J].中国校医,2016,30(12):924,927.

[35] 张丽.儿童恒牙外伤后牙髓预后评估及其影响因素分析[J].临床合理用药杂志,2017,10(10):151-152.

[36] 郝旭华.年轻恒牙外伤后根尖诱导成形术临床观察[J].山西医药杂志,2018,47(7):804-805.

[37] 刘春丽,刘飞,郭青玉.年轻恒牙外伤中文研究成果的文献计量学分析[J].口腔医学,2016,36(10):938-941.

[38] 李杰.中老年牙病患者的诊治心理分析与对策[J].中国民族民间医药,2011,20(16):74.

[39] 霍雅霞.老年牙病的心理分析与健康教育的探讨[J].中国伤残医学,2009,17(4):110.

[40] 黄瑞哲,孙妍,田剑刚,等.陕西省老年人群口腔疾病就医观念行为状况的调查[J].中华老年口腔医学杂志,2010,8(1):27-30.

[41] 王磊,沈敏华,黄伟琴,等.老年糖尿病患者口腔颌面部感染临床治疗体会[J].中华老年口腔医学杂志,2018,16(2):87-89.

[42] 崔静,张智玲,张秀英.老年颞下颌关节紊乱病患者疲劳状况与生活质量相关性研究[J].中华老年口腔医学杂志,2018,16(2):116-119.

[43] 钱绮华,张志清.老年牙周炎患者觉知压力、自我效能和应对方式对其口腔护理行为的影响[J].齐鲁护理杂志,2018,24(9):41-44.

[44] 杜华珍,袁玲,熊胜晖,等.老年口腔黏膜病与免疫因子相关性分析[J].现代诊断与治疗,2017,28(19):3608-3609.

[45] 李培森,梁秋娟,李贺,等.老年 2 型糖尿病患者糖化血红蛋白水平与牙周指数的相关性研究[J].中华老年口腔医学杂志,2017,15(6):344-348.

[46] 李海朋.口腔健康教育在老年居民口腔保健中应用效果分析[J].实用医技杂志,2018,25(1):107-108.

[47] 史宗道.口腔临床药物学[M].4 版.北京:人民卫生出版社,2012.

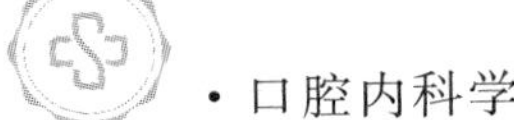

[48] 李秉琦. 李秉琦实用口腔黏膜病学[M]. 北京:科学技术文献出版社,2011.
[49] 吴亚菲,赵蕾. 牙周病药物治疗[J]. 中国实用口腔科杂志,2008,1(7):396-399.
[50] 史久成,史俊南. 口腔药物治疗学[M]. 西安:世界图书出版公司,2002.
[51] 周红梅,周刚,周威,等. 口腔黏膜病药物治疗精解[M]. 北京:人民卫生出版社,2010.